编　委 （按姓氏拼音排序）

车晓明　复旦大学附属华山医院

陈春美　福建医科大学附属协和医院

陈　赞　首都医科大学宣武医院

储卫华　陆军军医大学西南医院

高　俊　中国医学科学院北京协和医院

顾文韬　复旦大学附属华山医院

关　健　首都医科大学宣武医院

何智钧　清华大学附属北京清华长庚医院

贾文清　首都医科大学附属北京天坛医院

菅凤增　首都医科大学宣武医院

荆林凯　清华大学附属北京清华长庚医院

雷　聃　清华大学附属北京清华长庚医院

雷德强　华中科技大学同济医学院附属协和医院

冷　冰　复旦大学附属华山医院

李美华　南昌大学第一附属医院

李维新　空军军医大学唐都医院

李义云　南昌大学第一附属医院

林江凯　陆军军医大学西南医院

刘东康　清华大学附属北京清华长庚医院

刘振磊　首都医科大学宣武医院

陆　洋　清华大学附属北京清华长庚医院

马　超　清华大学附属北京清华长庚医院

满韦韬　清华大学附属北京清华长庚医院

孟　伟　南昌大学第一附属医院

孟　哲　清华大学附属北京清华长庚医院

乔广宇　中国人民解放军总医院

乔　慧　首都医科大学附属北京天坛医院

寿佳俊　复旦大学附属华山医院

孙胜军　首都医科大学附属北京天坛医院

唐　楠　华中科技大学同济医学院附属协和医院

汪　磊　华中科技大学同济医学院附属协和医院

王贵怀　清华大学附属北京清华长庚医院

王海均　华中科技大学同济医学院附属协和医院

王　凯　首都医科大学宣武医院

王　旋　华中科技大学同济医学院附属协和医院

吴　浩　首都医科大学宣武医院

谢　嵘　复旦大学附属华山医院

徐　斌　复旦大学附属华山医院

徐　聪　南昌大学第一附属医院

杨凯元　清华大学附属北京清华长庚医院

余　勇　复旦大学附属中山医院

周迎春　华中科技大学同济医学院附属协和医院

编写秘书　雷德强　汪　磊

"十四五"时期国家重点出版物出版专项规划项目

湖北省公益学术著作出版专项资金资助项目

神 经 外 科 亚 专 科 学 丛 书

名誉主编　赵继宗

总 主 编　赵洪洋　王　硕　毛　颖

脊柱脊髓神经外科

JIZHU JISUI SHENJING WAIKE

主　编 ◆ 菅凤增　王贵怀　周迎春

华中科技大学出版社

http://press.hust.edu.cn

中国·武汉

内 容 简 介

本书为"神经外科亚专科学丛书"之一。

本书共分为八篇,第一篇概述了脊柱脊髓疾病的诊断与手术方式,第二到八篇分别介绍了脊柱脊髓退变性疾病、脊柱脊髓畸形、脊柱脊髓损伤、脊柱脊髓肿瘤、脊柱脊髓血管性疾病、脊柱脊髓代谢性疾病、脊柱脊髓感染性疾病的病因、病理机制、临床表现、影像学诊断、治疗及预后等内容。

本书汇集了国内相关专家多年在神经外科开展脊柱脊髓理论研究的最新成果和实践的经验总结,可作为神经外科住院医师和专科培训医生学习的参考书,也可作为神经脊柱外科医生临床实践的指导用书,对提高我国脊柱脊髓神经外科的诊疗水平具有重要意义。

图书在版编目(CIP)数据

脊柱脊髓神经外科/菅凤增,王贵怀,周迎春主编.—武汉:华中科技大学出版社,2023.6
(神经外科亚专科学丛书)
ISBN 978-7-5680-9520-4

Ⅰ.①脊… Ⅱ.①菅… ②王… ③周… Ⅲ.①脊柱病-神经外科学-诊疗 ②脊髓疾病-神经外科学-诊疗
Ⅳ.①R681.5 ②R744

中国国家版本馆 CIP 数据核字(2023)第 108737 号

脊柱脊髓神经外科
Jizhu Jisui Shenjing Waike

菅凤增 王贵怀 周迎春 主编

总 策 划:车 巍
策划编辑:车 巍
责任编辑:曾奇峰
封面设计:原色设计
责任校对:王亚钦
责任监印:周治超
出版发行:华中科技大学出版社(中国·武汉) 电话:(027)81321913
　　　　武汉市东湖新技术开发区华工科技园 邮编:430223
录　　排:华中科技大学惠友文印中心
印　　刷:湖北新华印务有限公司
开　　本:889mm×1194mm 1/16
印　　张:21.75
字　　数:666千字
版　　次:2023 年 6 月第 1 版第 1 次印刷
定　　价:198.00 元

丛书编委会

丛书序

神经外科发展至今，随着科学技术的进步，人们对中枢神经系统疾病的治疗效果和减少并发症发生的要求越来越高，精准化和精细化治疗是满足这一要求的必经之路。神经外科亚专科学的建立和发展正是顺应了这一要求，采用了精准化和精细化的组织形式，以利于对精准化和精细化治疗研究的不断深入进行。

在这一大背景下，我们组织了全国神经外科亚专科学的领军人物，分别主编"神经外科亚专科学丛书"的十一个分册。本丛书介绍了相关亚专科学的理论知识和临床实践经验，除了强调规范化的传统治疗外，重点阐述了近年来在神经外科亚专科学领域出现的新技术、新业务，并指导性地提出了这些新技术、新业务的应用要点和注意事项。本丛书是神经外科医生、护士和相关领域工作人员临床诊疗必备的重要参考书。术业专精，才能术业精进，博而不精已不能满足当前科学技术迅速发展的需求，我们需要培养在神经外科亚专科学领域深入钻研、熟练掌握先进设备操作技术等的专家。将时间和精力集中于焦点，突破的机会就会大大增加，这也是早出人才、快出人才的路径，同时可为患者带来先进的治疗手段和更好的治疗效果。

我国的神经外科事业在一代又一代奋斗者的努力下，已跻身世界先进行列。这套"神经外科亚专科学丛书"反映了当今中国神经外科的亚专科学水平。本丛书为"十四五"时期国家重点出版物出版专项规划项目、湖北省公益学术著作出版专项资金资助项目。本丛书的出版必将极大地推动我国神经外科学及其亚专科学的发展进步，为神经外科从业人员带来一部系统的集神经外科学及其亚专科学之大全的鸿篇巨制。

华中科技大学同济医学院附属协和医院原神经外科主任

湖北省医学会神经外科分会原主任委员

湖北省医师协会神经外科医师分会原主任委员

二级教授，博士研究生导师

首都医科大学神经外科学院副院长

中华医学会神经外科学分会主任委员

教授，博士研究生导师

复旦大学附属华山医院院长

中华医学会神经外科学分会候任主任委员

教授，博士研究生导师

2023年5月

前　言

　　"脊柱脊髓，大有可为！"21世纪以来，脊柱脊髓亚专科获得空前的发展机遇，在国内诸位专家的大力推动下取得了跨越式发展。早期，随着神经显微外科技术的普及、应用及学术交流，广大神经外科医生对脊柱脊髓疾病的理论认识持续加深、治疗理念持续更新。但越来越多的神经外科医生意识到，他们的专业范围不应该仅是椎管内的脊髓手术，脊柱脊髓是不可分割的一体两面，应进一步提高和优化脊柱脊髓疾病的诊疗水平，其中脊柱内固定技术是神经外科医生必备的技能。多年来，以菅凤增教授为代表的多位专家不遗余力推广脊柱内固定技术，在全国各地巡回举办脊柱内固定培训班。通过实体解剖和Workshop脊柱内固定实操培训，国内神经外科医生的脊柱内固定技术取得了长足进步。经过神经外科同道的不懈努力，神经外科治疗脊柱脊髓疾病的疾病谱涵盖肿瘤、退变性疾病、损伤、畸形等各个方面，诊断水平日益提高，治疗手段日臻完善，极大地提高了我国脊柱脊髓疾病的诊疗水平。本书是基于多年神经外科开展脊柱脊髓理论研究的最新成果和实践的经验总结，由国内相关细分领域的专家编写而成。

　　本书共分为八篇，基本涵盖脊柱脊髓常见疾病的病因、病理机制、临床表现、影像学诊断、诊疗原则、手术策略及预后，并附以典型病例供灵活应用。第一篇主要概述脊柱脊髓疾病的诊断、脊柱的解剖与常用手术入路；第二篇主要介绍颈椎退变、退变性胸椎管狭窄和腰椎退变性疾病的诊疗；第三篇简要概述了常见脊柱脊髓畸形；第四篇自上而下分述了颈胸腰骶各节段脊柱脊髓损伤的处理；第五篇详述了各类脊髓髓内、髓外硬膜下、椎管内外沟通性、椎管内硬膜外、脊柱及椎旁肿瘤的诊治；第六篇重点阐述了脊髓髓内、椎管内及椎体的血管性疾病；第七、八篇分别讨论了脊柱脊髓代谢性疾病和脊柱脊髓感染性疾病。编者无私地分享了各自的心得体会与手术技巧，同时尽可能指出疾病诊疗的原则、要领和易犯的错误。

　　"纸上得来终觉浅，绝知此事要躬行。"本书不仅可作为神经外科住院医师和专科培训医生学习的参考书，也能指导神经脊柱外科医生的临床实践，对提高我国脊柱脊髓神经外科的诊疗水平具有重要意义。

　　本书是各位编者在繁忙的临床工作之余精心编写而成，耗费了大量时间和心血。尽管如此，书中仍难免有疏漏之处，希望广大读者提出宝贵意见，以便在后期修订版本中予以完善。

编　者

目　录

第一篇　脊柱脊髓疾病的诊断与手术方式

第二篇　脊柱脊髓退变性疾病

第三篇　脊柱脊髓畸形

第四篇　脊柱脊髓损伤

第五篇　脊柱脊髓肿瘤

第六篇　脊柱脊髓血管性疾病

第七篇　脊柱脊髓代谢性疾病

第八篇　脊柱脊髓感染性疾病

第一篇

脊柱脊髓疾病的诊断与手术方式

第一章　脊柱脊髓疾病的诊断

第一节　脊柱脊髓疾病的体格检查

　　脊柱脊髓疾病的体格检查非常重要,通过详细的体格检查可以发现患者隐匿的体征及进行精确的定位诊断。体格检查是神经科医生的基本功,近些年随着影像学检查等辅助诊断措施的进步,体格检查在临床工作中逐渐被忽视,这是一种不好的趋势,准确的体格检查可以辅助影像学结果进行责任病灶的确定,在确定多节段病变中的责任病灶及影像学表现不明显的病灶中有重大意义。

　　常用的体格检查通常是视、触、叩诊相结合。其主要内容包括患者的四肢肌力、肌张力,躯体浅、深感觉,生理及病理反射,脊柱的弯曲度、有无畸形、活动度及有无压痛、叩击痛等。

(一)运动功能检查

　　脊柱脊髓的运动功能检查主要为四肢肌力及肌张力的检查。

　　1. 肌力　肌力是指肢体做随意运动时肌肉收缩的力量。检查方法是嘱患者上、下肢依次做关节伸、屈运动,并对抗检查者所给的阻力,观察肌力是否正常、减退或瘫痪,并注意瘫痪部位。一般上肢运动包括上臂的外展、内收,前臂的伸屈,腕的伸屈,手指的外展、内收、握拳运动。下肢运动包括屈髋、小腿伸屈、足跖及背屈等运动。在病情需要时,尚需对有关的每个肌肉分别进行检查。

　　四肢肌力分为 0～Ⅴ级:①0 级:完全瘫痪,测不到肌肉收缩。②Ⅰ级:仅测到肌肉收缩,但不能产生动作。③Ⅱ级:肢体能在床上平行移动,但不能抵抗自身重力,即不能抬离床面。④Ⅲ级:肢体可以克服地心引力,能抬离床面,但不能抵抗阻力。⑤Ⅳ级:肢体能做对抗外界阻力的运动,但不完全。⑥Ⅴ级:肌力正常。

　　不同程度的肌力减退可以分为完全瘫痪和不完全瘫痪(轻瘫)。

　　不同部位或不同组合的瘫痪可分别命名如下:①单瘫:单一肢体瘫痪,多见于脊髓灰质炎。②偏瘫:一侧肢体(上、下肢)瘫痪,伴有同侧颅神经损伤,多见于颅内损害或脑卒中。③交叉性偏瘫:一侧肢体瘫痪及对侧颅神经损伤,多见于脑干病变。④截瘫:双下肢瘫痪,是脊髓横贯性损伤的结果,多见于脊髓损伤、炎症。不同脊神经的损伤会导致相应支配肌群的萎缩和功能丧失,其与支配肌群和皮节的对应关系如表 1-1、图 1-1 所示。

表 1-1　脊神经与支配肌群的对应关系

运动区段	神经根	运动-肌肉	皮　　节	反　　射
枕骨～C1	C1		头顶	
C1～2	C2	颈部屈曲-头直肌和胸锁乳突肌	颞部,额部,枕部中	
C2～3	C3	颈部侧弯-斜方肌和头夹肌	面颊,颈部	
C3～4	C4	提高肩部-肩胛提肌和斜方肌	锁骨和上肩胛上部	
C4～5	C5	肩部外展-三角肌,冈上、冈下肌,肱二头肌	上臂前面-肩部至第 1 指根部	肱二头肌
C5～6	C6	屈肘伸腕-肱二头肌,桡侧腕长伸肌,桡侧腕短伸肌,旋后肌	上臂前面至前臂外侧,第 1 指和第 2 指	肱桡肌

运动区段	神经根	运动-肌肉	皮　节	反　射
C6～7	C7	伸肘/屈腕-肱三头肌,尺侧腕长伸肌,桡侧腕屈肌	前臂外侧,第2、3、4指	肱三头肌
C7～T1	C8	拇指伸展/腕尺侧偏-拇长伸肌,拇短伸肌,尺侧腕屈肌,尺侧腕伸肌	上臂及前臂内侧第4指和第5指	肱三头肌
T1～2	T1		前臂内侧至第5指基部	
T2～3	T2		胸大肌和肩胛骨中部至上臂内侧及手肘	
T3～5	T3～5		上胸部	
T5～7	T5～7		肋骨边缘	
T8～12	T8～12		腹部至腰部	
T12～L1	L1	髂肌	粗隆背侧和会阴部	
L1～2	L2	腰大肌,髂肌和内收肌	腰和臀部至大腿中段背侧至膝部	提睾反射
L2～3	L3	股四头肌	腰和臀部至远端前ables大腿和膝部	内收肌
L3～4	L4	胫前肌	内侧臀部至外侧大腿,内侧胫骨和第1趾	膝反射
L4～5	L5	鿏长肌	后外侧大腿,外侧小腿,足背和第1、2、3趾	后侧胫骨肌
L5～S2	S1～2	臀大肌,腓骨肌,腓肠肌	大腿和小腿后侧,足外侧和足跟	跟腱
S2～3	S3		腹股沟区,大腿内侧至膝部	
S3～4	S4	膀胱和直肠	会阴和外生殖器	

2. 肌张力

肌张力,简单地说就是肌细胞相互牵引产生的力量。肌肉在静止松弛状态下的紧张度称为肌张力。肌张力是维持身体各种姿势以及正常运动的基础,并表现为多种形式。

正常肌肉会保持一定的张力,在弯曲及伸直肢体时不会有明显抵抗或过度松弛,反之则为肌张力过高或过低。

检查方法:在患者肌肉松弛时,检查者的双手握住患者肢体,用不同的速度和幅度,反复做被动的伸屈运动,感到的轻度阻力就是这一肢体的肌张力。以同样方法进行各个肢体及关节的被动运动,并做两侧比较。用手触摸肌肉,由其硬度亦可测知其肌张力。

肌张力过高可表现为强度持续的铅管样、伴发震颤的齿轮样或开始高而后迅速减低的折刀样。前两者为强直性肌张力增高,多见于锥体外系损伤;后者为痉挛性肌张力增高,见于锥体束损害。

（二）感觉功能检查

1. 浅感觉　浅感觉检查是指对皮肤及黏膜的浅痛觉、温度觉及触觉是否异常进行的检查。

浅感觉传导通路是传导皮肤和黏膜外来感觉(如痛觉、温度觉、触觉)的通路。躯干、四肢的痛、温、触觉传导通路/第一级感觉神经元位于脊神经节内,其树突构成脊神经中的感觉纤维,分布在皮肤内,其轴突形成脊神经后根。后根进入脊髓后,在脊髓灰质后角更换神经元(第二级神级元)。其纤维立即斜越到对边,痛觉与温度觉在脊髓侧索上行,触觉和压觉在脊髓前索上行,二者共同组成脊髓丘脑束,上行至丘脑。在丘脑外侧核的腹后部再次更换神经元(第三级神经元),换元后发出纤维参与组成丘脑皮质束再上行经内囊,投射至大脑皮质中央后回的上2/3躯干和下肢的感觉区。因此任何影响此通路的病灶都会导致浅感觉的异常。

检查前要先准备好所要用到的针或棉签等。检查时要求:①检查感觉功能时,患者必须意识清晰,检查者要耐心地向患者解释检查的方法、目的和意义,以取得患者的充分合作但不能有任何暗示。②检查时环境应安静,要求患者闭目,最好在患者无自发疼痛的情况下检查。③检查时要注意双侧及上下远近

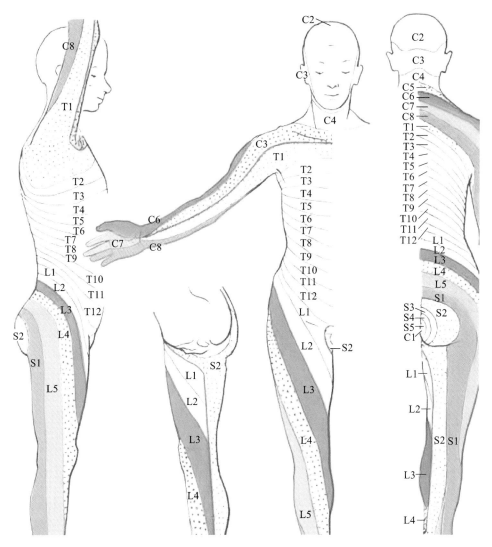

图 1-1　脊神经对应皮节感觉区

比较。

（1）浅痛觉：通常用大头针的针尖以均匀的力量轻刺患者皮肤，以明显异于正常人的疼痛感觉为异常，可分为痛觉减退、消失及过敏。交感神经不全性损伤时可出现烧灼性疼痛。

（2）温度觉：通常用盛有热水（40～50 ℃）及冷水（5～10 ℃）的试管测试，让患者回答自己的感受，正常人通常能辨别出相差 10 ℃的温度，否则为异常。温度觉障碍见于脊髓丘脑侧束损伤。

（3）触觉：用棉签轻触患者的皮肤或黏膜，正常人对轻触很敏感，脊髓后索病灶多导致触觉减退或丧失。

2. 深感觉

（1）关节位置觉：检查者被动活动患者的关节，询问患者其肢体所处的位置，最常见的是在遮蔽患者视线的情况下将患者一侧肢体摆成一种姿势并保持，嘱患者用对侧肢体模仿。

（2）运动觉：检查者轻轻移动患者的手指和足趾，请患者说出移动的方向。移动幅度约 50°，发现障碍时再行加大。

（3）振动觉：将振动着的音叉柄（频率通常为 128 Hz）置于患者的骨突起处，询问有无振动感觉。注意感受的时限及两侧对比。

（4）压觉：用钝物交替轻触和下压患者皮肤，嘱患者鉴别。

（5）深痛觉：挤压肌肉或肌腱，也可压迫各主要神经干走行区，询问患者有无痛感，观察其有无痛苦表情。

3. 复合感觉 复合感觉(皮质感觉)包括定位觉、两点分辨觉、形体觉和重量觉。复合感觉在深、浅感觉正常时才能检查。复合感觉均在患者闭目或视线被遮蔽的情况下进行。

（1）定位觉：检查者以手指或笔杆等轻触患者皮肤后，患者用手指点出刺激部位。

（2）两点分辨觉：将叩诊锤两尖端分开一定距离，同时轻触患者皮肤，逐渐缩小距离，如患者仍感到为两点，再缩小距离，直至两触点被感觉为一点。正常时全身各处敏感程度不同，指尖最敏感，背部、股、腿处较差。正常时指尖 2～4 mm，手掌 8～12 mm，手背 2～3 cm，前臂和上臂 4 cm，背部 4～7 cm。

（3）形体觉：将物品如钢笔、钥匙、硬币等置患者手中，让其只能用单手触摸，之后说出物品名称，可左右两侧分别测试。

（4）重量觉：将重量相差至少一倍的两物品先后放入一侧手内，请患者区别，可两侧对比。有深感觉障碍时此检查无意义。

（三）常见生理病理反射检查及意义

1. 浅反射 刺激皮肤或黏膜引起的反应称为浅反射。

（1）腹壁反射：嘱患者仰卧，两下肢稍屈以使腹壁放松，然后用钝头竹签或叩诊锤尖端在脐周按上、中、下三个部位轻划腹壁皮肤。正常人在受刺激的部位可见腹壁肌收缩。

（2）提睾反射：用钝头竹签或叩诊锤尖端由下向上轻划股内侧上方皮肤。正常表现为同侧提睾肌收缩，使睾丸上提。

（3）跖反射：嘱患者仰卧，髋及膝关节伸直，检查者以手持患者踝部，用钝头竹签或叩诊锤尖端由后向前划足底外侧至小趾掌关节处再转向趾侧。正常表现为足跖向足跖面屈曲，反射中枢在S1～2。

常见浅反射的对应反射弧见表 1-2。

表 1-2　常见浅反射的对应反射弧

反　射	检 查 方 法	反　应	反　射　弧
上腹壁反射	用竹签或锐器迅速自外向内,沿肋缘下轻划腹壁	上腹壁收缩	肋间神经,T7～8
中腹壁反射	从腹外侧沿脐水平向脐部轻划	中腹壁收缩	肋间神经,T9～10
下腹壁反射	自下腹部外侧划向耻骨联合	下腹壁收缩	肋间神经,T11～12
提睾反射	自上向下或自下向上划股内侧皮肤	提睾肌收缩,可见同侧睾丸上提	生殖股神经,L1～2

脊髓反射弧及锥体束损害时腹壁及提睾反射减弱或消失。急腹症、妊娠后期、膀胱过度胀满、肥胖及腹壁松弛者也可见浅反射减弱或消失。浅反射检查对神经损伤定位有诊断意义。

2. 深反射 刺激骨膜、肌腱引起的反应是通过深部感觉器完成的，故称深反射。

临床常用的检查如下所示。

1）肱二头肌反射

（1）卧位：患者仰卧，前臂半屈，肌肉放松，手置于腹部。检查者以左手拇指按在患者肘关节稍上方的肱二头肌腱上，然后用右手持叩诊锤叩击此拇指。正常时，即引起前臂屈曲。

（2）坐位：患者取坐位，检查者用左手托住患者的肘部、左前臂托住其前臂，然后以左手拇指按于患者的肱二头肌腱上，用叩诊锤叩击此拇指。正常时，其反应同上。此反射异常可提示C5～6病变。

2）肱三头肌反射 患者前臂外展、肘部半屈，检查者托住其前臂，用叩诊锤叩击鹰嘴上方的肱三头肌腱。正常反应为肱三头肌收缩，前臂伸展。此反射异常提示C6～7病变。

3）桡骨膜反射 患者一侧肘关节置于半屈半伸位，前臂轻度旋前。检查者用叩诊锤叩击该侧桡骨茎突上 2 cm 处。正常时，可表现为肘关节屈曲。若发现该侧前臂屈曲不明显，而出现手指屈曲，即为桡骨膜反射倒错。此异常由主动肌瘫痪、收缩力变小，刺激传入脊髓前角后发生扩散，同时引起拮抗肌的收缩所致；或由主动肌瘫痪，引起拮抗肌的牵张反射所致。此反射异常见于C5～6病变。

4）膝跳反射 患者坐在椅子上，一条腿自然地搭在另一条腿上，检查者用叩诊锤或手掌内侧边缘快速地叩击患者上面那条腿膝盖下方的韧带,注意观察小腿的反应。此反射属于腱反射。反射中枢在 L2～4。

5)跟腱反射 患者取仰卧位,髋及膝关节稍屈曲,下肢取外旋外展位。检查者用左手轻托患者足底,使足呈过伸位,右手持叩诊锤叩击跟腱。正常反应为腓肠肌收缩,足向跖面屈曲。如卧位不能测出时,可嘱患者跪于椅面上,双足空悬椅边,然后轻叩跟腱,反应同前。反射中枢在 S1～2。踝反射极度亢进时常伴有踝阵挛,提示有锥体束病变。当存在坐骨神经受损、腰椎间盘突出、坐骨神经炎、胫神经麻痹时,踝反射减弱或消失。

常见深反射检查方法总结如表 1-3 所示。

表 1-3 常见深反射检查方法总结

反　射	坐位检查	卧位检查	反　应	反　射　弧
肱二头肌反射	患者前臂半屈曲内旋位。检查者左手拇指置于患者肱二头肌腱上,左前臂托患者前臂,右手持叩诊锤轻叩左手拇指	患者前臂半屈曲内旋位,手置于腹部。检查者左手拇指置于患者肱二头肌腱上进行叩诊	肱二头肌收缩,前臂屈曲。	肌皮神经 ↓ C5～6 ↓ 肌皮神经
肱三头肌反射	患者前臂半屈曲内旋位。检查者用左手托住患者前臂,轻叩其鹰嘴上方肱三头肌腱	患者前臂半屈曲内旋位,手置于腹部。检查者左手将患者肘部稍抬起,轻叩鹰嘴上方肱三头肌腱	肱三头肌收缩,前臂伸展	桡神经 ↓ C6～7 ↓ 桡神经
膝跳反射	患者端坐,足跟自然着地,使大腿与小腿成钝角或一条腿搁于另一条腿上,轻叩髌骨下股四肌腱	检查者左手托患者腘窝,使膝关节成半屈位,轻叩股四头肌腱	股四头肌收缩,小腿伸展	股神经 ↓ L2～4 ↓ 股神经
跟腱反射	患者端坐,足跟着地,使大腿与小腿成钝角,膝稍外展。检查者左手握患者足掌并稍背屈,轻叩跟腱	患者取下肢半屈曲外旋位或俯卧屈膝,小腿竖立,检查者左手握患者足掌并稍背屈,轻叩跟腱	腓肠肌收缩,足向跖面屈曲	胫神经 ↓ L5 至 S1～2 ↓ 胫神经

深反射减弱或消失:见于脊髓反射弧任何部位的损伤,如周围神经炎、脊髓前角细胞病变(灰白质炎)、脑或脊髓急性病变出现脑或脊髓休克时(急性损伤)。此外,骨、关节、肌肉病变也可引起深反射减弱或消失。

深反射亢进:见于上运动神经元损害、锥体束病变(如脑出血、脑栓塞及脑瘤等)。此外,神经系统兴奋性普遍增高时,如神经官能症、甲状腺功能亢进等,也可出现双侧对称性深反射亢进。

3. 病理反射 病理反射的出现是锥体束损害的确证,说明锥体束失去了对脑干和脊髓的抑制功能。

(1)霍夫曼征:检查者用左手托住患者腕部上方,以右手中指和示指夹持患者中指,稍向上提,使腕部处于轻度过伸位,然后用拇指迅速弹刮患者中指的指甲。此征为上肢锥体束征,但一般较多见于颈髓病变。

(2)巴宾斯基征:检查方法同跖反射。阳性表现为踇趾背屈,其余四趾呈扇形散开。

（3）奥本海姆征：检查者用拇指、示指两指沿患者胫骨前缘由上向下加压推移，阳性表现同巴宾斯基征。

（4）戈登征：检查者用拇指和其他四指分置于患者腓肠肌部位，然后以适度的力量捏压，阳性表现同巴宾斯基征。

（5）查多克征：检查者用钝头竹签在患者外踝下方向前划至趾跖关节处。阳性表现同巴宾斯基征。

以上 4 种病理反射阳性结果表现及临床意义相同，一般情况下，在锥体束损害时较易引出巴宾斯基征，但在表现可疑时应增加其余几种检查以协助诊断。

（四）脊柱常规检查

健康成人脊柱存在四个生理性弯曲：颈曲、胸曲、腰曲、骶曲。让患者做前屈、后伸、左右侧弯及旋转运动，其正常活动度如下所示。

颈椎：前屈后伸 $35°\sim45°$，左右侧弯 $45°$。

胸椎：前屈 $30°$，后伸 $20°$，左右侧弯 $20°$。

腰椎：前屈 $75°\sim90°$，后伸 $30°$，左右侧弯 $20°\sim35°$。

检查中无异常疼痛。

1. 视诊 应从背侧及侧方进行，观察皮肤有无窦口、毛发、异常包块隆起，脊柱是否正中、有无侧凸畸形，上身倾向何侧。

（1）脊柱后凸即脊柱过度后弯，多发生于胸段，也称驼背。

（2）脊柱前凸即脊柱过度向前弯曲，发生在腰椎部分时，又称挺腰畸形。

2. 脊柱压痛与叩击痛 检查脊柱时，应在光线充足时嘱患者脱去上衣，双足并拢站立，双下肢直立，双手自然下垂。

检查患者的脊柱活动时，可嘱其躬身拾取放在地上的物品，观察脊柱的活动是否正常。

患者取坐位或卧位，检查者以右手拇指按压或以小鱼际叩击患者棘突，如出现相应棘突的疼痛，提示骨折及结核等病变，此方法称为直接叩击。

检查者将左手掌面向上放在患者的头顶，右手半握拳以小鱼际肌部叩击左手手掌，观察患者有无脊柱局部疼痛。正常人脊柱无叩击痛。如脊柱有病变，在受损部位可产生叩击痛。叩击痛阳性可见于脊椎结核、骨折及椎间盘突出。此方法又称为间接叩击。

（贾文清）

第二节 脊柱脊髓疾病的影像学检查

一、总论

影像学检查是诊断脊柱脊髓疾病重要的辅助检查方式，适当的诊断和治疗往往依赖于选择合适的影像学检查方案进行充分的影像学评估，要做到这一点，需要详细了解多种成像方式的优势和局限性。

二、检查技术

（一）X 线检查

普通 X 线摄片是影像学方法的基础，计算机 X 线摄影（computed radiography，CR）和数字 X 线摄影（digital radiography，DR）是 X 线数字化成像领域的两大系统。其比胶片更能显示组织结构的细节，具有更高的空间分辨率。DR 将 X 线直接转换成电信号，经模数转换器形成数字化图像，更便于存储，且可进行多种后处理，如特征提取、灰度变换、图像放大和反转、图像计算、图像标注等。

对于脊柱病变，应首先做 X 线检查，观察椎体和椎间隙，以及椎弓、附件及椎小关节。摄片位置包括正位片、侧位片、斜位片以及功能位片。正位片主要观察椎体、椎弓根、椎间隙、横突、棘突。侧位片主要观察椎体的序列、曲度、形态。斜位片观察神经孔的形态改变,腰椎斜位片还可观察椎体峡部裂情况。

　　X线检查成像时间短、费用低廉,是脊柱骨折诊断的首选方式。脊柱骨折包括椎体骨折、附件骨折和复合骨折。椎体骨折中最常见的为压缩骨折,不能单纯地将椎体楔形变当作压缩骨折,而是要根据椎体前缘或侧缘皮质皱折、中断、嵌入、皮质隆起等判断压缩骨折(图1-2)。椎弓骨折、关节突骨折、椎板骨折、横突骨折等也需要逐个观察,避免漏诊。

　　X线检查对于脊柱脱位也有较好的诊断价值。脊柱脱位的观察应以侧位片为佳(图1-3),必要时加照斜位片,轻度脱位可能不易显示,可根据过伸过屈位片进行判定。值得注意的是,寰枢椎(也称寰枢关节)脱位时应观察寰齿关节间隙、齿状突与寰椎侧块的关系等,其他椎体脱位时表现为脊柱后缘连续线中断。骶尾关节脱位的诊断应慎重,因为骶尾角度变异很大,应该密切结合临床,以正位片观察间隙是否对称,并注意有无椎体及其附件的骨折。

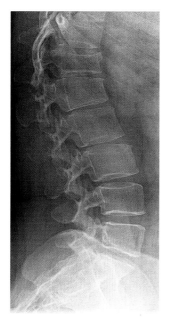

图1-2　腰椎侧位片显示T12椎体前缘骨皮质隆起,
　　　　T12、L1椎体前缘变扁,诊断为T12椎体压缩
　　　　骨折,同时伴有L1椎体楔形变

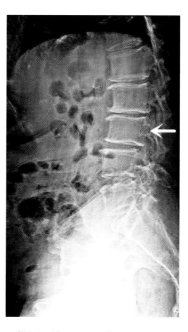

图1-3　腰椎侧位片显示L3椎体后滑脱(白色箭头)

　　正侧位X线成像可用于重要的脊柱相关生物力线测量。

　　(1)钱氏线:硬腭后缘至枕骨大孔后缘的连线,齿状突不超过此线上方3 mm,寰椎前弓位于此线下方,超过此线可诊断为颅底凹陷症(图1-4)。

　　(2)寰齿间距:诊断寰枢椎脱位时重要的测量径线,在张口位X线片两侧寰齿间距相等(差距小于2 mm),若超过2 mm,考虑诊断。如果X线片显示颅底结构对称,那么单侧有增大的侧块可证实C1~2脱位(图1-5)。

　　(3)Cobb角:X线成像是脊柱侧凸诊断与评估的最重要方法,能够实现全脊柱在站立位下成像、简单高效的侧凸畸形测量。X线后前位片上端椎的上终板平行线与下端椎的下终板平行线之间的夹角为脊柱侧凸角,即Cobb角(图1-6)。

　　X线检查可用于测量不同节段椎管矢状径,确定是否存在椎管狭窄。不同节段椎管狭窄的定义如下。

　　(1)颈椎管狭窄:X线侧位成像测量颈椎管矢状径减少,常用Pavlov比值(椎体后缘中点到椎板连线的最短距离/椎体前缘中点至椎体后缘中点连线的距离),<0.75即为狭窄;Murone法,测量椎体后缘至棘突基底线的最短距离,<12 mm且≥10 mm为相对狭窄,<10 mm为绝对狭窄。

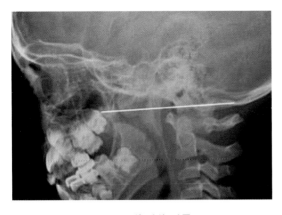

图 1-4　钱氏线测量

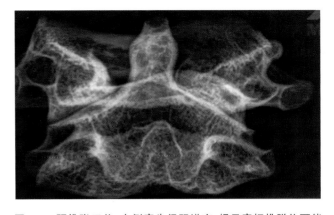

图 1-5　颈椎张口位,右侧寰齿间距增宽,提示寰枢椎脱位可能

（2）胸椎管狭窄:由于胸椎管的骨性标志在 X 线片上不易确定,且靶片与人体差异较大,胸椎管的测量往往不准确。有学者认为,胸椎体后下角至下位脊椎上关节突前缘的距离在 10 mm 以上为正常椎管,在 10 mm 以下为椎管狭窄。此值仅供参考,精确的胸椎管测量应在 CT 或 MRI 上进行。

（3）腰椎管狭窄:X 线正位片测量椎管横径（双侧椎弓根内缘的间距）、侧位片测量椎管矢径（椎体后缘至椎板与棘突交界处的距离）,横径＜18 mm,矢径＜13 mm 提示椎管狭窄。

值得注意的是,椎管测量的数值仅可视为椎管发育情况的一个基础指标,要全面判断狭窄的程度和范围还需要结合患者身材及其他影像学表现综合判断。

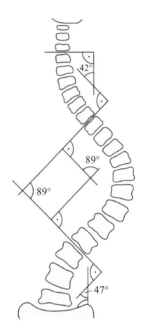

图 1-6　Cobb 角测量

（二）脊髓造影

脊髓造影是指穿刺后将造影剂注入脊髓蛛网膜下腔并使之显影的检查方法,用于诊断椎管内外沟通性肿瘤、椎间盘突出、韧带肥厚、蛛网膜粘连等椎管形态变化。该方法多采用非离子型碘造影剂,其对脊髓刺激小、易吸收、毒性作用小,注入蛛网膜下腔后很快与脑脊液混匀。脊髓造影虽可以显示椎管内病灶的轮廓和位置,但对于肿瘤性病变诊断价值不高,而且是有创检查,故临床应用受限。CT 双能量或动态 CT 脊髓造影可用于自发性低颅内压脑脊液漏点的检出,具有较好的敏感性。

（三）CT 检查

CT 对组织密度的分辨能力高于 X 线,能较好地显示骨质结构、髓腔、周围软组织,可显示结构复杂的骨关节,并通过采用较薄的扫描层厚和高分辨率图像重建算法（或骨重建算法）获得良好的组织细微结构对比度极高的图像。目前常用的是多层螺旋 CT（MSCT）,通过应用计算机软件将螺旋扫描所获得的容积数据进行后处理,可重建出冠状面、矢状面及任意斜面的立体图像。

通常脊柱检查用到的三维重建方法有多平面重建（MPR）、表面阴影显示（SSD）、容积再现（VR）。MPR 是在横断层面上按需要任意确定一个剖面位置,计算机将一系列横断层面重组,获得该剖面横断层面的 2D 重组图像,包括冠状层面、矢状层面和任意角度斜位层面的 2D 图像（图 1-7）。SSD 是通过计算被观察物体表面所有相关体素的最高和最低 CT 值,保留所选 CT 阈值范围内体素的影像,超出限定 CT 阈值的体素被透明化处理,使得重组出的图像具有立体视觉效果,有利于病变的定位和判断侵犯范围。但 SSD 由于受 CT 阈值选择的影响较大,常失去利于定性诊断的 CT 密度,对于细节显示不佳。VR 利用螺旋 CT 容积扫描的所有体素数据,根据每个体素 CT 值及其表面特征,使成像容积内所有体素均被赋予不同颜色和不同的透明度,通过图像重组和模拟光源照射,从而显示出具有立体视觉效果的器官或组织结构的全貌。脊柱多层螺旋CT检查和多模后处理图像能够清晰显示金属内固定装置及其与周围组织的关系,在脊柱金属内固定置入术的临床评价中具有较高的临床应用价值(图1-8)。

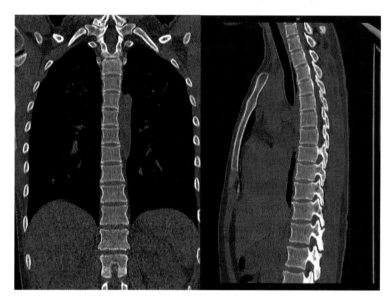

图 1-7 MPR胸椎冠状位及矢状位,便于逐层前后、左右观察病变

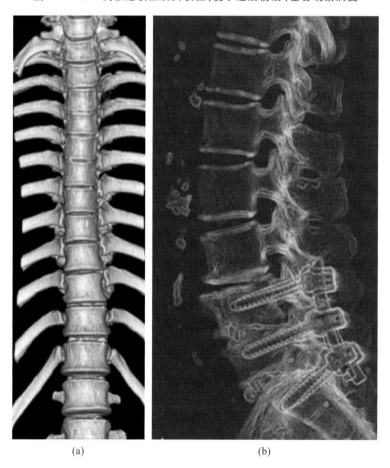

(a)   (b)

图 1-8 胸椎SSD重建及椎体内固定术后VR处理

(a)胸椎SSD重建,可沿X、Y、Z轴不同旋转方向展示胸椎椎体改变;(b)L4~S1椎体内固定术后,VR透明化处理,真实显示椎体及内固定部位螺钉的形态和相对空间位置关系,如螺钉轨迹、偏斜角度及头端位置等

脊柱脊髓CT检查包括平扫和增强扫描,临床工作中应根据检查目的选择扫描方案,如观察椎间盘

时扫描平面应与椎间盘平行。怀疑椎体、附件、椎管内肿瘤性病变,为观察病变的血供情况、病灶内的坏死囊变情况等可采用 CT 增强扫描明确病变性质。

CT 对于脊柱骨折的检出率高于 X 线,在显示骨折细节方面有着无可争议的优越性,可清晰显示椎体、椎弓、椎板、关节突和棘突骨折,并可观察骨折片与椎管的关系。对于伴有旋转暴力、屈伸、侧凸现象,合并骨质疏松、椎间盘退变等病症的椎体爆裂骨折,以及外伤性寰枢椎骨折,CT 检查可提高诊断的敏感性和特异性,减少漏诊(图 1-9)。常规横断面对于椎骨水平骨折显示不易,常常容易漏诊;对于轻度压缩骨折、边缘无明显移位、骨质断裂及骨小梁稍紊乱显示不佳,诊断非常困难。MPR 能直观、全面地显示扫描范围各个椎骨的高度,以及水平骨折线走行方向和累及三柱的情况。常规横断面对寰枢椎骨折显示欠满意,特别是齿状突及其基底部的水平骨折,更需要 MPR 及 SSD 的全面观察。寰椎侧块骨折及其与上、下关节的相对关系在 CT 冠状位重建显示最清楚,SSD 也能较好地进行立体空间的显示。但 CT 难以显示肌肉损伤、韧带损伤、骨挫伤等一些生理病理性变化信息。

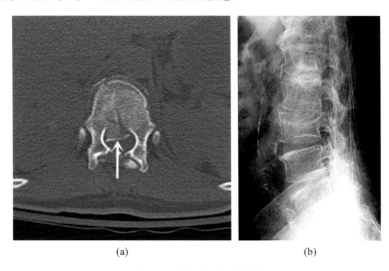

(a)　　　　　　　　　　　　(b)

图 1-9　腰椎 CT 检查图像

(a)L3 椎体粉碎性骨折伴骨折碎片向后移位进入椎管(箭头所示);(b)在腰椎侧位 X 线片上未观察到该骨折

对一些肿瘤性或感染性病变,CT 能够显示骨小梁结构及骨皮质破坏,有时可发现椎旁软组织肿块,脊柱结核时可发现骨质增生与破坏共存并且合并椎旁脓肿。对于椎管内肿瘤,CT 显示总体较 MRI 差,可发现诸如椎间孔扩大等间接征象(图 1-10)。

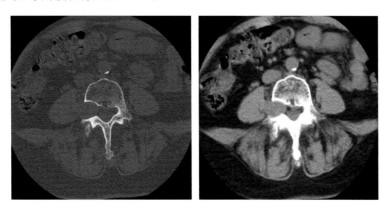

图 1-10　右侧 L4～5 椎间孔扩大,椎间孔区可见哑铃状占位,病理示神经鞘瘤

(四) MRI 检查

MRI 对软组织分辨率高,可多方位、结合多种成像方法清晰地显示病灶,因而成为脊柱脊髓疾病不可或缺的重要检查方法。其可用于观察椎骨、椎间盘、韧带、脊髓和脊神经、蛛网膜下腔、硬膜外间隙等结构,对脊髓病变的显示优于 CT。

MRI 的扫描序列和图像特征如下所示。

(1) 自旋回波序列(SE):最基本的成像序列,其 T1WI 可提供良好的空间分辨率,解剖结构清晰,器官形态及病变一目了然。在 T1WI 中,脂肪组织呈白色高信号,脊髓组织的灰白质呈等低信号。T2WI 对病变敏感,尤其对诊断组织水肿是不可或缺的序列。一般采用 T2WI 评价椎间盘变性、脊髓情况。

(2) 梯度回波序列(GE):该序列采用短重复时间(TR),同时采用偏转角度小的射频脉冲,可获得较大信号强化,缩短检查时间。

(3) 脂肪抑制序列(STIR 序列):在脊柱 MRI 检查中,为了清楚地显示病变,通常需要将脂肪信号抑制,包括脂肪抑制 T1WI,即在预扫描时使脂肪信号抑制,水信号凸显。在脂肪抑制 T1WI 中,脂肪组织呈低信号,亚急性出血仍呈高信号。脂肪抑制 T2WI 在常规 T2WI 上通过预扫描抑制脂肪信号,如脊柱中黄骨髓的 T2WI 呈高信号,抑制 T2WI 使黄骨髓呈低信号,可使骨髓水肿信号凸显(图 1-11)。

(4) 增强 T1WI:在平扫 T1WI 的基础上,扫描前静脉注射 Gd-DTPA 对比剂。扫描参数应与平扫 T1WI 一致,以便于分析病变强化程度。在脂肪抑制 T1WI 中,黄骨髓及椎体周围脂肪组织的高信号被抑制,呈均匀低信号,感染、炎症、血供丰富的肿瘤等病变明显强化,呈高信号(图 1-12)。

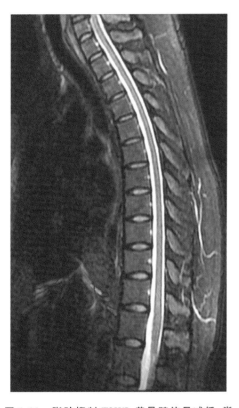

图 1-11　脂肪抑制 T2WI,黄骨髓信号减低,脊髓内的异常信号显示更清晰

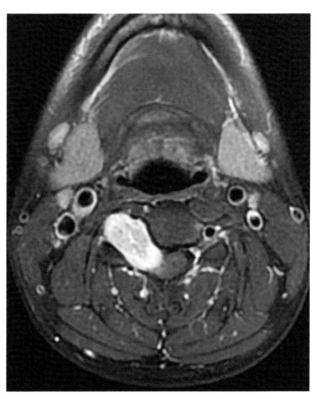

图 1-12　颈椎增强轴位,C3~4 右侧椎间孔占位,增强扫描呈不均匀明显强化

(5) 磁共振水成像:采用重 T2WI 序列,使水保持较高的信号,而其他组织由于横向磁化矢量几乎完全衰减而信号减低。椎管内磁共振水成像可观察椎管内病变,如肿瘤的位置、形态、大小,以及硬膜囊、神经根受压情况(图 1-13)。

(6) 脊髓功能性磁共振成像(fMRI):首先进行局部解剖结构检查,后选择血氧水平依赖(BOLD)技术行脊髓功能检查,可应用主动和(或)被动刺激方式(足部背屈或跖屈运动),进行休息—刺激—休息—刺激检测,采集的数据经计算机后处理,可显示局部脊髓功能。轴位或矢状位 T1WI 可显示局部解剖结构,结构图像与脊髓功能检查的后处理信号叠加,可显示脊髓功能改变。广义的脊髓 fMRI 还包括弥散加权成像(DWI)、弥散张量成像(DTI)和灌注加权成像。DTI 是利用体内水分子弥散的各向异性无创地

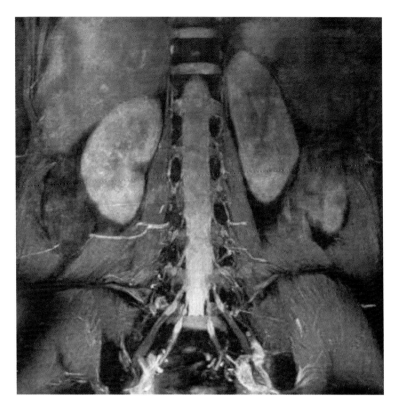

图 1-13 脊髓磁共振水成像

追踪和观察神经纤维的走行及完整性,同时通过相关参数的定量分析反映神经组织微观结构的改变,可以无创、直接地在活体显示脊髓的微观功能及其变化情况。对于多发性硬化、脊髓软化、肌萎缩侧索硬化、脊髓损伤等病变,其能够在活体显示脊髓的细微病理生理结构、脊髓内部纤维联络,并能提供直观的纤维束示踪图像,具有极高的临床应用价值。但受到脊髓横断面面积、椎管骨性结构产生的磁敏感伪影以及脑脊液流动伪影等影响,脊髓 DTI 的图像信噪比、分辨率有待提高。目前应用 DTI 的研究主要集中于对早期脊髓型颈椎病的诊断。

对于椎间盘病变、急性期椎体骨折与脊髓损伤、椎管内肿瘤、脊髓脱髓鞘疾病的诊断,MRI 具有较高的敏感性。

(1)椎间盘病变:正常椎间盘后缘与终板边缘平行,当椎间盘突出时,其后缘超出椎体终板,包括椎间盘膨出、椎间盘突出、椎间盘脱出、椎间盘髓核游离四种病理类型。当椎间盘退变变性时,其信号强度随之减低(图 1-14)。

(2)急性期椎体骨折与脊髓损伤:急性期椎体骨折常发生骨髓水肿,MRI 呈 T1WI 低、T2WI 高信号改变,伴有韧带撕裂时,MRI 表现为韧带区域等低信号于 T2WI 或 STIR 序列上出现不连续性高信号伴韧带连续性中断。急性脊髓损伤表现为脊髓内长 T1 长 T2 水肿信号,亦可见短 T2 信号结节,提示少量出血。

(3)椎管内肿瘤:怀疑椎管内肿瘤时,应首选 MRI 平扫及增强检查。椎管内肿瘤根据部位分为髓内肿瘤、髓外硬膜下肿瘤和硬膜外肿瘤,其中髓内肿瘤常见的为室管膜瘤和星形细胞瘤;髓外硬膜下肿瘤为神经鞘瘤和脊膜瘤;硬膜外肿瘤为转移瘤和淋巴瘤。判断肿瘤性质时,应首先定位诊断,即判断肿瘤位于髓内、髓外硬膜下还是硬膜外,然后根据肿瘤特点进行综合分析,观察肿瘤内钙化、骨化及骨性椎管的情况时,应结合 CT 检查。

(4)脊髓脱髓鞘病变:脱髓鞘病变是指髓鞘已正常形成,但被内源性或外源性致病因素破坏的一类病变,包括急性播散性脑脊髓炎、多发性硬化(multiple sclerosis,MS)、视神经脊髓炎等。其中 MS 是最常见的脱髓鞘疾病,MRI 由于其优越的软组织分辨率及多序列、多方位成像技术,为检查 MS 最理想的手段,较 CT 更易发现小脑、脑干、视神经及脊髓的脱髓鞘病灶,强化程度可随病灶的活动性而发生变化,稳定性病灶则无强化,MRI 可动态观察病情的变化及随访临床治疗效果(图 1-15)。

(五)脊髓血管检查

诊断脊髓血管性疾病时,应了解脊髓正常的血管解剖,熟悉脊髓的血供。根据病变部位和影像学分类,脊髓血管性疾病可分为髓内动静脉畸形(intramedullary arteriovenous malformation,IAVM)、髓周动静脉瘘(perimedullary arteriovenous fistula,PMAVF)、脊髓硬脊膜动静脉瘘(spinal dural arteriovenous fistula,SDAVF)、混合型动静脉畸形以及脊髓髓内海绵状血管瘤等。

脊髓血管检查包括脊髓计算机体层血管成像(CTA)、磁共振血管成像(MRA)及数字减影血管造影(DSA)。DSA 是诊断脊髓血管畸形的金标准,但由于 DSA 是一种有创的检查方法,操作复杂,并发症及禁忌证多,随着 CT 及 MRI 的迅速发展,脊髓 CTA 及脊髓 MRA 在脊髓血管畸形诊断中也发挥了较大作用,脊髓 CTA 是经周围静脉快速注入水溶性对比剂,在靶血管对比剂充盈的高峰期,用螺旋 CT 对其进行快速容积数据采集,经计算机 3D 重建对血管进行重组,脊髓血管 CTA 中常用的为 VR、最大密度投影(MIP)、曲面重建(CRP),使图像立体结构更加清楚(图 1-16)。256 层全脊髓 CTA 具有极快的扫描速度和极高的分辨率,大大提升了对脊髓血管畸形的诊断价值。MR 3D 动态对比增强血管成像(contrast-enhanced 3D MR angiography,3D-CE-MRA)技术,采用脊柱专用相位阵列线圈,根据临床体征定位,先行矢状位 T1WI、T2WI 和脂肪抑制序列快速扫描,然后快速团注对比剂并进行连续多期动态扫描,对所得图像在后处理工作站运用 MRP 和 MIP 重组得出 3D-CE-MRA 图像(图 1-17),可用于不能接受 X 线辐射的患者,且对比剂类型相对安全,适用于对碘过敏的患者。MRA 减影后无椎体骨骼干扰,对脊髓血管畸形、供血动脉及瘘口的显示较 CTA 清晰,提高了 MRI 对脊髓血管畸形检出的敏感性。

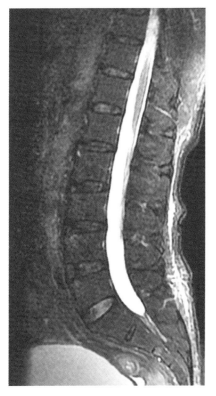
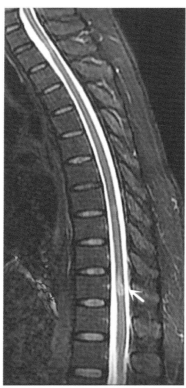
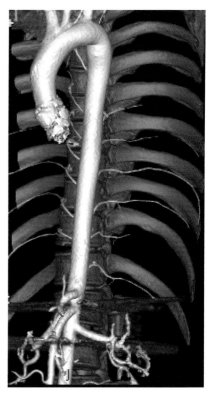

图 1-14　腰椎矢状位 T2WI 显示多发腰椎间盘 T2WI 信号减低,提示腰椎间盘变性

图 1-15　MS 患者,胸椎矢状位脂肪抑制 T2WI 显示 T11 椎体水平脊髓内片状高信号(白色箭头)

图 1-16　脊髓的 SSD 重建 CTA 图像,对脊髓血管的显示立体感较强

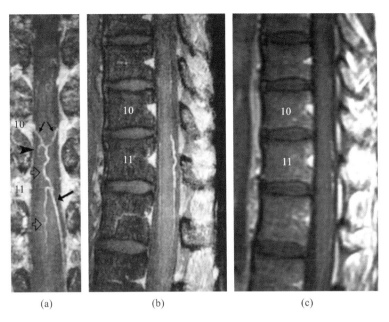

图 1-17　正常硬膜内血管的标准 3D-CE-MRA

（a）冠状位 MIP 图像包含椎管的后半部，显示后正中静脉（空心箭头）、左侧 L1 髓后大静脉（大箭头）、T10 后引流静脉（小箭头）和 T11 的吻合环（箭头）；（b）矢状位 MIP 图像中血管对应于上述前正中静脉和后正中静脉，后正中静脉在 T10 显示不连续，与（c）的结果一致；（c）正中矢状位增强 T1WI 图像，后、前正中静脉显示较（b）差，脊髓无明显强化

　　脊髓 DSA 经皮穿刺股动脉选择性插入脊髓供血动脉（如双侧椎动脉、甲状颈干、肋颈干、各肋间动脉、腰动脉、骶动脉等），注入适量碘海醇，获取造影过程动态影像资料，是诊断脊髓血管性疾病的金标准（图 1-18）。随着 DSA 设备和非离子型造影剂的相继使用，以及对脊髓血管解剖的认识，选择性脊椎动脉造影已成为一种安全的检查方法。脊椎动脉造影的适应证为脊髓血管性疾病和富血供的其他脊髓疾病，尤其是需要外科手术干预的脊髓血管性和非血管性疾病；禁忌证为碘造影剂过敏、肾功能不全等。

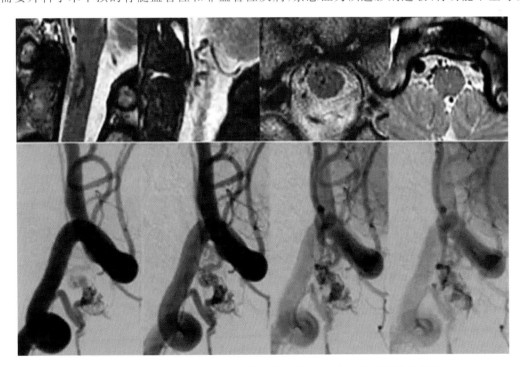

图 1-18　C2 水平髓内及髓周多发血管流空，DSA 显示脊髓动静脉畸形

CTA 是一种无创、速度快、扫描范围大的成像技术，具有良好的椎体定位。CTA 的扫描时间短，一次检查可以完成全脊髓的扫描，为危重患者及全脊髓血管病变患者的检查提供了方便。MRA 是一种分辨率较高、辐射量低、扫描范围较小、扫描速度较慢的成像技术。DSA 则是诊断脊髓血管畸形的金标准，但有创、技术要求高。因此，对于临床可疑的脊髓血管畸形患者，首选的影像学检查方法为 CTA，因为 CTA 能显示大部分血管病变，可对临床治疗提供必要的依据，如 CTA 未能显示供血动脉或瘘口，可进一步行 MRA 或 DSA 检查，同时 DSA 也是脊髓血管畸形的一种治疗方案。

（六）放射性核素扫描

对脊柱单发或多发病灶，常用放射性核素锝标记的亚甲基二磷酸盐（^{99m}Tc-MDP）单光子发射计算机断层成像（SPECT）进行全身平面骨显像检查，将放射性浓聚的差异以图像形式显示出来，用于脊柱病变的早期诊断，如多发性骨髓瘤、脊柱转移瘤等，但是全身平面骨显像的分辨率较差，不能精确地解剖定位，难以发现精细的解剖结构变化，而在 SPECT 基础上加以螺旋 CT 检查，能够显示病灶解剖结构的变化，有效鉴别良恶性病变。SPECT/CT 融合能够实现病变解剖和功能成像，提高脊柱病变的检出率。^{18}F-氟代脱氧葡萄糖（^{18}F-FDG）正电子发射计算机断层成像（PET）与 CT 融合的 PET/CT，对脊柱转移瘤和脊柱结核的诊断具有重要价值。PET 作为一种符号探测技术，可依靠示踪剂对组织器官代谢情况进行选择性反映，能从分子水平对活体组织代谢、功能提供丰富信息，但其本身对解剖结构显示不清，结合 CT 能对 PET 所示病变部位进行准确解剖定位，实现功能与解剖图像的信息互补。转移瘤细胞代谢快，对 ^{18}F-FDG 表现出高摄取，PET/CT 有利于早期发现处于萌芽状态的转移瘤病灶（图 1-19）。^{18}F-FDG PET/CT 对于脊柱结核诊断、疾病活动状态评估及治疗反应评估具有优于 CT 的价值。PET/MRI 近年来应用也较多，MRI 对软组织成像分辨率高，PET/MRI 对硬膜外转移瘤病灶的检查敏感性高（图 1-20）。

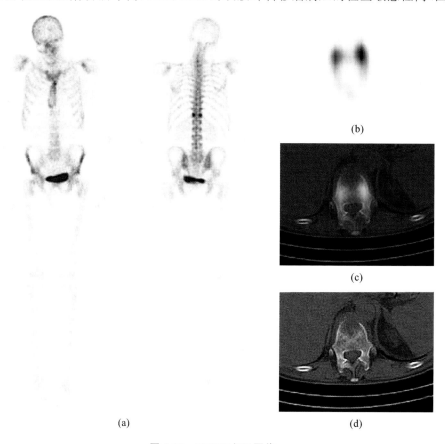

(a)　　　　　　　　(b)　　　　　　　　(c)　　　　　　　　(d)

图 1-19　SPECT/CT 图像

注：55 岁男性，头颈部鳞癌，全身扫描(a)显示 T12 两侧有两个热点，提示小关节骨关节炎；在轴位图像((b)SPECT；

(c)SPECT 与 CT 融合；(d)CT 上，病灶位于椎体后部，椎体前缘有溶骨性骨质破坏，提示为转移。

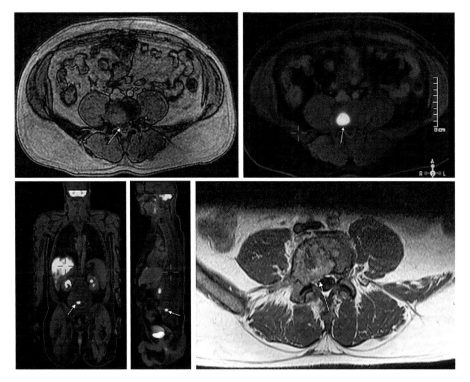

图 1-20　胆管癌患者进行[18]F-FDG PET/MRI 显像,显示 L5 椎体高代谢(白色箭头),结合 MR 提
　　　　示病变延伸至右侧隐窝,考虑为转移瘤

(贾文清　孙胜军)

第三节　脊柱脊髓疾病的神经电生理检查

　　脊髓是人体神经系统的主体部分之一,脊柱脊髓疾病的临床症状往往源于病变对脊髓及神经根的影响。相比内科治疗,神经外科手术可以直接针对病因,从根本上缓解患者症状,在脊柱脊髓疾病的治疗上具有独特的优势。但脊柱脊髓手术的术中操作同样有造成医源性损伤的风险,从而引发严重术后并发症,如术中脊髓损伤可导致术后偏瘫、四肢瘫及感觉功能障碍;脊髓圆锥及马尾损伤可导致排便、排尿、性功能障碍;神经根损伤可导致局部麻木、无力或神经根性疼痛。上述并发症一旦发生,可能需经过长期的康复治疗才能恢复,严重影响患者术后生活质量。因此,对脊柱脊髓神经外科医生而言,患者脊髓功能的术前评估与术中保护至关重要。神经电生理检查技术,特别是术中神经电生理监测在其中扮演着极为关键的角色。本节将以脊柱脊髓手术的术中神经电生理监测为核心,对脊柱脊髓疾病诊疗中常用的神经电生理检查技术进行介绍。

一、脊柱脊髓手术术中神经电生理监测概述

(一)术中神经电生理监测的临床意义

　　神经冲动的传导本质上是一种电化学过程,因此,神经电生理学科在神经功能评估领域始终占据重要的地位。术中神经电生理监测是指在手术过程中通过神经电生理方法对神经系统功能的完整性进行评估的医疗技术。其临床意义主要有以下几点:①神经电生理医生通过术中神经电生理监测可以及早发现手术操作对神经系统功能造成的不良影响,并向手术医生做出预警,促使其及时调整手术策略,避免潜在的严重医源性损伤;②术中神经电生理监测可以增强手术医生对其操作安全性的自信,鼓励手术医生敢于进行相对高危的操作,使得部分危重患者从中获益;③术中神经电生理监测的应用能够有效提升术中神经功能保护率,使患者及其家庭最终受益。

（二）脊柱脊髓疾病的术前神经电生理评估

对需行手术治疗的脊柱脊髓疾病患者,脊柱脊髓神经外科医生应在术前根据患者病变的部位、性质及其临床表现,指导患者到专门的神经电生理中心进行术前评估。由神经电生理专业人员选择准确恰当的神经电生理检查技术对患者的感觉、运动等各方面功能予以全面科学的评价,以此对术中神经电生理监测工作进行科学指导。常用的神经电生理检查包括诱发电位检查和肌电图检查,特别是皮节躯体感觉诱发电位(以下简称体感诱发电位)检查近年来被证实对脊柱脊髓病变有较好的定位效果。

（三）神经电生理监测方案的制订原则

脊柱脊髓神经外科医生应与神经电生理医生共同根据术前评估结果与手术计划(手术入路/手术方式等),针对术中易损神经及神经传导通路选择合理的监测技术。随后与麻醉医生共同讨论,最终确定术中神经电生理监测的最优方案。

（四）神经电生理监测结果的科学解释

术中神经电生理监测应取患者麻醉后稳定状态下的测量数据为基线,任何对监测指标改变的判断均在与基线对比的基础上产生。在整个监测过程中,特别是在手术的关键步骤,一旦出现神经电生理监测指标的显著变化,神经电生理医生应及时向手术医生做出提示;持续存在/进行性加重的神经电生理监测指标改变往往提示神经结构损伤。在解释神经电生理监测指标的变化时,应综合考虑麻醉因素(静脉麻醉药物、吸入麻醉药物、镇痛药物等)、生理因素(体温、血压、氧含量、血液稀释等)、技术因素(光、电、声音干扰等)和手术因素(手术操作直接造成的神经系统结构性损伤、间接造成的神经系统缺血性损伤)的影响。

二、脊柱脊髓手术术中神经电生理监测技术

脊髓功能十分复杂,现有术中神经电生理监测技术难以在手术室环境下全面监测全部脊髓功能,手术医生有时需要通过观察有限神经组织传导的神经电生理活动来判断整个脊髓的功能。多种神经电生理监测技术相结合能够更全面地反映脊髓功能,但同时也会加重结果解读的复杂程度,如果手术医生对神经电生理监测技术缺乏足够的了解,反而会影响手术决策。要想根据术中神经电生理监测指标的变化及时、快速并准确地做出手术决策的调整,需要手术医生、神经电生理医生、麻醉医生及手术护士组成的手术团队形成良好的团队合作,实现无缝信息共享。这就要求脊柱脊髓神经外科医生必须要对脊柱脊髓手术术中常用的神经电生理监测技术有一定的了解。如果外科医生能够利用神经解剖专业知识,与神经电生理医生共同调整改进监测方案,不仅可以大大拓展现有监测技术的应用范围,而且能够使脊髓功能监测的结果更加可靠。

（一）体感诱发电位监测

体感诱发电位(somatosensory evoked potential,SEP)是对周围神经(一般选取上肢腕部正中神经和下肢踝部胫后神经)的本体感觉神经成分进行电刺激,刺激产生的信号经脊髓后索向上传递到感觉皮质,从而在感觉神经传导通路上所记录到的电活动。SEP监测即是在术中通过对SEP波幅和潜伏期变化的分析,从而监测感觉传导通路完整性的技术。当前常用的短潜伏期SEP监测具有易操作、刺激电压低、受肌松药影响小、不干扰手术进程、能够连续监测的优势,但同时也具有波幅相对偏低(微伏级)、需要多次叠加平均、实时性差、易受外界干扰,以及只能间接反映运动功能状态等缺陷,很少独立使用。

SEP监测的刺激电极采用表面片电极或金属条形电极,上肢常用刺激部位为腕部正中神经,下肢常用刺激部位为踝部胫后神经,推荐刺激参数:0.2~0.3 ms方波恒流脉冲,最大的刺激强度取决于单次刺激的外周反应,大致为运动阈值的2倍,刺激频率为4.7~5.1 Hz。记录电极采用皮下针电极,推荐记录参数:上肢SEP记录导联C3-Fz、C4-Fz,记录时间窗50 ms;下肢SEP记录导联Cz-Fz,记录时间窗100 ms。平均次数50~200次。上肢SEP通常观察N20,下肢SEP观察P37。这里需要解释的是,SEP的波形主要是依据极性与潜伏期命名的。与工科不同,神经电生理学科一般将向上的波称为负相波(negative waveform，N 波）、向下的波称为正相波（positive waveform，P 波），而潜伏期则一般以数字的形式加在极性之后。比如 N20 可以解释为一个波形向上、潜伏期为 20 ms 的波。

SEP 的预警标准一般是波幅较基线水平降低 50％或潜伏期较基线水平延长 10％。通常认为，波幅反映的是轴索同步活动，潜伏期反映的是神经纤维传导速度。做出预警前需考虑麻醉药物、体温、血压，以及其他术中辅助药物对 SEP 的潜在影响。

此外，SEP 在脊柱脊髓手术中还可以应用于脊髓后正中沟的定位。由于薄束位于下肢 SEP 的传导通路上，邻近脊髓后正中沟，因此可以通过电极对左右两侧薄束分别进行刺激，从而在头顶导联记录到潜伏期为 10～15 ms 的位相倒置的 SEP，实现后正中沟定位。推荐刺激参数：刺激宽度 0.3 ms，刺激频率 2.7～5.1 Hz，刺激电量 0.2～0.5 mA。推荐记录参数：记录导联 CP3-CP4，记录时间窗 50 ms，平均次数 10 次。

（二）运动诱发电位监测

运动诱发电位（motor evoked potential，MEP）是通过电/磁刺激脑运动区或其传出通路，在刺激点以下传出路径或靶肌记录到的电活动。MEP 监测即是通过对术中 MEP 波形变化的分析，实现运动传导通路完整性评估的技术。根据所用刺激器及记录部位的不同，MEP 可分为经颅电刺激运动诱发电位（transcranial electrical stimulation motor evoked potential，TES-MEP）和经颅磁刺激运动诱发电位（transcranial magnetic stimulation motor evoked potential，TMS-MEP）等。TMS-MEP 无痛、安全，但价格昂贵，对手术部位、器械及麻醉条件等要求较高，故应用于术中监测有一定困难。相比之下，TES-MEP 具有定位准确，价格低廉，安全、方便、可靠、实用等优点，已被广泛应用于术中运动功能的监测。

MEP 刺激电极一般采用盘状电极或针电极，电极放置根据脑电国际 10/20 系统，阳极置于中央前回手部和足部的投射区，即在 10/20 系统中 C3、C4 和 Cz 点的前方 2 cm 处，阴极放置在头皮的任意位置，其中阳极是有效电极，即刺激电极。推荐刺激参数：恒压/恒流刺激，3～9 个成串刺激；刺激波宽 50～800 μs；刺激间期 2～4 ms。

MEP 一般采用针电极放置于刺激皮质对侧相应的肢体肌腹中进行记录。每一肢体应在两组或两组以上不同肌群安装电极，以便互相参照，并且在一组电极脱落或接触不良等情况下，仍可确保记录的稳定。上肢记录肌群通常采用伸指总肌、鱼际肌等，下肢记录肌群通常采用胫前肌等。推荐记录参数：窗宽 100 ms；低频滤波 10～100 Hz，高频滤波 1500～3000 Hz。

主流观点一般认为，术中 MEP 波幅较基线水平下降 20％～30％时应密切关注后续变化，并尝试排查原因；当波幅较基线水平降低 50％或潜伏期较基线水平延长 10％时，监测人员应立即向手术医生提出预警，以便手术医生调整手术策略使 MEP 恢复。然而，在脊柱脊髓手术中，MEP 的预警标准因病种性质及病变位置存在较大差异。有部分研究认为，脊柱脊髓手术 MEP 监测的预警标准应为波幅较基线水平下降 80％以上；还有研究提出只有波幅完全消失时才有必要做出预警。总体来看，目前脊柱脊髓手术中 MEP 监测的预警标准尚未统一，需要高质量的大样本前瞻研究进一步明确，推荐采取分步预警方式，或结合其他术中神经电生理监测技术指标灵活判断。

此外，随着技术日趋成熟，D 波（D-wave）监测目前在脊柱脊髓手术中已得到广泛的应用。D 波是指将电极置于运动皮质上方头皮或直接置于运动皮质，电流直接刺激运动皮质的锥体细胞后，由皮质脊髓束产生的，能够被硬膜外电极记录到的去极化波，也称直接波。此外，在 D 波之后，由皮质联络神经束突触活动产生的一系列小波，称为 I 波（间接波）。由于 I 波波幅较小，对麻醉也较为敏感，所以通常使用 D 波来监测脊髓运动通路的传导情况。推荐刺激参数：恒压/恒流刺激，单刺激，刺激波宽 50～800 μs。D 波记录可通过将两触点（间距 2～3 cm）线状电极放置在脊髓硬膜外或硬膜下进行。推荐记录参数：窗宽 10～20 ms；低频滤波 0.2～2 Hz，高频滤波 1500～3000 Hz；平均次数 5～20 次。即使是在因使用神经肌肉阻断剂导致 MEP 难以引出的情况下，D 波仍能较好地发挥监测作用。既往文献表明，在切除脊髓髓内肿瘤期间，即使 MEP 中途消失，如果 D 波波幅仍保持 50％以上，患者仍能获得良好的术后 3 个月运动功能预后。但 D 波监测同样存在其局限性，首先，D 波无法监测脊髓前角运动神经元的情况，其次是 T10 以下无法记录,不能分左右侧别。

(三)肌电图监测

术中肌电图(EMG)监测包括自发 EMG 和诱发 EMG 监测。自发 EMG 监测是记录自发肌肉活动并实时评估的技术,术中对神经根的机械牵拉或热损伤会导致神经强直放电,表现为棘波或爆发波。自发 EMG 监测假阳性率相对较高,难以明确评估神经功能。触发 EMG 监测通过电刺激神经,以诱发并记录相应支配肌肉的复合肌肉动作电位,可用于定位相应运动神经根并评估其功能。脊柱内固定手术中,触发 EMG 监测用于椎弓根钉测试,通过电刺激椎弓根螺钉,在刺激节段相邻神经根支配肌肉上记录复合肌肉动作电位并测量阈值,阈值较低可能表明骨皮质破裂,需要重新安置螺钉,通常推荐阈值大于 10 mA 是安全水平。触发 EMG 监测在脊髓栓系综合征手术中用于定位马尾神经根,从而与邻近无功能纤维及终丝相鉴别;在选择性脊神经后根切除术中用于明确定位运动神经根。依据特定的神经根和周围神经支配肌肉,根据监测需要选择相应肌肉安置电极。

EMG 监测是实时和连续的,任何形式的肌电反应都说明神经受到一定程度的激惹或损伤。一般来说,手术中出现的 EMG 反应,大多是手术操作对脊髓及神经根的机械牵拉所致,但也不乏提示神经系统严重损伤的可能,需要特殊重视。此外,肌松药的使用会使肌肉松弛,影响 EMG 监测的效果。因此,行 EMG 监测期间应禁用肌松药,或在严格的肌松监测下应用。

(四)球海绵体肌反射监测

球海绵体肌反射(bulbocavernosus reflex,BCR)监测是临床判断脊髓损伤程度的常用检查方法,对指导治疗、评估预后具有重要的作用。BCR 的传入神经为阴部神经感觉支,中枢在 S2~4 节段脊髓灰质 Onuf 核,传出神经为分布在盆底、球海绵体肌以及肛门外括约肌上的运动神经。对于涉及脊髓圆锥及马尾的手术,行 BCR 监测可能有助于降低患者出现术后排便及性功能障碍的风险。BCR 包括两个部分,即 R1(寡突触通路)和 R2(多突触通路),术中通常分析 R1 成分,潜伏期 30~35 ms。BCR 监测的刺激电极大多采用表面电极或一次性针电极,阳极男性置于阴茎龟头附近、女性置于大阴唇外侧,阴极置于阳极附近。推荐刺激参数:恒流刺激 5~40 mA,4~5 个成串刺激(或双重成串刺激),刺激波宽 500 μs,刺激间期 3 ms。记录电极采用针电极,置于双侧肛门外括约肌。推荐记录参数:窗宽 100 ms;低频-高频滤波 1~3000 Hz。此外,BCR 的 R1 成分容易受到麻醉药物,尤其是吸入麻醉药物的影响,因此推荐麻醉方案为全静脉麻醉,麻醉诱导后不追加肌松药。

三、小结

脊柱脊髓手术由于涉及脊髓这一中枢神经系统关键构成部分,技术难度与手术风险始终居于神经外科前列。近年来,术中神经电生理监测在脊柱脊髓手术中已获得广泛的应用,并成为脊柱脊髓手术不可或缺的重要安全保障。随着国内外临床神经电生理学科的蓬勃发展,将来会有更多的新技术引入脊柱脊髓外科,现有技术的应用范围也将得到不断的拓展,从而加深脊柱脊髓外科与临床神经电生理学科的结合,促进学科共同发展,最终使广大患者获益。

(贾文清　乔　慧)

参 考 文 献

[1] 刘城霞,朱文珍.脊髓血管畸形:MRI 和 CE-MRA 的诊断价值[J].放射学实践,2014,29(3): 272-275.

[2] 刘婷,何炜,刘倩,等.PET/CT 和 MRI 诊断脊柱转移瘤的价值观察[J].中国 CT 和 MRI 杂志, 2020,18(7):144-146,161.

[3] 马廉亭.脊髓血管造影诊断脊髓血管疾病的进展[J].中国临床神经外科杂志,2016,21(3): 129-137.

［4］ 苏宇,时博,高思佳.CTA 与 MRA 在诊断脊髓血管畸形中的价值及其临床应用［J］.中国临床医学影像杂志,2015,26(4):267-270.

［5］ 王之民.实用影像检查技术与诊断学［M］.西安:西安交通大学出版社,2018.

［6］ 余佳君,刘勇,陈丽敏.脊髓功能磁共振成像临床研究进展［J］.中华神经科杂志,2018,51(12):1007-1011.

［7］ 中国医师协会神经外科分会神经电生理监测专家委员会.中国神经外科术中电生理监测规范(2017版)［J］.中华医学杂志,2018,98(17):1283-1293.

［8］ Batouli A,Braun J,Singh K,et al. Diagnosis of non-osseous spinal metastatic disease:the role of PET/CT and PET/MRI［J］.J Neurooncol,2018,138(2):221-230.

［9］ Cohen-Adad J. Functional magnetic resonance imaging of the spinal cord:current status and future developments［J］.Semin Ultrasound CT MR,2017,38(2):176-186.

［10］ Collison C,Prusik J,Paniccioli S,et al. Prospective study of the use of intraoperative neuromonitoring in determining post-operative energy requirements and physiologic midline in spinal cord stimulation［J］.Neuromodulation,2017,20(6):575-581.

［11］ Hemond C C,Bakshi R. Magnetic resonance imaging in multiple sclerosis［J］.Cold Spring Harb Perspect Med,2018,8(5):a028969.

［12］ MacDonald D B,Dong C,Quatrale R,et al. Recommendations of the International Society of Intraoperative Neurophysiology for intraoperative somatosensory evoked potentials［J］.Clin Neurophysiol,2019,130(1):161-179.

［13］ Nair D,Kumaraswamy V M,Braver D,et al. Dorsal column mapping via phase reversal method:the refined technique and clinical applications［J］.Neurosurgery,2014,74(4):437-446.

［14］ Shabani S,Kaushal M,Budde M D,et al. Diffusion tensor imaging in cervical spondylotic myelopathy:a review［J］.J Neurosurg Spine,2020,28:1-8.

［15］ Skinner S A,Vodušek D B. Intraoperative recording of the bulbocavernosus reflex［J］.J Clin Neurophysiol,2014,31(4):313-322.

［16］ Smoker W R K,Khanna G. Imaging the craniocervical junction［J］.Childs Nerv Syst,2008,24(10):1123-1145.

［17］ Tamaki T,Ando M,Nakagawa Y,et al. Intraoperative spinal cord monitoring:focusing on the basic knowledge of orthopedic spine surgeon and neurosurgeon as members of a team performing spine surgery under neuromonitoring［J］.Spine Surg Relat Res,2021,5(3):120-132.

［18］ Turner R P. Neurophysiologic intraoperative monitoring during selective dorsal rhizotomy［J］.J Clin Neurophysiol,2009,26(2):82-84.

第二章　脊柱的解剖与常用手术入路

第一节　常用脊柱手术入路

一、上颈椎(C1～2)手术入路

(一) 前路手术

1. 经鼻腔入路

(1) 手术适应证:经鼻腔入路适用于需要前方手术解除寰枢椎脱位病变的疾病,包括寰椎前弓肿瘤、部分下斜坡和寰枢椎病变(如脊索瘤),以及寰枢椎松解、齿状突磨除等。

(2) 手术要点:采用神经内镜或鼻内镜,经鼻腔到达咽后壁,经 X 线定位后确认病变位置(C1～2),在内镜下切开咽后壁黏膜,辨认病变,采用高速磨钻或髓核钳切除病变,冲洗伤口后关闭咽后壁切口。

2. 经口咽入路

(1) 手术适应证:经口咽入路可以直接显露 C1 的前弓与 C2 的椎体。此入路可用于齿状突的切除,包括先天性寰枢椎脱位或后天性寰枢椎脱位、类风湿关节炎合并齿状突增生肥大、咽后壁或寰枢椎区域局部炎症病变和肿瘤病变等疾病。

(2) 手术要点:平卧位,采用经口咽而非经鼻行气管插管,可防止气管内导管阻碍术野;悬雍垂简单缝合以固定,显微镜下采用口咽牵开器带有宽压舌板的叶片撑开口腔,使用 C 型臂 X 线机穿刺拍片进行定位;在咽后壁正中线做一长 2～3 cm 的纵向切口,将软组织一刀切开至椎体前缘骨面后将两侧牵开暴露,依次分离咽黏膜、咽括约肌、颊咽黏膜和椎前筋膜;显露 C1 前弓后行骨膜下剥离直至显露出 C1～2 关节的侧块;根据手术需要再确定是否切除前弓以显露齿状突;手术完毕后冲洗伤口并严密缝合。

3. 经下颌下颈前入路

(1) 手术适应证:经下颌下颈前入路主要用于寰枢椎前方病变,其应用包括寰枢椎病变的松解、寰枢椎肿瘤切除、寰枢椎骨折内固定复位、寰枢椎前方感染清除等。由于该入路需要抬高下颌下颈前方到达寰枢椎前方区域,颈部短或头位后仰困难等患者难以完成体位要求,手术适应证有限。

(2) 手术要点:头后仰平卧位,沿下颌下和颈前迂行处从中线往右侧(或左侧)做一横向切口,逐层切开皮肤及皮下组织,分离皮下组织及各层肌肉,沿着下颌下腺下缘,于气管食管外侧、颈总动脉鞘内侧颈前椎体前方,注意辨认和保护好喉上神经和甲状腺上动脉,沿着颈前间隙向上到达寰枢椎前方间隙,进行手术操作。该位置深在且解剖关系复杂,建议显微镜或内镜下显露,需完全熟练掌握该区域的解剖。

(二) 后路手术

1. 经后正中入路

(1) 手术适应证:后正中入路适用于枕骨大孔到上颈椎区域的椎管内肿瘤、感染、血管性病变、小脑扁桃体下疝、脊髓空洞症等疾病,还可用于先天性寰枢椎脱位、后天性寰枢椎骨折或脱位、炎症反应造成的不稳(如类风湿关节炎、强直性脊柱炎)等疾病。

(2) 手术要点:俯卧位、头部头架固定,从枕外隆突至 C2 棘突做一正中切口,用电刀剥离皮下组织以减少出血,辨认后正中白线,正中切开筋膜,从项韧带进行深部剥离可避免出血过多,沿着枕骨鳞部、C1 和 C2 后侧行骨膜下剥离,注意辨认寰椎后弓椎动脉沟,避免损伤沿 C1 环上面走行的椎动脉,尽量保留

C2 棘突尾侧部分的半棘肌附着点,显露寰椎后弓和枢椎后方,两侧显露枢椎侧块外缘,以进行下一步手术操作。完成手术操作后,注意对位缝合后方肌肉和肌膜,关闭切口。

2. 经远外侧入路

(1) 手术适应证:经远外侧入路适用于寰枕关节外侧的肿瘤、血肿、感染、结节性增生等疾病。如果病变已经累及颅颈交界区或手术操作影响稳定性,需要延长切口以行后正中入路内固定手术,如齿状突病变压迫脊髓伴寰枢脱位,经前方切除困难,需要从后方切除病变并行寰枢椎内复位内固定术。

(2) 手术要点:侧俯卧位,头部头架固定,根据手术暴露的需要,从耳郭顶点水平、乳突体部后方开始,沿胸锁乳突肌后缘延伸至 C3 或 C4 水平做一近似"S"形皮肤切口。逐层分离各层肌肉,将头夹肌和头最长肌从枕骨附着处剥离,向后方牵开。暴露椎动脉枕骨下三角。骨膜下剥离暴露 C1、C2 椎板。切除椎动脉周围脂肪组织和静脉丛,锐性分离并切除寰枕膜暴露椎动脉,必要时经前外侧横突孔骨性切除后移位椎动脉,充分显露齿状突侧后方区域,进行手术操作。该入路需要显露和移位椎动脉,手术风险大,建议在显微镜下精细操作并要求术者熟悉此区域解剖结构。

二、下颈椎(C3~7)手术入路

(一)颈前入路

(1) 手术适应证:颈前入路适用于需要颈髓前方减压、切除椎体病变的疾病,如脊髓型颈椎病、后纵韧带骨化(OPLL)行前路颈椎间盘切除及椎体间融合术(ACDF)、前路椎体次全切除及椎体间融合术(ACCF)、前路椎体整体前移椎体间融合术(ACAF)等手术在解除脊髓前方压迫的同时,进行有效的脊柱融合、预防和改善颈椎后凸畸形。该入路还适用于人工椎间盘置换术、脊髓腹侧病变切除及椎间孔减压等。

(2) 手术要点:经 X 线定位确认病变节段,做中线至胸锁乳突肌内侧缘直切口,于胸锁乳突肌和颈动脉鞘内侧与气管食管间隙钝性分离至椎体前缘,切开椎前筋膜,再次定位目标节段后,显露目标节段椎体、椎间盘、颈阔肌内侧缘等解剖结构,显微镜或内镜下切除病变、解除压迫,行脊柱融合固定,冲洗术区、关闭切口。

(二)颈后正中入路

(1) 手术适应证:颈后正中入路适用于下颈椎椎体后方减压、病变切除、固定和融合等,包括颈椎椎板切除融合术、颈椎椎板成形术治疗多节段颈椎管狭窄、颈椎间盘突出、OPLL,颈椎骨折脱位行后路减压、复位内固定术,颈椎管内病变行切除或清除术,颈椎间盘侧后方凸出等。

(2) 手术要点:经 X 线定位确认病变节段,依据病变节段范围做后正中纵向皮肤切口,切开筋膜,通过项韧带抵达棘突顶部,沿棘突旁将椎旁肌从椎板上游离至小关节外侧面水平,再次确认目标节段后,可行全椎板或半椎板切除术切除病变、清除血肿等,并可行单开门或双开门椎板扩大成形术及颈椎后路融合固定术等手术,术后冲洗术区、关闭切口。

(三)颈后经皮椎旁入路

(1) 手术适应证:颈后经皮椎旁入路适用于部分椎管内、椎管内外沟通性、椎旁病变切除,椎管内血肿、脓肿清除,单间隙侧方骨赘或质软椎间盘突出所致的神经根型颈椎病,以及部分颈椎骨折需要行后路单节段或双节段侧块钉融合、固定的病例。手术通常需要通过管状或可扩张通道在显微镜或内镜下进行。

(2) 手术要点:经 X 线定位确认病变节段,依据病变节段做旁正中纵向直切口,切开皮肤,切开并分离颈部肌肉筋膜直到椎板,轻柔地置入连续逐级扩张器后置入工作通道,再次确认目标节段后,使用单极电刀清除侧块及椎板上多余软组织,可行椎板切开、椎间孔切开、椎间盘切除等手术,术后冲洗术区、关闭切口。

三、胸椎手术入路

（一）经胸腔入路

（1）手术适应证：经胸腔入路适用于胸椎间盘突出、胸椎后纵韧带骨化、脊柱感染（胸椎结核）、脊柱畸形、胸椎原发性肿瘤和转移瘤、胸椎骨折等。

（2）手术要点：切除肋骨经胸膜腔外入路或不切除肋骨经胸腔显露胸椎，经 X 线定位后确认病变位置，采用高速磨钻或髓核钳切除病变，植入内固定，植骨融合，冲洗伤口，安置引流管，关闭胸膜、胸部切口。

（二）后路手术

1. 经后正中入路

（1）手术适应证：经后正中入路适用于胸椎管内病损、胸椎黄韧带骨化、胸椎间盘突出、椎管内感染（结核、脓肿）、椎管内血肿、脊柱畸形、胸椎原发性肿瘤和转移瘤、胸椎骨折等。

（2）手术要点：经 X 线定位后确认病变位置，设计好手术切口，采用经后正中入路，显露胸椎，采用高速磨钻或铣刀去除椎板，显露并切除病损。胸椎骨折可行椎弓根螺钉内固定，植骨融合。最后冲洗伤口，安置引流管，关闭后正中切口。

2. 经椎旁入路

（1）手术适应证：经椎旁入路适用于胸椎管内外沟通性病损（如神经鞘瘤）、胸椎间盘突出、椎管旁感染（结核、脓肿）、胸椎原发性肿瘤和转移瘤等。

（2）手术要点：经 X 线定位后确认病变位置，设计好手术切口，采用经椎旁入路，显露胸椎，显露并切除病损。最后冲洗伤口，安置引流管，关闭后切口。

四、腰椎手术入路

（一）经腹部前方入路

（1）手术适应证：经腹部前方入路适用于腰椎前方病变或椎间隙病变，包括腰椎结核、椎体肿瘤、椎间盘退变等，需要行腰椎间盘切除、人工腰椎间盘植入和椎体间融合术等。

（2）手术要点：下腹部旁正中手术切口，亦可用正中或右侧八字切口，推开腹膜及内脏组织，摇高手术台腰垫，使患者呈半仰卧位以使腰椎过伸、椎间隙变宽、视野清晰。术者用手指紧贴腹腔后壁，钝性分离椎前组织及骶前交感神经纤维和静脉丛，并用腹腔拉钩将其牵拉至一侧，清晰暴露椎间隙，经 X 线定位后确认病变位置，再进行相应的手术操作。冲洗伤口，关闭腹部伤口。

（二）经侧方椎间孔扩孔入路

（1）手术适应证：经侧方椎间孔扩孔入路适用于腰椎间盘突出、稳定型腰椎滑脱、椎管狭窄（侧隐窝型和极外侧型等）、椎间孔区和椎间孔外肿瘤、椎管内或椎间隙感染。

（2）手术要点：使患者俯卧于脊柱手术架上，尽量减少腰椎前凸，避免腹部受压，在 C 型臂 X 线机正侧位透视下定位手术节段及进针点。在后正中线旁开 12～15 cm，局部麻醉后向患侧椎间孔穿刺，经 C 型臂 X 线机透视证实，穿刺针刺入椎间盘内髓核组织中，将穿刺针退至椎间孔，取出穿刺针内芯，置入导丝，沿导丝依次置入软组织扩张器和鸭嘴状工作套管，置入椎间孔镜，锯除下位椎体上关节突部分骨质并取出，内镜监视下摘除脱出的髓核组织，使用头部可屈曲射频刀头对纤维环破裂口进行射频热凝使纤维环成型，撤除工作套管，缝合伤口。

（三）经侧腹部入路

（1）手术适应证：经侧腹部入路适用于腰椎滑脱、腰椎退变性侧凸畸形、腰椎感染、腰椎肿瘤等，对病变部位，可以从外侧腹膜后入路到达 L1～5 节段。

（2）手术要点：使患者取标准侧卧位于术床上，通常采用左侧入路，下肢屈曲使腰大肌放松，透视定位手术节段,在最下位肋骨与髂嵴之间做长 6～8 cm 斜向切口,保留腹直肌,切开腹外斜肌、腹内斜肌和腹横肌。从腹壁上分离腹膜并将其推向腹侧,用拉钩将腹腔内容物拉向腹侧。确认腰大肌输尿管、肾脏主动脉及腔静脉。在确定手术节段后,从椎体上分离部分腰大肌,充分显露目标椎间盘或椎体后,即可进行椎间盘切除术或椎体切除术,处理后清洗伤口并缝合。

(四)经关节突入路

(1)手术适应证:经关节突入路适用于腰椎滑脱、腰椎退变性侧凸、腰椎椎间孔内外沟通性肿瘤及椎间孔区肿瘤等疾病。

(2)手术要点:俯卧位,取双侧椎旁入路切口或单一后正中切口,可以采用经后正中分开椎间盘肌肉入路或经肌间隙(Wiltse)入路(微创 TLIF),到达关节突。以前者为例,双侧骨膜下剥离棘突旁肌肉,暴露至需融合节段的横突水平,仔细清除需融合节段的肌肉及其骨膜。通过打开一侧的椎间孔来清除所有的椎间组织;在正确地清除椎间组织后,打开椎弓根,置入导针;然后进行 X 线检查,在前后位及侧位确定探针的确切位置,通过背侧椎弓根固定撑开,获得更大的椎间隙空间,将植骨块或金属支撑物通过扩大的椎间孔植入椎间隙以达到确定的前方支撑融合效果。检查是否有骨片压迫硬膜囊或神经根。冲洗伤口,仔细缝合每层结构。如果伤口关闭时创面有渗血,术后最好使用负压引流。

(五)椎旁经皮入路

(1)手术适应证:椎旁经皮入路适用于腰椎间盘突出、稳定型腰椎滑脱、椎管狭窄(中央型和侧隐窝型等)、椎间孔内外沟通性肿瘤、椎管内或椎间隙感染、椎管内血肿和囊肿等疾病,借助经皮微通道在显微镜或内镜下操作。

(2)手术要点:俯卧位,透视定位后,在中线旁 1～2 cm 做纵向直切口,切开皮肤、皮下组织、腰背筋膜,逐级置入通道,建立工作通道后,采用显微镜、椎间孔镜或椎间盘镜,显露上位椎板下缘,再次透视确认手术节段,进行手术操作,术毕退出通道止血,缝合筋膜和皮肤。

(六)经后正中入路

1. 经后正中入路单纯切除或减压

(1)手术适应证:经后正中入路单纯切除或减压适用于腰椎间盘突出、稳定型腰椎滑脱、椎管狭窄(中央型和侧隐窝型等)、椎管内肿瘤、感染、血肿和囊肿等疾病。

(2)手术要点:俯卧位,透视确认手术节段,做后正中棘突上直切口,切开腰背筋膜,剥离椎旁肌肉,暴露双侧或单侧椎板,显露至关节突关节,放入牵开器,用高速磨钻或椎板咬骨钳去除椎板,切除黄韧带,显露椎管内,进行手术操作,冲洗伤口,缝合筋膜、皮下组织、皮肤。

2. 经后正中入路减压和融合

(1)手术适应证:经后正中入路减压和融合适用于腰椎滑脱、腰椎退变性侧凸、腰椎椎间孔内外沟通性肿瘤或椎间孔区肿瘤等疾病。

(2)手术要点:透视定位手术节段,做后正中切口,依次切开皮肤、皮下组织及腰骶筋膜,双侧暴露至横突根部。用高速磨钻及冲击式枪钳去除椎板及棘突,用硬膜拉钩显露椎间盘,切除椎间盘。用铰刀逐级撑开椎间隙,植入合适大小的融合器及同种或异体骨,双侧椎弓根螺钉固定,再次透视确认融合器、椎弓根螺钉位置。冲洗伤口,检查是否有骨块压迫神经根或硬膜囊,留置引流管,逐层缝合筋膜、皮下组织、皮肤。

五、骶尾椎后正中手术入路

(1)手术适应证:骶尾椎后正中手术入路适用于骶尾椎肿瘤、感染、椎管内囊肿和肿瘤等病变,部分病变累及骶髂关节,如转移瘤或较大范围的骨折,需要稳定性重建。

(2)手术要点:俯卧位,切口从 L5 或 S1 棘突纵行向下到骶椎棘突,根据病变位置、大小调整。先显露骶骨背侧,从骶骨背侧、骶骨棘突和两侧髂骨后部髂嵴,切断和剥离竖脊肌,向上翻起,至骶骨、尾骨背侧面，髂后上、下棘和后部髂骨已经完全显露，进行相应手术操作，处理后清洗伤口，关闭切口。

（陈春美）

第二节 脊柱通道手术

一、微创脊柱外科的发展

（一）世界微创脊柱外科的发展历程

1934 年，Mixter 和 Barr 开创椎板切除术治疗椎间盘突出，但传统开放手术对椎旁结构破坏较多，手术创伤较大。1977 年，欧洲神经外科专家 Yaşargil 教授和 Casper 教授首次报道了显微椎间盘切除手术，由此引入脊柱微创手术理念。有研究显示，传统开放手术长时间的肌肉牵拉可导致肌肉变性，肌酸激酶同工酶（CK-MM）水平增高，术后恢复时间延长。显微椎间盘切除术通过精细的操作、更有针对性的手术暴露，可保护椎旁结构和维护脊柱稳定性，从而保证手术疗效并改善患者预后。这种理念几乎渗透到所有脊柱微创手术，并延伸发展出各种通道微创手术。20 世纪末至今，显微椎间盘切除手术仍是腰椎手术治疗的金标准。21 世纪初，Fessler 教授提出了现代微创概念，将显微手术、内镜手术、椎间盘热凝手术等脊柱微创操作统称为微创脊柱外科（minimally invasive spinal surgery，MISS）。

（二）中国微创脊柱外科的发展历程

早在 1953 年，我国神经外科先驱段国升教授就已经开展了脊髓型颈椎病的外科治疗。20 世纪 70 年代，他首次提出对脊柱骨折合并脊髓损伤的患者尽早实施前路减压手术。1989 年，周定标教授首次报道显微镜下颈椎前路椎体次全切除＋植骨融合术治疗多节段脊髓型颈椎病，手术效果较为满意。显微手术治疗脊柱脊髓疾病，能有效避免误伤骨髓和神经根。20 世纪 90 年代，王忠诚院士和徐启武教授分别报道颈髓肿瘤显微全切除手术，并总结了一系列操作规范，提出了肿瘤全切除的判断标准。2002 年，赵继宗院士团队首次报道了手术导航系统下椎管内外沟通性肿瘤切除术，减轻了手术创伤，缩短了手术时间，减少了术后并发症。21 世纪初，张建宁教授、王振宇教授、菅凤增教授、王贵怀教授和车晓明教授等的团队相继报道显微椎板开窗手术治疗神经根型颈椎病、脊髓髓内肿瘤。他们在显微镜下利用高速磨钻进行椎板开窗，不破坏整个椎板和椎旁小关节。2011 年开始，编者的团队于中华医学会神经外科学分会学术会议上首次报道显微通道技术，并应用于椎间盘突出、椎管狭窄及脊髓肿瘤等疾病，其研究成果陆续发布在《中华医学杂志》和 Spine 等国内外著名期刊上。

二、通道技术定义及分类

通道脊柱外科（tubular spinal surgery，TSS）是 MISS 的重要分支。该技术要求术者通过 X 线精确引导下的导针定位，逐级钝性扩张手术路径并插入工作通道（6～22 mm），在放大成像系统的辅助下进行微创精准脊柱手术。其根据显像系统可分为放大目镜通道技术、内镜通道技术、显微镜通道技术、机器人通道技术四类；根据扩张通道种类又可分为可扩张通道技术、不可扩张通道技术。

（一）内镜通道技术

脊柱内镜微创手术源于 Vails 和 Craig 等在 20 世纪 40 年代利用穿刺套管对深部组织进行操作。现代腰椎内镜技术有四种经典术式，均强调将椎间盘可视化以进行椎间盘内治疗。20 世纪 70 年代，Kambin 和 Hijikata 发明的关节镜下显微椎间盘切除术是一种由椎间盘内向外（inside-out）的技术。Kambin 的原始技术是在小通道中对手术区域进行可视化，然后在通道内使用 3～5 mm 的环锯进行纤维环开窗。这一路径被称为"Kambin 三角"，但该技术无法在内镜直视下进行硬膜囊和神经根的探查。1991 年，Yeung 教授改进了 Kambin 的方法，用钝性双孔扩张器进入椎间盘，然后在扩张器上插入一个

配。沿切口垂直于水平面缓慢旋转插入铅笔头样扩张管至椎板窗的黄韧带表面。此时可感知到有韧性的黄韧带,略微移动头部,探知坚硬的 L5 椎板及外侧的关节突。沿扩张管缓缓旋进工作通道至黄韧带表面,使用 C 型臂 X 线机侧位透视,以确定正确位置(图 2-5)。

（四）突破黄韧带

导入内镜,镜下辨明黄韧带(图 2-6(a)),适当下压管道使黄韧带维持一定的张力,尽量靠近椎板窗中份,先垂直于黄韧带纤维走向逐渐用篮钳剪开黄韧带外层(图 2-6(b)),再用神经剥离器沿纤维走向仔细分开、突破黄韧带内层,让生理盐水进入椎管内硬膜外,使黄韧带与硬脊膜之间有生理盐水隔离与保护,之后自黄韧带突破口由内向外剪开黄韧带至 L5 下关节突内侧缘。若黄韧带肥厚,则可用椎板咬骨钳咬除部分黄韧带以便显露。若关节突增生内聚致侧隐窝狭窄,则可在内镜下用磨钻、椎板咬骨钳去除关节突内侧部分,直至显露至神经根外侧。在突出物不是非常巨大、黄韧带增生不明显的情况下,也可旋转通道直接劈开黄韧带进入硬膜外腔。

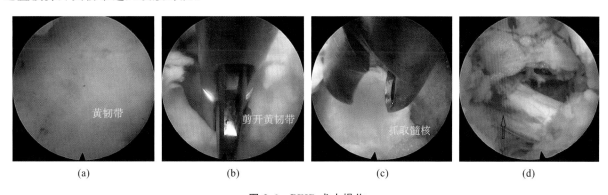

图 2-6　PEID 术中操作
(a)镜下寻找到黄韧带;(b)突破黄韧带,用篮钳剪开黄韧带;(c)抓取髓核组织;(d)彻底减压后,松解的神经根(箭头所示)

（五）镜下减压

镜下减压应按照突出物与硬膜囊、神经根的位置关系,遵循一定的顺序进行。例如,当突出的髓核主要位于 S1 神经根腋下(硬膜囊与神经根之间)时,可用髓核钳先小心摘取髓核,充分减压后,再向外轻柔旋转、倾斜工作通道至 S1 神经根肩部,寻找残余的髓核组织(图 2-6(c))。此过程为从腋下到肩上;当突出物位于 S1 神经根肩上时,在肩上减压后,若影像学不能排除腋下也有髓核,还需要旋转通道至腋部,对此区域进行探查。总之,手术中操作空间是通过减小突出物的容积来获得的,不要在压力没有解除的情况下,强行旋转插入通道推移神经根、硬膜囊,以免产生神经根及硬膜囊的过度牵拉、损伤。

硬膜囊及神经根充分减压后(图 2-6(d)),用射频电极彻底止血,缓慢退出内镜,用可吸收缝线皮内缝合切口。

（六）可能并发症

(1)神经感觉异常:表现为神经根支配区痛觉过敏和感觉麻木,通常为一过性,其发生的确切原因目前尚不清楚,可能与神经病理性疼痛、术中牵拉有关。

(2)硬膜囊、神经根损伤:可能因镜下结构辨认不清而误伤引起,也可能发生在有硬膜外注射史、其他手术史的患者中,此类患者易产生硬脊膜、神经根周围粘连。术者需要辨明解剖结构,不要暴力牵拉、拖拽。

（七）典型病例介绍

患者,女,35 岁,腰痛伴左下肢疼痛 3 年加重半年。左侧直腿抬高试验 40°,呈阳性。该患者的术前、术中及术后典型影像学表现如图 2-7 所示。

基于经皮穿刺的脊柱内镜技术作为微创理念更新与技术进步的产物有其合理性与优越性。经过近 30 年的发展,目前该技术在颈、腰、胸椎方面均有着广泛的应用。学习内镜技术,并不是对传统手术的否

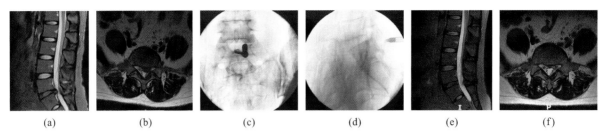

图 2-7　典型病例的 PEID 术前、术中及术后表现

(a)(b)L5/S1 椎板间隙横断面显示突出物位于中央偏左侧，硬膜囊、神经根受压；(c)正位透视显示铅笔头样穿刺棒置于关节交角内缘；(d)侧位透视显示工作通道到位，置于椎板间隙黄韧带表面；(e)(f)术后 12 个月复查 MRI 显示椎间盘突出摘除满意

定。相反，在学习内镜技术的同时，脊柱外科医生应熟练掌握开放手术的原理与技巧，能在内镜手术遇到困难时应对自如。随着人们理念的更新及内镜器械的改进，经皮穿刺内镜技术的适应证范围将进一步扩大。但如何在内镜下进行神经结构减压的同时，实现脊柱的稳定和融合仍值得探索，且其远期疗效尚不确定，并不能完全取代传统的开放手术。根据现有资料，很难提出一个统一的、标准的手术方案或指南，未来需要进行更大规模、有良好设计的前瞻性随机对照研究，以期获得更有说服力的数据。

（余　勇）

第四节　选择性神经后根切断术

一、简介

痉挛性脑瘫是脑瘫中最常见的类型，见于半数以上的脑瘫患者。选择性神经后根切断术(selective dorsal rhizotomy，SDR；或 selective posterior rhizotomy，SPR)为目前缓解痉挛状态最确切的术式，且经过多年的临床实践，已获得多数专家的认可，在痉挛性脑瘫的治疗和康复中占有极其重要的地位。其适应证包括但不仅限于痉挛性脑瘫，其降低肌张力的机制在于减少外周传入的感觉神经信号，降低中枢兴奋性，原则上适用于所有上运动神经元损伤性痉挛性瘫痪，如家族性痉挛性截瘫，以及脑炎、脑血管意外、脑外伤、心搏骤停、呼吸衰竭等原因造成的脑损害、锥体束损害，肌张力增高(Ⅲ级及以上)。

二、SPR 的历史沿革与流派

SPR 的手术概念由美国医生 Dana 提出，1888 年 Robert Abbe 医生首次实施，患者为一上行性神经炎疼痛患者。20 世纪初 SPR 开始应用于缓解肢体痉挛，由德国神经外科医生 Otfrid Foerster 首次实施；1967 年法国医生 Gros 对术式进行了改进；1978 年意大利学者 Fasano 首次报道将电刺激应用于此术式，对神经小束进行选择性切断，称为功能性神经后根切断术(functional posterior rhizotomy)。20 世纪 90 年代以来，我国学者也将 SPR 应用于痉挛性脑瘫的外科治疗，并取得了一定成果。SPR 的术式改进及争议主要集中在神经切除和神经暴露两个方面，下面将以历史沿革及术式改进为主线简单介绍这一术式。

20 世纪初 Otfrid Foerster 医生的 SPR：切断 L2～S2 神经根的全部后根，保留 L4 或 L5 后根。整体的后根切断虽然解除了患者肢体的痉挛，但同时带来严重的感觉丧失。

1967 年 Gros 医生的 SPR：对 Otfrid Foerster 医生的 SPR 术式进行了改进，仅按照一定比例切断一部分后根纤维。其虽然保留了肢体感觉，但是对痉挛的缓解不理想。

1978 年 Fasano 医生的 SPR：术中使用电刺激，选择性切断对脉冲刺激较敏感的神经小束，手术在圆锥部位进行，为现在神经电生理监测下选择性功能性神经根切断术的雏形。这一改进在解除肢体痉挛的同时也成功保留了肢体感觉，最终改善了大部分患者的功能。

1981 年 Peacock 医生再次对 SPR 术式进行了改进，将手术部位由圆锥部位改至马尾水平，降低了圆锥损伤的可能性,而且各神经根出孔位置显示清楚,神经根定位容易,前后根易鉴别,降低了手术难度,操作相对简易,易被广大神经外科医生接受。

2006 年以后至今,Park、Bales 和 Samuel 及我国上海市儿童医院肖波教授团队也相继报道了圆锥水平及圆锥下水平单椎板 SPR。

关于神经显露的方式,主要有以 Peacock 术式为代表的 L2～S2 椎板切除(包括限制性椎板切除、跳跃性椎板切除等)和以 Park 术式为代表的单节段椎板切除两种较为经典的方式。前者需要更长节段的皮肤切口、更长节段的椎板切除及后柱结构破坏,发生脊柱不稳及后凸畸形的风险更高。后者的创伤更小,后柱的切开仅限于单个节段,但术中对神经根的定位更加困难。充分暴露利于显露及辨认神经,但多椎板切除是否会对脊柱稳定性造成影响是主要关注的问题,分段跳跃性椎板切除及椎板间隙入路暴露相对困难,但对后柱正常结构保留较多,这需要术者丰富的手术经验指导选择。

关于术中神经电生理监测及神经根切除的比例,有"三分法""五分法",对应不同的术中监测和切断方案,具体何优何劣,目前尚无定论。

三、腰骶段 SPR 方法(以 Peacock 术式为例)

1. 麻醉与体位　患者取俯卧位,头低脚高,垫高髋部,腹部悬空。术中不使用肌松药,麻醉不宜过深。

2. 手术方法　取腰骶部后正中切口,上至 L1,下至 S1。切开皮肤后,使用电极电刀行骨膜下分离显露 L1～S1 棘突和椎板。切除 L1 下缘部分棘突和椎板及 L2～5 棘突和椎板,可根据情况保留 L4 棘突和椎板,显露硬膜。注意保留两侧小关节。切开硬膜前需充分止血,并悬吊硬膜。硬膜行纵向切开,注意防止脑脊液流失过多,分离蛛网膜即可显示马尾。一般情况下,前根在腹侧,后根在背侧,较前跟粗。前、后根在接近椎间孔处会合,前、后根之间有软膜和蛛网膜分隔,较易分开。首先确定 S1 神经根出口及 S1 神经根,依次向上寻找 L5、L4、L3 和 L2 神经根,确定神经根后,分离前根和后根,将各脊神经后根衬以橡皮条予以牵开。

3. 神经电生理监测下神经切断　显微镜下将各神经后根分成 4～8 小束,分别测定每个神经小束的阈值,切断阈值低和产生异常反应的小束,并切除 1 cm,防止神经再生;保留阈值高和反应正常的小束。后根切除的比例尚未固定,20%～60% 不等,还需要更加深入的研究以统一标准。

4. 缝合硬膜　硬膜需行水密缝合,缝合前需清理蛛网膜下腔血性液及血凝块,并排出空气。一般留置硬膜外引流管,术后 24 h 内拔除。

四、手术并发症

SPR 的短期并发症主要包括低颅压性头痛、恶心、呕吐、高热、腹痛腹胀、尿潴留或尿失禁、脑脊液漏、伤口或蛛网膜下腔感染。长期并发症包括肢体麻木或力弱、脊柱失稳甚至畸形、痉挛缓解不充分、进行性髋关节脱位及性功能障碍等。

五、手术的注意事项

(1)手术适应证的把握:SPR 适用于痉挛性脑瘫,注意避免将其他类型疾病误认为脑瘫,注意避免将徐动性脑瘫误认为痉挛性脑瘫。

(2)手术时机的选择:对于脑瘫,手术一般在 2～6 岁进行,最好在出现痉挛畸形之前行手术治疗;家族性痉挛性截瘫常在一定年龄后起病,对手术年龄的要求不像痉挛性脑瘫那样严格。

(3)选择合适的神经根节段:上肢痉挛选择颈段 SPR,单上肢痉挛行单侧 SPR;下肢痉挛选择腰骶段 SPR,单下肢痉挛行单侧 SPR,双下肢痉挛行双侧 SPR。

(4)按适当比例切除神经小束:一般将神经后根分为 4～8 小束,最好按照自然束分开,分束越多越接近准确定位。一般要求在神经电生理监测下完成手术。尽管文献对于神经后根切除比例并无统一标准,一般认为治疗下肢痉挛的神经后根切除率需低于30%、上肢需低于50%,以预防术后神经后根切除过多导致的感觉异常及力弱。

（5）手术后必须结合康复训练以改善功能,若已发生畸形需同时行畸形矫正。

（唐 楠）

参 考 文 献

[1] 陈春美,蔡刚峰,张伟强,等.椎旁套管入路与后正中入路显微外科治疗腰椎间盘突出症的疗效比较[J].中华神经外科杂志,2014,30(7):677-681.

[2] 陈春美,蔡刚峰,王锐,等.经皮套管椎旁入路显微切除腰椎椎管内肿瘤[J].中华医学杂志,2015,95(13):969-972.

[3] 陈春美,蔡刚峰,张伟强,等.经皮套管椎旁入路显微切除颈椎椎管内占位的疗效分析[J].中华神经外科杂志,2015,31(10):1018-1022.

[4] 陈春美,庄源东,傅超峰,等.经皮微通道单侧入路双侧减压术治疗腰椎椎管狭窄[J].中华神经外科杂志,2016,32(12):1208-1213.

[5] 陈赞,菅凤增,王伊龙,等.多节段脊髓室管膜瘤的显微外科治疗[J].中华神经外科杂志,2006,22(1):14-17.

[6] 菅凤增,陈赞,凌锋.小切口半椎板技术切除椎管内肿瘤(附17例分析)[J].中国微侵袭神经外科杂志,2007,12(2):89-90.

[7] 江晔,徐福林,毕永延,等.经皮脊柱内镜完全可视化椎间孔成形术治疗腰椎间盘突出症的短期疗效[J].中华神经外科杂志,2020,36(2):162-167.

[8] 李宸,孙崇璟,刘腾飞,等.外视镜下行颈椎前路椎间盘切除融合术治疗颈椎病的疗效[J].中华神经外科杂志,2020,36(4):375-379.

[9] 魏民,肖波.选择性脊神经后根切断术治疗痉挛性脑瘫的应用进展[J].临床小儿外科杂志,2019,18(12):1061-1066.

[10] Ahn Y,Lee H Y,Lee S H,et al. Dural tears in percutaneous endoscopic lumbar discectomy[J]. Eur Spine J,2011,20(1):58-64.

[11] Ahn Y. Transforaminal percutaneous endoscopic lumbar discectomy:technical tips to prevent complications[J]. Expert Rev Med Devices,2012,9(4):361-366.

[12] Ahn Y,Oh H K,Kim H,et al. Percutaneous endoscopic lumbar foraminotomy:an advanced surgical technique and clinical outcomes[J]. Neurosurgery,2014,75(2):124-133.

[13] Arts M P,Brand R,van den Akker M E,et al. Tubular diskectomy vs conventional microdiskectomy for sciatica:a randomized controlled trial[J]. JAMA,2009,302(2):149-158.

[14] Bales J,Apkon S,Osorio M,et al. Infra-conus single-level laminectomy for selective dorsal rhizotomy:technical advance[J]. Pediatr Neurosurg,2016,51(6):284-291.

[15] Brock M,Kunkel P,Papavero L. Lumbar microdiscectomy:subperiosteal versus transmuscular approach and influence on the early postoperative analgesic consumption[J]. Eur Spine J,2008,17(4):518-522.

[16] Butler A J,Alam M,Wiley K,et al. Endoscopic lumbar surgery:the state of the art in 2019[J]. Neurospine,2019,16(1):15-23.

[17] Cai R Z,Wang Y Q,Wang R,et al. Microscope-assisted anterior cervical discectomy and fusion combined with posterior minimally invasive surgery through tubular retractors for multisegmental cervical spondylotic myelopathy:a retrospective study[J]. Medicine(Baltimore),

2017,96(35):e7965.

[18] Chen H Y,Xiao X Y,Chen C W,et al. Results of using robotic-assisted navigational system in pedicle screw placement[J]. PLoS One,2019,14(8):e0220851.

[19] Choi G,Lee S H,Raiturker P P,et al. Percutaneous endoscopic interlaminar discectomy for intracanalicular disc herniations at L5-S1 using a rigid working channel endoscope [J]. Neurosurgery,2006,58(1):ONS59-ONS68.

[20] Choi G,Lee S H,Bhanot A,et al. Modified transcorporeal anterior cervical microforaminotomy for cervical radiculopathy:a technical note and early results[J]. Eur Spine J,2007,16(9):1387-1393.

[21] Choi I,Ahn J O,So W S,et al. Exiting root injury in transforaminal endoscopic discectomy:preoperative image considerations for safety[J]. Eur Spine J,2013,22(11):2481-2487.

[22] Clark A J,Safaee M M,Khan N R,et al. Tubular microdiscectomy:techniques,complication avoidance,and review of the literature[J]. Neurosurg Focus,2017,43(2):E7.

[23] Devito D P,Kaplan L,Dietl R,et al. Clinical acceptance and accuracy assessment of spinal implants guided with SpineAssist surgical robot:retrospective study[J]. Spine(Phila Pa 1976),2010,35(24):2109-2015.

[24] Franke J,Greiner-Perth R,Boehm H,et al. Comparison of a minimally invasive procedure versus standard microscopic discotomy:a prospective randomised controlled clinical trial[J]. Eur Spine J,2009,18(7):992-1000.

[25] Fu C F,Zhuang Y D,Chen C M,et al. Spontaneous spinal epidural hematoma management with minimally invasive surgery through tubular retractors:a case report and review of the literature [J]. Medicine(Baltimore),2016,95(26):e3906.

[26] Fujishiro T,Nakaya Y,Fukumoto S,et al. Accuracy of pedicle screw placement with robotic guidance system:a cadaveric study[J]. Spine(Phila Pa 1976),2015,40(24):1882-1889.

[27] Gelalis I D,Paschos N K,Pakos E E,et al. Accuracy of pedicle screw placement:a systematic review of prospective in vivo studies comparing free hand,fluoroscopy guidance and navigation techniques[J]. Eur Spine J,2012,21(2):247-255.

[28] Gokaslan Z L,Telfeian A E,Wang M Y. Introduction:endoscopic spine surgery[J]. Neurosurg Focus,2016,40(2):E1.

[29] Hasan S,Härtl R,Hofstetter C P. The benefit zone of full-endoscopic spine surgery[J]. J Spine Surg,2019,5(Suppl 1):S41-S56.

[30] Hoogland T,Schubert M,Miklitz B,et al. Transforaminal posterolateral endoscopic discectomy with or without the combination of a low-dose chymopapain:a prospective randomized study in 280 consecutive cases[J]. Spine(Phila Pa 1976),2006,31(24):E890-E897.

[31] Kim C H,Chung C K. Endoscopic interlaminar lumbar discectomy with splitting of the ligament flavum under visual control[J]. J Spinal Disord Tech,2012,25(4):210-217.

[32] Kim C H,Chung C K,Woo J W. Surgical outcome of percutaneous endoscopic interlaminar lumbar discectomy for highly migrated disk herniation [J]. Clin Spine Surg,2016,29(5):e259-e266.

[33] Lieberman I H,Togawa D,Kayanja M M,et al. Bone-mounted miniature robotic guidance for pedicle screw and translaminar facet screw placement:part Ⅰ—technical development and a test case result[J]. Neurosurgery,2006,59(3):641-650.

[34] Liounakos J I,Wang M Y. The endoscopic approach to lumbar discectomy,fusion,and enhanced

recovery:a review[J]. Global Spine J,2020,10(2 Suppl):65S-69S.

[35] Park T S,Johnston J M. Surgical techniques of selective dorsal rhizotomy for spastic cerebral palsy. Technical note[J]. Neurosurg Focus,2006,21(2):e7.

[36] Pechlivanis I,Kiriyanthan G,Engelhardt M,et al. Percutaneous placement of pedicle screws in the lumbar spine using a bone mounted miniature robotic system:first experiences and accuracy of screw placement[J]. Spine(Phila Pa 1976),2009,34(4):392-398.

[37] Righesso O、Falavigna A、Avanzi O. Comparison of open discectomy with microendoscopic discectomy in lumbar disc herniations:results of a randomized controlled trial[J]. Neurosurgery, 2007,61(3):545-549.

[38] Ringel F,Stüer C,Reinke A,et al. Accuracy of robot-assisted placement of lumbar and sacral pedicle screws:a prospective randomized comparison to conventional freehand screw implantation [J]. Spine(Phila Pa 1976),2012,37(8):E496-E501.

[39] Ruetten S,Komp M,Godolias G. A New full-endoscopic technique for the interlaminar operation of lumbar disc herniations using 6-mm endoscopes:prospective 2-year results of 331 patients[J]. Minim Invasive Neurosurg,2006,49(2):80-87.

[40] Ruetten S,Komp M,Merk H,et al. Use of newly developed instruments and endoscopes:full-endoscopic resection of lumbar disc herniations via the interlaminar and lateral transforaminal approach[J]. J Neurosurg Spine,2007,6(6):521-530.

[41] Ryang Y M,Oertel M F,Mayfrank L,et al. Standard open microdiscectomy versus minimal access trocar microdiscectomy:results of a prospective randomized study[J]. Neurosurgery, 2008,62(1):174-182.

[42] Schröder M L,Staartjes V E. Revisions for screw malposition and clinical outcomes after robot-guided lumbar fusion for spondylolisthesis[J]. Neurosurg Focus,2017,42(5):E12.

[43] Schubert M,Hoogland T. Endoscopic transforaminal nucleotomy with foraminoplasty for lumbar disk herniation[J]. Oper Orthop Traumatol,2005,17(6):641-661.

[44] Shen C X,Wu J F,Zhao W,et al. Primary spinal glioblastoma multiforme:a case report and review of the literature[J]. Medicine(Baltimore),2017,96(16):e6634.

[45] Sindou M,Georgoulis G. Keyhole interlaminar dorsal rhizotomy for spastic diplegia in cerebral palsy[J]. Acta Neurochir(Wien),2015,157(7):1187-1196.

[46] Srinivasan D,Than K D,Wang A C,et al. Radiation safety and spine surgery:systematic review of exposure limits and methods to minimize radiation exposure[J]. World Neurosurg,2014,82 (6):1337-1343.

[47] Staartjes V E,Klukowska A M,Schröder M L. Pedicle screw revision in robot-guided,navigated, and freehand thoracolumbar instrumentation:a systematic review and meta-analysis[J]. World Neurosurg,2018,116:433-443.

[48] Teli M,Lovi A,Brayda-Bruno M,et al. Higher risk of dural tears and recurrent herniation with lumbar micro-endoscopic discectomy[J]. Eur Spine J,2010,19(3):443-450.

[49] van Dijk J D、van den Ende R P J,Stramigioli S,et al. Clinical pedicle screw accuracy and deviation from planning in robot-guided spine surgery:robot-guided pedicle screw accuracy[J]. Spine(Phila Pa 1976),2015,40(17):E986-E991.

[50] Veerbeek B E,Lamberts R P,Kosel E,et al. More than 25 years after selective dorsal rhizotomy: physical status,quality of life,and levels of anxiety and depression in adults with cerebral palsy [J]. J Neurosurg,2021,136(3):689-698.

[51] Volpon Santos M,Carneiro V M,Oliveira P N B G C,et al. Surgical results of selective dorsal rhizotomy for the treatment of spastic cerebral palsy[J]. J Pediatr Neurosci,2001,16(1):24-29.

[52] Wang Y,Liang Z,Wu J,et al. Comparative clinical effectiveness of tubular microdiscectomy and conventional microdiscectomy for lumbar disc herniation:a systematic review and network meta-analysis[J]. Spine(Phila Pa 1976),2019,44(14):1025-1033.

[53] Warsi N M,Tailor J,Coulter I C,et al. Selective dorsal rhizotomy:an illustrated review of operative techniques[J]. J Neurosurg Pediatr,2020,7:1-8.

[54] Xiao B,Constatntini S,Browd S R,et al. The role of intra-operative neuroelectrophysiological monitoring in single-level approach selective dorsal rhizotomy[J]. Childs Nerv Syst,2020,36(9):1925-1933.

[55] Yu Y,Wang X,Zhang X,et al. Endoscopic transnasal odontoidectomy to treat basilar invagination with congenital osseous malformations[J]. Eur Spine J,2013,22(5):1127-1136.

[56] Zhan Q,Yu X,Jiang W,et al. Whether the newly modified rhizotomy protocol is applicable to guide single-level approach SDR to treat spastic quadriplegia and diplegia in pediatric patients with cerebral palsy[J]. Childs Nerv Syst,2020,36(9):1935-1943.

[57] Zhao W,Shen C,Cai R,et al. Minimally invasive surgery for resection of ossification of the ligamentum flavum in the thoracic spine[J]. Wideochir Inne Tech Maloinwazyjne,2017,12(1):96-105.

第二篇

脊柱脊髓退变性疾病

第三章 颈椎退变

第一节 颈椎退变概述与临床分型

一、颈椎病的定义

因颈椎间盘退行性改变(以下简称退变)本身及其继发性改变刺激或压迫邻近组织,引起的各种症状和体征,称为颈椎病(cervical spondylosis)。广义的颈椎病还包括有症状的先天性颈椎管狭窄和颈椎韧带骨化。

二、颈椎病的流行病学

颈椎病常见,国内对成人不同群体的流行病学调查显示,其发病率为 9%~20%。既往,颈椎病常见于中老年患者,有调查发现年龄大于 45 岁是颈椎病发生的危险因素之一。但是随着电子产品的大量使用及生活习惯的改变,颈椎病有年轻化的趋势,18~40 岁颈椎病患者需行手术的比例有逐年增高的趋势。除年龄是颈椎病发病的重要因素之外,长期低头、垫高枕、吸烟等不良生活习惯也与颈椎病的发生密切相关。另外,颈椎病与先天发育和炎症因子等也存在相关性。减轻体重、纠正不良生活习惯、进行适当的体育锻炼和颈部肌肉训练、戒烟等有利于颈椎病的预防。

三、颈椎病的临床分型

根据临床表现,颈椎病主要分为以下几型:①颈型颈椎病;②神经根型颈椎病;③脊髓型颈椎病;④其他类型颈椎病:椎动脉型、交感型和食管型。如果同时具备两种或两种以上颈椎病临床特征,可以称其为混合型颈椎病。椎动脉型颈椎病和交感型颈椎病症状不典型,能够确定与颈椎退变有因果关系的较少,而食管型颈椎病在临床中亦比较少见,因此在国外的专著中很少将它们在颈椎病分类中进行阐述。

(周迎春)

第二节 颈型颈椎病

一、临床表现与发病机制

颈型颈椎病亦被称为轴性颈痛(axial neck pain)型颈椎病,其主要症状为枕部、颈部和肩部疼痛及感觉异常。这是一种较为常见的颈椎病类型,大多数患者症状具有自限性,但不少患者症状反复发作。国外一项统计疼痛超过 6 个月的慢性颈痛的研究发现,其发病率接近 14%。颈椎节段性不稳可以引起颈痛等相关症状,但目前对于单纯颈椎退变引起轴性疼痛的机制尚不明确,主要有两种理论:一种认为是由退变椎间盘引起的,另一种认为是小关节退变所致。

前者的理论依据是颈椎间盘的纤维环有灰交通支的回返支分布,当纤维环撕裂时可能引起疼痛症状;当然,即便没有椎间盘突出和纤维环破裂,当退变的椎间盘受到明显机械牵拉时也可以引起颈部疼痛。后者的解剖学基础是颈神经根背支分布于颈椎小关节,刺激小关节可以产生特征性的疼痛,当椎间盘高度丢失后,小关节张力可能发生改变,甚至出现增生等退变,从而引起相应的疼痛症状。但是临床上经常可见患者影像学表现为颈椎退变明显,却没有出现相应颈椎病的症状,这使得上述两种理论均受到质疑。

二、体征

体格检查无明显的神经功能障碍,部分患者颈椎活动受限,或者活动时疼痛加重,患者可能存在颈肩部肌肉紧张表现,压颈试验可能诱发颈痛,颈椎棘突可有压痛。

三、影像学检查

1. X 线片　可见椎间盘高度变小、颈椎曲度改变、椎体或小关节骨质增生、颈椎序列不齐或脱位等表现。常规需行正、侧位和动力位检查(图 3-1)。

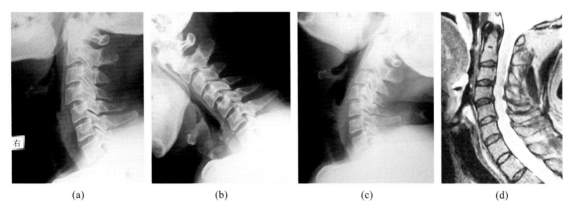

(a)　　　　　　　(b)　　　　　　　(c)　　　　　　　(d)

图 3-1　颈型颈椎病患者的影像学表现

(a)～(c)颈椎侧位及动力位 X 线片显示 C4 椎体相对于 C5 向前滑脱;(d)MRI T2WI 矢状位可见颈椎间盘突出,黄韧带皱褶,但是无明显脊髓缺血表现

2. CT 检查　可见骨赘形成、关节骨质增生和韧带钙化等表现。

3. MRI 检查　可见椎间盘信号改变、纤维环破裂、椎间盘突出、韧带增生、小关节改变等表现(图 3-1)。

四、鉴别诊断

1. 后颅窝占位　可以引起后枕部疼痛,但是可能伴随有相应的神经症状与体征,MRI 检查可鉴别。

2. 小脑扁桃体下疝畸形　主要表现为颈枕部疼痛,可能有全身束缚感,如果合并脊髓空洞,则会出现运动和感觉功能障碍。

3. 寰枢椎不稳　主要表现为颈枕部疼痛,如果脱位明显,可以引起神经功能损害,动力位 X 线片和三维 CT 检查有助于鉴别。

4. 颈部肌肉扭伤　常发生于睡觉后(俗称落枕)或外伤后,其临床症状容易与颈型颈椎病混淆。鉴别要点:肌肉扭伤压痛点主要位于受损肌肉而不是棘突,急性期压迫肌肉疼痛难以忍受,可以触摸到受损条索状肌肉,且张力高于颈椎病所致肌紧张,牵引可以加重肌肉损伤的疼痛。

5. 颈椎肿瘤　颈椎肿瘤尚未导致脊髓和神经根压迫时,仅仅表现为颈部疼痛。影像学检查容易鉴别。

6. 椎管内神经鞘瘤　可以出现颈部疼痛,但以夜间痛显著,后期可以出现神经功能障碍。

7. 肩周炎　患者以肩部疼痛为主,也可累及颈部,其特点为疼痛昼轻夜重,伴有肩关节活动受限,上肢不能外展和上举,压痛点主要位于肩部。

五、诊断

颈型颈椎病患者没有特征性症状和体征,患者有枕部、颈部或肩部疼痛,影像学检查发现有颈椎退变，并排除其他疾病即可诊断，必要时可能需要进行诊断性治疗以确诊。

六、治疗

（一）保守治疗

颈型颈椎病首选保守治疗，大多数患者通过保守治疗可以获得好转。首选非甾体抗炎药（NSAIDs），如果效果不佳，可以加用肌松药，甚至使用阿片类镇痛药。颈部牵引可用于该病的治疗，需要在专业指导下进行，强调小重量、长时间、缓慢牵引，一般牵引重量为体重的 $1/14\sim1/12$。可以短期使用颈托，不建议长期使用，否则可能导致颈部肌萎缩、僵硬等。热疗、电疗等物理治疗可能有一定的疗效。在患者症状得到一定缓解时，建议行颈部肌肉锻炼，其中等长对抗练习被证明对患者有益。

（二）介入治疗

1. 小关节注射　研究发现，对健康受试者小关节注入高渗盐水，可以诱发类似颈型颈椎病的症状，相应小关节注射诱发疼痛分布区域见图 3-2。因此，当保守治疗无效时，可以根据疼痛范围选择相应的小关节区域进行局部药物注射。患者取俯卧位，行皮肤及软组织局部麻醉，透视下穿刺到目标小关节，注射激素与局部麻醉药物的混合溶液，达到治疗目的。

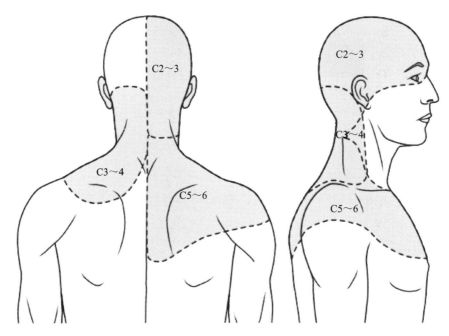

图 3-2　小关节注射诱发疼痛分布区域示意图

2. 颈神经中间支阻滞或射频消融术　当小关节注射只能取得短暂效果，或者疼痛较为弥散时，可以选择颈神经中间支阻滞或射频消融术。一般神经阻滞有效时，才采用射频消融术。

（三）手术治疗

单纯颈型颈椎病很少采用手术治疗，有以下情形可考虑手术治疗：存在脊柱节段性不稳、脊柱畸形较明显，或其他治疗均无效并有进展性脊椎关节硬化存在。手术方式可以根据不稳定节段、小关节诊断性封闭以及矫形目标综合判断。

七、预后

颈型颈椎病多数可以通过保守治疗或封闭取得较好疗效，对该病应严格掌握手术指征。

（周迎春）

第三节 神经根型颈椎病

一、临床表现与发病机制

神经根型颈椎病(cervical spondylotic radiculopathy)的典型症状为颈神经根支配区域放射性疼痛、麻木或无力等。起病可以为急性或慢性,急性起病者常见于相对年轻的患者,主要由软性的椎间盘突出或脱出所致,除髓核的机械压迫外,炎症细胞因子也参与其病理生理过程,其介导的炎症反应可引起大直径有鞘轴突数量减少,此类患者症状发展较快,常常伴有明显的运动功能障碍。慢性神经根型颈椎病患者常见于老年患者,其病因除了椎间盘突出外,还常常与钩椎关节骨质增生导致椎间孔狭窄有关,且后者可能还是引起神经压迫的主要因素,所以症状以麻木等感觉功能障碍为主。受压迫神经根节段不同,出现临床症状的部位也会相应改变。

二、体征

体格检查可见椎间孔挤压试验和臂丛牵拉试验阳性,伴有压迫神经根相应支配区域的感觉异常和肌力减退(表 3-1)。

表 3-1 颈椎相关神经根支配范围与生理反射简表

神 经 根	支 配 肌 肉	感 觉	反 射
C5	三角肌、肱二头肌	上臂外侧	肱二头肌反射
C6	肱二头肌、桡侧腕伸肌	前臂桡侧、拇指、示指	桡骨膜反射
C7	肱三头肌、桡侧腕屈肌、指伸肌	中指为主	肱三头肌反射
C8	指屈肌	无名指、小指、前臂尺侧	
T1	手内在肌	上臂内侧	

三、影像学与神经肌电图检查

1. X线片 特征性改变是在斜位片上可以发现钩椎关节骨质增生、椎间孔骨性狭窄(图 3-3(a))。

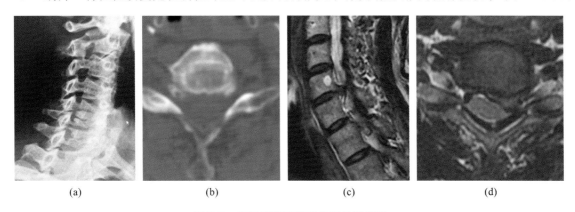

(a)　　　　　　　(b)　　　　　　　(c)　　　　　　　(d)

图 3-3 神经根型颈椎病的影像学表现

(a)颈椎斜位片,显示 C5~6 钩椎关节骨质增生、椎间孔骨性狭窄;(b)颈椎 CT 轴位片显示椎间孔骨性狭窄;(c)MRI T2WI 矢状位,显示偏于一侧的椎间盘突出;(d)MRI T2WI 轴位,显示椎间盘向左后方突出压迫神经根

2. CT检查 典型特征是椎间盘向一侧突出,椎体后缘增生骨赘或韧带钙化导致椎管侧方狭窄,钩椎关节骨质增生导致椎间孔骨性狭窄等(图 3-3(b))。

3. MRI检查 平扫可见椎间盘等向一侧压迫神经根,甚至可见椎间孔内点片状致压物,椎间孔变窄,神经周围间隙消失(图 3-3(c)(d))。MR 臂丛神经成像可以更加清楚地显示神经根卡压情况。

4. 神经肌电图检查　临床症状、体征及影像学检查是诊断颈椎病的主要依据。在颈椎病的诊断中，神经肌电图不仅可以用于评估神经的功能状态，还可以反映神经受损的程度及范围。神经肌电图检查是颈椎病诊断和鉴别诊断的重要辅助措施。

神经肌电图检查根据神经解剖及神经的电生理特性对神经状态进行评估及分析。神经系统通过动作电位传导各种信息，在不同的肌肉记录相应神经的动作电位，根据动作电位的大小、时程来判断神经、肌肉的情况。神经根受压时会出现脱髓鞘及轴索改变，当出现脱髓鞘变化时，神经肌电图表现为传导速度减慢，传导阻滞，末端潜伏时延长。当出现轴索损伤时，神经肌电图的表现为动作电位波幅降低。神经肌电图检查主要包括以下几个方面：①当神经干受刺激时用表面电极记录其产生的电活动（神经传导速度检查）。②在安静放松状态下用针电极记录自发电位，及肌肉主动收缩时记录运动单位变化（针电极肌电图检查）。③一些特殊的检查：F波、H反射、皮肤交感反应等。神经肌电图检查可以对周围神经系统的每一个环节做出判断，如脊髓前角细胞、神经根、神经丛、周围神经及肌肉本身。因此，在神经根型颈椎病中，其可以协助节段定位和鉴别周围神经卡压。

四、鉴别诊断

1. 特发性臂丛神经病　可急性发作，早期表现为上肢严重疼痛，运动时加重。其特点是病变可自发恢复，疼痛2周后出现上肢无力，体格检查无明显感觉功能障碍。神经电生理检查可显示臂丛受累，臂丛神经成像可见臂丛炎症反应表现。

2. 臂丛神经损伤　常有外伤史，及多根神经受累的临床表现，同时有感觉和运动功能障碍，MR臂丛神经成像可鉴别。

3. 肩周炎　患者以肩部疼痛为主，也可累及颈部，其特点为疼痛昼轻夜重，伴有肩关节活动受限，上肢不能外展和上举，压痛点主要位于肩部。

4. 胸廓出口综合征　主要表现为C8、T1神经根支配区域的症状，即手的尺侧功能障碍，可能伴有上肢循环障碍，上肢外展和颈部过伸体位时出现或加重。

5. 肘管综合征　主要表现为从前臂尺侧到小指和无名指尺侧的疼痛和感觉异常，可能伴有小鱼际肌萎缩，屈肘或叩击尺神经沟可诱发症状，无上臂症状。

6. 腕管综合征　腕管处正中神经受压所致，表现为手无力、感觉减退、感觉异常和麻木等，可累及整个手掌，但以桡侧三个半手指症状显著。其没有上肢近端症状，叩击腕管或使腕关节屈曲可诱发症状，可与神经根型颈椎病相鉴别。

7. 周围神经炎　主要出现肢体末梢麻木和感觉异常，常对称性出现。

五、诊断

患者出现典型的沿神经根支配区域放射性疼痛（或伴有无力），椎间孔挤压试验和臂丛牵拉试验可能诱发，排除上述相关疾病，且与影像学上神经根压迫节段相一致时，可诊断神经根型颈椎病。

六、治疗

（一）保守治疗

神经根型颈椎病首选保守治疗，方法与颈型颈椎病类似。急性期可短期使用脱水和激素治疗，口服药首选NSAIDs以消除受压神经根的炎症反应。如果单纯使用NSAIDs效果不佳，可以加用其他药物，如治疗神经病理性疼痛的药物普瑞巴林和加巴喷丁等，可以口服甲钴胺等辅助神经功能恢复。颈部适当休息，可以短期戴颈托，但只能戴数天，不能长时间使用。等长对抗练习和颈椎牵引亦可用于该病的治疗。

（二）介入治疗

如果急性症状通过规范的药物和物理治疗6周没有缓解，可以考虑行硬膜外注射或椎间孔注射治疗。一般通过1~4次的注射治疗，症状可以得到显著改善。但是颈椎硬膜外注射治疗有穿破硬脊膜的风险,椎间孔注射治疗有损伤神经根和椎动脉的风险。当患者颈椎稳定,不伴有脊髓损伤或严重神经功能障碍时,也可以选择经皮穿刺椎间盘射频消融等微创治疗。

（三）手术治疗

手术治疗的适应证:患者有明显的神经功能障碍,药物治疗时症状仍然持续甚至加重,症状持续或症状复发超过 6 周并且保守治疗无效,或受累神经根支配区域出现肌力减退、肌萎缩。

1. 前路手术

1）前路颈椎间盘切除及椎体间融合术（ACDF）　ACDF 广泛用于颈椎病的治疗,是一种疗效确切的经典手术方式（图 3-4）。

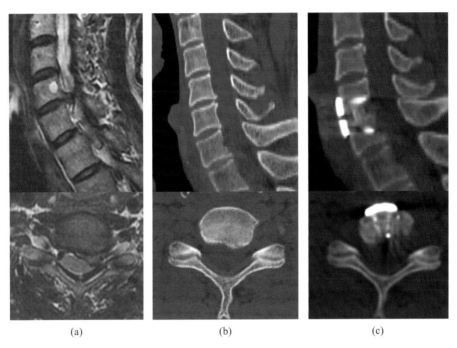

(a)　　　　　　　　　(b)　　　　　　　　　(c)

图 3-4　神经根型颈椎病 ACDF

(a)术前 MRI T2WI 矢状位及轴位可见 C5～6 椎间盘向左侧突出,压迫脊髓和神经根;(b)术前 CT 可见椎体后缘骨质增生,其中偏左侧增生更为明显;(c)术后 CT 可见骨赘磨除,左侧椎间孔处有效扩大

（1）手术体位:仰卧位,垫肩颈,头略后仰,限制头部活动,保持颈椎生理曲度,注意不要过度后仰,否则可能导致黄韧带皱褶,从后方压迫脊髓。

（2）切口:一般顺皮纹做横向切口,起于中线,多向右侧切开,长度根据手术节段多少而定,切开颈阔肌后在颈阔肌深面分别向头、尾两端潜行分离,分离层面最好保持在喉肌和颈阔肌筋膜表面,沿喉肌筋膜外侧向深面分离,将颈动脉鞘向外侧分离,即可到达同侧颈长肌表面。钝性分离食管与椎体前方疏松结缔组织,牵开气管与食管,可清楚显示椎体前方,在椎体上插入定位钉,透视确认节段。

（3）椎间盘切除:将两侧颈长肌内侧缘向外推开,用自动双叶撑开器叶片勾住颈长肌内侧缘,缓慢撑开并固定,在上、下椎体分别置入椎体撑开钉后,安置撑开器,切开纤维环至双侧钩椎关节,依次切除髓核和软骨终板。去除上位椎体前下缘,用高速磨钻磨出椎体后缘骨质,为了充分减压责任椎间孔,一般需要将病侧钩椎关节下端磨除。逐步切除纤维环、后纵韧带和脱出的髓核,用神经探钩探查椎间孔及椎体后缘,减压满意后冲洗并止血。

（4）椎体间融合:选择合适高度的椎间融合器,填入植骨材料后置入椎体间,透视确认高度及深度满意后,以螺钉、插片或钢板螺钉进行固定（根据不同的椎间融合器进行选择）,透视确认固定材料位置满意。

（5）关闭切口:冲洗后根据情况放置引流管,缝合颈阔肌、皮下及皮肤。

2）前路颈椎间盘切除及人工椎间盘置换术（ACDR）　ACDR 应用相对较少,与 ACDF 相比,它同样可以改善神经功能和颈椎曲度,另外,它还能一定程度地保留椎体的活动度,降低邻椎退变的发生率,但是上述观点存在争议。

ACDR 一般适用于相对年轻、神经根软性压迫的患者,要求椎间盘高度及椎体间活动度正常,没有骨性狭窄和椎体滑脱。

ACDR 的手术方式基本与 ACDF 相同,术中注意尽量不使用磨钻,骨末残留于椎体间会加重异位骨化的发生,人工椎间盘的高度及大小要合适,否则容易导致手术的失败。

3)前路经椎体髓核摘除及神经孔扩大术　从责任椎间孔椎体外下缘磨除骨质,建立骨性通道到达椎间孔,取出脱出的髓核,以达到扩大椎间孔和神经根减压的目的。该术式可以保留颈椎的活动度,但是对术中精准定位和手术技术要求较高,没有广泛开展。

2. 后路手术

(1)后路椎间孔镜下椎间孔扩大及髓核摘除术:经棘突旁建立工作通道,到达目标节段小关节内侧与椎板交界处,磨除骨质,显露神经根,行骨性减压,如有髓核脱出,在神经根周围找到脱出髓核并取出。该术式的优点是微创,可保留颈椎的活动度,由于术中有水压维持,出血少,显露脱出髓核相对容易;缺点是学习曲线较长,且术后有复发的可能。

(2)后路通道显微镜下椎间孔扩大及髓核摘除术:手术方式与椎间孔镜后路减压类似,切口 2 cm 左右,采用肌内逐级扩张建立工作通道,显微镜下显露椎板外侧及小关节内侧,行椎间孔骨性减压和髓核摘除。相对于椎间孔镜手术,该术式学习曲线短,但是容易导致神经根周围静脉丛出血(图 3-5)。

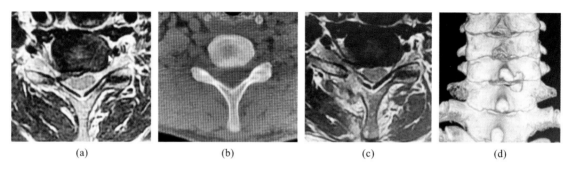

(a)　　　　　　　(b)　　　　　　　(c)　　　　　　　(d)

图 3-5　后路通道显微镜下椎间孔扩大及髓核摘除术

(a)术前 MRI T2WI 轴位显示右侧椎间孔处髓核脱出;(b)术前 CT 显示脱出物未见明显钙化;(c)术后 MRI T2WI 轴位显示右侧椎间孔处髓核已被摘除;(d)术后三维 CT 显示骨质去除范围:小关节内侧缘及上、下椎板少许骨质

七、预后

大多数患者通过保守治疗可以获得良好疗效,尽管如此,手术治疗仍然是不错的选择。手术治疗神经根型颈椎病总体效果很好,患者疼痛缓解更快,相对于其他治疗,患者满意度更高。

(周迎春)

第四节　脊髓型颈椎病

一、临床表现与发病机制

脊髓型颈椎病(cervical spondylotic myelopathy)是指因颈椎退变导致脊髓受压缺血坏死而引起的一系列临床症状。其主要症状如下:①运动功能障碍:手的精细动作变差,四肢无力、步态不稳等。②感觉功能障碍:上肢麻木、脚踩棉花感等。③严重时可引起大小便功能障碍。

其致病因素可分为以下三个方面。

(1)静态压迫:椎间盘突出、椎体后缘骨赘增生、后纵韧带钙化和黄韧带增生与钙化均可以对脊髓产生静态压迫,尤其当患者存在先天性椎管狭窄时,较小的致压物即可导致脊髓损伤的发生。

（2）动态压迫：当致压物出现后，患者颈部反复活动，可以使受压的脊髓进一步发生慢性损伤。如当脊髓前方有突出的椎间盘、骨赘或后凸的椎体时，颈椎的屈曲运动可以导致脊髓腹侧损伤。而如果黄韧带增生肥厚或钙化，颈椎后伸可使脊髓背侧动态受压损伤。有些患者有脊髓受损的症状与体征，但是常规 MRI 检查并没有发现明显的静态压迫，只有在颈椎屈曲或过伸的时候才能发现脊髓压迫。

（3）血液循环障碍及炎症反应：无论是静态压迫还是动态压迫，都可以导致脊髓的血液循环障碍，如脊髓前中央动脉、软脊膜和髓内血管等受压缺血，而压迫也可以导致脊髓静脉系统回流受阻，脊髓淤血可导致神经元水肿及损伤。脊髓受压和循环障碍可引起脊髓内的炎症反应，多种炎症因子参与介导神经元的损伤。

脊髓型颈椎病是导致 55 岁以上人群神经功能障碍常见的原因之一。不同患者的病程进展可能不同，有的呈进行性恶化，有的经过一定时间的稳定期后再出现恶化。研究报道 20%～60% 的患者会出现恶化。对于脊髓型颈椎病的自然史仍然有争议，研究表明手术治疗可使各种程度的脊髓型颈椎病患者受益，这也使得研究脊髓型颈椎病的自然史难以执行。

二、体征

脊髓型颈椎病患者可能出现以下体征：精细动作不能完成、步态不稳、肌张力增高、霍夫曼（Hoffman）征阳性、下肢病理征阳性等，亦可出现肌萎缩和感觉减退。

三、影像学及神经肌电图检查

1. X 线片 可见常见的颈椎退变表现，无诊断脊髓型颈椎病的特征性表现。

2. CT 检查 可见椎间盘突出、椎体骨质增生、韧带钙化、椎管前后径变窄等表现（图 3-6）。

3. MRI 检查 可见脊髓受压，MRI T2WI 脊髓受压部位呈高信号，提示缺血坏死（图 3-6）。少数情况下可以看到脊髓有缺血信号改变，但见不到直接接触性致压物，可以加做屈曲或过伸位 MRI 检查来协助判断是否有动态压迫（图 3-7）。

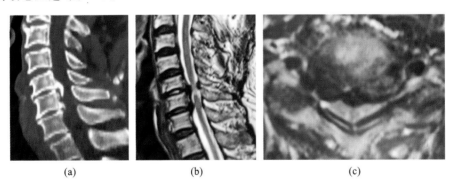

(a)   (b)   (c)

图 3-6 脊髓型颈椎病的影像学表现

（a）颈椎三维 CT 矢状位可见 C5～7 椎体后缘骨质增生、韧带钙化、椎管前后径变窄；（b）MRI T2WI 显示 C5～7 椎管狭窄，C5～6 水平脊髓呈高信号改变，提示脊髓受压缺血；（c）MRI T2WI 轴位显示脊髓前方受压变形，脊髓信号增高

4. 神经肌电图检查 主要用于与运动神经元病的鉴别诊断，比如肌萎缩侧索硬化非常容易与脊髓型颈椎病相混淆，但是前者的神经肌电图检查显示延髓支配肌肉异常改变，且无感觉异常，而脊髓型颈椎病的神经肌电图表现则相反。

四、鉴别诊断

1. 脊髓髓内肿瘤 其症状与脊髓型颈椎病类似。脊髓髓内肿瘤一般会使脊髓直径增大，脊髓信号改变往往不局限于椎间盘水平，部分脊髓髓内肿瘤可伴有脊髓空洞形成。但是少数较小的脊髓髓内肿瘤伴有相应节段椎管狭窄时，很难鉴别，此时可考虑先进行脊髓减压，再观察脊髓内病变的变化情况。

2. 脊髓炎 有麻木、无力、大小便功能障碍等脊髓受损表现，MRI T2 像可见脊髓呈高信号改变。其特点是多数急性起病，起病前或起病时可有发热。MRI 检查可见脊髓增粗，脊髓水肿的范围相对较广，

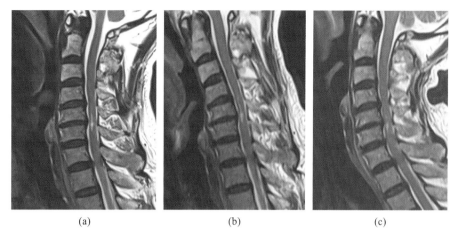

(a)   (b)   (c)

图 3-7   动力位 MRI 显示脊髓压迫

(a)患者中立位 MRI T2WI 显示 C5～6 水平脊髓信号改变,但是脊髓压迫不明显;(b)患者屈颈行 MRI 检查,
可见 C5～6 水平脊髓受压较中立位明显;(c)患者颈过伸行 MRI 检查,可见多节段脊髓明显受压

增强 MRI 可见点片状强化。

3. 运动神经元病　主要表现为肢体无力和肌萎缩,其特点是自觉肌肉跳动,无明显感觉功能障碍,神经电生理检查可用于鉴别本病与脊髓型颈椎病。

4. 帕金森病　部分病例没有明显的震颤,但是有肌张力增高、步态不稳等症状,容易与脊髓型颈椎病混淆。但帕金森病病情的进展有特征性,一般是一侧肢体先发病,然后逐渐累及对侧肢体。体格检查可以发现关节折刀样改变,面部有面具脸特征。

5. 多发性硬化　表现为与颈椎病类似的麻木、无力,影像学表现为脊髓内 MRI T2 像呈高信号,其特点是好发于青壮年,亚急性起病,可能伴有视力减退等其他神经功能障碍,病情可反复发作。MRI 检查可见中枢神经系统多发病灶。

脊髓型颈椎病容易与多种内科疾病混淆,当患者症状与影像学表现不符时,手术需要特别慎重,最好请神经内科协助排除其他疾病。

五、诊断

满足以下诊断标准即可确诊为脊髓型颈椎病:①有脊髓损伤的典型症状和体征;②脊髓有明确的压迫或动态压迫,压迫节段与症状、体征相吻合;③排除上述相关疾病及其他少见疾病。

脊髓型颈椎病的轻重程度有多种评分方法,目前常用的是 mJOA 评分(表 3-2),可用于手术指征的把握和治疗效果的评定。mJOA 评分≥15 分为轻度,12～14 分为中度,<12 分为重度。

表 3-2   mJOA 评分

项　　目			得　　分
运动功能	上肢	正常	4
		能持筷及完成一般家务劳动,但手笨拙	3
		手虽不灵活,但能持筷	2
		能持勺,但不能持筷	1
		自己不能持筷或勺进餐	0
	下肢	正常	4
		平地或上楼行走不用支持物,但下肢不灵活	3
		在平地行走可不用支持物,但上楼时需用	2
		即使在平地行走也需用支持物	1
		不能行走	0

续表

项　目			得　分
感觉功能	上肢	正常	2
		有轻度感觉功能障碍或麻木	1
		有明显感觉功能障碍	0
	下肢	正常	2
		有轻度感觉功能障碍或麻木	1
		有明显感觉功能障碍	0
	躯干	正常	2
		有轻度感觉功能障碍或麻木	1
		有明显感觉功能障碍	0
膀胱功能		正常	3
		轻度排尿困难,尿频,尿踌躇	2
		重度排尿困难,排尿费力,尿失禁或淋漓	1
		尿潴留	0
总分			

六、治疗

(一)保守治疗

对于轻型脊髓型颈椎病患者,可以考虑选择保守治疗,用 NSAIDs 及神经营养药物。特别值得注意的是,要嘱咐患者避免颈部受伤、颈部牵引和按摩,否则可能导致瘫痪。

(二)手术治疗

脊髓型颈椎病一旦确诊,如无手术禁忌,一般建议手术。Fehlings 教授主导的指南建议中重度脊髓型颈椎病患者采取手术治疗,轻型患者可考虑保守治疗,但是其后来的临床研究认为轻型患者接受手术后生活质量明显改善。脊髓型颈椎病的手术方式有多种,总体来讲分前路手术和后路手术两大类。

1. 前路手术　脊髓压迫主要来自前方,压迫节段一般不超过 4 节,特别是当脊柱有后凸畸形时,首选前路手术。如果前方致压物为骨质,且椎管侵占率超过 60%,直接前路减压手术风险较大,建议先采用后路减压手术,必要时再行前路减压手术。前路手术包括 ACDR、ACDF、前路椎体次全切除及椎体间融合术(ACCF)和前路椎体整体前移椎体间融合术(ACAF)。ACDR 和 ACDF 参见神经根型颈椎病手术治疗。

(1)ACCF:本术式是将压迫脊髓的椎体大部分切除,显露硬膜囊前方,达到减压目的,然后在椎体切除部分植入钛网、自体三面皮质髂骨或同种异体骨等材料,恢复椎体高度,并行椎体间融合(图 3-8)。手术体位及入路与 ACDF 一致,暴露椎体后先切除椎间盘,然后切除硬膜囊前方的椎体及椎体后方的致压物,切除椎体时要确保减压范围够宽。根据切除部分的大小选择合适直径的钛网或植骨块,将其上、下两端制作成斜面,一方面有利于维持颈椎的生理曲度,另一方面可以防止内植物向后方脱出导致灾难性后果。钛网或植骨块高度要适宜,过高可能导致沉降,过低可能脱落或颈椎生理曲度维持不佳。该术式主要适用于短节段后纵韧带骨化,由于长节段植入钛网或植骨块容易发生内植物沉降,所以当有多个节段需要行椎体次全切除时,可以采用前后联合入路固定,或采用 ACAF。

(2)ACAF:这是史建刚发明的一种术式,其将椎体与骨化后纵韧带整体提拉前移以达到硬膜囊减压的目的,主要适用于长节段后纵韧带骨化患者。手术体位与入路同 ACDF,如果节段较长,可以采用斜向切口或双横向切口。首先切除提拉节段头、尾两端椎间隙的后纵韧带,而提拉节段之间椎间隙的后纵韧带无须切除,然后去除需减压节段椎体前方部分骨质,骨质去除的厚度应与相应椎体后方骨化物厚度相

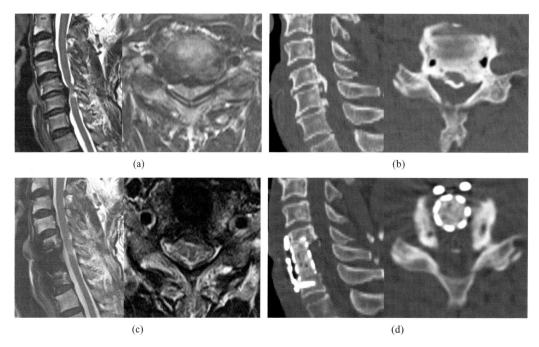

图 3-8 椎体次全切除

（a）术前 MRI 显示颈椎管狭窄，颈髓压迫缺血改变；（b）术前 CT 显示椎体后缘骨质增生，伴后纵韧带钙化；

（c）椎体次全切除后脊髓减压充分；（d）术后 CT 显示骨性减压及钛网植入情况

同。在提拉节段椎体对侧开槽，直至切开后纵韧带骨化边缘（一般达硬膜囊边缘），同侧开槽，但底部骨质暂时保留。在椎间隙植入融合器，将钛板首先固定在目标节段上、下方的椎体上，螺钉穿过钛板植入待提拉椎体，完全切断同侧开槽底部骨质，逐步旋紧提拉椎体上的螺钉，将椎体和骨化后纵韧带整体向前提拉，达到硬膜囊减压的目的（图 3-9）。该术式的优点是解决了长节段植入钛网等的沉降问题，也避免了过多分离骨化后纵韧带与硬膜囊的粘连，降低了脑脊液漏的概率，提高了融合率。但是该术式操作技术要点较多，有一定难度。

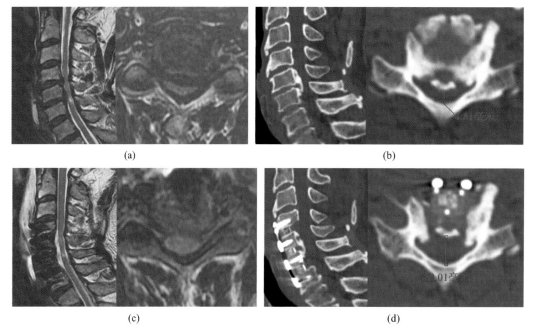

图 3-9 ACAF

（a）术前 MRI 显示颈椎管狭窄，颈髓受压缺血；（b）术前 CT 显示后纵韧带钙化，椎管前后径缩短至 4.8 mm；（c）术后 MRI 见椎体整体前移后脊髓前方空间明显扩大，脊髓减压良好；（d）术后 CT 见椎体与钙化后纵韧带整体前移，椎管前后径增加至 10 mm

2. 后路手术 颈椎后路手术与前路手术相比,手术疗效差异无统计学意义,它主要适用于后方压迫为主、多节段压迫、前方骨性压迫过于严重或有前路手术禁忌证时,但是当脊柱后凸畸形严重即 K 线阴性时不能采用(图 3-10)。后路手术包括单纯减压、单开门手术、双开门手术和椎板减压融合术。

(1)单纯减压:单纯切除椎板、黄韧带及致压物,对脊髓进行直接或间接减压。主要适用于需要减压的节段不超过 2 个且脊柱稳定性良好的患者(图 3-11)。

(2)单开门手术:单开门手术是将椎板向一侧抬起以扩大椎管容积,从而达到直接或间接减压目的的术式。患者取俯卧位,后正中切口,暴露椎板与关节突连接处,一般先在压迫相对较轻的一侧纵向磨开外层骨皮质,作为铰链侧,然后在对侧切开椎板全层,将椎板和棘突整体向铰链侧掀起,完成开门,在开门侧的椎板与小关节突之间插入支撑钢板并固定(图 3-12)。该手术的适应证为各种原因导致的椎管狭窄,但是要求颈椎曲度正常、稳定性好。该手术的优点是保留了颈椎的活动度,患者术后轴性

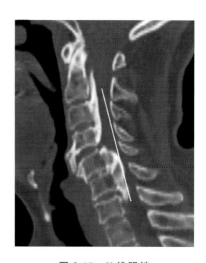

图 3-10 K 线阴性

注:C5~7椎体后方钙化超过 C2 及 C7 椎管中点的连线(K 线)。

疼痛相对较轻,发生 C5 神经根麻痹的可能性相对较小;其缺点是可能存在铰链侧断裂压迫脊髓和神经,另外有出现关门的风险,但是专用小钢板的使用,有效地预防了关门的发生。一些学者为了更好地保护肌肉,采用从肌间隙入路暴露椎板与小关节突连接处,避免了将棘突上的肌肉分离下来。

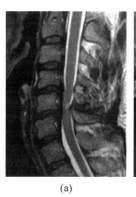 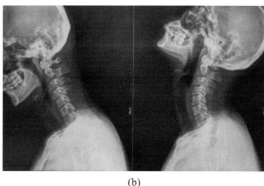 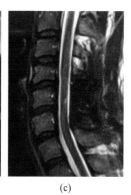

(a)   (b)   (c)

图 3-11 后路单纯减压

(a)术前 MRI 显示脊髓后方受压缺血;(b)动力位 X 线片显示颈椎稳定;(c)单纯减压术后 MRI 显示脊髓减压良好,颈椎曲度无改变

(3)双开门手术:这是将棘突从中间剖开,将椎板分别向两侧撑开以扩大椎管容积的术式。手术体位和入路与单开门手术一样。暴露椎板后在中线剖开棘突,然后在椎板与小关节突交界处纵向开槽,将剖开的棘突分别向两侧撑开,在两半棘突中间植骨。手术适应证及禁忌证与单开门手术一样。其优点是可以较好地保留椎板和肌肉复合体结构,但手术相对复杂,更容易导致硬膜和脊髓损伤。

(4)椎板减压融合术:本式在后方切除受压节段椎板,植入椎弓根或侧块螺钉固定融合。手术体位要保持颈椎的生理曲度,后正中入路暴露并切除椎板,行头尾段椎板潜行减压,必要时可打开神经管减压神经根,行钉棒系统固定融合(图 3-13)。该手术的适应证范围广泛,减压效果好,可以扩大椎间孔,但是手术创伤较大,术后融合节段运动功能丧失,轴性疼痛较明显,且可能出现 C5 神经根麻痹。

七、预后

手术可以改善患者的神经功能,尤其是对中重度脊髓型颈椎病患者功能的改善更为明显。由于脊髓损伤已经发生,部分患者的神经功能不能恢复至正常。患者术前的神经功能越差、病程越长、年龄越大,则术后神经功能恢复越差,吸烟也是影响神经功能恢复的不利因素。

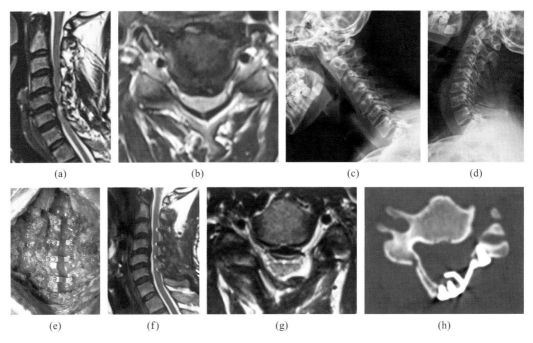

(a)　　　　　　　(b)　　　　　　　(c)　　　　　　　(d)

(e)　　　　　　　(f)　　　　　　　(g)　　　　　　　(h)

图 3-12　后路单开门手术

(a)(b)术前 MRI 显示颈髓压迫缺血,椎管狭窄;(c)(d)动力位 X 线片见颈椎曲度正常,稳定性良好;(e)术中单侧撑开椎板,以小钢板固定开门侧;(f)(g)术后 MRI 见脊髓减压良好;(h)术后 CT 显示铰链侧、开门侧及小钢板固定位置

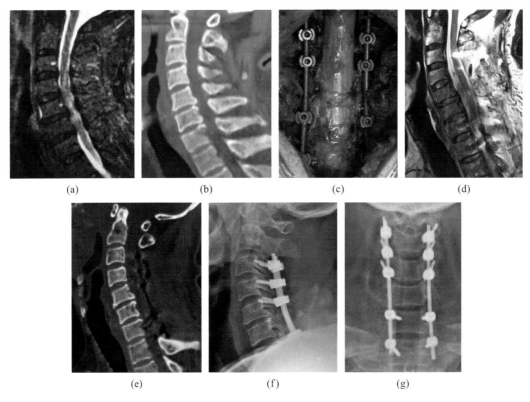

(a)　　　　　　　(b)　　　　　　　(c)　　　　　　　(d)

(e)　　　　　　　(f)　　　　　　　(g)

图 3-13　后路椎板减压融合术

(a)术前 MRI 显示颈椎间盘突出,颈髓受压,信号发生改变;(b)术前 CT 显示骨质增生,骨性椎管狭窄;(c)术中充分减压后硬脊膜膨起;(d)术后 MRI 显示脊髓向后飘移,压迫解除;(e)术后 CT 显示骨质减压范围;(f)(g)术后 CT 正侧位显示内固定位置

(周迎春)

第五节 颈椎病手术的并发症及预防措施

一、吞咽困难

颈椎前路手术后一般会存在吞咽疼痛,这是术中牵拉食管所致,一般术后 3～5 天就会明显好转,但是部分患者长期存在吞咽食物时有梗阻感。预防措施:尽量缩短手术时间,减少对食管的牵拉;使用相对较薄的钢板固定椎体,或采用零切迹椎间融合器,以减少食管后方的占位效应;钢板固定时,尽量使其两端紧贴椎体。

二、喉上神经损伤

在行 C2～3 或 C3～4 椎间盘切除时有可能损伤喉上神经,一般单侧损伤后不能发高音。预防措施:熟悉喉上神经的解剖走行,在离断血管前仔细辨别是否为神经,显微镜下观察有助于鉴别血管和神经。

三、喉返神经损伤

在行 C6～7 或 C7/T1 椎间盘切除时可能损伤喉返神经,单侧损伤表现为声音嘶哑,如果双侧损伤可能导致窒息。预防措施:由于右侧喉返神经位置高于左侧,右侧入路更容易损伤该神经,如果需要切除 C7/T1 椎间盘,建议使用左侧入路,而切除 C6～7 椎间盘时,即使选择右侧入路,发生喉返神经永久性损伤的概率也比较低;在 C7 附近操作时,尽量采用钝性分离,避免使用电刀,可减少神经损伤的机会;结扎甲状腺下动脉时,尽量靠外侧结扎,可以降低脊髓损伤的概率。

四、霍纳(Horner)综合征

前路手术在剥离颈长肌,或因牵开器过度牵拉颈长肌时,可能导致其内的交感链损伤,出现 Horner 综合征。预防措施:使用小功率电刀切开颈长肌内侧缘,然后钝性分离颈长肌,避免全程用电刀分离;避免颈长肌的过度牵拉等。

五、呼吸困难

呼吸困难多为颈椎前路手术术后切口出血所致,少数由气道水肿伴有体弱、呼吸肌力量较差引起。预防措施:对于较粗的血管,结扎后再离断,因为单纯电凝后切断可能出现断端再开放;手术结束前最好在显微镜下对颈长肌和离断的血管进行全面检查,彻底止血后关闭切口;术中牵拉气管时,部分释放气管插管气囊,减少对气道的压迫,防止气道水肿;术后严密观察呼吸,如果出现呼吸困难,伴有切口肿胀时,应紧急打开切口,并随时做好建立有效通气的准备。

六、C5 神经根麻痹

此并发症主要出现于后路长节段减压后,表现为肩部疼痛和三角肌无力等 C5 神经根受损症状。发生率约为 5%,其中 80% 为一过性。预防措施:与减压融合术相比较,单开门手术术后发生 C5 神经根麻痹的概率相对较低;当 C5 神经孔狭窄时,可在椎板减压的同时,行 C5 神经根减压。

七、其他并发症

1. 轴性疼痛 表现为颈部肌肉疼痛,后路椎板减压融合术后发生率相对较高,与肌肉损伤和萎缩有关。预防措施:术后早期行颈后肌群康复锻炼可能可以改善轴性疼痛。

2. 邻椎退变 这是指固定两端邻近节段的椎间盘退变。预防措施:前路手术钢板固定时,尽量选择短的钢板;术后加强颈后肌群的康复锻炼。

3. 开门术铰链侧断裂　铰链侧断裂可能引起神经压迫症状。预防措施:铰链侧开槽尽量靠近小关节;开门侧缓慢撑开,不要过度撑开,开门侧用特制小钢板固定支撑;若术中发现铰链侧断裂,可用小钢板固定,防止下陷压迫神经(图 3-14)。

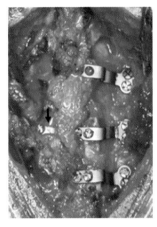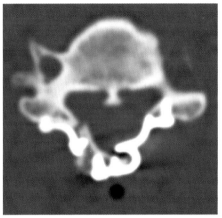

图 3-14　单开门手术术中发现铰链侧断裂

注:以钛连接片(箭头所指)连接固定铰链侧。

4. 脑脊液漏　前路切除骨化后纵韧带时容易发生,后路减压亦有可能发生。预防措施:如果骨化后纵韧带难以切除,在减压充分的前提下,可以残留少许骨质,使其随硬膜漂浮;如果破损较小,力争缝合修补,如果修补困难,贴敷脑膜补片或筋膜后,行腰大池引流。

5. 感染　可能与食管瘘、术中出血量大、操作时间过长等有关。预防措施:规范预防性抗生素治疗,规范术中无菌操作;术中注意保护好食管,术毕检查食管的完整性。

(周迎春)

第六节　颈椎病术后的康复治疗

颈部支具的使用:在没有骨质疏松且术中螺钉植入顺利的情况下,前路 1 个节段行 ACDF 或后路固定融合的患者,可以不戴颈部支具。其他患者可根据情况戴颈部支具 4~8 周。

颈部肌肉锻炼:颈部支具去除后,要尽早进行颈后肌群的康复锻炼,以减少肌萎缩,防止颈痛和邻椎退变。如存在肢体的神经功能障碍,需要在康复科的指导下,进行针对性的肌群训练和动作协调训练。

(周迎春)

参考文献

[1]　祁敏,陈华江,王新伟,等.人工颈椎间盘置换术治疗颈椎病的中长期临床疗效[J].中国脊柱脊髓杂志,2020,30(12):1062-1069.

[2]　沈树锋,胡勇,吴佳达,等.青年颈椎病手术患者人群特征及其与颈椎间盘退变的相关性[J].中国脊柱脊髓杂志,2021,31(7):613-618.

[3]　史建刚,孙璟川,郭永飞,等.颈椎后纵韧带骨化前路骨化物复合体前移技术及临床疗效分析[J].中华骨科杂志,2018,38(15):919-926.

[4]　田伟,吕艳伟,刘亚军,等.北京市 18 岁以上居民颈椎病现况调查研究[J].中华骨科杂志,2012,32(8):707-713.

[5]　夏天,孙宇,王少波,等.保留单侧肌肉韧带复合体单开门椎管扩大成形术治疗颈椎后纵韧带骨化症

对颈后肌群的影响[J].中国脊柱脊髓杂志,2020,30(3):212-218.

[6] 中华外科杂志编辑部.颈椎病的分型、诊断及非手术治疗专家共识(2018)[J].中华外科杂志,2018,56(6):401-402.

[7] 中华外科杂志编辑部.颈椎病的手术治疗及围手术期管理专家共识(2018)[J].中华外科杂志,2018,56(12):881-884.

[8] Badhiwala J H,Witiw C D,Nassiri F,et al. Efficacy and safety of surgery for mild degenerative cervical myelopathy:results of the AOSpine North America and international prospective multicenter studies[J].Neurosurgery,2018,84(4):890-897.

[9] Bogduk N. The anatomy and pathophysiology of neck pain[J]. Phys Med Rehabil Clin N Am,2003,14(3):455-472.

[10] Fehlings M G,Tetreault L A,Riew K D,et al. A clinical practice guideline for the management of degenerative cervical myelopathy:introduction,rationale,and scope[J]. Global Spine J,2017,7(3 Suppl):21S-27S.

[11] Wong J J,Côté P,Quesnele J J,et al. The course and prognostic factors of symptomatic cervical disc herniation with radiculopathy:a systematic review of the literature[J]. Spine J,2014,14(8):1781-1789.

第四章　退变性胸椎管狭窄

第一节　胸椎管狭窄概述

退变性胸椎管狭窄是指由退变因素导致的胸椎间盘突出或脱出、后纵韧带和（或）黄韧带增生骨化而导致胸段椎管狭窄，压迫穿行的脊髓和神经根，引起临床症状的疾病。胸椎管狭窄主要包括胸椎后纵韧带骨化（ossification of posterior longitudinal ligament，OPLL）、胸椎黄韧带骨化（ossification of ligamentum flavum，OLF）及胸椎间盘突出（thoracic disc herniation，TDH），三者可以单独出现，但也常常合并出现。

胸椎管狭窄在临床上相对少见，表现缺乏特异性；又由于胸廓保护，胸椎退变性疾病远不像颈椎及腰椎那样突出，因此容易发生延误诊断或漏诊。胸椎存在生理性后凸，胸椎管较颈椎管和腰椎管更为细窄，胸髓的血液供给较为薄弱，这些因素使得胸髓更容易受到外周因素的影响而发生损害，手术治疗的难度和风险较高。因此，认识胸椎退变性疾病的这些特点，掌握手术适应证及正确的手术入路和操作方法，对于获得良好的治疗结果至关重要。

一、胸椎后纵韧带骨化

后纵韧带骨化（OPLL）是指发生在脊柱后纵韧带内的异位骨形成，可以慢性压迫脊髓或神经根产生相应临床症状。胸椎 OPLL 主要发生在上、中段胸椎，女性比男性多发。Ohtsuka 等研究了日本 1058 名受试者的 X 线片，发现胸椎 OPLL 发病率为 0.8%，颈椎为 3.2%，合并出现者占 0.28%。1998 年，ICOSL 的调查纳入了接受胸椎 OPLL 手术的 207 例患者，结果显示 62 例为男性、145 例为女性，平均跨越 4.8 个椎体，最突出部位位于 T5。日本的一项研究显示，胸椎 OPLL 很少单独发生，90% 合并出现颈椎 OPLL。

（一）病理

OPLL 有以下病理特点：①韧带中有异位骨形成；②伴有韧带内细胞增殖和韧带组织增生；③骨化前，相继发生纤维软骨细胞增殖、钙化以及伴有血管内生长的组织吸收；④有特殊的高发病部位，常与弥漫性特发性骨肥厚（DISH）并存；⑤并非都是软骨内成骨，有时也有膜内成骨。骨化的韧带可分为成熟型和非成熟型。前者由板层骨组成，骨单位发育良好，无或少软骨细胞和纤维细胞；后者软骨钙化区有编织骨结构，移行区有大量增殖的软骨细胞，韧带区存在增殖的纤维软骨细胞。

大体病理观察发现，骨化结构通常位于浅层，增厚的未骨化韧带组织位于深层。两者之间常可见到骨化前缘，这些未骨化部分通过类似骨单位形成的办法，由纤维或非纤维组织增生，分化成软骨并钙化，继而在血管内生长，造成了很多小吸收腔，骨形成即围绕这些腔进行。CT 矢状位可见在椎体后缘与骨化结构之间有低信号影，也就是未骨化区域，推测可能是生长终板所在地，随着未骨化韧带组织的不断增厚生长，骨化结构对脊髓的压迫加重。

（二）病因及发病机制

OPLL 的病因和发病机制尚未明确，总体上说是由多种遗传和环境因素共同作用而致病。研究发现 OPLL 患者的骨密度显著高于其他脊柱疾病，提示骨吸收与形成的失衡可能与 OPLL 发病相关。

胸椎的活动度与颈椎相比要小，却仍然发生 OPLL，提示动态因素可能不是造成 OPLL 的主要因素。

微镜下仔细辨认、松解神经粘连以减少神经损伤的发生。一旦发生,可予以脱水治疗、激素和神经营养药物等。术后积极进行相关康复功能锻炼。但预防损伤比伤后再处理要重要得多。

④肺部并发症:包括术后气胸和胸腔积液等,可行相应的处理。需注意,术中从胸膜外进入时,虽然胸膜没有破损,但由于对胸膜的剥离干扰,术后可能反应性出现胸腔积液,所以术后应该常规做胸部检查,排除胸腔积液。发现存在胸腔积液时,可以在超声引导下置管引流。

2. 胸腔镜辅助下经胸腔脊髓腹侧突出椎间盘摘除 该术式是近年来兴起的微创治疗的一项新技术,适用于T4～12的软性椎间盘突出。此方法具有术野清晰、创伤小、并发症少及术后恢复快等优点,但是对技术要求苛刻,故只有积累了较丰富的开放手术和腔镜下操作经验的医生方可开展。

3. 经胸骨或内侧锁骨切除途径 适用于T1～4的脊膜囊腹侧压迫所致的胸椎管狭窄。需要劈开胸骨(有时包括锁骨内侧部分),从大血管缝隙间达椎体前方,再切除椎间盘及椎体才能做椎管内减压。此方法的优点是进入椎管后,直接接触位于脊膜囊腹侧的致压物,不受脊膜囊遮挡,无须牵拉脊髓;缺点是入路深,路径上重要结构多,创伤和风险均较大。

4. 经肋横突关节切除途径 该术式为侧后方经胸膜外的一种显露方法。

1) 适应证 可广泛用于T1～12的外侧型椎管狭窄,主要用于TDH。

2) 麻醉 气管插管全身麻醉。

3) 体位 患侧朝上的侧卧位,对侧胸部垫枕。

4) 操作步骤

(1) 切口:根据TDH的突出节段不同,所取皮肤切口略有变化。通常为脊后正中线旁开2～3 cm的纵向切口;若突出节段在T7以上,其切口远端应沿肩胛骨的下缘向外拐。

(2) 显露:使用电刀切开上方的斜方肌和菱形肌,切开下方的斜方肌外侧缘及背阔肌内侧缘,此时可见到清晰的肋骨。将椎旁肌牵向背侧,进而显露肋横突关节和横突。切开肋骨骨膜,并沿其走向行骨膜下剥离接近肋横突关节处。切断肋横突间的前、后韧带,然后将该段肋骨和横突分别予以切除。上述操作始终在胸膜外进行。通常需在椎体水平结扎肋间血管,并可借助肋间神经的走行来确定椎间孔的位置。用撑开器撑开肋骨,用"花生米"样纱布球或骨膜起子将胸膜壁层及椎前筋膜推开,并用拉钩将胸膜和肺牵向前侧,显露椎体的侧方。将椎旁肌向背侧进一步剥开,显露同侧的椎板。将同一侧椎板、关节突切除后,即可显露突向外侧或极外侧的椎间盘,小心剥离硬脊膜与突出椎间盘之间的粘连,切除突出的椎间盘组织。冲洗伤口后,用明胶海绵覆盖硬脊膜囊。

(3) 切口闭合及引流:留置伤口负压引流管,常规方法逐层关闭切口。

5. 经椎板切除途径 该术式是脊柱外科领域非常经典的一种式,适用于黄韧带骨化等背侧压迫所致的椎管狭窄。文献报道以此术式治疗来自腹侧压迫的胸椎管狭窄,术后神经损伤加重比例超过50%,因此不适合用于腹侧压迫的胸椎间盘突出和后纵韧带骨化。

6. 经后方极外侧入路 尽管侧前方经胸膜内或胸膜外入路在腹侧减压操作中有诸多优点,但在手术创伤、对胸腔及肺功能的干扰以及手术相关并发症等方面仍面临挑战。近年来采用经后方极外侧(经关节突关节或经椎弓根)入路治疗胸椎管狭窄的报道越来越多,临床上也取得了良好效果(图4-2)。现将该术式介绍如下。

1) 麻醉 气管插管全身麻醉。

2) 体位 俯卧位,胸前及双髂前垫枕,腰部稍后弓,腹部悬空。

3) 操作步骤

(1) 手术切口和显露:准确确定手术节段非常重要,可以术前使用亚甲蓝定位或术中透视定位。以病变节段为中心做皮肤纵向切口,切口长度以分别包括头、尾侧的1～3节椎骨为佳。骨膜下剥离显露棘突、椎板、关节突关节或肋横突关节和横突。

(2) 椎弓根钉道准备和螺钉植入:于突出椎间盘的相邻椎节,常规方法置入固定用的椎弓根螺钉,并经术中透视核实其固定节段无误且位置良好。

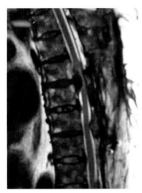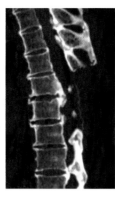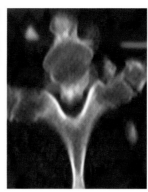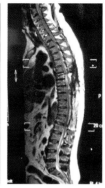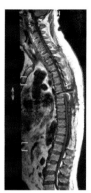

图 4-2　经后方极外侧入路行 OPLL 切除

注:42 岁,男,T6~7 OPLL 后路减压术后双下肢截瘫,经后路涵洞法行 OPLL 切除减压及内固定,术后半年肌力恢复至Ⅳ级。术前 MRI 和 CT 见胸椎后路椎板切除减压术后,T6~7 脊髓腹侧占位,严重挤压脊膜囊;术后 MRI 见压迫物切除,脊髓减压彻底,脊椎序列维持完好。

(3) 椎管后壁切除及后方椎间盘切除:首先切除椎管后壁结构,于双侧关节突关节的中线处纵向开槽,使用高速磨钻或超声骨刀逐步向前磨透骨性结构,将椎管后壁以"揭盖式"整块切下。若合并有黄韧带骨化,往往需要应用显微技术将其一并切除,尽可能不损伤硬膜囊。以神经拉钩横向轻轻牵拉开硬膜囊,行突出椎间盘的后外侧纤维环切开并摘除髓核。此时不可勉强行突出于硬膜腹侧正中部分的椎间盘切除,以免在切除过程中造成硬膜和神经的损伤。

(4) 极外侧入路:将残余的关节突关节切除后,充分显露突出椎间盘椎间隙的外侧缘,保护好椎间孔内穿行的神经根(有时为了增加显露,可以离断遮挡的神经根)。在切除关节突和椎间盘后腾出的空间内,尽可能以与脊柱矢状面相垂直的方向经突出椎间盘的正侧方行椎间隙内中线部分残余的椎间盘切除。软性突出椎间盘切除相对容易,随着腹侧椎间盘切除程度增加,空间越来越大,用弯头工具(小号刮匙或钩针)将突出髓核向腹侧钩刮牵拉,钝性分离,分块切除,减压硬膜囊。但多数情况下是"硬性突出"(突出椎间盘钙化或合并后纵带骨化),此时,在腹侧椎间盘切除腾出足够空间后,需要将硬性突出部分从腹侧向背侧尽可能缩小体积,使其呈一中空的粘连在硬膜囊腹侧的"硬壳",使用窄骨刀或磨钻切断"硬壳"的基底部(即与头、尾端椎体后缘相连处,此步骤有时需要切除部分下位椎体的椎弓根上缘),使其游离,然后从侧面向腹侧推压游离"硬壳",钝性分离与硬膜间的粘连,逐步将该游离"硬壳"轻轻压至已被掏空的椎间隙内,用髓核钳将其取出。如果对侧尚有残存游离"硬壳",同法处理对侧,完成彻底减压。

(5) 椎间融合及椎弓根固定:将减压过程中切下的骨质经修理后植于椎间隙内,同时放置充填好碎骨的肾形椎间融合器,透视核实 Cage 位置无误后,植入椎弓根螺钉,上棒后行后方加压锁紧(既可以夹紧椎间融合器,又可以纠正脊柱局部的后凸,间接减压)。

7. 后路经硬膜入路　对于后路中央型 TDH,由于无法直视下看到脊膜囊腹侧的致压物,因此切除减压非常困难,对此可以经硬膜入路来增加显露,也就是首先从背侧切开硬膜囊,放出脑脊液后,剪开齿状韧带,将脊髓向对侧悬吊翻转,再切开脊膜囊的腹侧硬膜,可直视下显露并接触硬膜外腹侧病变,完成切除减压,然后缝合腹侧硬膜和背侧硬膜切口,根据需要加做内固定。该方法需要精湛的显微技术,实际上就是通过放掉脑脊液,增加了相当于单侧蛛网膜下腔宽度的显露空间,可以在直视下到达腹侧中线,甚至稍越过中线(图 4-3)。

术中神经功能监测:术中采用神经电生理监测,可以提高手术的安全性。重点监测患者双下肢的体感诱发电位(SEP)和运动诱发电位(MEP)。

术后处理:切口负压引流 2~3 天,引流管拔除后即嘱患者戴普通腰围下床活动。

并发症及其处理:充分的显露、精细的工具(特别是小磨钻、超声骨刀及各种型号剥离子)和显微操作技术能降低并发症的发生率。

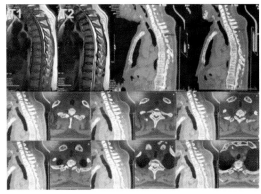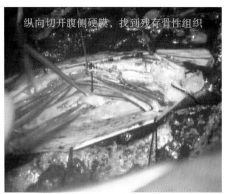

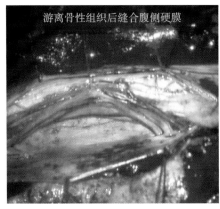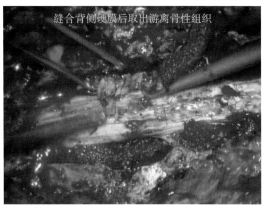

图 4-3 后路经硬膜入路行 OPLL 切除

注:术前 MRI 及 CT 显示上胸椎中央型 OPLL 压迫脊髓。术中打开硬膜囊,松解脊髓,切开脊髓前方硬膜,切除腹侧骨性致压物。

（1）下肢瘫痪:硬膜囊四周减压操作时神经电生理监测能部分提示操作对脊神经的影响程度,进而降低瘫痪的发生。腹侧减压时只能从侧方进入向腹侧推压致压物,向对侧牵拉硬膜囊的程度十分有限,绝对不可向背侧牵拉。术后若出现瘫痪,则需要激素冲击、脱水、神经保护营养、高压氧等康复治疗。

（2）脑脊液漏:可发生在减压过程中因神经根过度牵拉导致的腋下硬膜撕裂,此时应尽可能显微缝合或用肌肉条填塞封堵,或者预防性将神经根离断增加显露;也常发生在剥离腹侧硬性突出致压物时硬膜出现缺损,此时尽可能用肌肉、脂肪块堵塞缺损,封堵脑脊液漏。无论哪种情况下出现脑脊液漏,均需长时间放置引流管引流脑脊液,待切口愈合后才能拔管(其间可以行腰大池置管持续引流,拔除头端切口内引流管)。

（3）椎弓根螺钉植入位置不佳:多数发生在减压过程中椎弓根部分切除时,此时可以通过增加固定节段,或单在对侧植入椎弓根螺钉,旷置"病椎弓根"。

总之,手术方式的选择,需要结合患者体型、全身情况、病变节段、病变类型及性质,以及术者对入路的熟悉程度等多方面综合考虑,在安全减压的前提下,最大限度地降低损伤。

（乔广宇）

参 考 文 献

［1］ 齐强,陈仲强,刘忠军,等.胸腰段椎间盘突出症的手术治疗及入路选择［J］.中国脊柱脊髓杂志, 2006,16(2):133-137.

［2］ 齐强,陈仲强,杜敬曾,等.经后方极外侧入路治疗胸椎及胸腰段椎间盘突出症［J］.中华骨科杂志, 2010,29(11):1063-1067.

［3］ Arts M P,Bartels R H M A. Anterior or posterior approach of thoracic disc herniation? A

comparative cohort of mini-transthoracic versus transpedicular discectomies[J]. Spine J,2014,14
(8):1654-1662.

[4]   Ayhan S,Nelson C,Gok B,et al. Transthoracic surgical treatment for centrally located thoracic
disc herniations presenting with myelopathy:a 5-year institutional experience[J]. J Spinal Disord
Tech,2010,23(2):79-88.

[5]   Bransford R,Zhang F,Bellabarba C,et al. Early experience treating thoracic disc herniations using
a modified transfacet pedicle-sparing decompression and fusion[J]. J Neurosurg Spine,2010,12
(2):221-231.

[6]   Carr D A,Volkov A A,Rhoiney D L,et al. Management of thoracic disc herniations via posterior
unilateral modified transfacet pedicle-sparing decompression with segmental instrumentation and
interbody fusion[J]. Global Spine J,2017,7(6):506-513.

[7]   Cornips E,Habets J,van Kranen-Mastenbroek V,et al. Anterior transthoracic surgery with motor
evoked potential monitoring for high-risk thoracic disc herniations:technique and results[J].
World Neurosurg,2017,105:441-455.

[8]   Cornips E M J,Janssen M L F,Beuls E A M. Thoracic disc herniation and acute myelopathy:
clinical presentation,neuroimaging findings,surgical considerations,and outcome[J]. J Neurosurg
Spine,2011,14(4):520-528.

[9]   Khoo L T,Smith Z A,Asgarzadie F,et al. Minimally invasive extracavitary approach for thoracic
discectomy and interbody fusion:1-year clinical and radiographic outcomes in 13 patients compared
with a cohort of traditional anterior transthoracic approaches[J]. J Neurosurg Spine,2011,14(2):
250-260.

[10]   Roelz R,Scholz C,Klingler J H,et al. Giant central thoracic disc herniations:surgical outcome in
17 consecutive patients treated by mini-thoracotomy[J]. Eur Spine J,2016,25(5):1443-1451.

第五章　腰椎退变性疾病

第一节　腰椎间盘突出

一、概述

椎间盘的功能结构包括纤维环、髓核和终板，如果这些结构完整，则椎间盘可以起到脊柱减震器的作用。青春期后髓核脱水，椎间盘失去正常的弹性和张力，在此基础上由于较重的外伤或多次反复的不明显损伤，纤维环软弱或破裂，髓核即由该处突出。髓核多从一侧的侧后方突入椎管，压迫神经根从而使机体产生神经受损征象；也可由中央向后突出，压迫马尾，造成大小便功能障碍。由于下腰部负重较大、活动多，故突出多发生于 L4～S1。

1934 年，Mixter 和 Barr 提出椎间盘突出刺激腰神经根可导致坐骨神经痛，"椎间盘时代"自此诞生，目前广义的"椎间盘突出"的定义是腰椎间盘纤维环正常结构上某一部位的局灶性破坏。其包括两种主要病理类型：包含型椎间盘突出和非包含型椎间盘突出。

包含型椎间盘突出包括以下几种：①椎间盘突出：椎间盘局限性膨出，纤维环完整。②韧带下（纤维环下）突出：髓核组织移位，但仍被纤维环包裹。非包含型椎间盘突出包括以下几种：①经韧带（经纤维环）椎间盘脱出：部分移位的髓核组织突破纤维环后部纤维和后纵韧带，突入椎管，但脱出的椎间盘组织与椎间隙的椎间盘组织仍有联系。②椎间盘游离脱出：髓核组织与椎间隙内髓核完全分离。有时椎间盘突出非常严重或导致硬膜的解剖形态严重扭曲，难以恰当分类，只需专注于摘除椎管内椎间盘碎块，不必拘泥于其具体分类。

椎间盘突出的发病机制目前认为有 3 个方面因素需要考虑：①神经根附近有突出的髓核碎块；②髓核碎块内部膨胀；③膨胀的髓核碎块在神经根周围产生炎症介质。

二、临床表现和诊断

1. 病史　由于后纵韧带的解剖结构在中线处更强健，而在外侧较稀疏，因此椎间盘通常在外侧疝压迫神经根。患者主要表现为神经根受压的症状，极少数情况下出现神经源性跛行。椎间盘向后外侧突出时，压迫的神经根一般位于后一节段椎弓根下方，因此，当 L4～5 椎间盘突出时，L5 神经根通常会受到影响。最典型的症状为腰痛伴骶髂关节及下肢放射痛。一切使脑脊液压力增高的动作（如咳嗽、排便、打喷嚏、抬重物等）、增加脊柱轴向负荷和椎间压力的姿势和活动（弯腰或向患侧弯曲）均可加重腰痛。活动后疼痛加剧，休息后减轻，多数患者习惯采用侧卧位并屈曲患肢以减轻疼痛。麻木感、针刺感等形式的感觉异常对神经根受压的节段定位有意义，且感觉异常的部位越靠近远端，神经根定位越可靠。

2. 体格检查　全面的体格检查是及时、准确诊断的基础。由于背部疼痛的鉴别诊断范围很广，所以不仅要检查背部，还要检查腹部和臀部。在女性患者中，必须考虑可能引起背部疼痛的妇科原因，以及偶尔出现的下肢神经症状。检查内容应包括患者的行为、步态和姿势。

（1）脊柱侧凸畸形：主弯在下腰部，前屈时明显，躯干一般向患侧弯。

（2）脊柱活动受限：髓核突出并压迫神经引起腰肌保护性紧张，腰椎前凸减少，脊柱活动受限，前屈后伸时出现一侧的下肢放射痛。

（3）腰部压痛伴放射痛：椎间盘突出部位患侧棘突旁有局限性压痛伴同侧下肢放射痛。

（4）直腿抬高试验阳性。

（5）神经系统检查：相应节段感觉减退，肌力减弱，腱反射及病理反射异常（表5-1）。

表 5-1 腰椎间盘突出体格检查特点

项　目	L2/3	L3/4	L4/5	L5/S1
受累神经	L3 神经根	L4 神经根	L5 神经根	S1 神经根
感觉改变	大腿前内侧	小腿前内侧	小腿外侧、足背、跛趾	足背外侧
肌力改变	大腿内收无力	伸膝无力	跛趾背伸无力	足跖屈及屈跛无力
反射改变	膝反射减弱或消失	膝反射减弱或消失	无改变	踝反射减弱或消失

三、辅助检查

1. 腰椎正侧位 X 线片　X 线虽作用有限，但能排除腰椎结核、强直性脊柱炎、骨折、肿瘤、腰椎滑脱等疾病。必要时加做腰椎双斜位及前屈后伸位 X 线检查，判断是否存在峡部裂及腰椎不稳。

2. CT、MRI、脊髓造影　尽管诊断腰椎间盘突出的基础是病史和体格检查，但 CT 和 MRI 检查也是必要的（图 5-1、图 5-2）：①可协助明确诊断及确定突出部位，对手术计划的制订起到指导作用；②可以为鉴别诊断提供依据。MRI 是评估腰椎间盘的首选方法，因为它具有较高的软组织分辨率，不能进行 MRI 检查的患者也可考虑 CT 检查。T2 信号强度的降低和椎间盘空间高度的降低是椎间盘退变的特征。

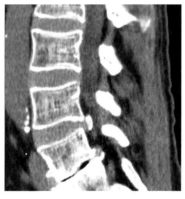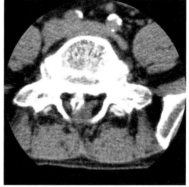

图 5-1　腰椎 CT 检查示椎间盘突出伴钙化

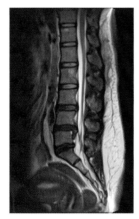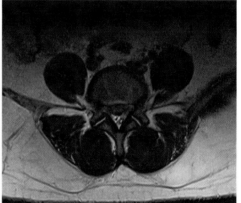

图 5-2　腰椎 MRI 检查示 L4/5 椎间盘突出/脱出

四、治疗原则

1. 保守治疗　①调整生活方式：卧床休息（不超过 3 天），调整活动或工作方式，使用支具，减轻体重。②药物治疗：镇痛药，非甾体抗炎药（NSAIDs），肌松药。③加强腰背肌锻炼。④温度疗法：热敷为主,辅以冰敷。⑤辅以理疗及牵引治疗。⑥硬膜外类固醇注射治疗:关于其研究结果并不一致,可能提供短期的主观背痛改善,但并不改善功能或改变手术计划。保守治疗一般在手术治疗前进行,需要 6~12 周的疗程,除非治疗期间出现神经并发症。

保守治疗的目的是在有效控制疼痛的同时使患者恢复到基线功能状态。一般来说,保守治疗对急性下腰痛的效果是相当小的,针灸、脊柱推拿、经皮神经电刺激或腰椎牵引等辅助治疗的效果也很有限。但大多数急性腰痛患者经保守治疗后预后良好。然而,对于有长期症状的患者,或疼痛、神经症状逐渐加重甚至肌力减弱的患者,可以考虑手术干预。

2. 手术治疗

(1) 手术指征:初发腰椎间盘突出即因腰椎间盘突出引起神经根性疼痛初次发作的患者中 90% 通过保守治疗会缓解,而另外 10% 症状仍持续、再次复发或存在神经并发症的患者可能需手术干预。

急性神经根综合征的手术指征:急性神经根综合征往往只发生在 1 个节段,若保守治疗无效则需要手术治疗。绝对指征:大小便功能障碍;神经功能受损进行性加重。相对指征:保守治疗无效;神经根性疼痛反复发作;神经功能受损,直腿抬高试验阳性;破裂的椎间盘进入已经狭窄的椎管;神经功能受损症状复发。

(2) 手术禁忌证:临床表现、体格检查与影像学表现不符;神经功能障碍存在非器质性原因。

(3) 椎间盘突出的显微手术治疗。

①体位:Jackson 手术床俯卧位。

②术前定位:X 线透视下,使用亚甲蓝标记病变节段(标记位置应在椎间隙下缘),画皮肤标记线。

③切口及显露椎板间隙:中线偏向棘突一旁,保留棘突棘上韧带复合体作为牵开器指示点,使用 Cobb 剥离子剥离棘突及椎板附着的肌肉。

④显露范围:椎板间隙及头侧椎板的一小部分,根据需要进行头、尾侧椎板减压。

⑤进入椎管:进入椎管的经典入路包括经黄韧带入路、头侧半椎板部分切除、经峡部咬除下关节突。

⑥寻找神经根外缘:进入椎管后,钝性分离找到神经根外缘。

⑦牵开神经根:找到神经根外缘后向内牵开神经根显露病变。

⑧切开纤维环:可以做方形、十字形或横向切开,纤维环开口越大,再次手术时神经根与纤维环的瘢痕粘连越严重。

⑨椎管内病变处理:手术切除的目的是获得自由活动的神经根,需要摘除明显突出的椎间盘,还需要在椎管内仔细探查,包括椎间孔,确认有无椎间盘或其他骨性病变残留。

(4) 经皮穿刺胶原酶椎间盘髓核溶解术:此方法应用化学药物破坏椎间盘髓核基质结构,使髓核脱水,降低椎间盘内压,以达到神经根减压的效果。保守治疗无效,伴有神经根刺激症状的腰椎间盘突出可选用此方法。由于存在过敏反应、术后剧痛及神经血管并发症,此方法治疗后的腰椎间盘突出二次手术时难度增大,已渐被临床淘汰。

(5) 经皮激光汽化减压术:此方法通过椎旁穿刺,降低椎间盘内压,解除神经根压迫。单纯椎间盘突出经保守治疗无效或反复发作或初发但症状严重,影像学检查显示纤维环未破裂,突出的髓核小于椎管直径 1/2 者均可采用此方法。此方法与经皮穿刺胶原酶椎间盘髓核溶解术相比具有疗效确切、局部损伤小、手术操作简便、介入治疗可调控性高等特点。

(6) 腰椎间盘突出的内镜手术:此方法利用内镜器械切除突出的椎间盘,甚至切除增生骨赘及关节突关节,通过椎间孔成形、侧隐窝减压等方法直接解除对神经根的压迫。此方法适用于早期单纯腰椎间盘突出患者,是今后腰椎间盘突出治疗的一个方向。

五、术后及康复

单纯腰椎间盘突出可行髓核摘除术者,术后 1 天可下床活动;椎管减压内固定患者术后 2~3 天可下床活动;合并脊柱不稳患者术后需戴硬支具。术后 2~3 个月可恢复轻度工作,术后半年内应避免重体力劳动。

(王　凯　吴　浩)

第二节　腰椎管狭窄

一、概述

1. 定义　腰椎管狭窄是一种发生在腰椎的椎管异常狭窄。椎管狭窄的症状是由椎间盘、黄韧带及小关节等退变导致脊髓或神经根受压引起的。

2. 分类　腰椎管狭窄按照发生原因可分为两类：①发育性腰椎管狭窄：由先天发育异常所致，椎管前后、左右径一致狭窄，容量较小，任何诱因都可导致椎管进一步狭窄，引起脊髓或神经根的刺激或受压症状。②退变性腰椎管狭窄：又称继发性腰椎管狭窄，通常由椎间盘、黄韧带及小关节等退变导致脊髓或神经根受压所致。此外，当脊椎滑脱时，上、下椎管前后移位，可致椎管进一步变窄，同时也可促进脊柱退变。

退变性腰椎管狭窄按照解剖学可分为压迫中央椎管硬脊膜囊的中央狭窄、关节突关节水平压迫侧隐窝的外侧狭窄，以及局限于神经孔的椎间孔狭窄。狭窄改变在 L4～5 水平最为常见，其次是 L3～4 和 L5～S1 水平。

3. 病理生理学　椎管缩窄对马尾神经根形成机械压迫，由于机械压迫及有关缺血改变，机体不能满足神经根的营养需要，代谢产物不能及时清除而堆积在体内，从而出现不适症状（疼痛、麻木、感觉异常、无力、疲倦、沉重）。如果马尾神经根受压持续存在，将会出现神经内水肿和纤维化。

二、临床表现和诊断

1. 病史

（1）本病好发于中老年人，起病慢，进展缓慢；罕见症状迅速进展或迅速出现神经功能障碍。患者通常表现为神经源性间歇性跛行或明确的神经根性疼痛。

（2）腰背部症状：患者通常合并严重的腰背痛，但多数腰椎管狭窄患者因下肢症状逐渐加重而就医。行走功能日益受限是"压垮骆驼的最后一根稻草"。

（3）下肢症状：中央型腰椎管狭窄患者双下肢症状定位弥散，一般描述为双下肢沉重、酸胀、疼痛、无力，行走后加重。定位弥散而非神经根性疼痛的原因可能在于受压的是多条神经根而非单条神经根，神经根病变由慢性缺血和代谢产物堆积所致。患者若为外侧区狭窄也可能会有单条神经根受累，表现为受累一侧肢体症状重。一般不出现膀胱、直肠功能障碍。

（4）神经源性间歇性跛行：站立或行走时腰腿痛症状加重，坐下休息或弯曲躯干后症状缓解。

2. 体格检查

（1）体格检查少有阳性发现，主要目的是排除一些其他疾病，如血管病、髋关节病或神经性疾病。

（2）腰前凸消失，伴或不伴脊柱侧凸；如有腰椎滑脱，可触及脊柱滑脱的台阶感。

（3）患者站立、行走多取前屈位，腰背部僵硬，活动受限。

（4）行走困难。

（5）直腿抬高试验阴性（中央型腰椎管狭窄）。

三、辅助检查

1. 腰椎 X 线平片　①腰椎正侧位：可见椎间隙变窄，椎体及关节突关节骨质增生，椎间孔变窄，假性脊柱滑脱，椎间关节半脱位等。②腰椎前屈后伸位：评价脊柱稳定性。③腰椎双斜位：判断是否存在峡部裂。④脊柱全长正侧位：判断是否存在脊柱侧凸及脊柱矢状位畸形，测量脊柱矢状位及骨盆参数，作为制订手术计划的依据（图 5-3）。

2. 腰椎 CT 及三维重建　可见腰椎管狭窄及腰椎骨性结构增生（图 5-4）。

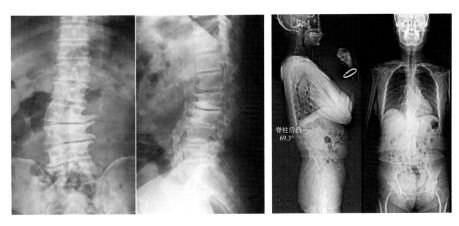

图 5-3　X 线平片示脊柱曲度改变

3. 腰椎 MRI　可见三叶状椎管改变、椎间盘突出、小关节骨质增生、侧隐窝狭窄、椎间孔狭窄、硬膜外脂肪减少、黄韧带增厚等改变（图 5-5）。

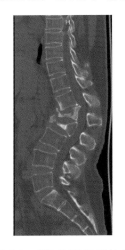

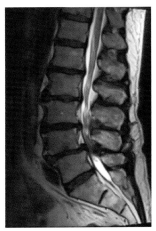

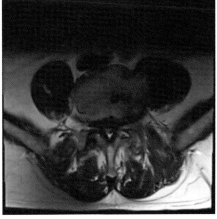

图 5-4　CT 检查示脊柱骨质细节

图 5-5　腰椎 MRI 检查示多节段椎间盘突出、L4/5 腰椎滑脱、侧隐窝狭窄、硬膜外脂肪减少、黄韧带增厚等改变

4. 骨密度测定　评价患者骨质疏松情况（图 5-6）。

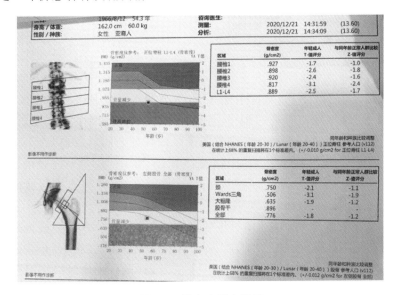

图 5-6　骨密度测定示例

四、治疗

尽管部分腰椎管狭窄患者通过保守治疗可得到暂时缓解,但对于腰椎管明显狭窄、活动受限的患者,由于病情不断进展,最终需要手术治疗。MRI检查提示轻、中度狭窄伴中度临床症状的患者保守治疗通常有效。保守治疗延迟手术并不会影响手术效果。

1. 保守治疗

(1) 卧床休息、理疗、腰背肌锻炼、牵引及支具保护等。

(2) 药物治疗:NSAIDs、肌松药。

(3) 硬膜囊内注射激素治疗(主要针对神经根性症状患者)。

2. 手术治疗

(1) 适应证:有症状的腰椎管狭窄且标准保守治疗无效;疼痛明显,行走距离或站立时间明显受限,无论有无神经体格检查发现及病史长短;临床有明确肌力减退,无论症状出现时间及保守治疗时间长短。

(2) 术前需明确:①腰椎管狭窄的水平及累及节段;②狭窄位置(中央、侧隐窝、椎间孔);③是否合并其他脊柱病变;④脊柱稳定性。术前合并脊柱不稳或减压手术后脊柱不稳者需行内固定融合。

(3) 术前准备:

①术前检查(见"辅助检查"部分)。

②生活质量评分:腰痛VAS评分、腿痛VAS评分、ODI、SF-36。

③肠道准备:入院后使用通便药物。

(4) 手术方式:

①原则:充分解除神经或神经根压迫,尽量保留骨与软组织,尽量维持脊柱稳定。

②减压范围选择:a.中央型,全椎板切除减压。b.侧隐窝或椎间孔狭窄,半椎板切除减压或扩大开窗等有限减压方法。

③内固定融合选择:稳定的脊柱仅需充分减压;若合并脊柱不稳的因素,需要内固定植骨融合。脊柱不稳的因素如下:脊柱序列畸形(冠状位或矢状位);脊柱滑脱;脊柱X线动力位不稳定;MRI见椎间隙退变;MRI见关节突关节炎症;腰痛病史;手术预期减压范围可能破坏关节稳定性。此外,盘源性腰痛(MRI见Modic信号)也应考虑内固定融合。常用的内固定融合方式包括后外侧融合(posterolateral fusion,PLF)、后方椎间融合(posterior lumbar interbody fusion,PLIF)、经椎间孔椎间融合(transforaminal lumbar interbody fusion,TLIF)、外侧椎间融合(lateral lumbar interbody fusion,LLIF)、斜外侧椎间融合(oblique lumbar interbody fusion,OLIF)、前方椎间融合(anterior lumbar interbody fusion,ALIF)等。

五、腰椎内固定融合技术介绍

1. TLIF手术(以L4~5为例)

(1) 显露:X线准确定位手术节段,范围包括其上、下节段水平的棘突和椎板。确认后,行正中切口或旁切口,保持对侧椎旁肌肉完整。切开过程中,避免损伤上一节段水平的关节囊。

(2) 椎弓根钉植入:椎弓根进钉点可选在副突与椎弓根峡部之间形成的"人"字嵴的顶点,也可选在上关节突的根部。进钉方向:在水平位应该向中线倾斜10°~15°,使L1~5内倾角逐步增大。椎弓根螺钉长度一般为40~50 mm,或达椎体深度的4/5,直径6.0~6.5 mm。钉道在矢状面内应该平行于上终板,与该节段椎体的弧度垂直。

(3) 暴露椎间孔:如果硬膜囊背侧受压需行椎板减压,可行头侧水平(L4)椎板部分或完整切除。在有症状侧行内侧小关节(L4下关节突关节)完全切除。如果双侧均有症状,可行双侧小关节切除。用骨刀完全横断L4下关节突内侧缘及峡部即可切除L4下关节突关节,注意保护硬膜囊和神经根。再用骨刀或枪状咬骨钳切除L5上关节突上缘及内侧缘,直到尾侧水平(L5)节段椎弓根的上方暴露,实现"椎弓根对椎弓根"暴露。

（4）椎间盘切除：用尖刀切开纤维环，用刮匙和髓核钳去除髓核组织和软骨终板，暴露至椎体骨性终板。要注意保护好骨性终板，以预防术后椎间融合器沉降。为了达到椎间融合器最佳的融合水平，彻底的椎间盘切除是非常重要的。椎间隙备以填充颗粒骨。

（5）椎间融合器植入：选择合适大小的椎间融合器，用自体骨或其他可融合材料填充后，小心植入椎体间隙。放置过程中，用神经根拉钩牵拉保护神经根。X线透视确认椎间融合器的位置和深度。如果椎间高度丢失明显，在椎间融合器放置前，可用撑开器辅助增大椎间隙。

（6）上棒并植骨：

①将钛棒根据腰前凸预弯，上棒、拧紧钉帽并适当加压，以恢复腰椎生理前凸，增加椎间融合器轴向压力，避免其移位或脱出。

②将剩余椎板及横突骨皮质打毛，自体骨或异体骨放置在双侧打毛的皮质骨表面以促进骨融合。防止骨碎片掉入椎板切除后的缺损处。

（7）伤口缝合：根据术中情况，放置引流管；用可吸收缝线分层缝合腰背肌肉及皮下组织，皮钉或尼龙丝线关闭切口。

2. PLIF 手术　PLIF 手术操作与 TLIF 手术在显露、椎间盘切除、椎间融合器放置、椎弓根钉植入及切口关闭方面类似。关键不同点是 PLIF 手术进入椎间隙的位置更靠中间，小关节完整保留，或者部分去除小关节。PLIF 手术对神经结构的牵拉比 TLIF 手术更显著。

（1）常规切除椎板，可使用磨钻或咬骨钳操作，然后去除黄韧带暴露硬膜囊。用咬骨钳扩大双侧神经根孔，确保神经根减压充分。PLIF 手术中神经根走行更远端暴露较 TLIF 手术差。

（2）牵开硬膜囊，显露其下方的椎间盘。

（3）操作过程中，要避免神经结构的过度牵拉。

3. OLIF 手术　OLIF 手术是极外侧椎间融合（X/DLIF）手术的衍变，是目前脊柱外科领域开展的一项新技术。该术式从前侧方斜行在腹膜后经腰大肌与腹部大血管鞘之间的自然间隙建立直视椎间隙的工作通道，完成前中柱的椎间融合，恢复椎间隙及椎间孔的高度，间接对狭窄的椎管或神经根管进行减压。其与其他术式的主要不同点如下。

①不是经腰大肌肌纤维之间的正侧方入路，而是前侧方斜行，在腰大肌前内侧壁与腹部大血管鞘左侧壁的自然间隙入路，降低了腰骶丛神经及腰大肌的损伤风险。

②术前需要仔细阅读腰椎 MRI、CT 图像，评估腰大肌与腹腔大血管鞘之间的间隙及周围组织脏器毗邻情况。部分患者因主动脉高分叉或腰大肌发达而导致该间隙狭窄（<1 cm），要慎用 OLIF 手术。

③手术切口：一般取目标椎间隙前方 4 cm，肌纤维切开顺序同 X/DLIF 手术。若需行多节段手术，可利用"滑动手术窗"技术，沿原切口上下滑动重置工作通道，可处理 3～4 个节段。

（1）手术体位：取 90°侧位，在可透视及折叠的手术床上，折刀位，使髂嵴位于最高点；通常在左侧入路，除非髂嵴高于手术节段，或者左腹部曾行手术治疗。

手术床弯曲，使髂嵴与肋骨之间的距离增大，以更好地进入相应节段椎间隙（特别是 L4～5 水平辨别髂嵴，L3 以上水平辨别肋骨）；采用 X 线准确定位手术节段椎间盘及椎体前后缘。对于多节段入路，一个纵向切口包括每个椎间盘节段，利用"滑动手术窗"技术，可进行操作。

（2）进入腹膜后间隙：钝性分离腹外斜肌、腹内斜肌、腹横肌；出现亮黄色脂肪及失去肌肉组织阻力后，即进入腹膜后间隙；可用手指探查和分离腹膜后与腰大肌之间的粘连。

（3）椎间盘处理及椎间融合器植入：用尖刀切开纤维环，采用髓核钳、不同型号的铰刀及终板刮匙清理椎间盘软组织，直至切开对侧纤维环。选择合适大小的椎间融合器，填塞自体骨或含有骨生成诱导成分的异体骨，X 线引导下放置至适当位置。放置椎间融合器时要注意先斜行进入，然后旋转将其垂直植入椎间隙，避免损伤对侧腰骶丛神经；再次透视确认椎间融合器位置，避免损伤对侧神经根或压迫后方硬膜囊。

（4）其他操作：可再改体位为俯卧位，行后路椎弓根钉内固定术，或单纯 Stand-alone 椎间融合术，不再行后路固定。

若需行前路松解,椎间盘处理后需要再做以下处理:①将带曲度的牵开器放置在前纵韧带和大血管及腰丛神经之间,以避免血管和神经损伤;②用尖刀切开前纵韧带;③将自带角度的融合器(20°或 30°)放置在椎间隙。

在牵开状态下缓慢取出牵开器,以便观察腰大肌有无出血。一般不放置引流管。间断非连续分层缝合腹横肌、腹内斜肌、腹外斜肌、皮下组织、皮肤。

4. X/DLIF 手术　本式式与 OLIF 手术不同的是,入路需要分离及牵拉腰大肌。

(1)牵开器通道放置需要在神经电生理监测下进行,这对于用手辅助牵开器放置到椎间盘很重要,避免进入腹膜腔。

(2)侧位 X 线辅助放置牵开器通道,钝性分离腰大肌肌纤维后,确定放置在椎间盘 2～3 区。将克氏针放置到定位椎间盘并固定,安放套筒,直径由小到大,全程在神经电生理监测下进行。拔除克氏针,撑开牵片,显露椎间盘。

六、术后及康复

(1)引流量小于 50 mL/d 后可以拔除引流管。术后 2 天或拔除引流管后可坐起,术后 3 天可下床活动;注意保持躯干轴线活动,避免下蹲、腰部屈伸、扭转等活动;术后 2～3 个月可恢复轻度工作,术后半年内应避免重体力劳动。

(2)术后起床活动需戴硬支具,限制躯干活动。

(3)腰椎管狭窄患者多为中老年人,术后注意预防深静脉血栓形成(卧床时活动下肢、穿弹力袜、机械驱动,必要时加用低分子肝素预防性抗凝),注意雾化排痰,预防肺部感染。

(4)术后即刻复查腰椎正侧位 X 线、脊柱全长正侧位 X 线、腰椎 CT＋三维重建、腰椎 MRI。

(5)术后评价:生活质量评分(腰痛 VAS 评分、腿痛 VAS 评分、ODI、SF-36)。

(6)随访:术后 3 个月、6 个月、12 个月、24 个月时复查腰椎正侧位 X 线、脊柱全长正侧位 X 线、腰椎CT＋三维重建、腰椎 MRI 并进行生活质量评分(图 5-7)。

随访时间	临床评分				影像					
	腰痛VAS评分	腿痛VAS评分	ODI	SF-36	正侧位X线	前屈后伸位X线	双斜位X线	脊柱全长正侧位X线	腰椎CT+三维重建	腰椎MRI
基线	√	√	√	√	√	√	√	√	√	√
术后7天内	√	√	√		√			√	√	√
术后3个月	√	√	√		√			√	√	√
术后6个月	√	√	√		√			√	√	√
术后12个月	√	√	√		√			√	√	√
术后24个月	√	√	√		√			√	√	√

图 5-7　患者术后随访项目

(吴　浩)

第三节　腰椎滑脱

一、概述

1. 定义　腰椎滑脱(spondylolisthesis)源于希腊语 spondylos(椎骨)和 olisthesis(滑动),定义为上位椎体相对于下位椎体发生向前或向后的滑移。腰椎滑脱是导致下腰痛及下肢疼痛的相对常见的疾病。

2. 分类　Wiltse 和 Newman 将腰椎滑脱分为 5 型,该分型目前仍在临床使用。在此分型系统中,腰椎滑脱被分为发育不良型、峡部型、外伤型、病理型和退行型。发育不良型指 L5～S1 先天性关节突关节发育缺陷。峡部型指峡部裂或峡部骨质缺陷。外伤型指由峡部骨折引起的腰椎滑脱。病理型指由系统性疾病(如骨或结缔组织疾病)或局部疾病(如感染或肿瘤)引起的腰椎滑脱。最常见的类型为退行型腰椎滑脱(degenerative spondylolisthesis,DS)。

3. 分级　Meyerding 分型是最常用的分级系统,其将腰椎滑脱分为 0～5 度,具体分级如下(图 5-8)。

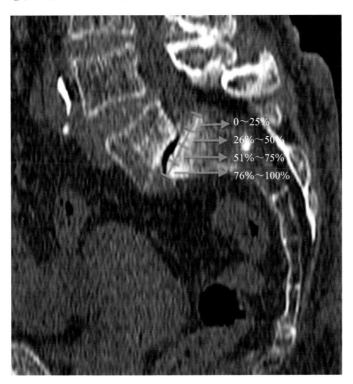

图 5-8　腰椎滑脱示意图

0 度:峡部裂但无任何滑脱。

1 度:滑脱程度不高于 25%。

2 度:滑脱程度为 26%～50%。

3 度:滑脱程度为 51%～75%。

4 度:滑脱程度为 76%～100%。

5 度:椎体脱离或滑脱程度大于 100%。

4. 病理生理学　DS 的发生被认为与解剖和基因等多种因素相关,最常见于 L4～5,而其他类型的腰椎滑脱常见于 L5～S1。解剖因素主要是关节突关节朝向。关节突关节矢状面倾斜度与腰椎滑脱的发生率密切相关。研究发现关节突关节矢状面倾斜度大于 45°时,DS 发生率增高 25 倍。尸体解剖显示,椎间盘完整性和韧带(前纵及后纵韧带)强度均与 DS 的发生相关,其中椎间盘完整性更加重要。

二、临床表现

DS 患者临床上表现为下腰痛伴或不伴下肢疼痛、神经源性跛行。

(1)由于腰椎不稳,可出现严重的下腰痛。

(2)下肢疼痛与神经源性跛行:椎间盘的皱缩降低了椎间孔的高度,额外发生的滑移缩小了神经根孔和椎管内部的空间。侧隐窝或神经根孔狭窄可导致下肢放射痛。滑移、关节突关节骨质增生以及随后发生的黄韧带肥厚使得椎管的直径变小,可造成椎管狭窄。

三、辅助检查

1. 腰椎 X 线平片　①腰椎正侧位：可见椎间隙变窄，椎体及关节突关节骨质增生，椎间孔变窄，假性脊柱滑脱，椎间关节半脱位等。②腰椎前屈后伸位：评价脊柱稳定性。③腰椎双斜位：判断是否存在峡部裂。④脊柱全长正侧位：判断是否存在脊柱侧凸及脊柱矢状位畸形，测量脊柱矢状位及骨盆参数，作为制订手术计划的依据(图 5-9)。

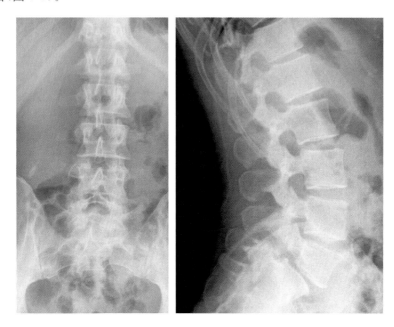

图 5-9　X 线片显示 L5/S1 滑脱

2. 腰椎 CT 及三维重建　评价腰椎管狭窄及腰椎骨性结构增生的程度(图 5-10)。

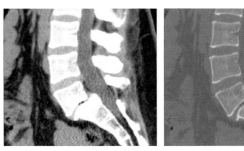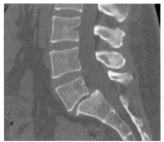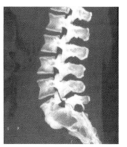

图 5-10　CT 检查显示 L5/S1 滑脱，可见峡部裂

3. 腰椎 MRI　可见三叶状椎管改变、椎间盘突出、小关节骨质增生、侧隐窝狭窄、椎间孔狭窄、硬膜外脂肪减少、黄韧带增厚等改变(图 5-11)。

4. 骨密度测定　评价患者骨质疏松情况。

注意：DS 在站立侧位观察最显著，因为腰椎滑脱可动态变化，卧位可使滑脱减少，脊柱序列恢复正常。因此，CT 及 MRI 检查可能会遗漏腰椎滑脱。

四、治疗

1. 保守治疗　保守治疗被广泛用于 DS 的治疗，是主流的初始治疗方式。保守治疗的目标是缓解疼痛并保证正常的日常活动。

（1）卧床休息、理疗、腰背肌锻炼、牵引及支具保护等。

（2）药物治疗：NSAIDs、肌松药。

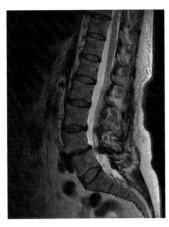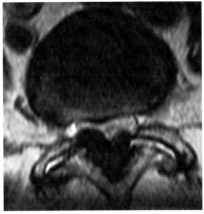

图 5-11　腰椎滑脱导致腰椎管狭窄的 MRI 表现

（3）硬膜囊内注射激素治疗（主要针对神经根性症状患者）。

2. 手术治疗

（1）适应证：有症状的腰椎滑脱且标准保守治疗无效的患者。

（2）主要目的：①对马尾神经根和单独走行的神经根进行减压；②稳定失稳节段；③恢复脊柱序列，最大限度地保持脊柱的平衡；④寻求目标椎体之间最大限度的骨连接，以促进骨融合。

（3）术前准备：

①术前检查（见"辅助检查"部分）。

②生活质量评分：腰痛 VAS 评分、腿痛 VAS 评分、ODI、SF-36。

③肠道准备：入院后使用通便药物。

（4）手术方式：腰椎滑脱的主要手术方式是椎间融合，通过椎间融合可以恢复椎间高度，利用韧带张力带原理纠正滑脱，同时间接/直接减压，使融合稳定。

常用手术方式包括 PLF、PLIF、TLIF、LLIF、OLIF、ALIF 等，具体技术可参见本章第二节。术后及康复也可参见本章第二节。

（吴　浩）

第四节　成人退变性脊柱侧凸

一、基本概念

1. 简介　成人退变性脊柱侧凸（adult degeneration scoliosis，ADS）即成年以后才发生的脊柱侧凸病变，多发生在腰椎，继发于椎间盘及小关节退变，是脊柱非对称退变的结果，故又称老年性脊柱侧凸（aging scoliosis）。ADS 排除了脊柱的器质性病变因素，如创伤、肿瘤、骨病、感染等。患者通常伴有腰椎管狭窄。近年来，我国老年人口显著增加，ADS 发病呈明显增加趋势，是老年人腰腿痛的主要病因之一。文献显示，ADS 发病率为 6%～68%，差异较大。Schwab 等通过对腰部不适的老年患者进行影像学检查，发现 15% 的患者存在 ADS，且随着年龄增长，发病率增高。Shufflebarger 等认为，50～60 岁人群 ADS 发病率约为 4.4%，60 岁以上发病率为 8.6%，呈急剧增高趋势，ADS 好发人群为 60 岁以上且年轻时活动量大的老年人。

2. 自然史　ADS 病因初期认为是骨质疏松。但是 Epstein 在 1979 年发现 ADS 患者与青春期脊柱侧凸患者成年后的骨密度无明显差异。Grubb 等研究认为，腰椎的不对称退变，包括椎体楔形变、小关节炎和椎间盘不对称退变在 ADS 发病中起重要作用。Sapkas 等对既往无脊柱侧凸的患者进行了 5～30 年的随访,结果显示脊柱退变可以导致 ADS。椎间盘、椎体和小关节的退变中哪个是导致 ADS 的直接高危因素,Kobayashi 等研究后给出了结论,单侧椎间盘高度减低 20%、单侧骨赘大于 5 mm 是导致 ADS 的高危因素。通常认为,脊柱退变前柱的减少大于后柱的减少,同时发生椎间盘脱水、椎间隙变窄和椎体本身形变,导致椎体发生旋转,进而产生脊柱的侧凸。这点与特发性脊柱侧凸明显不同,特发性脊柱侧凸是由于该椎体本身的发育较其后柱快,产生椎体的旋转进而导致侧凸。另有一部分学者认为,老年患者多伴有腰椎间盘突出,椎间盘突出压迫神经根导致腰部及腿部疼痛,疼痛侧的腰椎管及椎间孔空间扩大,腰椎管发生代偿性的侧凸,若患者长时间未进行规范治疗,椎间盘、椎体和小关节在非正常生理状态下即会产生脊柱侧凸畸形。

3. 诊断　ADS 的诊断主要靠影像学检查,影像学检查包括脊柱全长 X 线、CT、MRI 等。ADS 的典型 X 线表现为腰椎侧凸、椎间隙不对称狭窄等。同时,椎体滑脱在 ADS 中也较为常见。ADS 顶椎多位于 L2~3 椎间隙,其次为 L3~4,右侧凸多于左侧凸。CT 可用于评价腰椎管狭窄和硬膜囊受压情况;脊髓造影可用于评估整个椎管内受压情况。MRI 可用于判断椎管和硬膜囊的受压情况,同时在矢状位可以见到神经根受压情况(图 5-12)。

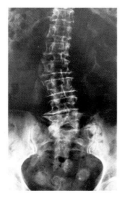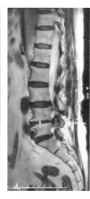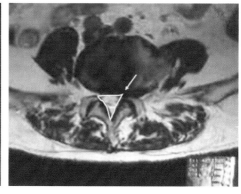

图 5-12　脊柱侧凸患者的影像学表现

注:X 线片可见腰椎曲度改变,MRI 显示椎间盘高度降低及偏侧椎间孔狭窄。

4. 临床评估　ADS 主要表现为腰痛,合并椎管狭窄时,可表现为腰痛伴神经根性放射痛和神经源性跛行。腰痛可表现为机械性、神经源性或两者混合性腰痛。机械性腰痛主要指椎旁肌肉痛,当 ADS 发生时,腰椎前凸减少,矢状位重力铅垂线在 S1 椎体前方,腰背部,尤其是椎旁肌肉,为了维持冠状位和矢状位平衡,导致肌肉过度紧张,进而导致肌肉疲劳、腰痛加重。Glassman 等通过对近 800 例 ADS 患者的研究发现,患者的腰痛程度与腰椎矢状位失平衡程度呈正相关。目前认为,腰痛的确切病因难以确定,侧凸只是引起腰痛的原因之一。

ADS 神经根受累最常见的是 L4,发生率约 68%,受累神经根主要出现在凹侧神经根管内。L5~S1 神经根受压多数是因为凸侧侧隐窝狭窄。目前文献对于神经根损害原因的认识不一,以上结果仍需要大样本的临床研究证实。

二、分型

ADS 与特发性脊柱侧凸为性质完全不同的侧凸,不能共用 Lenke 分型等。史建刚教授将 ADS 按以下几种方式进行了分类。①根据病因分类:可复性代偿性退变性侧凸、不可复性退变性侧凸。②按照柔韧性分类:强直型,Binding 片无明显改变,同时也无明显腰痛;非强直型,Binding 片有一定柔韧性,腰椎改变明显,Cobb 角减小(减小 1/2 为Ⅲ度,减小 1/3 为Ⅱ度,Cobb 角无明显改变但有明显腰痛为Ⅰ度)。③按照侧凸的形态分类:单纯腰弯型、大腰弯型(腰椎为主+部分胸椎)、腰弯合并代偿性胸弯型。

Schwab 等根据立位脊柱全长 X 线片将 ADS 分为 3 型:Ⅰ型为腰椎前凸大于 55°,L3 终板倾斜小于 15°;Ⅱ型为腰椎前凸 35°~55°,L3 终板倾斜 15°~25°;Ⅲ型为腰椎前凸小于 35°,L3 终板倾斜大于 25°。

三、治疗

ADS 治疗包括保守治疗和手术治疗,多数患者经过保守治疗,腰痛可得到明显缓解。

1. 保守治疗　保守治疗方法包括理疗、支具保护、使用消炎镇痛药物、硬膜外注射甾体类药物,部分运动疗法如游泳对疼痛也有缓解作用。镇痛药物可以有效缓解腰腿痛,但是副作用较多,如恶心、便秘、成瘾性等。使用激素类药物时要注意老年患者的骨质疏松情况,加强骨质疏松治疗。保守治疗的适应证如下:①患者有严重的合并症,无法耐受手术;②患者矢状位平衡,冠状位侧凸较轻,无明显跛行症状,腰腿疼痛尚可耐受。

2. 手术治疗　ADS 的手术治疗目的与青少年不同,主要目的是缓解症状,恢复脊柱的冠状位、矢状位平衡,解除神经根受压情况,而不是矫正脊柱的外观畸形。对于腰背痛无法耐受、保守治疗无效、畸形逐渐进展的患者,应首选手术治疗。具体适应证如下:①长期保守治疗无效,顽固性腰腿痛,严重影响正常生活;②神经根性症状明显且进行性加重;③脊柱不稳明显且侧凸进行性加重;④无明显手术禁忌证。

ADS 患者通常年龄较大,患有多种合并症,麻醉和手术风险也较高,故应该针对患者的具体情况选择个性化的治疗方案,尽量选择创伤小的手术。目前手术方式主要有单纯腰椎管减压术、非融合固定术和脊柱融合固定术。单纯腰椎管减压术仅适用于无下腰痛的单根神经根受压患者,手术时既要充分减压,又要最大限度地保留脊柱的稳定结构。具体方式可选择单纯开窗减压或者半椎板减压。非融合固定术的出现主要是因为融合固定术后,随访发现相邻节段的退变加速,故该术式是在不植骨融合的情况下,暴露脊柱的部分运动节段并改变退变节段受力情况。对于术前无明显椎体不稳,脊柱柔韧性尚可,同时没有机械性腰痛的患者,可以选择非融合固定术,仅通过单节段撑开固定恢复椎间隙。此手术短期疗效尚可,远期疗效尚需大样本随访研究。长节段和短节段融合固定为 ADS 传统手术,对术前存在明显椎体不稳、滑移,或者需要进行长节段椎体减压的患者,通常采用长节段固定,辅以植骨融合,可以同时达到矫正畸形和缓解症状的目的。长节段融合固定术效果确切,但是手术时间长,并发症发生率高。其融合范围需要考虑较多因素,如上下端椎、稳定椎、中立椎,应结合椎体退变程度和后凸情况,综合制订手术计划。融合节段不能在后凸与侧凸的交界处终止,否则术后可出现后凸加重。短节段融合固定术相比于长节段融合固定术,具有手术时间短、出血少、并发症少的优点,适用于术前无明显椎体不稳、脊柱柔韧度较好的患者。长期随访显示,患者术后的症状、ODI 等均有明显改善(图 5-13)。

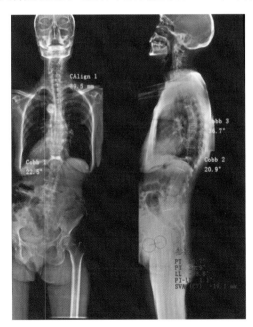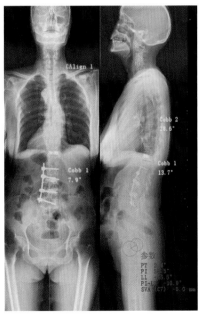

图 5-13　ADS 患者通过 OLIF 手术进行复位融合

(吴　浩)

参 考 文 献

［1］　Birdwell K H，Edwards C C 2nd，Lenke L G. The pros and cons to saving the L5-S1 motion segment in a long scoliosis fusion construct［J］. Spine(Phila Pa 1976)，2003，28(20)：S234-S242.

［2］　Cho K J，Suk S I，Park S R，et al. Short fusion versus long fusion for degenerative lumbar scoliosis ［J］. Eur Spine J，2008，17(5)：650-656.

［3］　Edwards C C 2nd，Bridwell K，Patel A，et al. Thoracolumbar deformity arthrodesis to L5 in adults： the fate of the L5-S1 disc［J］. Spine(Phila Pa 1976)，2003，28(18)：2122-2131.

［4］　Gupta M C. Degenerative scoliosis. Options for surgical management［J］. Orthop Clin North Am，2003，34(5)：269-279.

［5］　Keller A，Hayden J，Bombardier C，et al. Effect sizes of non-surgical treatments of non-specific low-back pain［J］. Eur Spine J，2007，16(11)：1776-1788.

［6］　Kuklo T R. Principles for selecting fusion levels in adult spinal deformity with particular attention to lumbar curves and double major curves［J］. Spine(Phila Pa 1976)，2006，31(19 Suppl)：S132-S138.

［7］　Liu H，Ishihara H，Kanamori M，et al. Characteristics of nerve root compression caused by degenerative lumbar spinal stenosis with scoliosis［J］. Spine J，2003，3(6)：524-529.

［8］　Madigan L，Vaccaro A R，Spector L R，et al. Management of symptomatic lumbar degenerative disk disease［J］. J Am Acad Orthop Surg，2009，17(2)：102-111.

［9］　Malanga G，Wolff E. Evidence-informed management of chronic low back pain with nonsteroidal anti-inflammatory drugs，muscle relaxants，and simple analgesics［J］. Spine J，2008，8(1)：173-184.

［10］　McIntosh G，Hall H. Low back pain(acute)［J］. BMJ Clin Evid，2011，2011：1102.

［11］　Morningstar M W，Strauchman M N. Management of a 59-year-old female patient with adult degenerative scoliosis using manipulation under anesthesia［J］. Chiropr Med，2010，9(2)：77-83.

［12］　Pull ter Gunne A F，van Laarhoven C J，Cohen D B. Incidence of surgical site infection following adult spinal deformity surgery：an analysis of patient risk［J］. Eur Spine J，2010，19(6)：982-988.

［13］　Roelofs P D，Deyo R A，Koes B W，et al. Nonsteroidal anti-inflammatory drugs for low back pain： an updated Cochrane review［J］. Spine(Phila Pa 1976)，2008，33(16)：1766-1774.

［14］　Shufflebarger H，Suk S I，Mardjetko S. Debate：determining the upper instrumented vertebra in the management of adult degenerative scoliosis［J］. Spine(Phila Pa 1976)，2006，31(19 Suppl)：S185-S194.

［15］　Smith J S，Shaffrey C I，Berven S，et al. Improvement of back pain with operative and nonoperative treatment in adults with scoliosis［J］. Neurosurgery，2009，65(1)：86-93.

第三篇

脊柱脊髓畸形

第六章 颅颈交界畸形

第一节 Chiari 畸形

一、概述

Chiari 畸形(Chiari malformation,CM)即小脑扁桃体下疝畸形,又称阿-基二氏畸形,是指后颅窝和后脑组织(小脑、脑桥和延髓)的一组畸形,是小脑扁桃体下疝至椎管内,同时,延髓和部分第四脑室也可疝入椎管内。除了常伴有脊髓空洞症(syringomyelia,SM)外,尚有 25%~50% 的病例合并其他颅颈交界区和脊柱的各种先天性或后天性病变。该类畸形可单发,也可两种或多种并发。

二、病因及发病机制

关于 CM 中小脑扁桃体下疝的原因已经有很多文献报道和推测,但迄今为止,还没有一个明确的机制。目前存在的学说有脑积水压迫学说、胚胎原发性发育不全学说、脊髓栓系牵引学说等。

CM 合并脊髓空洞形成的发病机制一直是关注的重点,最初 Gardner 提出水动力理论,Williams 进而提出颅脊压力分离理论,Oldfield 之后提出"活塞理论",近年来 Heiss 和 Oldfield 通过造影剂进行相关临床试验,证实了增高的蛛网膜下腔脉压驱动脑脊液通过血管周围间隙进入脊髓来启动空洞的形成,并通过作用于脊髓表面以在心动周期中产生空洞内液体的纵向振荡来促进空洞进展。

三、流行病学

CM 的发病原因很多,国内学者大多认为其由先天发育障碍引起;而欧美则认为其以继发性病变多见,如 Paget 病、类风湿关节炎等。CM 在临床上以 CM-Ⅰ 较为常见,在普通成人中发病率最高可达 0.9%,在普通小儿中为 0.6%。CM-Ⅰ 的发病年龄段一般集中于 8~9 岁和 41~46 岁,65 岁以上非常罕见,女性稍多于男性。

四、分型与临床表现

1. 分型 1891 年 Chiari 首次将 CM 分为四型。

Ⅰ型:小脑扁桃体经枕骨大孔疝入椎管。一般来说,神经影像学检查可发现小脑扁桃体位于枕骨大孔以下 5 mm 或更多,多合并脊髓空洞。

Ⅱ型:除小脑扁桃体下移外,低位脑干、第四脑室、小脑蚓部也疝入椎管。往往与脊柱裂及其他脑、脊髓和脑膜异常相关,多合并脑积水。

Ⅲ型:基本上整个小脑和第四脑室疝入椎管,多见于婴幼儿。

Ⅳ型:小脑发育不全,最少见但最严重。

近年有学者将一部分小脑扁桃体没有明显下疝但伴有脊髓空洞的患者也归为 CM 并定义为 0 型,合并脊髓空洞往往与枕骨大孔区脑脊液流动受阻相关,可排除脊髓栓系综合征、肿瘤相关的脊髓空洞。CM 1.5 型以脑干移位为主,但无第四脑室、小脑蚓部移位,无脊柱裂。

CM 也可根据第四脑室与脊髓空洞沟通情况的影像学表现,分为 4 种类型:①A 型:经典交通型。②B型:部分交通型。③C 型:非交通型。④D 型:萎缩型。

2. 临床表现 CM-Ⅰ通常进展缓慢，多呈进行性加重，临床症状与下疝程度存在不一致现象。CM-Ⅰ最常见的症状是后枕部或颈部区域的疼痛。CM-Ⅰ的临床表现在成人和儿童之间略有不同。儿童患者畸形严重时有可能出现脑干功能障碍，例如中枢性睡眠呼吸暂停或吞咽困难。

CM 的主要症状和体征可分为如下几种。

（1）枕颈区压迫综合征：与脑干、小脑或颅神经功能障碍相关的症状往往与这些结构受损相关。临床表现常见舌咽、迷走神经受损，导致咽反射减退、声音嘶哑和吞咽困难。平衡障碍往往表现为躯干共济失调和步态不稳。中枢性睡眠呼吸暂停是 CM-Ⅰ中脑干受损最常见的表现。

（2）脊髓空洞症状：延髓上颈段受压及延髓空洞可引起延髓功能受损，并产生相应症状。合并脊髓空洞时可出现分离性感觉功能障碍或双上肢神经营养不良性萎缩等。感觉功能障碍通常会影响疼痛觉和温度觉，而浅感觉和深感觉仍然不受影响。脊柱侧凸也可能是小儿脊髓空洞的一种表现。神经源性侧凸往往与CM-Ⅰ和脊髓空洞相关，这需要同特发性脊柱侧凸相鉴别。

（3）脑脊液受阻症状：Valsalva 动作相关的头痛是枕骨大孔区脑脊液阻塞的潜在表现，通常与CM-Ⅰ有关。这种性质的头痛一般局限于枕部和上颈部，特点明显，由 Valsalva 动作引起，持续时间通常很短（几秒或几分钟）。合并脑积水时，由于颅内压增高可出现头晕头痛、喷射性呕吐、眼底视神经盘水肿等。CM 由于个体因素差异而导致临床症状多变。

五、诊断

CM 的诊断主要通过影像学检查来确定，主要的检查方法有颈部 X 线、CT、MRI 等。

X 线检查可作为筛查手段，明确有无寰枕融合、寰枢椎脱位、扁平颅底等。

枕颈部三维重建 CT 能够直观显示颅颈交界区骨性畸形的情况，评估颅颈交界区稳定性。

有证据或怀疑小脑扁桃体下疝的患者应接受脑和颈椎 MRI 检查，以确定小脑扁桃体和脑干的位置，小脑扁桃体位于枕骨大孔以下 5 mm 可以诊断 CM，同时 MRI 检查可明确是否有脊髓空洞，提示症状性病变相关的影像学表现包括枕骨大孔区狭窄伴脑脊液间隙消失。必要时可完善头颅 MRI 检查来排除脑积水和后颅窝占位，因为这两者都可能导致继发性小脑扁桃体下疝。完善胸椎 MRI 检查可了解脊髓空洞是否累及胸段脊髓，完善腰椎 MRI 检查可了解是否合并脊髓栓系综合征。

其他成像方式，如相位对比 MRI 或脑脊液电泳 MRI，可用于评估 CM-Ⅰ患者枕骨大孔区的脑脊液流动和小脑扁桃体移动，但在确定手术干预指征方面尚不完善。

最近，弥散张量成像被用于评估 CM-Ⅰ患者延髓内白质束功能障碍。研究显示，部分白质束功能障碍在手术减压后有所改善。

六、治疗

1. 原则 对于 CM 的处理往往依赖于畸形的特点和相关神经功能缺损的程度。对偶然发现的CM-Ⅰ、不伴脊髓空洞的无症状患者可保守治疗，并进行临床和 MRI 监测，但部分专家支持进行预防性手术以防止出现脊髓空洞和其他相关并发症。

有后组颅神经麻痹、脊髓空洞、脊髓病变、小脑症状、剧烈颈痛或枕部头痛等明确症状的 CM-Ⅰ患者需要行手术治疗。

2. 手术 CM 的手术目的是对颅颈交界区减压并恢复枕骨大孔区脑脊液的正常流动。手术的适应证为症状典型及符合诊断标准，伴有张力性的脊髓空洞，排除了继发性和其他疾病，如枕寰枢（枕）关节不稳、肿瘤、炎症、脊髓栓系综合征。常用的手术方式包括后颅窝减压术、后颅窝减压并硬膜成形术、枕大池重建术、枕骨大孔和 Magendie 孔疏通术以及分流术等。根据病情不同，可选择不同的手术方案。

（1）后颅窝减压术（posterior fossa decompression，PFD）：包括单纯骨性减压，也有人选择仅去除寰枕筋膜或仅切除硬膜的外层，留下完整的内层。

（2）后颅窝减压并硬膜成形术（posterior fossa decompression and duraplasty，PFDD）：在 PFD 的基

础上,保留蛛网膜下腔的完整而重建(或扩大)枕大池,使用人工硬膜(或自体筋膜)修补切口,悬吊使之类似帐篷状以保持脑脊液通畅。术中将硬膜敞开,对部分病例有一定效果,但存在继发小脑下垂、术后瘢痕增生压迫,或减压不彻底、症状复发、脑脊液漏、颅内感染、术后发热等并发症。

(3)枕大池重建术:此法治疗 CM 合并脊髓空洞,不强调后颅窝的减压,而强调枕大池的恢复。此法主张进行小脑扁桃体切除,解除枕大池堵塞和第四脑室正中孔闭塞或粘连。

(4)枕骨大孔和 Magendie 孔疏通术(foramen magnum and Magendie dredging,FMMD):纵向切开硬脊膜及蛛网膜并向两侧悬吊,充分显露视野。探查内容如下:①探查枕大池区蛛网膜,用显微剪剪开蛛网膜,牵向两侧。②锐性分离两侧小脑扁桃体间、小脑扁桃体与硬膜间,及小脑扁桃体与脑干间的粘连及增厚的蛛网膜,游离双侧小脑扁桃体。③处理下疝的或异常肥厚越过中线的小脑扁桃体,对于下疝程度不明显的小脑扁桃体,应用低功率双极电凝烧灼小脑扁桃体软膜,使小脑扁桃体向上向外收缩。对于下疝明显者行软膜下切除,切除后确认无活动出血后采用电凝封闭软脑膜开口,防止粘连形成和复发。切除目标为自然状态下对枕骨大孔脑脊液循环无明显梗阻,下疝和越过中线的部分对 Magendie 孔无明显遮挡及梗阻。④探查 Magendie 孔周围有无小脑后下动脉或分支走行,松解血管,解除其对 Magendie 孔的梗阻,利于脑脊液流动。⑤探查及剪开 Magendie 孔膜性结构,松解满意后可见脑脊液从 Magendie 孔流出。首选原位缝合硬膜,如张力过高难以缝合,取少量筋膜或者肌肉修补。逐层严密缝合肌肉、皮肤,逐层缝合切口,无须放置引流管。

(5)分流术——脊髓空洞分流管置入术:主要用于后路减压术失败的 CM-I 伴脊髓空洞患者,包括空洞胸腔分流、空洞蛛网膜下腔分流、空洞腹腔分流等。

对 CM-Ⅱ患者,应首先早期纠正脊髓脊膜膨出,也可以在子宫内处理。神经管闭合不全时可以采用原发性皮肤闭合术、肌皮瓣或筋膜皮瓣移植。脑积水时可行脑室腹腔分流术。

对 CM-Ⅲ患者,如果突出的组织内容物多于颅内容物,则保守治疗,否则首先纠正枕部/高颈段脑膨出。如果患者伴有脑积水,可行脑室分流术。如因低颅内压或后颅窝占位效应导致继发性下疝,应针对性处理原发病灶。

七、预后

CM 预后一般取决于先前存在的神经功能缺陷程度,大多数没有或仅有轻微神经功能缺陷的患者预后良好。在症状持续不超过 2 年的时间内进行手术,往往预后更佳。CM-Ⅱ新生儿住院死亡率为 3%,3 年死亡率为 15%,存活的患者运动功能障碍会继续进展。

八、展望

众所周知,我们目前对 CM 和脊髓空洞的理解是片面的,例如临床上出现的脊髓空洞自发缓解的个案,或看似充分的后颅窝减压后脊髓空洞复发的情况。颅内顺应性与压力的关系是一个重要的研究领域。对脑脊液的流入流出机制的进一步研究也可以增加我们对 CM 和脊髓空洞的理解。CM 与遗传性结缔组织病和颅颈不稳的关系需要进一步探究,并且对 CM 的遗传学机制进行更充分的探究会使我们对疾病的认识更充分。脑脊液电泳和其他先进影像学技术的发展可能会为 CM 的病理生理学和手术治疗方案的选择提供更多帮助。

此外,即使在脊髓空洞手术减压成功后,神经病理性疼痛、感觉减退、肌萎缩等残留脊髓损伤症状往往得不到进一步的治疗,这也是下一步研究的方向。

(关　健　陈　赞)

第二节　颅底凹陷症

一、概述

颅底凹陷症是指齿状突高于硬腭后缘至枕骨大孔后缘连线的一种颅颈交界区骨性结构畸形（图 6-1）。齿状突进入枕骨大孔，造成枕骨大孔严重狭窄，引起延髓受到压迫，从而导致患者出现严重神经功能障碍。

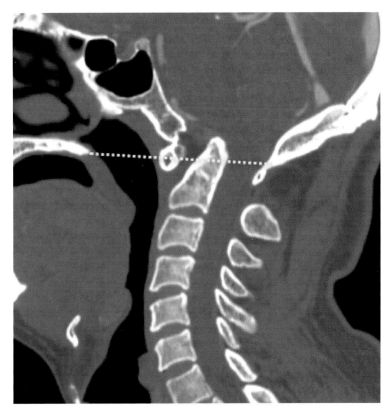

图 6-1　颅底凹陷症患者颈椎 CT 矢状位重建
注：可见齿状突上移超过钱氏线 10 mm，同时伴有寰齿间距增加 3 mm 以上。

二、病因

颅底凹陷症病因复杂，大部分患者为原发先天骨性结构畸形，其中寰枕关节融合最为常见，约占所有患者的 50%（图 6-2），少数患者合并斜坡发育畸形（图 6-3），又被称为扁平颅底。部分患者为后天获得，如类风湿关节炎、颅底软化症等疾病，其中类风湿关节炎可以导致寰椎侧块破坏、塌陷，引起枢椎齿状突上移，约占所有患者的 20%。颅底软化症可以导致枕骨大孔区域向颅内塌陷，又被称为颅底陷入症。

颅底凹陷症与寰枢椎脱位之间的关系：颅底凹陷症患者经常合并寰枢椎脱位，表现为在齿状突上移的基础上出现寰齿间距增加。Yin 等研究表明，颅底凹陷症患者侧方关节畸形与寰枢椎脱位具有显著相关性。Chen 等的研究进一步证实，颅底凹陷症患者枢椎齿状突畸形，导致寰齿关节失效，是导致寰枢椎脱位的重要原因。

三、临床表现

短颈畸形，发际线低，部分患者因合并下颈椎分解不良（Klippel-Feil 综合征）而此症状尤甚。头痛、颈椎活动受限。向头侧移位的齿状突进入枕骨大孔，导致枕骨大孔狭窄，引起延髓和高位颈髓受到压迫

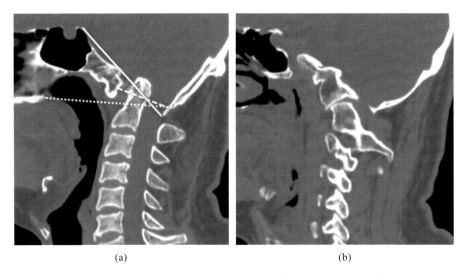

(a)   (b)

图 6-2 颅底凹陷症患者颈椎 CT 矢状位重建可见寰枕关节融合

(a)可见齿状突上移超过钱氏线(——)、McRae 线(- - -)和 Wackenheim 线(——);(b)可见寰枕关节融合,寰椎侧块与枕髁融合,高度丢失

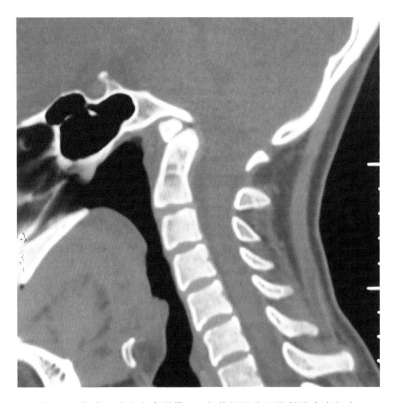

图 6-3 颅底凹陷症患者颈椎 CT 矢状位重建可见斜坡发育短小

而出现饮水呛咳、吞咽困难、呼吸困难、肢体麻木无力、共济失调、大小便功能障碍等神经功能障碍。部分患者同时合并 CM 和脊髓空洞而出现上肢浅感觉减退、肌萎缩,甚至关节变形(如 Charcot 关节变形)。

四、影像学检查

颅底凹陷症的检查包括 X 线、颅颈交界区 CT 三维重建、CT 血管造影(CTA)、MRI,必要时可进行前屈后伸位影像学检查,可有效评估枕颈交界区的稳定性和脱位的僵硬程度。

影像学测量指标如下。

(1) 钱氏线(Chamberlain line):硬腭后缘至枕骨大孔后缘的连线,齿状突高于此线 3 mm 可以诊断颅底凹陷症。

（2）麦氏线（McGregor line）：硬腭后缘与枕骨鳞部最低点的连线，齿状突高于此线 5 mm 可以诊断颅底凹陷症。

（3）McRae 线：枕骨大孔前缘至枕骨大孔后缘的连线，正常时齿状突低于此线（5.8±1.6）mm。

（4）Wackenheim 线：沿斜坡背侧面向下的延长线，正常时齿状突低于此线（0.9±2.2）mm。

（5）斜坡枢椎角：Wackenheim 线与 C2 椎体后缘之间的夹角，正常时为 150°～180°。

（6）延髓颈髓角：延髓长轴与颈髓长轴的夹角，正常时为 150°～180°。

（7）基底角：前颅底与斜坡之间的夹角，正常时为 120°～140°，超过 140°可以诊断为扁平颅底。

五、诊断

依据患者的临床表现和影像学检查结果进行诊断。需要进一步分析影像学检查结果特别是颅颈交界区 CT 三维重建结果，明确颅颈交界区骨性结构畸形的情况，这对于选择适宜的治疗方式非常重要。

六、分型

Goel 于 2004 年提出将颅底凹陷症分为以下两型：①A 型（不稳型）：表现为颅底凹陷合并寰枢椎脱位，影像学特点是齿状突上移超过钱氏线的同时，也超过 McRae 线和 Wackenheim 线，寰齿间距往往也超出正常范围（图 6-4）。②B 型（稳定型）：表现为颅底凹陷不合并寰枢椎脱位，影像学特点是齿状突上移超过钱氏线，但不超过 McRae 线和 Wackenheim 线，寰齿间距一般是正常的（图 6-5）。

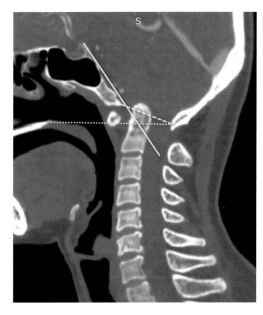

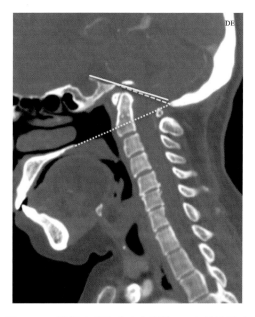

图 6-4　A 型颅底凹陷症患者颈椎 CT 矢状位重建
注：可见齿状突上移超过钱氏线（——）、McRae 线（---）和 Wackenheim 线（——），寰齿间距增加。

图 6-5　B 型颅底凹陷症患者颈椎 CT 矢状位重建
注：可见齿状突上移超过钱氏线（——），但不超过 McRae 线（---）和 Wackenheim 线（——），寰齿间距不增加。

七、治疗

如患者出现神经功能障碍并进行性加重，则需要进行积极的手术治疗。治疗原则是解除脑干、脊髓等神经结构压迫，维持或重建颅颈交界区稳定性。Goel 提出，A 型颅底凹陷症需要进行枕颈复位内固定，而 B 型颅底凹陷症则需要进行后颅窝减压术，无须进行枕颈内固定。对于颅底凹陷症合并 CM 的患者，在后颅窝减压术的同时进行枕大池成形术和小脑扁桃体切除术。经口或鼻入路进行齿状突切除术也是治疗颅底凹陷症的经典手术方式。2017 年 Chen 提出采用在寰枢椎间植入融合器的方式对颅底凹陷进行复位，在寰枢椎间植入的融合器可补充因寰枕关节融合而丢失的寰椎侧块高度，针对病因对颅底凹陷进行复位，获得了满意的治疗效果（图 6-6）。

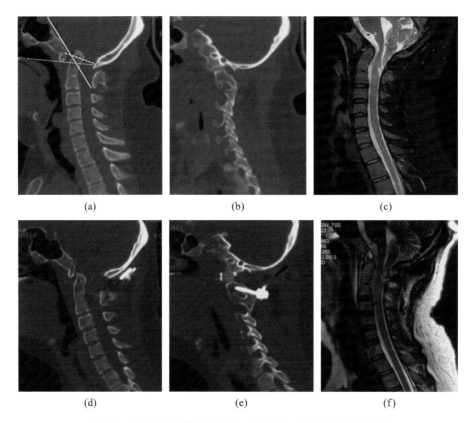

图 6-6　颅底凹陷症寰枢椎脱位患者术前、术后的影像学表现

（a）术前颈椎 CT 矢状位重建可见齿状突上移超过钱氏线（——）、McRae 线（---）和 Wackenheim 线（——），寰齿间距增加；（b）术前颈椎 CT 矢状位重建可见寰枕关节融合，寰椎侧块高度丢失；（c）术前颈椎 MRI T2 像可见齿状突压迫脊髓，脊髓变细；（d）术后颈椎 CT 矢状位重建可见颅底凹陷症寰枢椎脱位完全复位；（e）术后颈椎 CT 矢状位重建可见寰枢椎内植入融合器，代替寰椎侧块高度；（f）术后颈椎 MRI T2 像可见脊髓压迫解除

（陈　赞）

第三节　寰枢椎脱位

一、概述

寰枢椎脱位（atlantoaxial dislocation，AAD），也称寰枢关节脱位，是指颈椎的第一节（寰椎）、第二节（枢椎）之间的关节失去正常的对合关系，发生关节功能障碍和（或）神经压迫的病理改变。

寰枢椎对头颅的承重具有重要作用，它们之间有三个关节面，其独特的结构允许其在六个方向上运动。因此，寰枢椎在颈部的活动（如旋转、抬头、低头等）中也扮演了关键角色。此外，寰枢椎毗邻延髓、高颈髓及椎动脉等重要结构，寰枢椎脱位可能对延髓生命中枢以及椎基底动脉系统产生致命的危害。

二、流行病学

寰枢椎脱位是一种少见但严重的疾病，目前尚无大规模流行病学或公认的患病率和发病率数据。该病在中国、印度等国家发病率较高，在欧美等发达国家发病率明显较低。

三、病因

寰枢椎及其周边韧带、肌肉等结构均对枢椎的稳定性具有重要作用。寰枢椎的稳定性主要依赖以下结构：寰椎的前弓、横韧带及枢椎的齿状突；寰枢椎之间的两个侧块关节。上述结构的完整性受到破坏，或者某些原因造成其失用,就可能造成寰枢椎不稳定或脱位。其病因很多,如先天性畸形、外伤造成的陈旧齿状突骨折、齿状突的先天畸形、感染或炎症破坏了横韧带或侧块关节,甚至结核或肿瘤侵犯寰枢椎,都可以造成寰枢椎不稳定或脱位。临床较常见的病因为外伤和先天畸形。

(1)外伤性:外伤为寰枢椎脱位的主要原因,尤其对于韧带未发育完全的儿童,外伤具有显著的多样性,暴力打击头部及颈部运动时头部用力或头面部着地受伤等均可造成颈部肌肉韧带的损伤,从而导致寰枢椎脱位。

(2)先天性:患者先天性发育异常而导致的寰枕关节融合、侧块关节畸形、齿状突发育异常、枢椎体发育异常等。

(3)病理性:类风湿关节炎和强直性脊柱炎等风湿性疾病、咽喉部或上呼吸道感染、寰椎或枢椎肿瘤等疾病可引起寰枢椎骨质结构和韧带破坏,从而导致寰枢椎脱位。

(4)退行性:此病因多见于老年患者,随着患者年龄增长或由于患者具有长期明显头部姿势不良工作史或生活史,寰枢椎及其附属韧带可出现退行性改变,进而出现寰枢椎脱位。

四、分型

1. 按脱位形式分型

(1)寰椎向前移位,寰齿间距>3 mm(儿童>5 mm),表明椎横韧带及其他辅助韧带强度不够或者有断裂损伤等。

(2)寰椎向后移位,见于齿状突骨折或者类风湿关节炎侵袭齿状突等。

(3)寰枢椎旋转脱位,无寰椎或枢椎的前、后移位,寰齿间距在3 mm之内,椎横韧带完整。

(4)寰枢椎垂直脱位,即寰椎侧块畸形、寰枕关节融合等导致寰椎侧块及枕髁的高度丢失,枢椎齿状突向上脱位,突入枕骨大孔造成神经压迫和损伤,程度严重时即为颅底凹陷症。

2. 按脱位是否容易复位分型　随着手术技术、内固定器械的进步,很多既往难复性寰枢椎脱位可以通过单纯后路手术达到复位效果,可复与不可复的界限逐渐模糊,因此本分型仅供参考。

(1)易复性寰枢椎脱位:能够通过过屈过伸体位、牵引、手法复位等非手术治疗复位的寰枢椎脱位。

(2)可复性寰枢椎脱位:能够通过单纯后路手术复位的寰枢椎脱位。

(3)难复性寰枢椎脱位:通过全身麻醉后大重量颅骨牵引(1/6体重)仍不能复位,需要前后联合入路手术方能复位的寰枢椎脱位。

(4)固定性寰枢椎脱位或骨性融合的寰枢椎脱位:颅颈交界区的骨质结构畸形愈合,使得寰枢椎处于固定的脱位状态,体位改变、全身麻醉后大重量颅骨牵引等均不能使其改变位置关系的寰枢椎脱位。

3. 按脱位的时间分型

(1)急性脱位:脱位时间在6周及以内称为急性脱位。

(2)慢性脱位:脱位时间超过6周称为慢性脱位。

五、临床表现

1. 典型症状

(1)脊神经根压迫损伤症状:表现为枕颈部疼痛、肢体运动感觉功能障碍(四肢麻木、无力、痛温觉异常等)、括约肌障碍、大小便功能受限、性功能障碍、锥体束征阳性及声音嘶哑、吞咽困难等后组颅神经损伤症状,严重时可导致呼吸、心率等生命体征不稳,甚至危及生命。当患者存在梗阻性脑积水或颅内压增高时,可出现剧烈头痛、视神经盘水肿、喷射性呕吐等症状。

(2)椎动脉压迫损伤症状:寰枢椎脱位可压迫甚至损伤椎动脉。椎动脉为后循环的主要供血动脉,因而患者可出现眩晕、恶心、呕吐,严重时甚至出现大面积脑梗或椎动脉损伤而危及生命。

(3)颈部活动异常:寰枢椎脱位患者常常表现为颈部肌肉强直、活动受限且向一侧倾斜,以颈部旋转受限最为显著。

（4）其他：若患者因咽喉部感染而引起寰枢椎脱位，可出现发热、咳嗽等不适。若患者因外伤导致寰枢椎半脱位，则可能合并其他部分损伤及局部症状。若患者为唐氏综合征等先天性疾病引起的寰枢椎脱位，则可能伴随智力低下等症状。

2. 伴随症状

（1）肌萎缩：脱位可造成脊神经根受压迫甚至损伤，进而导致肌肉出现失神经性萎缩；若患者肌肉组织出现活动障碍，可因失用性萎缩进一步加剧肌萎缩。

（2）自主神经功能紊乱：患者可出现咳嗽、心慌、胸闷、大汗、瞳孔大小不一等症状。

六、检查

X 线检查：此为最常用及可靠的检查方法，临床常进行颈椎正位、侧位、张口位、低头位、仰头位 X 线检查对寰枢椎脱位进行评价。

薄层 CT 及三维重建：此检查用于评估寰枢椎的骨性解剖结构更具优势。由于颅底凹陷症患者齿状突处于高位，在 X 线侧位片上常由于岩骨的遮挡对齿状突显示不清。在矢状位薄层 CT 骨窗上，硬腭后缘和枕骨大孔后缘清晰可辨，当齿状突上移超过钱氏线 3 mm 时，即可诊断为颅底凹陷症。同时在正中矢状位片或者轴位片上，可精确测量寰椎前弓后缘与枢椎齿状突前缘之间的距离（寰齿间距），当寰齿间距大于 3 mm 时，即存在寰枢椎脱位；CTA 三维重建可明确椎动脉的发育情况以及椎动脉走行与骨性结构的关系。

MRI：对软组织有很好的分辨力，有利于肌肉组织、脂肪、神经的分辨，能直观、清晰地显示造成寰枢椎脱位的病理解剖因素，并可判断受压脊髓的位置、形态、损伤的程度等，同时可以观察是否合并 CM、脑积水、脊髓空洞，对于临床诊治疾病起到至关重要的作用。延髓颈髓角（cervicomedullary angle，CMA）是指颅颈交界区正中矢状位沿延髓腹侧面与上颈髓腹侧面平行线的夹角，CMA 在 135° 以下与临床上脊髓病变或脑干受压症状的出现存在显著的关系。

七、诊断及鉴别诊断

寰枢椎脱位的诊断需要结合患者的症状、体征及影像学检查结果，详见上述内容。

鉴别诊断需考虑以下疾病。

（1）颈椎病：颈椎退变导致颈椎管内的神经结构受到压迫而引起患者出现相应的神经功能障碍，老年患者居多，较少出现短颈、后组颅神经症状。颈椎 CT、MRI 检查可鉴别。

（2）颈椎管肿瘤：包括髓内肿瘤、髓外硬膜下肿瘤和硬膜外肿瘤，常见的病理类型包括神经鞘瘤、脊膜瘤、室管膜瘤等。因此，当临床上不能排除颈椎管肿瘤时，可通过颈部 MRI 检查鉴别。

（3）脊柱肿瘤：可以分为原发性肿瘤或转移瘤。原发性肿瘤常见脊索瘤、骨软骨瘤等；转移瘤常见于肺癌、肾癌等。转移瘤患者颈椎 X 线片可见骨性结构破坏，颈椎 CT、MRI 检查可以判断肿瘤的位置和种类，部分患者需要进行穿刺活检，明确肿瘤性质。

（4）后纵韧带骨化：后纵韧带骨化压迫脊髓等神经组织时，患者可出现步态不稳、踩棉花感、四肢麻木、神经根性疼痛等不适，颈椎 CT 检查可将其与寰枢椎脱位相鉴别。后纵韧带骨化患者检查可见后纵韧带明显增厚、骨化，呈高密度影，而寰枕交界区无异常，MRI 检查可进一步明确脊髓受压程度、脑脊液循环情况等。

八、治疗

寰枢椎脱位的病因以先天畸形为主，无自行康复的可能，治疗方案以手术复位为主；因其损伤延髓、高颈髓或椎动脉，严重时可危及生命，故建议尽早手术治疗。

随着医学影像学技术的发展和内固定器械的改进，寰枢椎脱位的治疗范式不断更新和衍化。早期的手术以减压为主，治疗目标是针对受到压迫的脊髓进行减压。此后随着对疾病认识的不断加深，尤其是认识到侧块关节畸形在其发生机制中的关键作用,治疗理念明显进步。目前主要的手术方式如下:①前路经口松解加复位内固定术;②前路经口松解加后路复位内固定术;③单纯后路复位内固定术等。前路手术虽然减压最为直接,但手术切口为二类切口,手术难度大、风险大,患者较痛苦,术后并发症(包括感染、脑脊液漏等)发生率较高;后路手术方面,Goel针对寰枢椎侧方关节进行复位,由于在关节中进行了松解甚至植入融合器,对于颅底凹陷垂直脱位的复位更为有效,关节间支撑也使得内固定更为稳定,融合率更高,明显提高了手术效果。因而,后路关节间松解、融合器植入、钉棒复位内固定技术逐渐成为治疗寰枢椎脱位的主流术式。

九、典型病例

女,44岁,四肢麻木无力、步态不稳3个月。体格检查:四肢肌力Ⅳ级,步态不稳,双侧病理征阳性。其术前、术中及术后影像学表现见图6-7至图6-10。

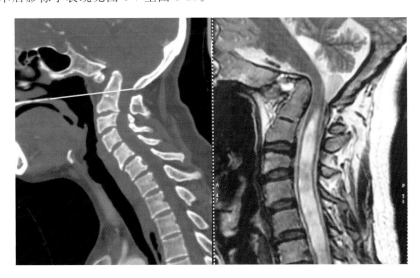

图6-7 术前影像学表现

注:CT可见寰齿间距为6 mm,齿状突上移超过钱氏线12 mm,斜坡枢椎角93°;MRI可见延髓腹侧受压凹陷变形,脊髓空洞。

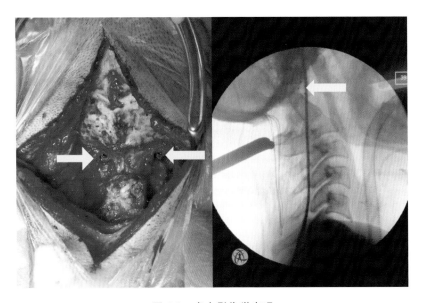

图6-8 术中影像学表现

注:手术采取单纯后路,寰枢椎侧块关节松解,植入关节间融合器,枕颈内固定。

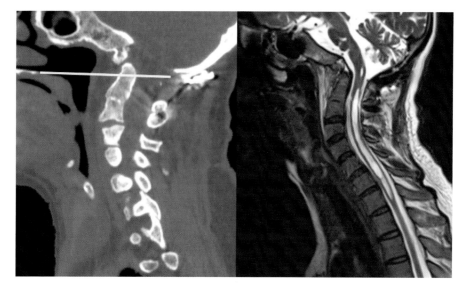

图 6-9　术后即刻影像学表现

注:手术后,寰齿间距复位至 2 mm,颅底凹陷深度复位到 4 mm,斜坡枢椎角恢复至 130°,延髓腹侧压迫解除, 脊髓空洞明显减小,患者症状明显改善。

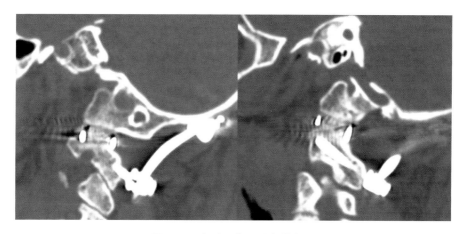

图 6-10　术后 3 个月影像学表现

注:术后 3 个月,患者完全恢复正常生活,CT 可见双侧侧块关节间骨性融合。

十、预后

寰枢椎脱位患者应尽早手术治疗,不完全脊髓损伤可逐渐恢复,预后较好;若拖延时间过长,可产生严重或者完全脊髓损伤,神经功能恢复的可能性显著下降。

(刘振磊　陈　赞)

参 考 文 献

[1] 段婉茹,刘振磊,关键,等.应用宣武枕颈复位内固定系统一期后路手术治疗颅底凹陷寰枢椎脱位临床报告[J].中华外科杂志,2019,57(10):782-787.

[2] 关健,袁澄华,刘振磊,等.脊髓空洞症硬膜下病变及枕大孔和 Magendie 孔疏通术治疗效果的初步观察[J].中华神经外科杂志,2021,37(7):694-699.

[3] 王忠诚,张玉琪,李志红,等.小脑扁桃体切除并脊髓中央管口松解术治疗合并脊髓空洞的 Chiari 畸形[J].中华神经外科杂志,2004,20(3):215-217.

[4] Adzick N S,Thom E A,Spong C Y,et al. A randomized trial of prenatal versus postnatal repair of myelomeningocele[J]. N Engl J Med,2011,364(11):993-1004.

[5] Aitken L A,Lindan C E,Sidney S,et al. Chiari type Ⅰ malformation in a pediatric population[J]. Pediatr Neurol,2009,40(6):449-454.

[6] Chen Z,Duan W,Chou D,et al. A safe and effective posterior intra-articular distraction technique to treat congenital atlantoaxial dislocation associated with basilar invagination:case series and technical nuances[J]. Oper Neurosurg(Hagerstown),2021,20(4):334-342.

[7] Chern J J,Gordon A J,Mortazavi M M,et al. Pediatric Chiari malformation type 0:a 12-year institutional experience[J]. J Neurosurg Pediatr,2011,8(1):1-5.

[8] Goel A. Basilar invagination,Chiari malformation,syringomyelia:a review[J]. Neurol India,2009,57(3):235-246.

[9] Guan J,Yuan C,Zhang C,et al. A novel classification and its clinical significance in Chiari Ⅰ malformation with syringomyelia based on high-resolution MRI[J]. Eur Spine J,2021,30(6):1623-1634.

[10] Heiss J D,Jarvis K,Smith R K,et al. Origin of syrinx fluid in syringomyelia:a physiological study[J]. Neurosurgery,2019,84(2):457-468.

[11] Holly L T,Batzdorf U. Chiari malformation and syringomyelia[J]. J Neurosurg Spine,2019,31(5):619-628.

[12] Ivashchuk G,Loukas M,Blount J P,et al. Chiari Ⅲ malformation:a comprehensive review of this enigmatic anomaly[J]. Childs Nerv Syst,2015,31(11):2035-2040.

[13] Jansen P R,Dremmen M,van den Berg A,et al. Incidental findings on brain imaging in the general pediatric population[J]. N Engl J Med,2017,377(16):1593-1595.

[14] Kim I,Hopson B,Aban I,et al. Decompression for Chiari malformation type Ⅱ in individuals with myelomeningocele in the National Spina Bifida Patient Registry[J]. J Neurosurg Pediatr,2018,22(6):652-658.

[15] Klekamp J. Surgical treatment of Chiari Ⅰ malformation—analysis of intraoperative findings,complications,and outcome for 371 foramen magnum decompressions[J]. Neurosurgery,2012,71(2):365-380.

[16] Krishna V,Sammartino F,Yee P,et al. Diffusion tensor imaging assessment of microstructural brainstem integrity in Chiari malformation type Ⅰ[J]. J Neurosurg,2016,125(5):1112-1119.

[17] McClugage S G,Oakes W J. The Chiari Ⅰ malformation[J]. J Neurosurg Pediatr,2019,24(3):217-226.

[18] McGirt M J,Nimjee S M,Fuchs H E,et al. Relationship of cine phase-contrast magnetic resonance imaging with outcome after decompression for Chiari Ⅰ malformations[J]. Neurosurgery,2006,59(1):140-146.

[19] Oldfield E H. Pathogenesis of Chiari Ⅰ—pathophysiology of syringomyelia:implications for therapy:a summary of 3 decades of clinical research[J]. Neurosurgery,2017,64(CN_suppl_1):66-77.

[20] Pinter N K,McVige J,Mechtler L. Basilar invagination,basilar impression,and platybasia:clinical and imaging aspects[J]. Curr Pain Headache Rep,2016,20(8):49.

[21] Royo-Salvador M B,Solé-Llenas J,Doménech J M,et al. Results of the section of the filum terminale in 20 patients with syringomyelia,scoliosis and Chiari malformation[J]. Acta Neurochir(Wien),2005,147(5):515-523.

［22］ Sadler B,Wilborn J,Antunes L,et al. Rare and de novo coding variants in chromodomain genes in Chiari Ⅰ malformation［J］. Am J Hum Genet,2021,108(1):100-114.

［23］ Tubbs R S,Iskandar B J,Bartolucci A A,et al. A critical analysis of the Chiari 1. 5 malformation ［J］. J Neurosurg,2004,101(2 Suppl):179-183.

［24］ Vernooij M W,Ikram M A,Tanghé H L,et al. Incidental findings on brain MRI in the general population［J］. N Engl J Med,2007,357(18):1821-1828.

［25］ Von Lüdinghausen M,Prescher A,Kageya I,et al. The median atlanto-occipital joint in advanced age［J］. Spine(Phila Pa 1976),2006,31(14):E430-E436.

［26］ Wang S,Wang C,Yan M,et al. Syringomyelia with irreducible atlantoaxial dislocation,basilar invagination and Chiari Ⅰ malformation［J］. Eur Spine J,2010,19(3):361-366.

［27］ Xia Z Y,Duan W R,Zhao X H,et al. Computed tomography imaging study of basilar invagination and atlantoaxial dislocation［J］. World Neurosurg,2018,114:e501-e507.

［28］ Yin Y H,Yu X G,Zhou D B,et al. Three-dimensional configuration and morphometric analysis of the lateral atlantoaxial articulation in congenital anomaly with occipitalization of the atlas［J］. Spine(Phila Pa 1976),2012,37(3):E170-E173.

第七章　颈椎后凸畸形

一、概述

随着对脊柱矢状位平衡研究的进展,颈椎矢状位平衡也受到越来越多研究者的关注。生理状态下,颈椎在矢状位是前凸的,这对于人体维持直立姿势和水平注视是必要的。

临床上常用于测量颈椎前凸角的方法有如下三种:Cobb 角测量法(图 7-1(a))、哈里森后切线法(图 7-1(b))和杰克森生理应力线法(图 7-1(c))。其中 Cobb 角的测量包括 C0～2 角、C0～7 角、C2～7 角等,正常男性 Cobb 角(C2～7 角)平均为 16°～27°、女性为 15°～25°。哈里森后切线法和杰克森生理应力线法通常被用来评估下颈椎的生理曲度,而颈椎生理前凸的 75%～80% 在 C0～2 节段。

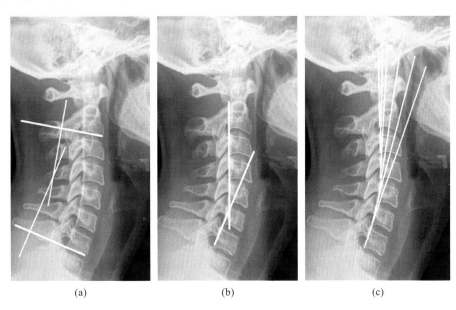

(a)　　　　　　　　(b)　　　　　　　　(c)

图 7-1　三种不同的颈椎前凸角测量方法

颈胸交界区的矢状位序列对于维持颈椎生理前凸也具有重要意义,包括 T1 斜坡角(T1S),即 T1 上终板所在直线与水平线的夹角;胸廓入口角(TIA),即 T1 上终板中点和胸骨上端连线与 T1 上终板切线垂线的夹角(图 7-2)。

临床上,常用颈椎矢状面轴向距离(C2～7 SVA)来评估颈椎矢状位平衡。C2～7 SVA 是指经 C2 椎体几何中心铅垂线与经 C7 椎体后上角铅垂线的水平距离,正常值小于 20 mm,一般情况下大于 40 mm 被认为是失衡的(图 7-3)。

常用于评估颈椎矢状位平衡的参数还包括颏眉垂线角(CBVA),即直立时颏、眉连线与铅垂线的夹角,表示水平注视的维持能力。

Grob 等认为颈椎 C2～7 角 >4° 时为颈椎后凸畸形,但也有学者认为 C2～7 角 >5° 时方可定义为颈椎后凸畸形。根据后凸畸形严重程度可将颈椎后凸畸形分为轻度颈椎后凸畸形(后凸节段的后切线夹角 <40°)和重度颈椎后凸畸形(后凸节段的后切线夹角 ≥40°)。

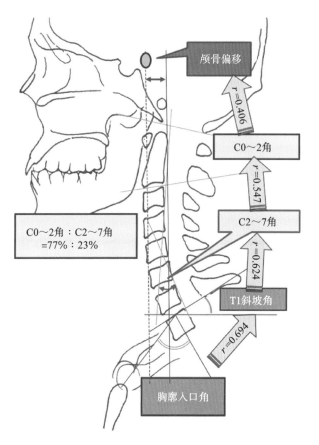

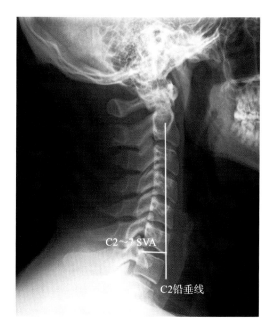

图 7-2　颈椎角度测量示意图　　　　　　　　图 7-3　颈椎矢状面轴向距离测量方法

二、病因

导致颈椎后凸畸形的原因有很多,通常根据病因对颈椎后凸畸形进行分类,主要包括退变型颈椎后凸畸形、创伤性颈椎后凸畸形、先天性颈椎后凸畸形、肿瘤性颈椎后凸畸形、神经肌源性颈椎后凸畸形、青少年特发性颈椎后凸畸形、医源性颈椎后凸畸形、结核性颈椎后凸畸形、继发于强直性脊柱炎的颈椎后凸畸形、继发于神经纤维瘤病的颈椎后凸畸形等。

三、临床表现

颈椎后凸畸形的临床症状除了常见的颈部疼痛、神经功能损害外,严重者还可能出现无法平视、吞咽困难,甚至窒息。体格检查常可发现四肢及躯干深浅感觉减退、下肢肌张力增高、四肢肌力下降、病理征阳性等。

四、手术指征和目的

一部分颈椎后凸畸形患者仅表现为项部肌肉酸痛,通过外固定支具牵引、理疗等保守治疗常可缓解。对于顽固的颈部疼痛、严重神经功能损害,或进行性发展的颈椎后凸畸形,往往需要手术处理。手术目的是恢复颈椎生理前凸,重建颈椎矢状位平衡。

五、分型

颈椎后凸畸形的分型目前参考 Ames-ISSG 分型(图 7-4)。C2～7 SVA、CBVA、T1S-CL、mJOA 评分和 SRS-Schwab 评分是 5 个具有指导意义的评价指标。

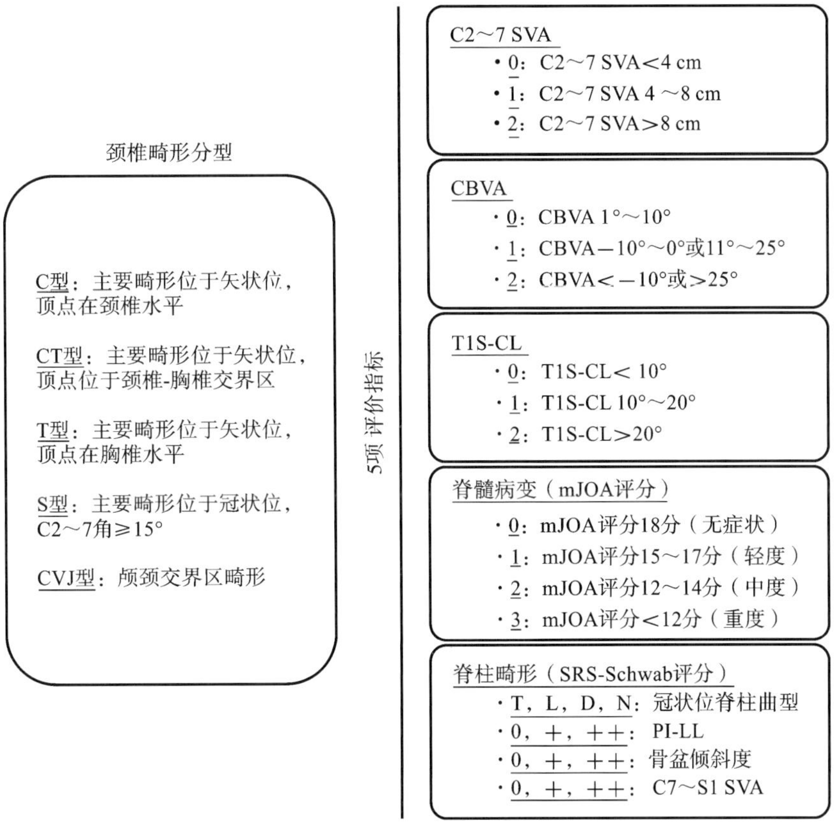

图 7-4　Ames-ISSG 分型

六、分类

（一）退变型颈椎后凸畸形

随着年龄的增长，颈椎间盘退变和高度丢失，导致颈椎前柱变短、后柱相对变长，造成颈椎前凸丢失甚至后凸畸形的发生。同时，钩椎关节和关节突关节的退变增生也会加剧颈椎后凸。颈部后方肌肉力量的减弱也是颈椎后凸畸形的原因之一。

临床表现主要为颈部疼痛和神经压迫症状，神经压迫症状包括髓性症状和根性症状。颈部疼痛的症状一般在活动后加重，休息后缓解；神经压迫症状主要由颈椎间盘退变和椎间孔狭窄导致。

影像学检查中，颈椎侧位 X 线平片即可诊断颈椎后凸畸形，并可以反映后凸畸形的严重程度。其中过屈过伸位 X 线平片可以反映后凸畸形的僵硬程度和可矫正程度，这对于手术计划的制订具有重要的意义。CT 和 MRI 对于评估神经压迫症状具有重要意义，可以用于判断是压迫脊髓还是压迫神经根，同时 CT 可以进一步观察骨性结构，对于制订精细化手术计划具有重要意义。

治疗上，主要目的在于缓解疼痛和改善神经压迫症状。治疗方法包括保守治疗和手术治疗。保守治疗主要针对神经压迫症状不重和颈椎后凸畸形僵硬程度不重的患者，主要方法有非甾体抗炎药缓解疼痛、物理治疗、牵引等。

手术方法包括单纯前路手术(图 7-5)、单纯后路手术和前后联合入路手术。一般来说，前路入路和前后联合入路为常见的手术入路，手术操作主要是前方撑开，配合钛板预弯以达到良好的矫形效果。单纯前路手术并发症发生率显著低于单纯后路手术和前后联合入路手术。因此，单纯前路手术在退变型颈椎后凸畸形的治疗中具有重要的意义。

（二）创伤性颈椎后凸畸形

颈椎骨折引起的椎体高度损失和小关节脱位，都是颈椎后凸畸形的原因。颈椎骨折后采取保守治

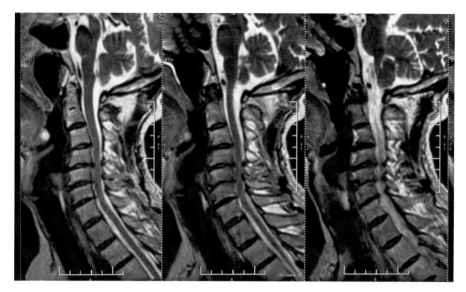

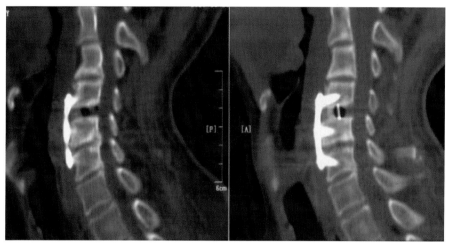

图 7-5　退变型颈椎后凸畸形通过单纯 ACDF 减压及矫形

疗,颈椎失去了原有的稳定性,伤椎发生楔形变,导致后凸畸形(图 7-6)。骨折初期复位满意,椎体高度恢复良好,但由于椎体复位后出现明显的椎体内骨质缺损,前柱支撑功能丧失,远期仍可能发生后凸畸形。

临床表现主要为疼痛和神经功能损害。

影像学检查中,颈椎侧位 X 线平片除可诊断颈椎后凸畸形外,还可见伤椎椎体塌陷。CT 可见伤椎椎体内骨质缺损,椎体楔形变。

症状轻微者可行保守治疗,保守治疗无效或症状严重者可行手术治疗。根据患者个体情况判断是否需要前路截骨,并行前方或前后方内固定术。

(三)先天性颈椎后凸畸形

先天性颈椎后凸畸形是指在胚胎发育过程中,颈椎形成障碍或分节不全导致的颈椎后凸畸形。先天性颈椎后凸畸形罕见,其在早期无特殊症状。先天性颈椎前柱分节不良,因为累及节段少,预后较差;先天性颈椎形成障碍累及节段多,为均匀性后凸畸形,预后较好。

影像学检查中,脊柱全长 X 线平片可见颈椎后凸畸形和颈椎发育异常。除做常规 X 线检查以外,脊柱 CT 三维重建也有助于全面了解脊柱的发育异常,判断颈椎形成障碍或分节不良的累及节段。先天性颈椎后凸畸形常常伴发先天性脊髓畸形,包括脊髓纵裂、脊髓栓系综合征、脊髓空洞、脊髓脊膜膨出等,故脊柱全长 MRI 检查有助于全面了解脊柱脊髓的发育情况,扫描范围为颅颈交界区至骶尾部。

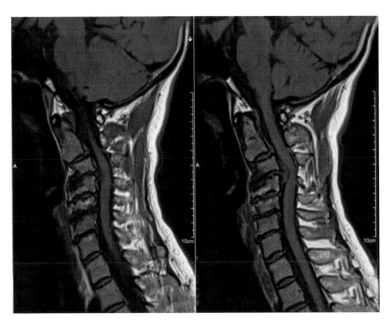

图 7-6 外伤导致颈椎椎体塌陷、颈椎后凸畸形

（四）肿瘤性颈椎后凸畸形

转移性肿瘤是最常见的肿瘤性致畸因素，前柱塌陷伴发疼痛或神经系统损害较为常见（图 7-7）。首先应治疗原发性肿瘤，并重建颈椎稳定性。

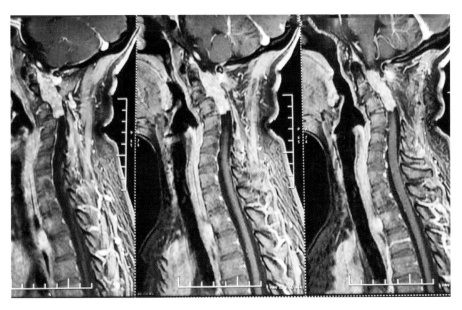

图 7-7 上颈段肿瘤引起颈椎后凸畸形

（五）神经肌源性颈椎后凸畸形

神经肌源性颈椎后凸畸形为神经源性或肌源性疾病导致的颈椎后凸畸形，多由颈椎后方张力肌群肌力下降，引起颈椎后凸。

（六）青少年特发性颈椎后凸畸形

青少年不明原因的颈椎后凸畸形早期往往没有明显的临床表现，随着病情的进展，会出现颈肩部疼痛和神经压迫症状。影像学检查中，X 线平片可判断病变椎体和畸形程度以及颈椎不稳的情况。脊柱全长片有助于评估胸腰段脊柱对颈椎后凸畸形的代偿。MRI 检查可以评估脊髓受压情况（图 7-8）。

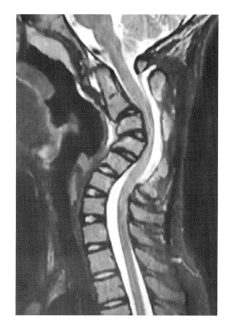

图 7-8 青少年特发性颈椎后凸畸形

仅有疼痛症状者可行保守治疗,保守治疗无效或有神经功能损害者可行手术治疗。颈椎后凸畸形手术原则与胸腰椎后凸畸形不同。对胸腰椎后凸畸形往往通过缩短后柱以达到矫形目的,对颈椎后凸畸形往往通过单纯撑开前方椎间隙恢复颈椎曲度,以达到矫形目的。

(七)医源性颈椎后凸畸形

这是颈椎椎板切除术后的常见并发症。椎板完全切除后,破坏了颈椎后部解剖结构的完整性,包括后方肌肉组织在内的软组织被破坏,丧失了对颈椎的支持作用。临床常表现为局部疼痛和脊髓前束综合征。

影像学检查中,颈椎侧位 X 线平片可见椎板切除节段的颈椎后凸畸形,还可见椎体楔形变。CT 可见椎板切除节段椎板缺如。MRI 可见后凸节段椎体压迫腹侧脊髓(图 7-9)。最好的治疗方法是预防,尤其在小儿颈椎手术中,避免单纯切除椎板而不行融合术。如已发生颈椎后凸畸形,则应行矫形植骨融合术。

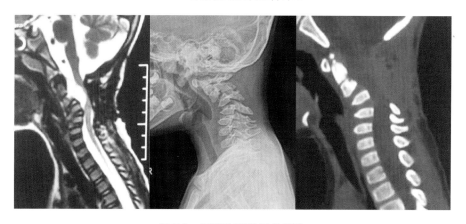

图 7-9 医源性颈椎后凸畸形
注:椎板切除后,未行内固定,颈椎出现后凸畸形。

(八)结核性颈椎后凸畸形

结核性颈椎后凸畸形大部分为病变治愈型颈椎结核伴后凸畸形(静止型颈椎结核伴后凸畸形),少数多节段颈椎结核在急性期或活动期即可出现严重的后凸畸形(活动型颈椎结核伴后凸畸形)。脓肿、后凸畸形、神经系统感染及反应性增厚的软组织均可能造成神经功能损害。

影像学检查中,颈椎侧位 X 线平片除可见颈椎后凸畸形外,还可见椎体破坏,死骨形成,部分伴有椎旁脓肿。CT 可见不同程度的骨质破坏,死骨形成。MRI 对早期骨质破坏敏感,增强扫描可见病灶强化(图 7-10)。

对活动型颈椎结核伴后凸畸形的患者,首先需要使用规范化抗结核药物控制结核病的进展,抗结核有效后再行手术减压。

(九)继发于强直性脊柱炎的颈椎后凸畸形

继发于强直性脊柱炎的颈椎后凸畸形由广泛的脊柱、关节和韧带骨化融合导致。临床表现为头颈前倾,不能平视,视野受限,颌触胸畸形,可伴吞咽困难甚至窒息。影像学检查常表现为脊柱竹节样变,X 线平片可见颈椎棘突间距增大,呈扇形展开。CT 可见前纵韧带骨化、椎间隙狭窄、关节突关节融合等改变。治疗上,若合并髋关节屈曲畸形,应先行全髋关节置换术,再行颈椎截骨术,以恢复颈椎矢状位平衡。

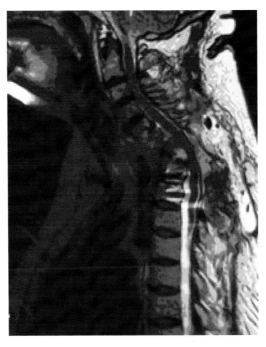

图 7-10　结核性颈椎后凸畸形

（十）继发于神经纤维瘤病的颈椎后凸畸形

Ⅰ型神经纤维瘤病若累及颈椎，可发生颈椎后凸畸形。畸形多僵硬且进行性发展，最终导致脊髓受压。影像学检查中，Ⅰ型神经纤维瘤病累及颈椎者多表现为颈椎后凸，椎管扩大，椎体破坏，高度丢失，发生楔形变。过屈过伸位 X 线平片可见颈椎不稳。CT 可见颈椎椎体骨质破坏。

治疗上，一般认为保守治疗无效，畸形常呈进行性发展。发生脊髓压迫时，应积极手术减压、内固定，恢复颈椎矢状位序列及其稳定性。

七、颈椎后凸畸形的截骨

Ames 等基于解剖学，根据椎体切除及软组织松解程度，提出颈椎 7 级截骨的概念：1 级为部分关节突切除，2 级为全关节突切除，3 级为椎体次全切除，4 级为钩椎关节至横突孔完全切除，5 级为 C7～T1 伸展性截骨，6 级为闭合楔形截骨，7 级为全脊椎切除（图 7-11）。

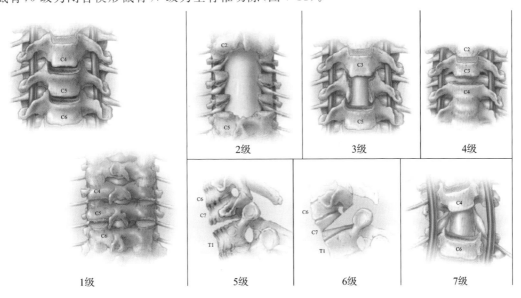

图 7-11　颈椎 7 级截骨示意图

基于手术入路,颈椎后凸畸形截骨术可分为前路截骨术、后路截骨术、前后联合入路截骨术。

1. 前路截骨术　前路截骨术的范围包括在前路颈椎间盘切除及椎体间融合术(ACDF)期间进行的部分钩椎关节切除、部分或完全椎体次全切除,或通过钩椎关节从外侧穿出进入横突孔的截骨术。Ames等分类为1、3或4级截骨。前路截骨术通过关节面的运动以获得矫正,因此不能单独用于颈椎后方融合的患者。

2. 后路截骨术　后路截骨术包括部分小关节切除、全小关节切除(SPO或Ponte截骨)或涉及后柱和前柱的闭合楔形椎弓根截骨术(PSO)。Ames等将其分类为1、2、5或6级截骨。

SPO或Ponte截骨完全切除脊柱节段的上、下关节突,可同时切除黄韧带、椎板和棘突。后路截骨术通过前柱残余的活动度以获得必要的矫正,通常在多个节段进行,以增加矫正程度。重要的是,后路截骨术不涉及切除椎弓根或椎体,横突孔可保持完整。

开放楔形截骨术(5级截骨)完整切除颈椎后成分、椎板、棘突和关节突,以相对延长前柱。PSO(6级截骨)是一种脊柱缩短闭合楔形截骨术,本质上比开放楔形截骨术更安全,此外闭合截骨术更稳定。

有研究表明,单纯颈椎PSO矫正度数类似于前路截骨术联合后路SPO。因此,建议将前路截骨术与SPO相结合,而不是单纯PSO。

3. 前后联合入路截骨术　前后联合入路截骨术可显著矫正严重畸形。少数情况下,可能需要切除完整的椎体(7级截骨),切除范围包括整个椎体、相邻椎间盘、完整的钩椎关节、椎板和关节面。该术式一般用于肿瘤性颈椎后凸畸形,实施过程中尤其要注意保护椎动脉。

根据颈椎后凸畸形在过屈过伸位上表现的柔软和僵硬程度,可采取图7-12所示的手术策略,灵活运用多种入路截骨方法纠正颈椎后凸畸形,重建脊柱稳定性,恢复脊柱矢状位平衡。

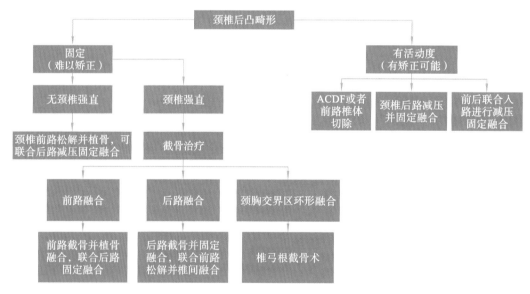

图 7-12　颈椎后凸畸形手术决策

（李维新）

参 考 文 献

[1] Ames C P,Smith J S,Scheer J K,et al. A standardized nomenclature for cervical spine soft-tissue release and osteotomy for deformity correction:clinical article[J]. J Neurosurg Spine,2013,19(3): 269-278.

[2] Ames C P,Smith J S,Eastlack R,et al. Reliability assessment of a novel cervical spine deformity classification system[J]. J Neurosurg Spine,2015,23(6):673-683.

第八章 胸腰椎畸形

第一节 青少年先天性脊柱侧凸

一、基本概念

先天性脊柱侧凸(congenital scoliosis,CS)是由于母体妊娠4～6周期间胎儿椎体形成或分割异常导致的脊柱不对称生长,故胎儿出生后即存在椎体异常所引起的脊柱侧凸(图8-1),占所有脊柱侧凸畸形的10%。CS的患病率为(0.5～1)/1000,鉴于许多CS患者没有症状,该患病率是被低估的。

CS主要是散发性的,很少遵循单基因遗传模式。然而,在具有多个椎体畸形的先证者家族中,其兄弟姐妹的椎体畸形发生风险会增加2.5%～3%。10%～17%的CS患者报道有特发性脊柱侧凸的阳性家族史,这表明脊柱侧凸具有遗传易感性。目前认为单独的遗传倾向不太可能导致先天性脊柱侧凸畸形,并发的环境损伤也是导致脊柱侧凸畸形的重要原因。

二、自然史

CS的自然史因患者的发病时间、年龄、侧凸部位和畸形类型而异。近年来的统计数据显示,约50%的CS表现

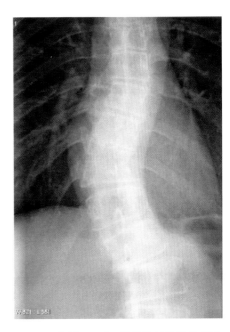

图8-1 右侧T 10/11半椎体导致脊柱侧凸

为快速进展,25%表现为没有进展,25%表现为缓慢进展。缓慢进展或没有进展的部分患者,其外观和生理功能不受影响。而快速进展的患者通常伴有严重的外观畸形和多个脏器功能受损。

三、诊断

CS的诊断主要靠临床表现和影像学检查,典型表现为背部骨性凸起、双肩不等高等,影像学检查包括脊柱全长片、CT、MRI等。多数CS是在体检时偶然发现的,例如常规胸片、超声或MRI检查。CS最早在胎儿12周左右即可诊断,约50%的患者在3岁前明确诊断。

四、鉴别诊断

CS需要与特发性脊柱侧凸及神经肌源性脊柱侧凸相鉴别,CS常有明确的证据,如椎体形成障碍或分节不良。

五、临床评估

CS患者的临床评估首先应从全面的病史开始,包括出生前的病史,其相关的年龄、身高和体重均可用于预测骨骼生长和侧凸进展速度,同时需要评估患者不同时期的冠状面、矢状面、躯干和骨盆的平衡。

其次需要检查患者的胸壁是否存在畸形、不对称，是否偏移或者影响呼吸功能。CS患者出生后，畸形、受压的胸廓会导致肺泡增生并损害肺功能，此症状在0～2岁进展最为迅速，并持续到8岁左右。畸形的胸廓会发展为限制性肺病或者胸廓功能不全综合征，并有肺容积的永久性减少。侧凸Cobb角接近90°或后凸畸形已被报道可导致肺部发育不全。最后需要检查患者的神经系统是否异常。有文献统计，4%～36%的CS患者合并神经功能缺损，其中18%～71%有椎管内异常。部分神经系统畸形如小脑扁桃体下疝、脊髓纵裂、脊髓栓系综合征、脊髓空洞等，会导致患者出现相关症状，其他畸形即便没有症状，在脊柱侧凸的矫形过程中，由于脊髓在椎管内相对位移，会导致血管和神经的卡压，从而出现神经系统症状。

其他胸部相关的畸形也需要进行临床评估，如泌尿系统畸形（孤立肾、马蹄肾、输尿管畸形等）（图8-2）、消化系统畸形（气管食管瘘、先天性肛门闭锁）、心血管系统畸形（室间隔缺损）等，这些畸形也会增高手术风险。因此，对于CS患者，需要在术前进行详细的临床检查和评估。

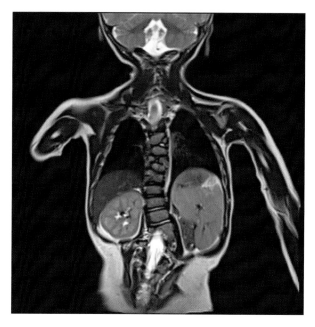

图8-2　先天性脊柱侧凸合并右侧孤立肾

六、分型

为了更加系统地评估和治疗CS，Winter于1973年提出了最早的CS分型，主要可分为三类：椎体形成异常型、椎体分节异常型及混合型。通常使用X线等二维成像技术进行分类。此外，对于单纯CS和合并先天性椎体畸形的综合性脊柱侧凸，需要进行详细的区分，后者需要对病因进行更加全面的评估。具体分类如下。

（一）椎体形成异常型

此种类型包括半椎体、楔形椎及蝴蝶椎。半椎体相当于额外的半个椎体，此型畸形多位于胸椎，位于胸部时常连接有额外的肋骨。根据邻近椎体与半椎体的关系，可进一步将半椎体分为半分节型、完全分节型、未分节型和嵌入型。半分节型半椎体又称为双椎弓根畸形，可引起轻度到中度的侧凸畸形；完全分节型半椎体上下各有一个有功能的骨骺，具有生长潜能，可引起较为严重的脊柱侧凸畸形（图8-3）。当邻近两个椎体位于脊柱两侧时，有可能产生"半椎异构"现象，此时多余的半椎体并不导致畸形。蝴蝶椎类似于半椎异构，主要为椎体两个软骨融合异常导致，冠状面上常无畸形，矢状面上可表现为后凸畸形。

（二）椎体分节异常型

此型表现为椎体的先天性骨性联合，可细分为单侧分节不良或单侧不分节骨桥、椎体前方分节不良、双侧分节不良。影像学表现为椎间盘的完全或不完全缺如、钙化，椎间盘水平可见腰性缩窄（图8-4）。

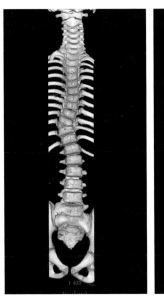
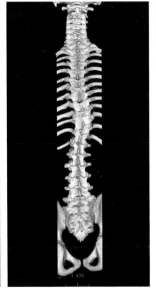
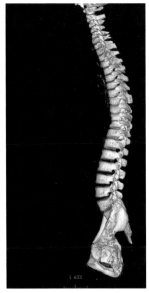

图 8-3　右侧 T10/11 半椎体

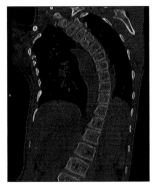
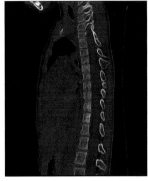
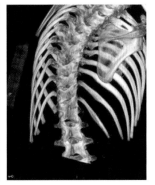

图 8-4　分节不良导致的 CS

（三）混合型

此种类型通常被认为合并前两种畸形，即椎体分节异常和形成异常，其预后与合并的两种畸形异常程度相关。通常认为，椎体单侧形成异常伴随对侧分节异常时，脊柱侧凸的进展会加速。

七、治疗

CS 的治疗目标主要有三个方面：一为矫正患者的脊柱畸形，避免侧凸的进展；二为维持胸廓和脊柱的正常发育；三为维持脊柱的功能。在临床中，应根据患者的具体情况，如年龄、畸形范围与生长特点来综合选择治疗方案。对于幼儿，主要的治疗目标是维持胸廓和脊柱的持续正常发育；对于儿童，治疗需要同时平衡脊柱畸形的控制和脊柱的发育；对于骨骼已经发育成熟的患者，治疗重心则转为在尽可能维持患者脊柱正常功能的情况下进行脊柱矫正。

CS 的治疗方法包括保守治疗和手术治疗。保守治疗包括观察和定期随访、支具治疗、石膏矫正和牵引治疗。对于畸形较为严重或进展较快的 CS 患者，应尽早进行手术治疗。手术方案的选择主要根据脊柱畸形的进展速度、类型、部位和严重程度等决定。不及时进行手术治疗会导致畸形加重和结构性的代偿凸改变，最终导致脊髓和神经根受压，此时再进行治疗可能需要牺牲包括结构性代偿凸在内的较长的脊柱节段进行融合手术，不仅手术效果和患者的脊柱活动度较前差，影响患者的脊柱正常生长发育，同时也会使得手术的创伤和风险增加。

（一）保守治疗

保守治疗包括观察、支具和石膏治疗、牵引治疗等。对多数首次就诊的 CS 患者,其 Cobb 角通常低于 10°,患者外观也没有明显畸形,此时首选观察 3~6 个月,定期复查,如果患者侧凸进展角度低于每年 10°,可继续观察患者病情发展,直至出现侧凸进展加速或者患者出现难以耐受的临床症状。通常而言,对于半椎异构、蝴蝶椎、多个融合椎体、嵌入型半椎体以及不分节的半椎体,其脊柱侧凸的进展速度都较慢,许多患者在首诊后持续观察并定期复查,在骨骼发育成熟后,其侧凸角度也未超过 20°。

支具治疗对于特发性脊柱侧凸初期效果较好,CS 患者脊柱较为僵直,支具治疗效果不太理想。石膏治疗主要应用于侧凸进展较快的年龄较小的患者,其目的在于延缓患者脊柱侧凸的进展速度,从而推迟第一次矫正手术的时间,为患者的心脏与肺部功能发育留出足够的时间,进而降低手术创伤打击和并发症发生率。Risser 最初提出的石膏技术无法纠正侧凸的旋转畸形以及旋转引发的脊柱胸廓和肋骨的畸形问题。Cotrel 等于 1964 年改进了石膏技术,通过与牵引技术相结合,在石膏床的辅助下,可以达到去旋转及更好的矫正效果。牵引技术本身对于结构性侧凸,尤其是 CS 作用有限,但其能够改善一些结构性侧凸附近的相对柔软的代偿凸,同时能矫正部分躯干偏移,故可与石膏技术联合用于长节段代偿的年龄较小的 CS 患者。

（二）手术治疗

CS 患者的手术治疗应该在早期进行,一般认为在 10 岁以前。手术治疗的目的是阻止畸形进展,维持患者心肺功能及脊柱平衡,改善躯干外观。明确诊断后,在早期观察和合适的心肺发育窗口期过后,应尽快进行手术。

手术治疗的主要方式有半椎体切除术、脊柱融合术、后路原位脊柱融合术、凸侧骨骺阻滞术、脊柱非融合术等。这些手术均已经过验证,具有令人满意的矫正效果。

原位脊柱融合术和骨骺阻滞术早期用于单阶段 CS,如单发的半椎体,长期随访显示其具有 15°左右的矫正效果,但是部分患者前路椎间盘融合不完全,会导致逐渐加重的曲轴现象,近年来临床较少应用。

半椎体切除术最早由 Royle 于 1928 年提出并应用于临床。半椎体切除术矫正效果好、融合节段短、术后稳定性较强、神经并发症发生率较低,是现在主流的 CS 术式。此术式直接切除导致畸形的半椎体,矫正效果明显。Lazar 等对 11 例一期行半椎体切除术的患者进行评估,显示术后矫正率为 77% 左右。Chang 等对 10 岁以下行半椎体切除术的患者进行了 7 年的随访,发现患者术后的侧凸及冠、矢状位失衡情况得到明显改善。目前主流观点认为,半椎体切除术应该在 1 岁后、3 岁前进行,对脊柱侧凸畸形严重的患者,可在 1 岁内一期行半椎体切除术而不行内固定术。

脊柱融合术主要借助锥弓根螺钉的三维固定矫正,结合各种脊柱矫正的方式如凸侧加压凹侧撑开技术、平移技术、转棒技术、直接去旋转等,具有良好的侧凸矫正效果。但是脊柱融合术可导致断棒、神经卡压等并发症,过早的脊柱融合也会使得患儿后续心肺功能发育受限,故手术应尽量避免长节段融合。

脊柱非融合术包括生长棒技术、磁控生长棒技术、VEPTR 技术等,均有优缺点。Moe 于 1984 年最先提出生长棒技术,对于年轻患者,畸形的脊柱具有一定柔韧性,生长棒可提供正确的纵向生长力,从而推迟甚至避免后续的脊柱融合手术。此手术在一定程度上纠正了患者的侧凸畸形,保证了患者后续心肺功能的正常发育,相比脊柱融合术更为安全。但是术后需要多次手术,定期进行生长棒延长,对患者的生理、心理造成了巨大的负担。Upasani 等提出磁控生长棒技术,此技术可避免反复多次手术,但是术后长期矫正效果有待后续研究。

（吴　浩　菅凤增）

第二节　青少年特发性脊柱侧凸

一、基本概念

正常的脊柱在冠状面上是直的,而在矢状面,胸椎平均后凸 30°和腰椎平均前凸 55°。脊柱侧凸是指冠状位 Cobb 角大于 10°的脊柱三维畸形。10～18 岁的儿童和青少年遭受的有症状的脊柱侧凸可能由先天性、神经肌肉或各种综合征引起。如果没有找到脊柱侧凸的病因，则被列为青少年特发性脊柱侧凸（adolescent idiopathic scoliosis，AIS）。AIS 是青少年脊柱侧凸中最常见的类型，发病率为 1%～3%，多数患者并不需要治疗，患者性别比例相当。侧凸 Cobb 角大于 40°的患者比例低于 0.1%，其中女男比例为 10：1。特发性脊柱侧凸的发病原因尚不明确，基因、神经功能障碍及椎旁肌不平衡等因素是目前广泛接受的病因。

二、自然史

AIS 的自然史因患者的年龄、月经初潮年龄、曲线类型、曲线幅度和骨骼成熟度而异。这些因素决定了 AIS 患者侧凸的进展。侧凸的角度随着椎间的增大而增大，但增大的幅度由很多因素决定。Lonstein 和 Carlson 对 727 例侧凸角度为 5°～29°的 AIS 患者进行了回顾性研究。侧凸角度大于 20°，Risser 等级为 0 或 1 级，或者患者年龄为 12 岁或更年轻是侧凸进展的高危因素。各文献对侧凸进展的报道不一致。但近期的文献都报道随访期间侧凸每 4 个月进展 5°～6°。

常见的与未经治疗的 AIS 相关的不良结果包括侧凸进展、背痛、心肺问题、美容和心理社会问题。与一般人群相比，AIS 患者可能出现更频繁、更严重的背痛。然而，并没有证据表明这会导致残疾的增加。

Weinstein 等对未经治疗的 AIS 患者 50 年健康和功能随访的结果进行了评估。他们将 117 例未经治疗的 AIS 患者与 62 名年龄和性别匹配的志愿者进行了比较。研究发现，胸弯大于 80°的患者气短的风险增加，但这并没有导致死亡率的增高。AIS 患者组的腰痛发生率更高，然而，68% 的患者只有轻微或中度腰痛。与对照组相比，未经治疗的 AIS 患者对自身外形的满意度较低。

（一）骨骼成熟前的自然史

青少年脊柱侧凸在生长发育期加重。进展原因主要是凹面和凸面生长发育不平衡，也可能是脊柱前柱和后柱生长发育不均衡。

影响侧凸进展的因素包括性别、骨骼成熟度和顶椎位置。发生于女性的侧凸更容易进展且需要治疗；骨骼越不成熟，越易进展；顶椎在胸椎时，其进展最快。剩余的生长量可以通过 Risser 等级和月经情况进行评估。生长高峰发生在月经初潮、Risser 等级 1 级和三角软骨刚闭合时。

（二）骨骼成熟后的自然史

未经治疗的 AIS 会导致随后的后背部疼痛和心肺功能障碍，影响生活功能和外观。成人脊柱侧凸进展缓慢，进展情况与侧凸严重程度相关，大于 50°的侧凸患者中 2/3 会进展。腰弯进展更加缓慢。

三、诊断

诊断依赖于临床对脊柱三维畸形的观察，包括前屈位观察剃刀背（图 8-5）。脊柱全长片可进一步确认冠状位 Cobb 角大于 10°（图 8-6）。

四、鉴别诊断

30% 的侧凸患者可找到明确的病因，了解这些致病因素对鉴别特发性脊柱侧凸十分重要。例如神经肌肉型和先天性脊柱侧凸常有明确的证据，神经纤维瘤性脊柱侧凸可见牛奶咖啡斑，韧带松弛见于马方综合征，严重背痛或脊柱僵硬的患者要警惕合并椎管内肿瘤。

五、分型

特发性脊柱侧凸的分型最早由 Schuthess 提出。此后，又有一系列分型被提出，都是基于侧凸位置和角度进行分型，以便于描述侧凸并进行系统性治疗。

（一）King 分型

1983 年，King 等提出特发性脊柱侧凸的分型，并根据不同的侧凸分型提出治疗策略，帮助医生确定

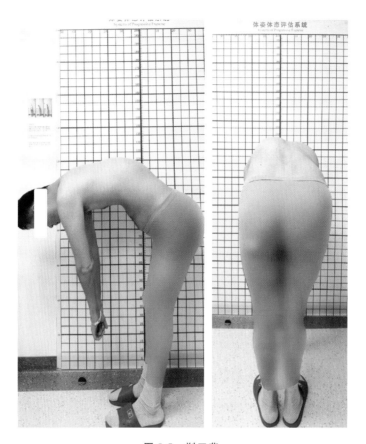

图 8-5　剃刀背

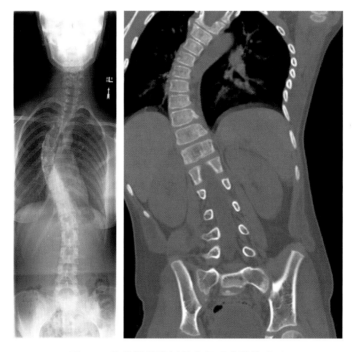

图 8-6　特发性脊柱侧凸未见明确椎体畸形

恰当的融合弯和融合节段。这个分型系统侧重于使用哈林顿棒进行胸椎后路融合内固定治疗的患者。通过对 405 例患者的回顾性分析，King 等确定了 5 种类型的曲线和推荐的融合水平。然而，该分型也存在局限性，仅对胸弯进行了分型，且没有认识到脊柱侧凸是三维的畸形，仅在冠状面进行了矫形。

Ⅰ型：一个S形侧凸，其中胸弯和腰弯都穿过中线。站立位全长片，腰弯Cobb角比胸弯Cobb角至少大3°，或Bending相时胸弯柔韧性更好。这些患者的胸、腰弯均需要融合。所有患者的最低固定椎体（lowest instrumented vertebrate，LIV）均为L4或更高。

Ⅱ型：一个S形侧凸，其中胸弯和腰弯都穿过中线。站立位全长片，胸弯Cobb角比腰弯Cobb角大，或Bending相时胸弯柔韧性更差。King等认为如果胸弯Cobb角小于80°，且LIV稳定，则可以选择性融合胸弯。

Ⅲ型：胸弯为主弯，腰弯未过中线，只需要融合胸弯。

Ⅳ型：一个长胸弯，L4是胸弯的一部分，L5在骶骨中线上，需要融合胸弯。

Ⅴ型：双胸弯，T1是上胸弯的一部分，上胸弯为结构弯，需要融合两个胸弯。

不能分型的侧凸：胸弯不属于以上任何一型。

对于Ⅲ、Ⅳ、Ⅴ型侧凸，LIV为稳定椎；对于仅融合胸弯的患者，LIV不要超过中立椎或者稳定椎。

（二）Lenke分型

基于之前分型的不足，Lenke提出了全新的AIS分型系统。其包括三个组成部分：侧凸类型（1～6型），腰弯修正（A、B、C），矢状位修正（—、N、+）（图8-7）。其优点如下：对所有侧凸进行全面分型；重视矢状位序列；强调选择性融合，只融合必须融合的侧凸；用特定的标准客观地区分侧凸；分型可靠；易于理解和临床实践。Lenke分型是目前使用最广泛的分型。

1. 侧凸类型

分型	上胸弯	主胸弯	胸腰弯/腰弯	侧凸类型
1	非结构性	结构性（主弯）	非结构性	主胸弯（MT）
2	结构性	结构性（主弯）	非结构性	双胸弯（DT）
3	非结构性	结构性（主弯）	结构性	双主弯（DM）
4	结构性	结构性（主弯）	结构性（主弯）	三主弯（TM）
5	非结构性	非结构性	结构性（主弯）	胸腰弯/腰弯（TL/L）
6	非结构性	结构性	结构性（主弯）	胸腰弯/腰弯-主胸弯（TL/L-MT）

附注：
主弯定义为Cobb角最大的侧凸
结构弯的标准：① 上胸弯：仰卧位Cobb角≥25°或者T2～5局部后凸度≥20°
② 主胸弯（MT）：仰卧位Cobb角≥25°或者T10～L2局部后凸度≥20°
③ 胸腰弯/腰弯（TL/L）：仰卧位Cobb角≥25°或者T10～L2局部后凸度≥20°
侧凸顶椎位置：① 胸弯：T2到T11～12椎间盘水平
② 胸腰弯：T12到L1水平
③ 腰弯：L1～2椎间盘到L4水平

2. 腰弯修正

修正	骶骨中线相对于顶椎的位置
A	骶骨中线在胸腰弯/腰弯的顶椎椎弓根之间
B	骶骨中线在胸腰弯/腰弯的顶椎凹侧椎弓根内缘与凹侧椎体外缘之间
C	骶骨中线在胸腰弯/腰弯的顶椎凹侧椎体外缘之外

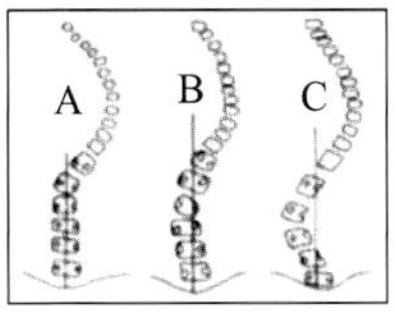

3. 矢状位修正

修正	Cobb角
—	<10°
N	10°～40°
+	>40°

4. 分型的标记方法
侧凸类型（1～6）+腰弯修正（A，B，C）+矢状位修正（—，+，N）=最终Lenke分型（例如1B+）

图8-7　Lenke分型

冠状位Cobb角需在站立位脊柱全长片上测量。上胸弯定义为顶椎位于T3与T5之间的侧凸。主胸弯定义为顶椎位于T6与T11～12椎间盘之间的侧凸。胸腰弯定义为顶椎位于T12与L1之间的侧凸。而腰弯的顶椎在 L1～2 椎间盘与 L4 之间。

Bending 相用于定义结构弯。Bending 相中大于 25°的侧凸定义为结构弯。此外,矢状位片也可用于评估结构弯。如果从 T2 到 T5 的后凸度大于 20°,则认为上胸弯为结构弯。如果从 T10 到 L2 的后凸度大于 20°,则主胸弯、胸腰弯/腰弯被认为是结构弯。主要的曲线是在站立位 PA 片上具有较大 Cobb 角的胸弯或胸腰弯/腰弯。

1. 侧凸类型

(1) 1 型:主胸弯。

主胸弯是最大的弯且是唯一的结构弯,这种类型是最多的,在 AIS 患者中占 40%左右。

(2) 2 型:双胸弯。

主胸弯是主要的弯,但主胸弯和上胸弯均为结构弯。

(3) 3 型:双主弯。

主胸弯是主要的弯,但主胸弯和胸腰弯/腰弯均为结构弯。

(4) 4 型:三主弯。

上胸弯、主胸弯及胸腰弯/腰弯均为结构弯,主弯可能为主胸弯或胸腰弯/腰弯。

(5) 5 型:胸腰弯/腰弯。

胸腰弯/腰弯为结构弯且为主弯。

(6) 6 型:胸腰弯/腰弯-主胸弯。

胸腰弯/腰弯是主要的弯,主胸弯及胸腰弯/腰弯均为结构弯。

2. 腰弯修正

(1) A 型:骶骨中线在胸腰弯/腰弯的顶椎椎弓根之间。

(2) B 型:骶骨中线在胸腰弯/腰弯的顶椎凹侧椎弓根内缘与凹侧椎体外缘之间。

(3) C 型:骶骨中线在胸腰弯/腰弯的顶椎凹侧椎体外缘之外。

3. 矢状位修正　矢状位修正主要依据 Cobb 角(T5～12),正常 Cobb 角为 10°～40°,平均 30°。共有三种矢状位修正。

－:Cobb 角小于 10°。

N:Cobb 角在 10°～40°之间。

＋:Cobb 角大于 40°。

六、治疗

AIS 的治疗包括观察、保守治疗和手术治疗。

治疗的策略依据侧凸的严重程度、骨骼成熟度和侧凸进展程度决定。多数不进展的脊柱侧凸患者不需要治疗,而对于侧凸进展可能性大的患者,治疗是必须的。保守治疗的目的在于阻止侧凸进展,而手术治疗的目的在于纠正侧凸并维持矫形。

(一)保守治疗

支具治疗是保守治疗的主要方式,其目的是在骨骼成熟前,阻止侧凸进展。支具治疗适用于骨骼未成熟的青少年,其 Cobb 角在 25°～40°间。治疗效果与年龄、骨骼成熟度及 Cobb 角相关。

(二)手术治疗

手术治疗的目的是对脊柱进行三维矫形,再平衡躯干,以改善外观、预防近期和远期的并发症。

1. 手术目的　对于 AIS,手术指征是侧凸角度大于 45°,存在矢状位失衡,外观异常。对于成人,手术指征包括侧凸进展、疼痛和功能障碍,且保守治疗不能改善。

2. 手术方式　选择性融合是主要的手术治疗方式。根据脊柱全长片进行测量,依据 Lenke 分型进行选择性融合。融合尽量少的节段达到矫形目的,近端至中立椎,远端融合至最后一个柔韧性良好的椎间盘(侧方弯曲相见双侧弯曲均为楔形)。

（吴　浩　菅凤增）

第三节　成人脊柱畸形

一、概述

1. 定义　成人脊柱畸形是指脊柱序列异常，导致疼痛、神经功能缺陷及功能障碍。畸形可以发生在矢状位、冠状位及轴位。成人脊柱侧凸定义为冠状位 Cobb 角大于 $10°$，但成人脊柱畸形还包括轴位的椎体旋转及矢状位序列失衡。近年来研究显示单纯的矢状位序列失衡即可导致疼痛及功能障碍。

2. 病因　成人脊柱畸形有多种病因，包括特发性脊柱侧凸、医源性侧凸、外伤、肿瘤及神经肌肉型侧凸等，本节讨论的成人脊柱畸形主要为退变性脊柱畸形，指随着年龄增长脊柱持续退变所导致的脊柱畸形。

3. 病理生理　成人退变性脊柱畸形是随着年龄增长，各种退变因素叠加所导致的脊柱畸形，包括非对称性椎间盘退变、椎间隙丢失、小关节退变及韧带松弛等因素。骨质疏松导致的压缩骨折会加剧退变。几种因素可相互作用，导致脊柱稳定性下降、椎体旋转、滑脱、脊柱侧凸及后凸畸形。

二、临床表现和评估

1. 病史　患者通常表现为下腰痛、下肢放射痛以及功能障碍（行走、活动受限或间歇性跛行）。需要注意疼痛的性质、程度、加重或缓解因素及功能障碍的评分，以决定保守治疗的方式及是否需要手术治疗。此外，28％的患者会同时伴有颈椎病，需要注意评估颈椎病及是否需要治疗。有些患者还有腰椎手术史，也需要详细询问。老年人常有骨质疏松及心、脑、血管等相关内科基础疾病，也需要注意。

2. 体格检查　体格检查包括全身姿势评估，水平凝视评估，整体躯干倾斜、后凸、肩膀与臀部不对称、臀部伸展与屈曲挛缩评估，膝盖屈曲、站立和步态时的踝关节背屈角度评估。姿势和步态可以提供重要的线索，帮助识别畸形和积极的代偿机制。姿势可以直观地反映冠状位及矢状位脊柱畸形。矢状位畸形患者往往身体前倾，为了让头回到骨盆平面，患者骨盆需要向后旋转，因此骨盆和膝关节处于屈曲状态。长期的畸形会导致髋关节屈曲挛缩畸形，影响矢状位矫形评估，体格检查时需要注意髋关节挛缩情况。此外，还需要注意是否有骨盆倾斜，若有骨盆倾斜需要穿鞋垫使骨盆水平，再进一步评估。坐位评估可以消除髋关节挛缩及骨盆倾斜的影响因素。卧位评估可以了解畸形的僵硬程度。行走步态评估可以了解是否有颈椎病、神经肌肉疾病、神经根受压及全脊柱失平衡。此外，体格检查还包括运动、感觉、生理反射及病理反射等相关检查。

三、辅助检查

1. 腰椎 X 线平片　①腰椎正侧位：可见椎间隙变窄，椎体及关节突关节骨质增生，椎间孔变窄，假性脊柱滑脱，椎间关节半脱位等。②腰椎前屈后伸位：评价脊柱稳定性。③腰椎双斜位：判断是否存在峡部裂。④脊柱全长正侧位：判断是否存在脊柱侧凸及脊柱矢状位畸形，测量脊柱矢状位及骨盆参数，作为制订手术计划的依据。脊柱侧凸各种参数的测量示意图见图 8-8 至图 8-20。

2. 腰椎 CT 及三维重建　评价腰椎管狭窄及腰椎骨性结构增生的程度。

3. 腰椎 MRI　可见三叶状椎管改变、椎间盘突出、小关节骨质增生、侧隐窝狭窄、椎间孔狭窄、硬膜外脂肪减少、黄韧带增厚等改变。

4. 骨密度测定　评价患者骨质疏松情况。

四、治疗原则

成人脊柱畸形可以保守治疗或手术治疗。尽管保守治疗方法缺乏强有力的证据支持，但保守治疗仍被认为是首选的治疗方法。

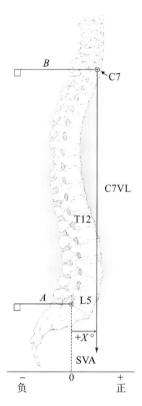

图 8-8 SVA 值测量示意图

注:C7VL 为通过 C7 椎体中心点的铅垂线;SVA 值为 S1 后上角到 C7VL 的距离。

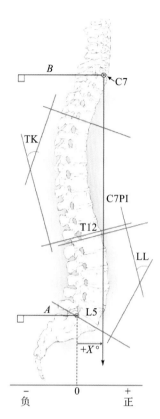

图 8-9 胸腰椎曲度测量示意图

注:胸椎后凸角(TK)为 T4 上终板与 T12 下终板的 Cobb 角; 腰椎前凸角(LL)为 L1 上终板与 S1 上终板的 Cobb 角。

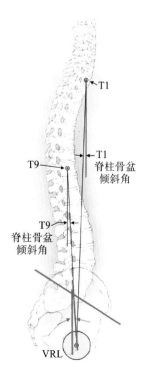

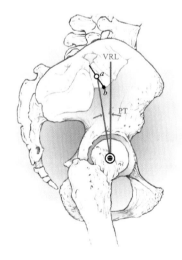

图 8-10 骨盆倾斜角(PT)测量示意图

注:PT 为骶骨上终板中点与股骨头中心点的连线与铅垂线的夹角。

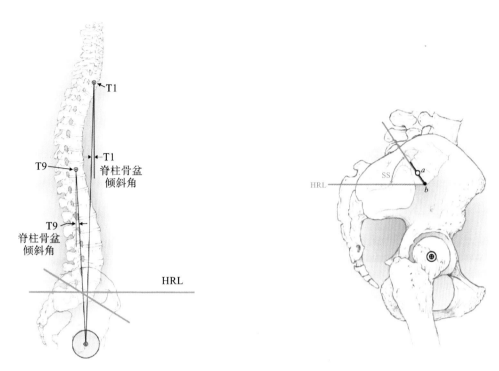

图 8-11　骶骨斜坡角(SS)测量示意图

注：SS 为骶骨上终板与水平面的夹角。

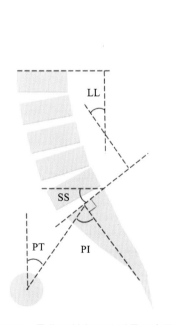

图 8-12　骨盆透射角(PI)测量示意图

注：PI 对于每个个体而言为恒定值，术前、术后不会变化。

PI＝PT＋SS。

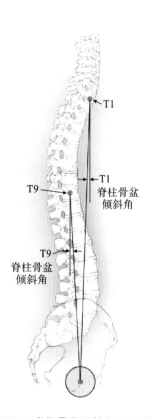

图 8-13　T1 和 T9 脊柱骨盆倾斜角(SPI)测量示意图

注：T1 SPI 为 T1 椎体中点和股骨头的中点连线与经 T1 中点的铅垂线之间的夹角。T9 SPI 为 T9 椎体中点和股骨头的中点连线与经 T9 中点的铅垂线之间的夹角。

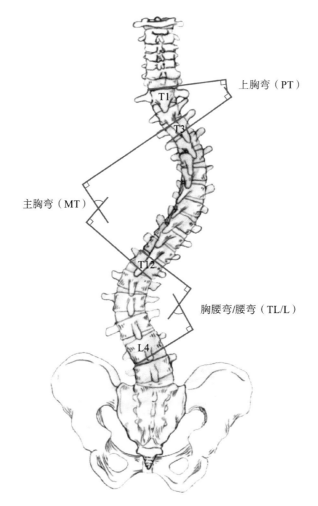

图 8-14　冠状位 Cobb 角测量示意图

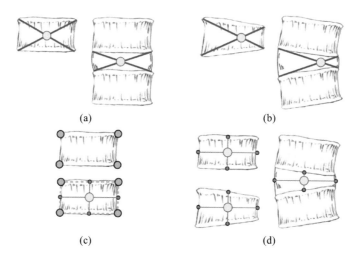

图 8-15　椎体或椎间盘中心点的确认示意图

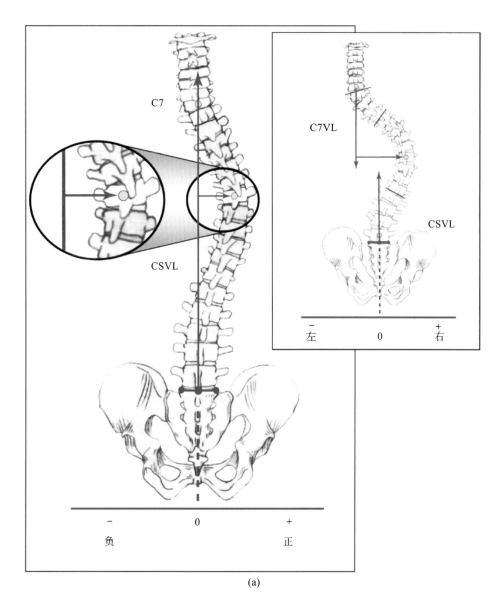

C7

CSVL

C7VL

CSVL

-
左   0   右

-
负   0   正

(a)

图 8-16 顶椎(或顶椎间盘)的确认和上胸弯、主胸弯及胸腰弯/腰弯顶椎偏距的测量示意图

注:C7VL 为从 C7 椎体中点垂直向下,平行于 X 线片片缘的直线。骶骨中垂线(CSVL)为从 S1 中点垂直向上,平行于 X 线片片缘的直线。(a)(左侧)显示的是当 C7VL 与 CSVL 重合时顶椎偏距的测量方法;(a)(右侧)当 C7VL 与 CSVL 不重合,即存在冠状面失衡时,胸弯(上胸弯和主胸弯)顶椎偏距的测量从 C7VL 算起;(b)对于胸腰弯和腰弯,顶椎偏距的测量从 CSVL 算起。

1. 保守治疗 对于没有显著进展的神经功能缺陷、不稳或侧凸,保守治疗是首选方式。患者需要行身体核心肌肉力量和耐力的训练。对于疼痛的患者可以行相关疼痛治疗,包括 NSAIDs、急性期使用的麻醉药物及神经根、关节突和痛点注射治疗。保守治疗中的方法有许多可作为单一疗法或多种组合使用,以控制疼痛和维持功能。

支具治疗:尽管在 AIS 中已经证实了支具的有效性,但在成人脊柱畸形中支具并不能阻止侧凸进展,因此很少有患者能从支具治疗中获益。

2. 手术治疗 大量文献表明手术治疗的费效比和效果优于保守治疗。手术指征包括难治性腰腿痛、严重或进展性神经功能障碍、畸形进展、畸形导致心肺功能受影响、严重的冠状位及矢状位失衡失代偿。

手术目的包括神经减压、稳定性重建及恢复脊柱冠状位和矢状位序列。

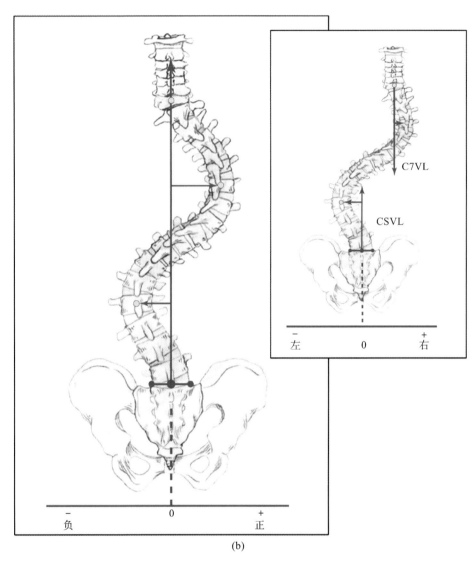

(b)

续图 8-16

手术治疗方式包括单纯减压、后路内固定融合、后路椎间融合、后路截骨、侧方及前方椎间融合和前后联合入路手术。

手术计划需要根据患者的症状和影像学指标做到个体化，同时需要考虑到每个患者特殊的会影响预后的因素。目前常用于辅助制定手术策略的疾病分型包括 Lenke-Silva 分型、SRS-Schwab 分型及 MISDEF2 分型。如首都医科大学宣武医院神经外科脊柱组采用的手术策略是以症状为导向的基于前路手术的退变性脊柱侧凸治疗策略。

3. 术前准备

（1）术前检查（见"辅助检查"部分）。

（2）生活质量评分：腰痛 VAS 评分、腿痛 VAS 评分、ODI、SF-36。

（3）肠道准备：入院后使用通便药物。

五、术后及康复

（1）引流量小于 50 mL/d 可以拔除引流管。术后 2 天或拔除引流管后可坐起，术后 3 天可下床活动；注意保持躯干轴线活动，避免下蹲、腰部屈伸、扭转等活动；术后 2～3 个月可恢复轻度工作，术后半年内应避免重体力劳动。

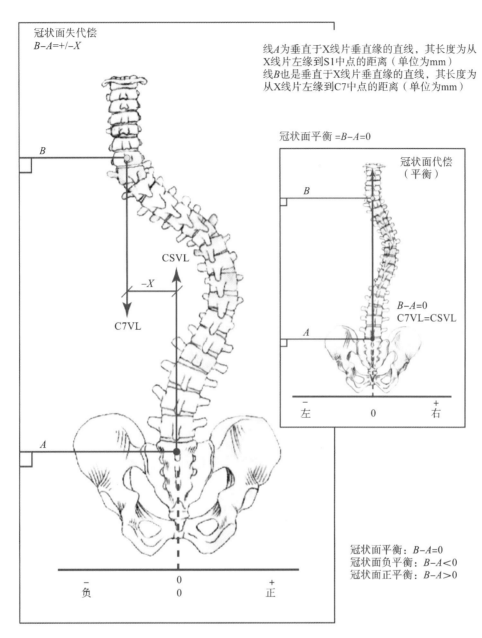

冠状面失代偿
$B-A=+/-X$

线A为垂直于X线片垂直缘的直线，其长度为从X线片左缘到S1中点的距离（单位为mm）
线B也是垂直于X线片垂直缘的直线，其长度为从X线片左缘到C7中点的距离（单位为mm）

冠状面平衡 $=B-A=0$

冠状面代偿（平衡）

$B-A=0$
C7VL=CSVL

B

A

－
左　　　0　　　＋
右

CSVL

$-X$

C7VL

B

A

－
负
0
0
＋
正

冠状面平衡：$B-A=0$
冠状面负平衡：$B-A<0$
冠状面正平衡：$B-A>0$

图 8-17　冠状面平衡（C7VL 与 CSVL 的相对关系）

（2）术后起床活动需戴硬支具，限制躯干活动。

（3）术后注意预防深静脉血栓形成（卧床时活动下肢、穿弹力袜、机械驱动，必要时加用低分子肝素预防性抗凝），注意雾化排痰，预防肺部感染。

（4）术后即刻复查脊柱全长正侧位 X 线、腰椎 CT＋三维重建、腰椎 MRI。

（5）术后评价：生活质量评分（腰痛 VAS 评分、腿痛 VAS 评分、ODI、SF-36）。

（6）随访：术后 3 个月、6 个月、12 个月、24 个月时复查腰椎正侧位 X 线、脊柱全长正侧位 X 线、腰椎 CT＋三维重建、腰椎 MRI 并进行生活质量评分。

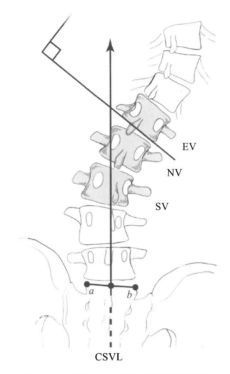

图 8-18   端椎、中立椎和稳定椎示意图

注:端椎(EV)是侧凸头侧和尾侧倾斜度最大的椎体。中立椎(NV)是位于主弯顶点下方,椎弓根在 X 线片椎体轮廓上表现对称的最头侧椎体。确定稳定椎时,需要先在 S1 中点画 CSVL,位于主弯端椎下方并被 CSVL 平分的最头侧椎体是稳定椎(SV)。通常,端椎、中立椎和稳定椎位于不同的椎体节段。但有时端椎、中立椎和稳定椎可位于同一椎体节段。CSVL 描述了脊柱相对于骨盆的冠状面位置,它可能同骶骨终板(线 *ab*)并不垂直,在骶骨或骨盆存在倾斜时可能存在这一不垂直的情况。

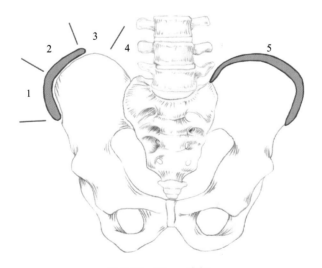

图 8-19   Risser 分级

注:0 级为未见髂嵴骨骺。1 级为可见髂嵴骨骺初始骨化。2 级为髂嵴骨骺骨化达髂骨翼的 1/2。3 级为髂嵴骨骺骨化达髂骨翼的 3/4。4 级为髂嵴骨骺骨化达整个髂骨翼,但尚未与髂骨融合。5 级为髂嵴骨骺骨化达整个髂骨翼,并与髂骨完全融合。

髓、神经、脊膜、脑脊液、先天性肿瘤等,并能判断脊膜膨出部分有无神经内容物。MRI 检查是发现神经组织异常并评估任何相关脑积水的最佳辅助检查手段。

4. 超声检查　泌尿系统的超声检查,尤其是膀胱残余尿的检查结果,可以作为括约肌功能的判断指标之一。

六、诊断及鉴别诊断

根据背部的包块、出生便有神经功能缺损、伴有脊膜膨出的患儿通常比较容易诊断。骶尾部皮肤无明显的膨隆、异常毛发,而下肢神经功能障碍逐渐加重的成年患者,常常需要 CT、MRI 检查以明确诊断。因骶尾部异常毛发而就诊的患者,需要与先天性藏毛窦相鉴别,MRI 能显示后者窦道与硬脊膜囊的关系。

七、治疗及预后

脊柱裂合并脊膜膨出的患者,原则上应该首选手术治疗。对单纯的脊膜膨出或神经功能障碍轻微的患者,尽早手术能避免继发性中枢神经系统感染、神经功能损害。如因营养状况不佳、合并局部感染等而不能手术,需针对合并症进行积极治疗,创造手术条件,尽早完成手术。

手术方式主要为神经电生理监测下脊膜膨出切除＋修补术,解剖分离椎板缺损附近的软组织,彻底松解神经组织与邻近硬脊膜的粘连,将膨出的脊髓或神经根回纳入椎管,切除部分膨出的硬膜囊,严密缝合脊膜开口,避免脑脊液漏。椎板缺损处可视情况采用金属或生物材料进行修补成形,适当游离椎板缺损两旁的肌肉、筋膜予以叠瓦状缝合,严格消灭无效腔、减少渗出液的蓄积。对合并脊髓终丝脂肪瘤、终丝增粗、终丝脂肪沉着的患者,在神经电生理监测下切断终丝。根据硬脊膜修复情况,决定是否在术区放置引流管。

八、围手术期处理

术后需关注手术切口的愈合情况,及时复查 MRI,了解术区有无积液。术后患者仍存在排尿困难时,考虑采用间断导尿的方式,避免长期留置导尿管,从而减少尿路感染。部分患者可加用缓泻药物,保持大便通畅。

（高　俊）

第二节　脊髓栓系综合征

一、概述

脊髓栓系综合征(tethered cord syndrome,TCS)是指在脊髓的发育过程中,各种原因致使脊髓持续受到张力牵拉,造成慢性缺血缺氧、神经变性等病理改变,所导致的一系列神经功能障碍症候群,可表现为疼痛、下肢感觉或运动功能障碍、大小便失禁等。TCS 可发生于任何年龄段,多见于新生儿及儿童,成人少见。TCS 的发生部位大多数位于脊髓圆锥或终丝末端,但其他因素导致颈、胸段脊髓牵拉而形成的各种神经损伤症状也属于 TCS 的范畴。

二、病因

胚胎时期,外胚层神经管头端发育成脑泡,尾端发育成脊髓,因此发育早期的脊髓、脊柱基本等长。由于脊柱生长速度比脊髓快,脊髓相对于脊柱向头侧缩短。出生时,脊髓下端与 L3 椎体下缘平齐;3 岁时,脊髓下端位于 L1 椎体下缘或 L2 椎体上缘。包绕脊髓的软脊膜在脊髓末端与退化的神经、结缔组织共同形成终丝结构,附着于尾椎背侧,维持脊髓的位置。正常的终丝纤细有弹性,允许发育中的脊髓相对脊柱缩短;如各种原因造成终丝的张力增高,牵拉发育中的脊髓阻碍其上升,则会产生神经功能障碍的症状。常见病因可分为以下两种:①先天性因素,如脊柱侧凸、椎管内骨性分隔、硬膜内(外)脂肪瘤、终丝脂肪沉着;②后天性因素,如腰骶部手术后脊髓粘连、外伤等。

三、病理生理

在正常人群中,脊髓圆锥末端的终丝具有一定程度的弹性,可缓冲神经组织受到的牵拉张力,允许脊髓发生适度的移位,无论是发育时脊髓圆锥的上移,还是日常活动中的脊柱弯曲、踢腿等动作,均不会导致脊髓产生明显的牵拉而出现不适症状。在 TCS 患者中,各种原因导致终丝牵拉张力过大,致使脊髓圆锥血管直径缩小,血流量减少,导致缺血缺氧性损伤。缺血缺氧影响中间神经元氧的利用以及线粒体的代谢过程,ATP 生成障碍,导致细胞功能障碍,进而导致神经元电位降低或消失,甚至细胞死亡。部分病例脊髓圆锥位置正常,但终丝往往因纤维化或脂肪浸润而丧失弹性,终丝无法调节脊髓圆锥的运动而限制其运动,成为牵拉的力量,导致神经损伤。

在儿童、青少年患者中,尤其在青春发育期,脊髓圆锥上移过程中终丝张力逐渐增大,当张力达到一定程度后逐渐出现症状。在成人患者中,日常的颈部和背部活动可产生短暂的张力作用于持续受牵拉的脊髓,进而间断加重终丝张力,使得脊髓圆锥神经组织的慢性缺血缺氧状态加重,进而临床症状不断加重。

四、临床表现

TCS 的临床表现往往因年龄差异而不尽相同。

1. 新生儿和婴儿期　可能仅表现为神经管闭合不全导致的腰背、骶尾部皮肤的异常,包括腰背部中线区局部皮下肿块、皮肤凹陷、窦道、异常毛发、局部色素沉着、臀沟不对称等。

2. 儿童期　常表现为感觉或运动功能障碍,包括腰背部或下肢疼痛、站立行走晚于同龄儿童、行走姿势异常,部分患儿合并有明显的脊柱侧凸。在儿童后期和青少年期患儿可因遗尿而就诊,包括与年龄不相符的遗尿、尿频、尿急、尿失禁、尿潴留、便秘和大便失禁,也可出现腰骶部、会阴区以及下肢非节段性疼痛。

3. 成人期　常见的临床表现是疼痛,性质为放射痛或触电样疼痛,常因久坐、躯体前屈、踢腿等诱发。痛点可位于肛门深部、臀中部、会阴部、腰背部或下肢,有时仅表现为上述区域不适感,可向周围或下肢放射,但无明确的皮肤节段分布。还可能伴有会阴部、马鞍区的感觉麻木、虫爬样异常感觉。部分患者因下肢无力、行走时足部拖地就诊,合并有足底或拇指的皮肤破溃,甚至累及趾骨,引发骨髓炎。部分成人患者以大小便功能障碍、性功能障碍等就诊。

五、辅助检查

1. MRI 检查　腰椎 MRI 检查是诊断 TCS 的首选检查项目。首先,MRI 能清楚显示圆锥位置、终丝形态,脊髓圆锥低于 L2 椎体下缘和终丝直径大于 2 mm 通常被认为异常。其次,MRI 可显示合并的畸形,如脊柱裂、椎管后壁缺损而发生脊膜膨出或脊髓脊膜膨出、椎板和棘突缺如、脂肪瘤或脂肪沉积、皮样囊肿、中央管扩张等病理改变(图 9-1)。

2. X 线、CT 检查　可用于协助诊断脊柱侧凸、半椎体、椎体分节不良等畸形,其对于骨性结构的显示优于 MRI,有助于疾病的诊断以及手术方案的制订。

3. 神经电生理检查　典型的检查结果是骶反射潜伏期缩短。此外,术前、术后的体感诱发电位结果可作为判断神经功能恢复情况的参考指标。

4. 括约肌功能检查　包括膀胱内压测定、尿道括约肌肌电图检查和残余尿检查,评估膀胱括约肌功能。

5. 其他　婴幼儿患者椎管后方结构尚未完全成熟和骨化,超声检查可用于判定脊髓圆锥的位置。

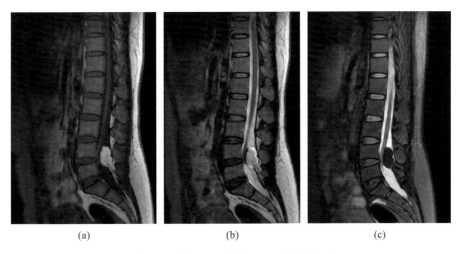

(a) (b) (c)

图 9-1 腰椎 MRI 显示 TCS 合并脂肪瘤

（a）（b）矢状位 MRI T1WI（a）和 T2WI（b）显示脊髓圆锥低位（位于 L4～5 椎体水平），其背侧可见高信号的脂肪瘤；（c）脂肪瘤于 MRI T2 压脂像呈低信号

六、诊断及鉴别诊断

依据典型病史、临床表现及辅助检查结果即可做出诊断。诊断依据如下：①疼痛范围广，难以用单一神经根性痛来解释；②存在诱发疼痛的病因，如弯腰、向上踢腿等；③膀胱和直肠功能障碍，如遗尿、尿频、尿急、尿失禁、便秘、大便失禁等，以及原因不明的反复尿路感染；④不同程度的先天畸形，如脊柱侧凸、脊膜膨出等；⑤腰骶部手术史；⑥MRI 显示脊髓圆锥低位或终丝增粗；⑦神经电生理检查提示骶反射异常等。

对于婴幼儿患者，需关注患儿的步态、排便情况，体格检查时仔细检查腰背部是否存在异常，如腰骶部皮肤多毛、异常色素沉着、皮肤窦道等。成人患者常由于临床表现的非特异性，以及病情的隐匿进展，未能及时就诊，甚至有极少数患者直至病程发展为膀胱造瘘阶段，才检查发现脊髓圆锥的疾病。

脊髓栓系综合征需与以下疾病相鉴别：①腰椎间盘突出：多见于成人，表现为腰背部和下肢放射痛、麻木，呈比较明显的节段性分布。CT 或 MRI 可显示典型的椎间盘突出表现。②腰椎管狭窄：以间歇性跛行为主要特征。CT 或 MRI 可见增生骨赘或异常软组织导致椎管、神经管狭窄。③腰肌劳损：多由劳累或剧烈活动所致，理疗可缓解。影像学检查结果基本正常。

七、治疗

避免腰背部过度前屈后伸、减少负重、神经营养药物治疗，可部分缓解临床症状，属于对症治疗范畴；外科手术是针对疾病病因进行治疗的唯一有效手段。

手术目的是去除病因、矫正畸形、松解粘连、解除栓系、保护残留的神经功能，并为神经组织的再生修复创造条件。排除绝对的手术禁忌，诊断一经确定，就应尽早手术治疗；尤其对于已有临床症状的患者，及时手术对于挽救残余的神经功能至关重要。对影像学检查提示异常而无症状的患者，是否应尽早行手术治疗目前尚无定论，部分学者认为 TCS 无症状者也应手术，以防止神经组织因牵拉缺血而造成不可逆损伤。但也有学者认为，在还没有出现其他症状时，可严密追踪观察，一旦出现症状再及时手术。

通常采用后正中入路，在显微镜或内镜观察下进行终丝离断、神经粘连松解术。进入蛛网膜下腔后，仔细观察神经纤维组织外观颜色、结构的紧张状态、伴行血管的形态等，区别终丝和骶神经。正常的神经纤维常为白色、有鳞片状光泽、表面呈分节状、较为松弛，伴行的血管纤细；终丝多为黄色、条索样，表面有脂肪样组织、呈紧绷状，其腹侧多伴行较为粗大的静脉。通过外观难以分辨骶神经和终丝时，可根据神经肌肉电刺激加以判断。确认终丝后，双极电凝烧灼其表面的血管，锐性离断终丝，并对邻近的神经粘连进行彻底的松解。最后进行硬膜囊的扩大重建,可缝合蛛网膜,恢复蛛网膜下腔的生理解剖结构,有利于脊髓及神经功能恢复。对于合并脂肪瘤、脊膜脊髓膨出的患者,应一期手术处理(图9-2)。对于合并脊柱侧凸畸形的患者,可视情况一期或二期手术。对于复发型或继发于前次手术的 TCS,慎重决定再次手术的方案,一般采用原切口进入,但需要适度延长头、尾两端的切口,尽量显露基本正常的邻近结构,利于保护周边的神经功能。若蛛网膜瘢痕与神经根之间广泛粘连,即使采用锐性操作,松解神经纤维也十分困难,术后神经功能障碍往往加重,且脑脊液漏、皮下积液、感染和伤口延迟愈合等并发症的发生风险显著增加。

术中进行神经电生理监测非常必要,可提高手术安全性。

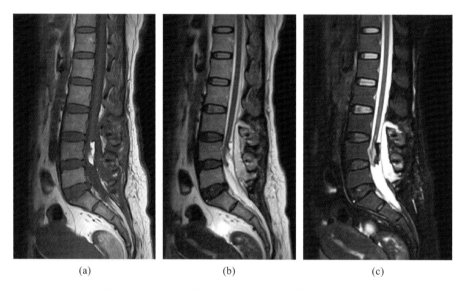

(a)　　　　　　　(b)　　　　　　　(c)

图 9-2　TCS 合并脂肪瘤患者的术后腰椎 MRI 表现

注:矢状位 MRI T1WI(a)、T2WI(b)和 T2 压脂像(c)显示腰椎管内脂肪瘤仅残余部分囊壁,其脊髓终丝已被离断,脊髓圆锥回缩。

八、围手术期处理

术前需对患者进行必要的健康教育、心理护理,疏导患者的紧张情绪,引导患者对术后神经功能的改善设定合理的预期。术前应完善膀胱功能检查,获得相对客观的数据,从而评估膀胱括约肌功能。因手术区域多位于腰骶部,术前应加强该区域的清洁护理。对于骶椎管椎板切除、终丝离断术,术后可不戴支具;但对于腰椎水平的椎板切除、多节段的椎板切除患者,术前需定制适宜的支具,术后应严格佩戴 3~6 个月。

TCS 终丝离断术后应警惕脑脊液漏的发生,包括伤口漏液、窦道形成等,术后行 MRI 检查可以加以明确。一旦确定存在脑脊液漏,严格卧床、取俯卧位,术区局部沙袋压迫 3~5 天,待积液自行吸收、瘢痕组织封堵漏口。如果积液不吸收甚至加重,可考虑腰大池置管引流、俯卧、局部加压等保守治疗,适当应用预防性抗生素。如持续存在脑脊液漏,保守治疗无效,则需要切开探查、修补硬膜。

九、预后

部分 TCS 患者可以从保守治疗中获益,但大多数患者神经功能的损害呈渐进性加重,而且损伤多不可逆。多数症状(如疼痛、感觉异常、运动功能障碍等)在术后短期内出现不同程度的改善,但膀胱和直肠括约肌功能障碍的改善常常需要更长的时间。相较于初次手术的患者,复发型 TCS 由于脊髓圆锥、马尾与硬膜粘连较重,手术的预期效果稍差。

十、讨论

部分患者的临床表现提示 TCS,但影像学检查提示脊髓圆锥位置正常、终丝也无明显增粗,可考虑隐性 TCS。在排除其他疾病后可以考虑手术探查,术中若见终丝张力增高,可行离断手术。部分病例报道提示手术可以成功控制或改善患者的症状和体征,包括逼尿肌反射亢进、大小便失禁、进行性膀胱不稳定等。但这些病例报道缺乏评价手术效果的客观标准,随访时间偏短,因此治疗效果并不确切,有关该类患者的治疗仍需进一步研究。

(高　俊)

第三节　藏　毛　窦

一、概述

藏毛窦定义为皮肤内的小空腔,内含毛发,由于多发生在骶尾部,常特指骶尾部藏毛窦。该病好发于20～30 岁男性群体,肥胖及多毛体质者更易发。

二、病因

藏毛窦主要由先天性胚胎发育异常和后天性皮肤损伤导致。

三、病理生理和发病机制

1. 先天性因素　病变的发生与胚胎发育相关,由于相关部位的发育遗迹或骶尾部中央缝畸形发育导致皮肤内含物形成囊肿。

2. 后天性因素　由于慢性损伤、手术,毛发穿入皮肤,形成短道,以后加深成窦。随着时间推移,积累的皮肤碎屑及毛发在其中逐渐潴留,慢性炎症逐渐加重,从而促进了囊腔的形成。

四、病理

病变呈现慢性肉芽组织,纤维增生,其内可见毛发存在。

五、临床表现

无感染时,患者通常无明显不适;部分患者感觉骶尾部皮肤轻微胀痛,或可触及骶尾部皮下肿物。当急性发作时,患者久坐或弯腰时可出现局部皮肤剧烈疼痛,骶尾部皮肤出现红、肿、热、痛,浅表肿物自行破溃后流出黏液、脓液,少数破口可以完全闭合,但多数表现为反复发作或经常溢液而形成窦道。慢性感染的患者,表现为病变区域的反复疼痛及渗液,甚至可见多处窦道分泌液体(图 9-3)。

六、体格检查

骶尾部中线、臀裂上方可见 1 个或多个窦道,窦道口较小,周围皮肤红肿变硬,常有瘢痕。在窦道口附近可摸到长椭圆形或不规则硬结区,挤压时可排出稀淡臭液体,偶见毛发。

急性发作期,局部皮肤呈现急性炎症表现,有触痛和红肿,排出较多脓性分泌物,有时形成浅表脓肿。

七、诊断及鉴别诊断

通常根据临床表现,即可做出诊断,必要时行 MRI 检查,了解窦道是否与椎管、硬膜囊交通,X 线检查可鉴别骨质破坏性疾病(结核)及骶尾部畸胎瘤;腔内超声检查可鉴别诊断骶尾部藏毛窦和肛瘘。

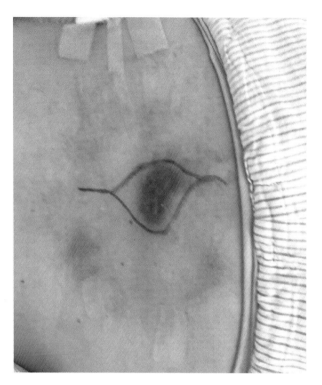

图 9-3   藏毛窦反复破溃感染的大体照片

注:窦口周围皮肤红肿,局部渗出明显。

该疾病可与以下疾病进行鉴别:①脊膜膨出:好发于婴幼儿、青少年,出生后即可见骶尾部病变,可合并其他先天性疾病。MRI可明确病变与蛛网膜下腔是否延续(图9-4)。②皮肤疖、痈:均是毛囊及周围组织的急性细菌性化脓性炎症,多累及臀部皮肤,通常远离中线,且不存在窦道。

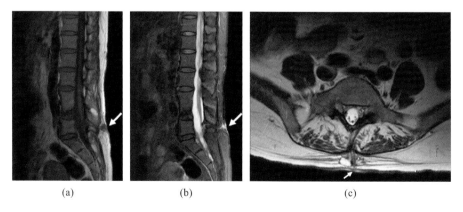

(a)   (b)   (c)

图 9-4   腰椎 MRI 显示骶尾部藏毛窦

注:矢状位 MRI T2WI(a)、T2 压脂像(b)和轴位 MRI T2WI(c)显示骶尾部皮下脂肪内异常信号(白箭头),病变从皮下经椎间隙向腹侧延伸,与蛛网膜下腔不延续。

八、治疗及预后

1. 保守治疗、临床观察   患者如无任何不适,对偶然发现的病变,可注意保持局部皮肤清洁、减少皮肤摩擦、适当剃除体毛。

2. 药物治疗   合并急性感染,或切除病变术后,为治疗邻近的软组织炎症,可选择敏感的抗生素进行治疗。

3. 手术治疗   当出现急性脓肿时可行手术切开引流,同时将积累在囊腔的皮肤碎屑及毛发一并去除。对于迁延不愈、反复感染的藏毛窦,手术需彻底开放、充分引流所有的窦腔,清除邻近的不健康软组织,争取一期缝合。如果软组织缺损较大、直接缝合有张力,考虑适度游离、松解周围的肌肉筋膜,采用肌皮瓣修复缺损。有临床研究表明,延迟伤口愈合,即手术后延迟闭合伤口相对于直接缝合伤口复发率更低。

藏毛窦好发于臀裂附近,汗液及分泌物容易蓄积于此,不利于病变手术切口的愈合,术后需及时更换敷料、保持干燥,必要时可以采用手术切口的理疗,促进切口愈合。

骶尾部藏毛窦容易复发,个别文献报道该病变可发生癌变。

（高　俊）

第四节　骶管囊肿

一、概述

骶管囊肿是骶管内囊性病变的总称,以脑脊液积聚为特征,包括神经束膜囊肿、蛛网膜囊肿、硬脊膜囊肿、脊膜憩室等多种类型,一般不包括皮样、表皮样囊肿以及其他上皮性囊肿。骶管囊肿发病率高,文献报道其发病率为 $1.5\%\sim13.2\%$,是临床常见的疾病,其中又以神经束膜囊肿最常见,占所有骶管囊肿的 90% 以上。神经束膜囊肿由 Isadore M. Tarlov 在 1938 年首次报道并进行了深入、系统的研究,故又称 Tarlov 囊肿。

二、分型

骶管囊肿的分类分型目前尚无统一的标准,对骶管神经束膜囊肿、蛛网膜囊肿、硬脊膜囊肿、脊膜憩室的划分常有一定程度的混淆,给临床诊治带来困扰。Nabors 等将椎管囊肿分成三型,得到了比较广泛的认可:Ⅰ型为硬膜外无神经根纤维的脊膜囊肿,Ⅱ型为硬膜外含有神经根纤维的脊膜囊肿,Ⅲ型为硬脊膜下囊肿。参考 Nabors 分型,2019 年中华医学会神经外科学分会《骶管囊肿诊治专家共识》建议将骶管囊肿分为单纯型和神经根型两大类型。单纯型骶管囊肿是指囊壁或囊腔均无神经根纤维,包括蛛网膜囊肿、硬脊膜囊肿、脊膜憩室等;神经根型骶管囊肿是指在囊壁或囊腔内有神经根纤维穿行,即神经束膜囊肿。这种分型简洁实用,临床使用方便。

三、发病机制

骶管囊肿的致病因素不明确,一般认为与先天发育异常和后天继发创伤、炎症等有关。如在埃当综合征(Ehlers-Danlos syndrome)、马方综合征(Marfan syndrome)等先天性疾病以及部分家族中神经束膜囊肿高发,提示与先天发育异常有关。后天的创伤、炎症以及退变可导致硬膜破损、局部静脉回流障碍等,也被认为是诱发囊肿形成的因素。

对骶管囊肿的形成机制有多种假说,如渗透压学说、细胞分泌学说、"球阀机制"学说等。其中"球阀机制"学说认可度较高,该学说认为,在某种原因导致局部膜结构出现撕裂或薄弱情况下,当脑脊液的静水压力增高时,如咳嗽、站立、腹压增高、动脉搏动以及做 Valsalva 动作,将驱使脑脊液流到硬脊膜夹层或神经束膜与神经内膜之间的潜在腔隙。由于漏口膜性结构的单向活瓣(阀门)作用,脑脊液回流至蛛网膜下腔受到限制,从而促使囊肿逐渐形成。临床上也证实绝大部分硬脊膜囊肿与蛛网膜交通,且囊液均类似脑脊液,支持了"球阀机制"学说。

四、临床表现

骶管囊肿发展一般缓慢,多数无明显不适,但在部分患者中存在着足以影响其生活、工作的不适表现,称之为症状性骶管囊肿。症状通常与囊肿增大后压迫、牵拉、扭转神经根和侵蚀骶骨骨膜痛觉感受器有关。患者可出现一种或数种神经症状,包括疼痛、麻木、乏力以及大小便和性功能障碍。

1. 症状　根据囊肿累及的骶神经根,可导致坐骨神经、臀部皮神经及阴部神经等不同程度的刺激和损害症状,表现为臀部、马鞍区以及下肢后部、足外侧等部位的疼痛、麻木、乏力等,约20%的患者出现大小便功能障碍以及性功能障碍。通常患者早期症状呈间歇性,当咳嗽、站立、做 Valsalva 动作时症状加重,平躺后减轻。患者久坐能力降低,工作和社会活动受限。此外,神经根型骶管囊肿还可导致腹痛、不孕症、腿痛趾动综合征等罕见症状。

2. 体征　体格检查可有腰骶部叩痛,骶尾部、会阴部以及下肢后部感觉减弱,肛周肌力、下肢肌力下降,肛周反射、踝反射减弱,少数患者有间歇性跛行、足下垂等体征。

五、检查

(一)影像学检查

X线检查可发现囊肿对骶骨的侵蚀、椎管及椎间孔扩大、椎体后缘有橄榄状凹陷性密度减低区等征象,严重者可有椎体骨质中断。骶管囊肿的CT表现为骶管内低密度影,增强无强化,CT值接近脑脊液;可有骶椎骨侵蚀破坏,椎体后缘凹陷性压迹、椎板变薄、骶管不规则不对称性扩大等椎管形态改变(图9-5)。

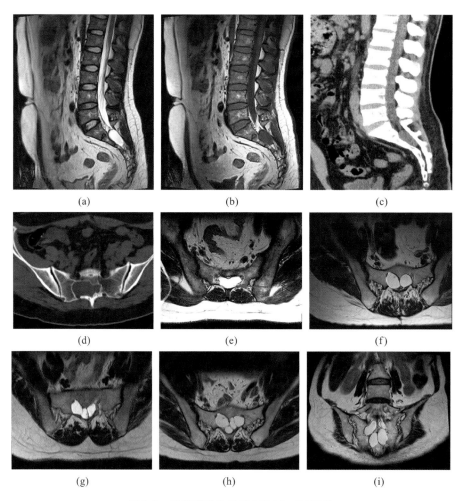

(a)　　　　　　　(b)　　　　　　　(c)

(d)　　　　　　　(e)　　　　　　　(f)

(g)　　　　　　　(h)　　　　　　　(i)

图 9-5　骶管囊肿的典型 MRI 和 CT 图像

(a)囊肿在 MRI T2WI 呈均匀高信号;(b)囊肿在 MRI T1WI 呈均匀低信号;(c)矢状位 CT 显示囊肿;(d)囊肿导致骶椎骨破坏和吸收;(e)MRI T2WI 显示囊肿内神经根(红色箭头);(f)~(i)多发骶管囊肿

注:囊肿位于 S2~3 水平,囊肿呈圆形或椭圆形,边缘光滑。

MRI 检查是骶管囊肿的首选检查,是诊断的"金标准"。MRI 可多方位成像,软组织分辨率高,不仅能显示囊肿大小、数目、分布、内部结构及其与周围组织的关系,而且可与椎管内其他病变加以鉴别(图 9-5)。其特点如下:①囊肿位于骶管内,呈卵圆形、串珠状及不规则形,可单发或多发;②囊肿边界清楚、囊壁菲薄,信号与脑脊液相似,T1WI 呈均匀低信号,T2WI 呈均匀高信号,增强扫描除囊壁无强化;③高场强的 MRI 能显示神经根与囊肿的关系,神经根 MRI 扫描及重建能更准确地判定囊肿内是否有神经根以及其走行分布。

椎管造影可显示囊肿与蛛网膜下腔之间的沟通性。骶管囊肿造影后显影及消退均较蛛网膜下腔明显延迟,表现为特征性的"延迟显影"及"延迟消退"。

(二)神经电生理检查及尿动力学检查

患者可有受累神经传导速度减慢、波幅降低等表现;肌电图提示骶神经支配肌肉如肛周肌、腘绳肌、腓肠肌、内侧趾屈肌等呈现异常的失神经肌电活动。尿动力学检查可见逼尿肌不稳定波、逼尿肌压力降低、最大尿流率降低、排尿时间延长、残余尿量增多等表现。

六、诊断与鉴别诊断

骶管囊肿可通过 MRI 清晰显示,诊断多不困难。但症状性骶管囊肿只占所有骶管囊肿中的一小部分,且与腰椎间盘突出、腰椎管狭窄、腰椎体滑脱、腰肌劳损、马尾综合征、骶管内神经病变以及盆腔、泌尿系统、妇科疾病等所导致的症状相似,临床诊断需要仔细把握。只有影像学表现与临床症状、体征以及神经电生理、尿动力学等辅助检查相符合,才可明确诊断症状性骶管囊肿。

症状性骶管囊肿的鉴别诊断需要考虑以下三点:①症状部位:骶管囊肿累及骶管和骶神经支配区域,主要为臀部、马鞍区、下肢后外侧等,对这些区域以外的症状一般不能用骶管囊肿来解释。②症状性质:骶管囊肿患者的症状在咳嗽、久坐久站以及做 Valsalva 动作时加重,平躺后症状减轻,具有自身特点。其他疾病这种特点不明显。③症状重叠:对合并有腰骶管内其他疾病以及盆腔、泌尿系统、妇科疾病,存在症状重叠的患者,除相关专科检查外,还可实施囊肿诊断性抽吸,可明确骶管囊肿与症状之间的关系。

七、治疗选择

对大部分无明显症状的骶管囊肿患者,可仅予以随访观察;对部分症状性骶管囊肿,视病情轻重和患者意愿选择不同的治疗方式。大体上分为保守治疗、介入治疗和手术治疗三种方式。

(一)保守治疗

除少数有严重神经功能障碍者外,对大部分首次就诊的症状性骶管囊肿患者应先进行适当的保守治疗,主要包括镇痛药、非甾体抗炎药、激素、物理疗法等。部分患者对药物反应好、耐受性好,症状缓解满意;理疗及改变生活习惯如避免久坐久站也能使一部分患者症状减轻,避免进一步的有创性干预。

(二)介入治疗

介入治疗主要有 CT 引导下经皮单纯囊肿穿刺抽吸和抽吸后注射纤维蛋白胶两种方式。经皮单纯囊肿穿刺抽吸由 Paulsen 等在 1994 年首次报道,术后患者神经症状缓解迅速,但短期内会复发,可作为一种诊断性手段,不宜作为一种治疗选择。CT 引导下经皮穿刺抽吸、纤维蛋白胶注射填塞治疗由 Patel 等在 1997 年首先报道,在抽吸囊液后注射纤维蛋白胶用于封堵填塞囊腔。机制可能是注射的纤维蛋白胶使囊壁纤维化、促进囊壁增生,从而阻滞脑脊液流入,达到长期改善症状的效果。该方法具有操作较简单、创伤小、短期内症状缓解好等优点,但也存在穿刺损伤神经、漏胶导致无菌炎症等并发症,以及部分患者纤维蛋白胶吸收导致症状改善不理想仍需二次手术等不足。该方法适用于拒绝、禁忌全身麻醉手术或要求微创的神经束膜囊肿患者。

(三)手术治疗

手术指征尚无统一标准,一般认为达到以下标准可实施手术治疗:①MRI 检查证实骶管囊肿存在;

②患者的症状、体征由骶管囊肿引起；③通过保守治疗症状不缓解或者缓解甚微。此外，对之前行介入治疗效果不佳或囊肿复发者也可再次进行手术治疗。

对单纯型骶管囊肿，可直接予以囊肿切除并对漏口进行水密缝合结扎，以防止囊肿复发。对神经根型的神经束膜囊肿目前手术方法多样，主要有以下几种。

（1）囊壁部分切除及神经根袖套成形术：这是针对神经根型骶管囊肿所采用的术式，为多数术者所采用，具体术式略有差异，核心为对神经根袖套脑脊液漏口的处理。手术在显微镜下及神经电生理监测下完成，骶椎板开窗暴露囊肿后，切开囊肿，辨认神经根及脑脊液漏口位置，切除部分囊壁，折叠缝合剩余囊壁以缩小/封闭漏口并重建神经根袖套。有术者还在漏口处填塞肌肉片或脂肪块，认为缝合后对漏口封闭效果更佳。缝合后可将患者调成头高臀低位，以确认无脑脊液漏。对囊肿的残腔予以自体脂肪、肌肉或纤维蛋白胶填塞以减少术后脑脊液漏和囊肿复发。多数研究报道该术式对囊肿占位解除好，囊颈处理妥善后不易复发。不足之处在于手术较复杂，有神经损伤风险，操作技术要求较高，对部分囊壁薄而脆的患者缝合可能难以完成。有研究者沿神经根方向使用钛夹夹闭囊壁，夹子尽可能接近神经根，以更好地缩闭交通口重塑神经根袖套。

（2）囊肿脂肪生物胶显微封堵术：该术式利用 4～5 cm 的小切口或在通道下切除形成 1 cm×2 cm 大小的骨窗，显露部分囊壁即可，显微镜下找到神经根及袖套漏口，吸尽囊液后将自体脂肪或肌肉组织分块填入封闭漏口处，再注入纤维蛋白胶进行黏合并自然填满囊腔。该术式因在显微镜直视下进行，较 CT 引导下穿刺抽吸注胶填塞更为确切，避免了穿刺误伤神经的风险；自体脂肪囊内填塞加纤维蛋白胶注入黏合及填充作用，使得对脑脊液漏口的封堵更为可靠，避免了生物胶渗漏到蛛网膜下腔导致无菌性脑脊膜炎。该术式操作较为简单，神经损伤风险小，症状缓解满意、并发症少，为神经束膜囊肿提供了另外一种手术治疗方法。

（3）其他手术方式：①囊肿分流术：主要有囊肿-腹腔分流及囊肿-蛛网膜下腔分流两种方式。其采用可调压分流管，以均衡蛛网膜下腔与囊肿腔间的压力差，可能对巨大型囊肿较为适宜。但该术式存在脑脊液压力难以调控导致症状改善不理想、分流管堵塞导致需二次手术等不足。②内镜下囊肿抽吸生物胶封堵术：效果与 CT 引导下穿刺抽吸注胶类似。③球囊辅助瘘管封堵术：利用球囊暂时性阻断腰大池脑脊液，自硬膜下的囊肿入口处用肌肉片缝合封堵漏口，再部分切除囊壁及重建神经根袖套。自入口处缝合肌肉片能利用脑脊液的静水压作用，更好地防止囊肿复发。

八、术后处理和注意事项

对囊壁部分切除及神经根袖套成形术等开放手术，视术中情况可放置引流管，并根据引流量早期拔除；对囊肿脂肪生物胶显微封堵术一般不用放置引流管。术后应采取俯卧位或侧卧位，避免仰卧位，头部不高于伤口，以利于伤口愈合、防止脑脊液漏。术后卧床1～2周便可下床活动。出院后应向患者强调要改变生活习惯，避免久坐久站，减少跑跳等剧烈运动。对症状缓解不显著者建议继续药物治疗，仍然不能缓解者可考虑改变手术方式再次手术。

（储卫华　林江凯）

参 考 文 献

[1] 尚爱加,张远征,乔广宇,等.显微手术治疗骶管 Tarlov 囊肿[J].临床神经外科杂志,2012,9(3): 143-145.
[2] 唐义锋,王陈,汪立刚,等.隐性脊髓栓系综合征的研究进展[J].中国临床神经外科杂志,2018,23 (4):289-291.
[3] 王乐凯.脊髓拴系综合征的手术治疗[D].北京:中国人民解放军医学院,2018.
[4] 王忠诚.王忠诚神经外科学[M].2 版.武汉:湖北科学技术出版社,2015.

［5］　文泽贤,储卫华,叶信珍,等.显微填塞治疗症状性骶管囊肿的长期疗效[J].中国微侵袭神经外科杂志,2017,22(4):172-175.

［6］　张林,殷玉华.脊髓栓系综合征治疗的研究进展[J].中国临床神经外科杂志,2016,21(5):310-312.

［7］　周良辅.现代神经外科学[M].2 版.上海:复旦大学出版社,2015.

［8］　Al-Khamis A,McCallum I,King P M,et al. Healing by primary versus secondary intention after surgical treatment for pilonidal sinus[J]. Cochrane Database Syst Rev,2010,2010(1):CD006213.

［9］　Cantore G,Bistazzoni S,Esposito V,et al. Sacral Tarlov cyst:surgical treatment by clipping[J]. World Neurosurg,2013,79(2):381-389.

［10］　Grande A W,Maher P C,Morgan C J,et al. Vertebral column subtraction osteotomy for recurrent tethered cord syndrome in adults:a cadaveric study[J]. J Neurosurg Spine,2006,4(6): 478-484.

［11］　Kuhn F P,Hammoud S,Lefèvre-Colau M M,et al. Prevalence of simple and complex sacral perineural Tarlov cysts in a French cohort of adults and children[J]. J Neuroradiol,2017,44(1): 38-43.

［12］　Langdown A J,Grundy J R,Birch N C. The clinical relevance of Tarlov cysts[J]. J Spinal Disord Tech,2005,18(1):29-33.

［13］　Mummaneni P V,Pitts L H,McCormack B M,et al. Microsurgical treatment of symptomatic sacral Tarlov cysts[J]. Neurosurgery,2000,47(1):74-78.

［14］　Murphy K J,Nussbaum D A,Schnupp S,et al. Tarlov cysts:an overlooked clinical problem[J]. Semin Musculoskelet Radiol,2011,15(2):163-167.

［15］　Murphy K,Oaklander A L,Elias G,et al. Treatment of 213 patients with symptomatic Tarlov cysts by CT-guided percutaneous injection of fibrin sealant[J]. AJNR Am J Neuroradiol,2016,37 (2):373-379.

［16］　Peña E,Llanero M. Painful legs and moving toes syndrome associated with a sacral Tarlov cyst [J]. Parkinsonism Relat Disord,2011,17(8):645-646.

［17］　Potts M B,McGrath M H,Chin C T,et al. Microsurgical fenestration and paraspinal muscle pedicle flaps for the treatment of symptomatic sacral Tarlov cysts[J]. World Neurosurg,2016, 86:233-242.

［18］　Slipman C W,Bhat A L,Bhagia S M,et al. Abdominal pain secondary to a sacral perineural cyst [J]. Spine J,2003,3(4):317-320.

［19］　Zheng X,Li S,Sheng H,et al. Balloon-assisted fistula sealing procedure for symptomatic Tarlov cysts[J]. World Neurosurg,2016,88:70-75.

第四篇

脊柱脊髓损伤

第十章　脊髓损伤

第一节　无骨折脱位型脊髓损伤

一、概述

无骨折脱位型脊髓损伤是一种特殊类型的脊髓损伤,在临床上并不少见,一般由外力导致,而 X 线或 CT 检查显示无椎体骨折或脱位,又称为无放射学异常的脊髓损伤(spinal cord injury without radiologic abnormality,SCIWORA)。SCIWORA 由 Pang 等于 1982 年首次在儿童患者中报道,他们将 SCIWORA 描述为 CT 扫描及脊髓造影显示有外伤性脊髓损伤的征象,而 X 线检查未见明显创伤性脊柱破坏。该定义不包括电流导致的脊髓损伤、产科并发症、先天性脊柱异常或椎管穿透性损伤等。后来人们发现 SCIWORA 也存在于成人中,并由 Hirsh 等将 SCIWORA 的定义应用于成人,此后,成人中 SCIWORA 的报道有所增加。

二、流行病学调查

SCIWORA 的发病率在成人及儿童中存在差异,成人 SCIWORA 患者约占 SCIWORA 患者总数的 10%,儿童 SCIWORA 患者较成人患者多见,约占 90%。不同年龄段患者损伤部位也存在差异,有文献报道,国外患者脊髓损伤节段与年龄具有一定的相关性,成人约 55% 的脊髓损伤发生在颈部,与颈椎的活动度大有关,其中 C3～4 和 C5～6 是易受伤害的部分,常合并颈椎管狭窄、后纵韧带骨化、椎间盘突出等;15% 发生在胸部,15% 发生在胸腰椎交界处,15% 发生在腰骶部。8 岁以上儿童易损伤下颈段脊髓,8 岁以下儿童易损伤上颈段脊髓,这可能与 8 岁以上儿童颈椎活动支点位于 C5～6,而 8 岁以下儿童颈椎活动支点位于 C2～3 有关。国内情况则不尽相同。王一吉等对中国康复研究中心收治的 SCIWORA 患儿进行回顾性分析,发现 80% 的患儿年龄为 7 岁以下,损伤节段以胸髓为主,且多为下胸段(T6～12)损伤,可能与致伤原因多为舞蹈下腰训练有关。

三、致伤原因及损伤机制

患者常见的致伤原因包括运动损伤、交通事故及高处坠落等,不同年龄段 SCIWORA 患者致伤原因存在差异,10 岁以下患者最常见致伤原因为交通事故,11～17 岁患者为运动损伤,而成人患者为高处坠落。

目前成人 SCIWORA 的损伤机制并未被完全阐明,一般认为颈椎退变、发育异常是发病基础,外伤仅是诱因。损伤机制可归纳为两大类。第一类是脊髓一过性受损和急性椎间盘破裂持续压迫脊髓。如伤前颈椎有基础病变导致椎管局部有效容积减小,当遭受外力冲击时,即便不足以引起韧带撕裂、骨折、脱位,但由于应力集中,剪切力仍能迫使颈椎瞬间小幅度移位,造成颈髓急性损伤后弹性复位,故放射学检查无责任节段,但 MRI 显示常有突出的椎间盘、骨赘、后纵韧带骨化等与颈髓 T2 高信号损伤处齐平。另一类损伤机制以颈椎屈曲暴力为主,多由车祸伤所致,伤时以钩椎关节等为转动支点,应力挤压椎间盘,导致椎间盘后方张力骤增,纤维环易于破裂,造成颈髓持续受压。

儿童 SCIWORA 的发生主要与其脊柱的解剖和生物力学相关,如脊柱关节发育不完善、关节囊松弛等。近年来国内舞蹈下腰训练所致儿童 SCIWORA 受到广泛关注,据报道此类患儿 SCIWORA 主要发生在胸段,这可能与儿童骨性脊柱弹性较强、颈胸椎灵活性较高、易发生椎体一过性滑脱、脊髓组织顺应性小于脊柱等特点有关。

四、临床表现

患者的临床表现与损伤机制、暴力的大小及性质等有关,大部分患者的临床症状和体征在损伤时即可观察到,由于脊髓水肿和韧带血肿形成压迫,一部分患者神经功能受损的表现可能在伤后几天才出现,SCIWORA 患者可出现多种神经系统表现,包括偏瘫、感觉异常、腱反射改变和肠道功能异常等。其中最常见的是脊髓中央型损伤综合征,临床表现为上肢运动障碍重于下肢,损伤平面以下不同程度的感觉损害或伴有膀胱功能障碍等,其他临床表现还包括部分脊髓损伤综合征、完全脊髓横断综合征等。

五、影像学表现

SCIWORA 虽然 X 线检查无骨折脱位,但对脊髓损伤的患者应常规行脊柱正侧位 X 线检查,必要时行过伸过屈位 X 线检查。X 线检查具有重要意义:①X 线检查示无骨折脱位,但有脊髓损伤的表现,可诊断为该病。②可发现脊柱生理曲度改变、椎体边缘骨赘形成、后纵韧带骨化、椎管狭窄、颈椎节段性不稳定等,这些发现有助于诊断。当侧位 X 线测量连续 3 个节段以上颈椎管中矢径与椎体中矢径的比值不高于 0.75 时可诊断为颈椎管狭窄。在颈椎过伸过屈位 X 线片中,椎间运动成角≥11°或水平移位之和≥3.5 mm 时,可以诊断为颈椎节段性不稳定。

CT 检查对 SCIWORA 的诊断有较大意义,CT 可以发现椎管狭窄、椎间盘突出、后纵韧带骨化、黄韧带肥厚或骨化等改变。CT 对骨的分辨率高,对后纵韧带骨化的诊断价值比 MRI 高。

MRI 检查对 SCIWORA 具有诊断价值,它不仅能显示椎体周围结构、椎管狭窄程度、脊髓受压的形态学改变,而且能观察到脊髓损伤早期和晚期的病理变化。MRI 可以直接观察到脊髓受压、椎间盘突出、后纵韧带骨化、黄韧带肥厚或骨化、椎前出血、后方韧带复合体损伤等,早期可观察到脊髓肿胀、脊髓内水肿、出血或血肿等,晚期可见脊髓内囊肿、软化灶、脊髓萎缩等。MRI 不仅可以降低 SCIWORA 的误诊率,而且对确定其病理基础可起到关键作用,有利于制订治疗方案。

六、治疗

(一)非手术治疗

对 SCIWORA 患者早期行全身治疗时应注意以下几点:①对于颈髓损伤患者,延髓呼吸下行通路被阻断,导致膈神经失活,呼吸受限,因此应始终保持呼吸道通畅,保证供氧,对无自主呼吸的患者应行人工通气。②维持血液循环,保证收缩压在 12 kPa 以上,保证脊髓供血。③维持水、电解质及酸碱平衡,保证机体营养需要及内环境稳定。④颈髓损伤后体温调节中枢传导通路被破坏,患者体温较高,对高热患者及时采取降温措施。⑤防止呼吸道感染、肺不张、尿路感染及深静脉血栓形成等并发症。

SCIWORA 的非手术治疗主要是早期应用糖皮质激素,以延缓和阻断脊髓继发性损伤的发生。对急性脊髓损伤早期应用甲泼尼龙冲击治疗效果明显,但要求在伤后 8 h 内开始使用,其对脊髓损伤的保护作用在于抑制脂质过氧化物的产生、改善损伤后的脊髓血供、防止脊髓细胞凋亡等机制。此外,应用高渗性脱水剂、利尿剂、神经营养药物、高压氧治疗 SCIWORA 也可以阻止脊髓的继发性损伤,促进神经元及神经纤维的修复。

(二)手术治疗

近年来手术治疗 SCIWORA 受到人们的广泛关注,他们认为 SCIWORA 的发生主要是由于椎管储备间隙减少、椎间盘突出、发育性或退变性椎管狭窄等致使头颈部遭受轻度外伤后引起脊髓损伤。采用手术治疗可以去除引起脊髓损伤的机械性因素,使脊髓得到充分减压,坚强的内固定可使脊柱得到即刻坚固的稳定,大大减少了护理依赖;加上植骨融合可使椎体间的关系得到稳定,这样就减少了导致脊髓继发性损伤的致病因素,从而减轻或消除患者症状。

1. 手术时机　近年来随着对 SCIWORA 发生机制、影像学表现等研究的不断深入,支持手术治疗的报道逐渐增多,但对手术时机的选择还存在争议。目前手术时机的选择尚无统一标准。各临床中心多倾向于早期手术,研究认为脊髓损伤后数小时即可发生继发性损伤,继发性损伤对预后影响很大,早期手术干预对成人 SCIWORA 增益更多。此外,还应结合影像学表现考虑手术时机:若脊髓 MRI T1WI 呈稍低信号、T2WI 呈高信号,表明脊髓水肿,应及时减压,此类手术预后较好;若 T1WI、T2WI 均呈灶性低信号,表明脊髓内出血,应行紧急减压手术,必要时可行脊髓切开减压,此型预后较差;若 T1WI 呈稍低信号、T2WI 呈高信号,且呈灶性异常信号改变,表明脊髓损伤区已软化、坏死或囊性变,提示永久性损害,手术减压可保护残存的正常脊髓组织;若脊髓变细且 T1WI、T2WI 无异常信号改变,提示脊髓萎缩,预后不佳;若 MRI 显示有脊髓压迫,应行减压手术,以改善脊髓的血液循环,避免脊髓萎缩加重。

2. 术式选择　无论采用颈椎前路还是后路手术治疗 SCIWORA,手术目的都是防止或减少脊髓继发性损伤。通过对神经组织的减压和脊柱稳定性的重建,减轻脊髓水肿,降低脊髓内部压力,从而改善脊髓的血供,避免或减少脊髓的继发性损伤,为脊髓功能恢复创造良好条件。可依据手术前 MRI 结合 CT、X 线片确定的脊髓受压部位、范围,颈椎伤前原有的病变以及患者对手术的耐受能力等选择合适的手术方式,通过围手术期处理及手术治疗可获得较满意的脊髓功能恢复。

(1) 前路手术:包括 ACDF、ACCF 等,可直接对椎管前致压物进行减压。适用于下列情况:①单节段椎间盘突出、椎体不稳;②多节段孤立性后纵韧带骨化;③致压物在椎间盘水平;④局灶、短节段或混合型 OPLL(不多于 2 个节段);⑤椎间盘游离在椎体后。退变型椎管狭窄病例常累及多节段,若行前路减压融合,易加速邻近颈椎退变且增加不融合风险,可考虑后路手术。

(2) 后路手术:包括单开门、双开门、椎板切除侧块螺钉内固定等,对椎管脊髓影响小,固定相对简单,适合黄韧带肥厚或骨化、长节段后纵韧带骨化合并颈椎 K 线阳性、发育性椎管狭窄、多节段椎间盘突出等患者。后路手术可有多种作用:①直接解除椎管后方压迫;②间接减轻椎管前方压迫;③前方受压颈髓向后移动,颈髓表面动静脉张力减小,颈髓内血供改善,阻断"缺血—损伤—缺血"的恶性循环。

(3) 前后联合入路手术:适用于以下情况。①颈椎失稳合并椎管狭窄;②颈椎反曲、K 线阴性、椎间盘突出较大。此方法结合前、后路优势,完成减压、重建稳定,有利于颈髓康复。

(李义云　李美华)

第二节　伴有脊椎骨折的脊髓损伤

一、概述

脊髓损伤是指由于外界各种直接或间接因素导致的脊髓的损伤,并且出现各种运动、感觉和括约肌功能障碍,肌张力异常及病理反射等改变。脊髓损伤多伴发于脊椎外伤。

二、流行病学

脊髓损伤目前仍是与创伤相关疾病高发病率和高死亡率的首要原因。胸腰椎是脊柱骨折伴脊髓损伤发生率最高的节段,尤以 T12、L1、L2 椎体较为常见。颈椎受累约占脊柱骨折伴脊髓损伤的 25%,其中以下颈椎损伤最常见。所有颈椎损伤中 65% 的骨折源自下颈椎。

三、损伤原因

(一)交通事故

这是现代脊髓损伤的首要原因,发生交通意外时,伤员常发生脊柱脊髓损伤。

（二）工伤事故

该类型损伤多见于矿山作业和建筑作业，伤者站立或屈曲位工作时，重物掉落导致脊髓损伤。地震等自然灾害亦可引起该类型损伤。

（三）其他损伤

1. 撞击损伤 多见于中老年人不慎跌倒或撞击前方障碍物。

2. 火器伤 多见于战争中脊柱受投射物损伤，投射物高速冲击波直接或间接致脊髓损伤。该类型损伤常合并其他外伤，损伤严重，预后较差。

3. 锐器伤 生活中多见于锐利生活用品等刺伤，从椎间隙刺入脊髓，可为完全脊髓横断，亦可为脊髓半侧损伤。

四、组织病理生理改变

脊柱骨折后病理学改变主要包括脊椎排列序列异常，脊椎生理曲度中断、反曲、成角畸形，椎体及椎间高度丢失，椎管容积改变，脊柱生物学稳定功能丧失。上述改变会对椎管内的脊髓产生损伤。脊髓组织病理学改变：早期出现出血、肿胀、血液循环障碍，随着压迫时间的延长或程度的加重，持续或继发性损伤将进行性加重，进展到中、晚期阶段，脊髓组织出现坏死软化、囊性变，甚至纤维化。脊柱骨折致脊髓损伤的外力有两种：一种是在受伤的瞬间，骨折移位对神经组织的撞击，对脊髓及神经根造成挫伤或牵拉伤；另一种是破裂的椎间盘组织、骨折片、椎管内的血肿对神经组织的持续压迫。前一种是瞬间发生的，为不可逆的动态损伤，外科减压复位没有确切的效果。后一种是持续的压迫，损伤可能呈可逆性，需尽早解除，外科手术是最好的方式。

五、脊髓损伤的临床表现

临床表现视损伤程度和部位而定。

（一）脊髓震荡

脊髓震荡表现为损伤平面以下运动、感觉功能及反射完全消失或大部分消失。一般经过数小时至数天，感觉和运动功能开始恢复，不留任何神经系统后遗症。

（二）不完全脊髓损伤

不完全脊髓损伤可分为前脊髓综合征、后脊髓综合征、脊髓中央管周围综合征、脊髓半切综合征。

1. 前脊髓综合征 脊髓前方受压严重，会引起四肢瘫，下肢重于上肢，但下肢和会阴部仍保留位置觉和深感觉，有时甚至还保留浅感觉。

2. 后脊髓综合征 脊髓受损平面以下运动功能和痛温觉、触觉存在，但深感觉全部或部分消失。

3. 脊髓中央管周围综合征 表现为损伤平面以下的四肢瘫，上肢重于下肢，没有感觉分离。

4. 脊髓半切综合征 损伤平面以下同侧肢体的运动功能及深感觉消失，对侧肢体痛觉和温度觉消失。

（三）完全脊髓损伤

损伤平面以下的最低位骶段感觉、运动功能完全丧失，包括肛门周围的感觉和肛门括约肌的收缩运动丧失。2 周后逐渐演变成痉挛性瘫痪，表现为肌张力增高、腱反射亢进，并出现病理性锥体束征。胸段脊髓损伤表现为截瘫，颈段脊髓损伤则表现为四肢瘫。

（四）脊髓圆锥损伤

T12 和 L5 骨折可发生脊髓圆锥损伤，表现为会阴部皮肤感觉缺失，括约肌功能丧失，致大小便不能控制和性功能障碍，双下肢的感觉和运动功能仍保持正常。

（五）马尾损伤

马尾起自 T2 的骶脊髓，一般终止于 S1 下缘。马尾损伤表现为损伤平面以下弛缓性瘫痪，有感觉、运动功能及性功能障碍和括约肌功能丧失，肌张力降低，腱反射消失。

六、脊髓损伤类型

脊髓损伤可分为原发性脊髓损伤与继发性脊髓损伤。

原发性脊髓损伤是指外力直接或间接作用于脊髓所造成的损伤。

继发性脊髓损伤是指外力导致的脊髓水肿、椎管内小血管出血形成血肿、压缩骨折以及破碎的椎间盘组织等压迫脊髓所造成的脊髓的进一步损害。

七、脊髓损伤分级

脊髓损伤可采用美国脊髓损伤协会（ASIA）提出的脊髓损伤神经学分类国际标准（ISNCSCI）进行评价。该标准可用于外伤性脊髓损伤患者的评价和神经损伤的分级，不仅可以作为损伤分级的基本框架，也可对神经系统损伤后的功能恢复以及远期预后进行预测评估。ISNCSCI 只适用于外伤性脊髓损伤的评价，不可用于非外伤性脊髓损伤的评价。

ISNCSCI 对神经功能的评价包括身体左、右两侧各 28 个关键点的感觉功能检查及身体左、右两侧各 10 条关键肌的肌力检查。感觉平面指身体两侧保留完整感觉功能的最低脊髓节段。同样，运动平面指身体两侧保留Ⅲ级以上肌力的最低肌节平面，运动平面以上肌力正常。神经损伤平面是指运动和感觉功能都完好的最低脊髓节段。ISNCSCI 将脊髓损伤分为 A～E 5 个级别，字母越靠后，级别越高，损伤程度越低（表 10-1）。

表 10-1　脊髓损伤神经学分类国际标准（ISNCSCI）的脊髓损伤分级

分　级	定　义
A	脊髓自头向骶尾部最低节段感觉、运动功能完全丧失
B	神经损伤平面以下节段有感觉但运动功能完全丧失
C	神经损伤平面以下运动功能保留，一半以上关键肌肌力低于Ⅲ级
D	神经损伤平面以下运动功能保留，至少一半关键肌肌力不低于Ⅲ级
E	感觉和运动功能均正常

八、伴有脊柱骨折的脊髓损伤的手术治疗

（一）手术治疗目的

脊柱骨折手术的目的是尽早通过对骨折的复位、对椎管的减压或扩容来解除对脊髓或神经的压迫，重建脊柱的稳定性，使患者可以早期活动，减少并发症，为神经损伤的修复创造条件。

（二）手术治疗原则

治疗应以恢复椎体正常序列、彻底减压、恢复椎间高度和生理曲度及重建脊柱稳定性为基本原则。

（三）手术时机的选择

急性脊髓压迫的病理结果是脊髓灰质的早期血管改变在创伤后几小时内发生，5 天后出现灰质的不可逆坏死，脊髓白质在 7 天后出现病理改变，这一结果提示早期手术减压有利于神经功能的恢复，但临床上目前还存在争议。有人认为早期手术与神经功能恢复程度无明显相关，并且早期手术有增加神经损伤的风险，故建议 1 周后手术。而另一些人认为早期手术可减少伤椎继续滑脱移位，降低脊髓损伤加重的风险；尽早恢复椎管解剖，缩短脊神经根受压迫的时间，减少并发症的发生；有利于神经功能的恢复，促使患者早期活动及早期康复。Kakulas 研究发现，在脊髓损伤后 6 h，灰质中神经元就已经开始退变、坏死，

伤后 24 h 白质也开始坏死。因此,必须早期手术,解除压迫和重建脊椎的稳定性,改善脊髓血液循环,为促进脊髓功能恢复创造条件。目前多数学者主张早期手术。从临床疗效看,脊髓功能的恢复和改善除与脊髓损伤程度有关外,其关键还在于彻底减压,去除脊髓的致压因素。Rosenfeld 等认为对于急性脊髓损伤,在伤后 72 h 内行手术治疗不仅可以促进脊神经功能尽快恢复,还可以减少相应的并发症。

(四) 颈椎骨折伴脊髓损伤

1. 如何选择正确的手术入路　颈椎前路减压植骨有良好的生物力学特性,符合三柱稳定原则。自 Caspar 等报道了采用前路钢板系统重建颈椎稳定性后,该方法现已广泛应用于临床,且疗效肯定。由于下颈椎骨折合并脊髓损伤的压迫大多来自脊髓前方,前路减压更为直接,能有效地扩大椎管容积,为神经功能恢复创造必要的条件。而且前路手术可以恢复颈椎的正常序列及正常的椎间高度和生理曲度,融合节段较少,对颈椎活动度影响较小,术后颈部疼痛发生率低。因此,对于颈椎骨折首选前路手术。当然,尽管前路手术在颈椎骨折治疗方面有诸多优势,但并不能完全取代后路手术。后路手术是最早用于颈椎损伤的脊髓减压方法,广泛应用于颈椎骨折的复位。对于屈曲型颈椎损伤,后路内固定在生物力学上优于前路内固定,尤其对骨质疏松患者。对于合并椎板骨折或黄韧带突向椎管内或合并后方结构严重撕裂者,后路减压手术不失为一个很好的选择(图 10-1 和图 10-2)。

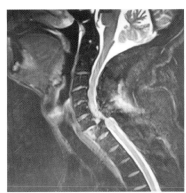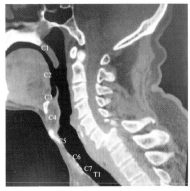

图 10-1　外伤致颈椎骨折脱位的术前影像学表现

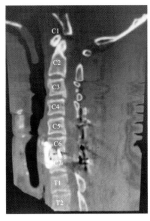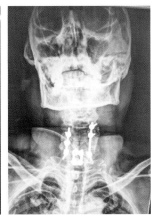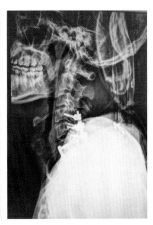

图 10-2　外伤致颈椎骨折脱位经前后联合入路减压、固定的术后影像学表现

2. 颈椎手术步骤

(1) 骨折脱位的复位矫形:首先可行牵引,经牵引将压缩的椎体撑开,并由完整的前、后纵韧带将移位的骨片牵拉达到复位或初步复位;然后可在术中进一步复位矫形。

(2) 减压扩容:骨折移位、碎骨块、破裂的椎间盘可以直接压迫脊髓,而皱褶的黄韧带与急速形成的血肿也可以压迫脊髓,造成脊髓缺血、神经元变性。及时去除压迫后,脊髓功能有望部分或全部恢复;如果压迫时间过久,脊髓因血液循环障碍而发生软化、萎缩或瘢痕形成,则神经损伤难以恢复。减压方式有前路和后路手术,可以去除致压物,后路扩大容积相当于间接减压。

(3)固定:颈椎骨折通过内固定可以使融合节段获得即刻的稳定,为脊髓损伤的恢复提供稳定、宽松的环境。

(4)植骨融合:无论多么坚强的内固定,只能作为矫形固定的临时措施,想要获得损伤部位的永久性稳定与矫形,只有靠植骨融合。

以上4个步骤对脊髓损伤患者缺一不可,否则难以获得满意的治疗效果。

3. 颈椎前路手术的适应证   颈椎骨折有成角畸形致脊髓受压者;确诊有椎间盘碎片或椎体骨折块突入椎管内致脊髓受压者;颈椎爆裂骨折致椎管狭窄者;颈椎骨折合并有脱位,关节交锁不严重,骨牵引容易复位者。颈椎前路手术术后影像学表现可见图10-3。

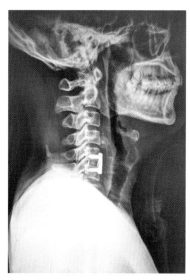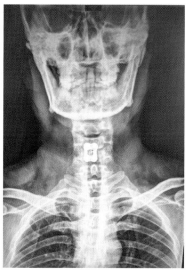

图 10-3   颈椎前路手术术后影像学表现

4. 颈椎后路手术的适应证   对于后方结构受损,椎板、棘突、关节突、椎弓等骨折,小关节交锁,脊髓后方受压等,通过颈椎后路手术可直接解脱关节交锁,清除突入椎管内的椎板、关节突碎片及断裂的黄韧带,尤其是对于合并有多节段椎管狭窄的病例。颈椎后路手术术后影像学表现可见图10-4。

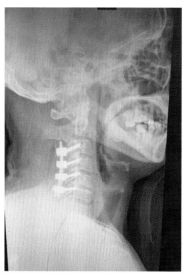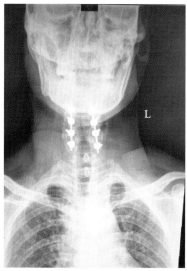

图 10-4   颈椎后路手术术后影像学表现

（五）胸腰椎骨折伴脊髓损伤

胸腰椎椎体是胸椎后凸与腰椎前凸的主要活动点，也是机体坠落或冲撞时较易受到损害的区段之一。临床上胸腰椎骨折患者中相当一部分系由垂直压缩暴力引发，折损后骨折碎块突入椎管内压迫脊髓，导致脊神经功能严重损伤，严重者可致下肢瘫痪，典型的影像学表现可见图 10-5 和图 10-6。目前，对于胸腰椎骨折伴有脊髓损伤的手术方式选择存在较大的争议，没有一个确切的规定。应根据骨折类型、患者的病情以及手术器械内固定物的特点择优选择手术方式。

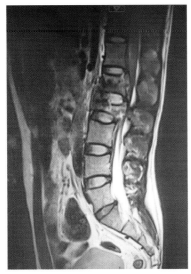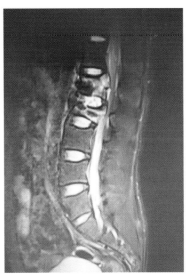

图 10-5　腰椎骨折术前 MRI 影像

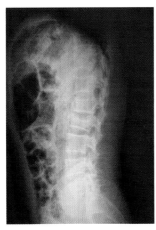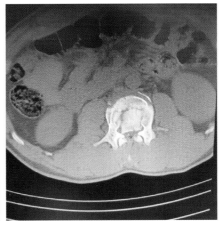

图 10-6　腰椎骨折术前 CT 影像

1. 胸腰椎骨折前路手术　在临床实践中，选择手术方式时，前路、后路各有其优点和适应证。前路手术对椎管减压、解除神经压迫更具优势，并且一旦生物固定稳固，远期疗效更好。但前路手术对医护人员要求较为严格，且手术所需内固定物选择性小，性价比不高，所以不易在临床上推广应用，尤其在基层医院。前路手术适应证如下：①椎管侵占率 L1＞45％，L2＞55％，T10～12＞35％；②椎管内有翻转骨块压迫；③手术时机超过伤后 1 周；④急性胸腰椎旋转性损伤。

前路手术步骤：采用背腹下部全身麻醉，联合切口，通过左侧胸膜外腹膜后入路，切除与伤椎相邻的上方的肋骨头，经腰大肌表面暴露椎体侧前方，通过椎弓侧方入椎管，垂直视线下进行彻底减压，在 C 型臂 X 线机透视引导下，用自体髂骨植骨，通过椎体钉装置进行固定。T9 以上脊椎骨折选择开胸入路。

2. 胸腰椎骨折后路手术　后路手术创伤小，操作相对简单，术后并发症少，但存在椎体高度丢失的隐患。后路手术的适应证如下：①后方韧带结构复合体损伤；②多发性创伤尤其是多发性肢体创伤。胸腰椎骨折后路手术术后的影像学表现可见图 10-7 和图 10-8。

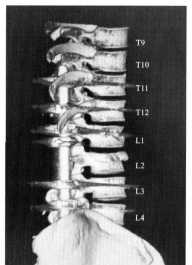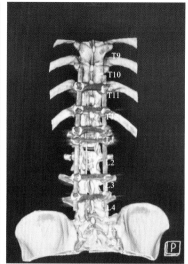

图 10-7　腰椎骨折术后 CT 影像

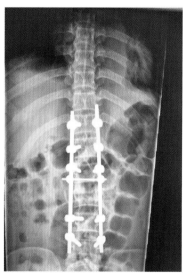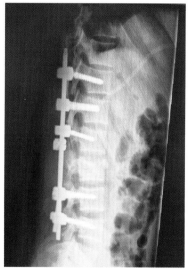

图 10-8　腰椎骨折术后 X 线影像

　　后路手术步骤：患者取俯卧位，以损伤椎体为中心，分别在伤椎的上、下椎放置椎弓根钉，在 C 型臂 X 线机透视引导下尽量彻底复位、固定，通过影像学检查结果判断是否进行椎板减压以及减压的范围。依据上、下小关节外缘、"人字嵴"、横突中线等标志进行准确定位，注意掌握适当的向心角。后伸脊柱，以椎弓根钉为支点向外撑开或在损伤较轻侧撑开上棒或板。将椎管骨折的椎体后缘骨块暴露、摘除，实现后路椎管前减压，透视下彻底复位、固定。

（孟　伟　李美华）

参 考 文 献

［1］　陈启明,陈其昕.非手术治疗无骨折脱位型颈脊髓损伤预后的多因素分析［J］.中国骨伤,2016,29（3）:242-247.

［2］　高明勇,陶海鹰,卫爱林,等.急性成人颈段无骨折脱位型脊髓损伤非手术治疗与早期外科干预的对比分析［J］.中国骨与关节损伤杂志,2015,30(1):7-10.

［3］ 沈祥,徐宏光,赵泉来,等.无骨折脱位型颈脊髓损伤与颈椎退行性变影像学相关性研究［J］.中华骨与关节外科杂志,2015,8(3):214-217.

［4］ 王一吉,周红俊,卫波,等.儿童无骨折脱位型脊髓损伤 120 例临床特征分析［J］.中华医学杂志,2016,96(2):122-125.

［5］ 吴成如,孙国荣,石林新,等.124 例无骨折脱位颈脊髓损伤与患病年龄探讨［J］.颈腰痛杂志,2019,40(4):451-453.

［6］ Atesok K,Tanaka N,O'Brien A,et al. Posttraumatic spinal cord injury without radiographic abnormality［J］. Adv Orthop,2018,2018:7060654.

［7］ Carroll T,Smith C D,Liu X,et al. Spinal cord injuries without radiologic abnormality in children：a systematic review［J］. Spinal Cord,2015,53(12):842-848.

［8］ Como J J,Samia H,Nemunaitis G A,et al. The misapplication of the term spinal cord injury without radiographic abnormality(SCIWORA)in adults［J］. J Trauma Acute Care Surg,2012,73(5):1261-1266.

［9］ Kwon B K,Vaccaro A R,Grauer J N,et al. Subaxial cervical spine trauma［J］. J Am Acad Orthop Surg,2006,14(2):78-89.

［10］ Lowery D W,Wald M M,Browne B J,et al. Epidemiology of cervical spine injury victims［J］. Ann Emerg Med,2001,38(1):12-16.

［11］ Nakashima H,Yukawa Y,Ito K,et al. Posterior approach for cervical fracture-dislocations with traumatic disc herniation［J］. Eur Spine J,2011,20(3):387-394.

［12］ Rhee J M,Riew K D. Dynamic anterior cervical plates［J］. J Am Acad Orthop Surg,2007,15(11):640-646.

［13］ Shank C D,Walters B C,Hadley M N. Current topics in the management of acute traumatic spinal cord injury［J］. Neurocrit Care,2019,30(2):261-271.

第十一章 颈椎外伤

上颈椎是一个复合体,是由枕骨、寰椎、枢椎和它们之间的关节及相连的韧带结构构成的一个独特的运动单元,这个运动单元具有最大的轴向活动度。上颈椎共有 6 个滑膜关节,包括 1 对寰枕关节、1 对寰枢侧块关节及前、后寰齿关节,这些关节在颅颈活动中发挥了重要作用。寰枕关节的形态允许屈曲和侧屈,占颈椎屈伸活动度的 50%,但几乎不能旋转;前方枕骨大孔前缘与齿状突的接触限制了屈曲的范围,后方枕骨大孔区骨质与寰椎后弓的触碰限制了后伸的幅度。寰枢侧块关节位于寰椎侧块下关节面与枢椎上关节面之间,占颈椎旋转活动度的 50%。前寰齿关节位于寰椎前弓与齿状突前面之间,后寰齿关节位于齿状突后面与横韧带前部之间。

上颈椎的稳定性主要由复杂的韧带结构保障。枕骨髁的形态仅能对寰枕关节起有限的骨性稳定作用;三块骨骼之间复杂的韧带结构保证了寰枕关节的稳定性;连接枕骨和寰椎的韧带包括寰枕前、后膜等,连接枕骨和枢椎的韧带包括覆膜、翼状韧带、齿突尖韧带。寰枕前膜是前纵韧带的一部分,由下向头侧延伸,附着于枕骨大孔前下缘、寰椎前弓和枢椎体前面。交叉韧带由横向和纵向部分组成:横向部分就是横韧带,这一重要结构完全由几乎没有弹性的胶原纤维组成,位于寰椎侧块内侧的骨性突起之间;纵向部分则附着于枕骨大孔前缘和枢椎体后面。覆膜是寰枕关节的主要稳定结构并限制其过伸,它自枢椎体和齿状突后面至枕骨大孔前外缘,是后纵韧带向头侧的延伸。寰齿韧带位于寰椎前弓的下部和齿状突前面。翼状韧带是一对起于齿状突背外侧斜向头侧,止于寰椎侧块上方、枕骨髁内下面的韧带,是寰枕关节非常重要的稳定结构,起限制枢椎侧屈和旋转的作用。齿突尖韧带位于寰枕前膜与交叉韧带的纵向部分之间,连接齿突尖和枕骨大孔前缘。寰枕后膜附着于枕骨大孔后缘与寰椎后弓之间。寰枢后膜位于寰椎后弓与枢椎之间。这些韧带多由胶原纤维组成,延展性差,延伸达 10% 即可发生断裂,容易在挥鞭损伤中受到损坏。

上颈椎区域的骨-韧带复合体围绕并保护延髓、低位颅神经、上颈髓及 C1 和 C2 神经根等神经结构。上颈椎与下颈椎(C3～7)在解剖结构和功能上有明显的区别,受到损伤时两者受伤的方式也有着明显的不同。上颈椎损伤多见于儿童和老年人(>60 岁);在儿童中多由高能量损伤导致(交通事故伤或高处坠落伤),合并神经损伤和死亡的概率较高,机动车交通事故是主要的致伤原因;而老年人中跌倒是常见的致伤原因。成人以下颈椎损伤多见。

第一节 寰椎骨折

一、概述

寰椎骨折形式多样,常与颈椎其他部位骨折或韧带损伤同时发生。其最早的描述可见于 1822 年 Cooper 的报道,他在尸检中发现了寰椎骨折。Jefferson 在 1920 年发表了一篇包括 42 例寰椎骨折的病例回顾报道,指出寰椎可以发生前、后弓各有两个断点的爆裂骨折,此后,人们把该型爆裂骨折称为"Jefferson 骨折";而且他还提出了寰椎骨折早期的分型。1970 年 Spence 等在对 10 具尸体标本进行研究时发现了与寰椎骨折相关的横韧带损伤。他们发现,如果双侧侧块的侧向移位之和达到或超过 6.9 mm,那么横韧带很可能已损伤而失去作用,这项基于 X 线的研究被描述为 Spence 规则。之后,Dickman 等通过 X 线、薄层 CT 及高分辨率 MRI 对 39 例寰椎横韧带损伤患者进行了研究,发现 MRI 能敏感地发现横韧带的损伤;他们还发现,采用 Spence 规则诊断会漏诊 61% 的横韧带损伤患者。

二、损伤机制

寰椎骨折常见的致伤原因是交通事故或高处坠落,其他重物打击、运动相关的损伤也可以造成寰椎骨折。Jefferson 骨折多由轴向负荷引起,往往是暴力垂直作用于头顶将头颅压向脊椎时,作用力由枕骨髁传递到寰椎,寰椎在膨胀力的作用下分裂为 4 个部分。正因为如此,Jefferson 骨折常合并有颅脑损伤。此外,寰椎骨折易伴发其他颈椎损伤,如齿状突骨折、Hangman 骨折、下颈椎爆裂骨折等。Hays 在研究中用 46 例标本模拟寰椎骨折,出现最多的是 2 处骨折,其次是 3 处骨折。有学者认为,当颈椎过伸时受力,颅底撞击寰椎后弓或寰、枢椎后弓互相撞击容易导致寰椎后弓骨折,而当头颈侧屈时受到垂直应力容易出现前弓根部的骨折。事实上,各种损伤机制可以单独或合并发生;同时,受诸多因素(如作用于颅脑的力量、受伤时头颈的位置、寰椎的骨质情况)影响,可形成各种类型的骨折。

三、影像学诊断及骨折分型

寰椎骨折的 X 线检查是最初级的检查,张口正侧位 X 线检查是诊断寰椎骨折最常用的方法;正位片上,我们可以直接测量寰椎双侧侧块的侧向移位,Spence 等指出寰椎双侧侧块的侧向移位之和大于 6.9 mm 为寰椎骨折合并横韧带损伤的间接证据;侧位片有助于判断后弓骨折、罕见类型骨折,如水平型前弓骨折以及寰齿间距(ADI)的增宽;如果是前弓骨折,伤后 6 h 可以在侧位片上看到咽后壁肿胀。

CT 检查是诊断寰椎骨折最有效的检查方法。它可以清晰地显示骨折类型、双侧侧块分离和移位的程度,以及寰椎横韧带的撕脱性骨折。CT 检查也可对周围的组织结构进行评价,如椎动脉是否损伤、发现难以在 X 线平片上诊断的寰椎骨折合并齿状突骨折。MRI 检查是诊断寰椎骨折是否合并脊髓损伤最有效的办法,也是评估是否存在横韧带损伤的有效方法。

根据影像学上不同的骨折表现,Gehweiler 等将寰椎骨折分为 5 型(图 11-1)。

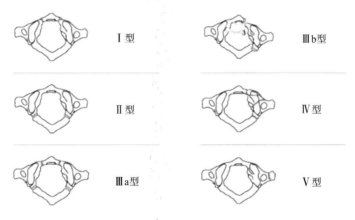

图 11-1 Gehweiler 寰椎骨折分型

Ⅰ型:单纯寰椎前弓骨折。
Ⅱ型:单纯寰椎后弓骨折。
Ⅲ型:寰椎前弓和后弓同时骨折(Jefferson 骨折)。
Ⅳ型:单纯寰椎侧块骨折。
Ⅴ型:寰椎横突骨折。

四、治疗

大多数寰椎骨折应首选保守治疗,对于侧块没有分离的稳定性寰椎骨折,用颈托保护即可。如果寰椎双侧侧块的侧向移位之和小于 6.9 mm,应用涉及枕颏胸的支具 3 个月。颅骨牵引可以使分离的侧块复位;头环背心(Halo-Vest 支架)只能制动,而没有复位的作用,难以防止侧块再度分离,其没有轴向牵引的作用。对年龄>70 岁的老年患者不推荐采用 Halo-Vest 支架外固定治疗。采用非手术治疗的患者有 17% 的概率出现骨折不愈合,80% 的患者可残留由创伤后关节炎导致的颈痛。

手术的适应证包括寰椎双侧侧块侧向移位之和大于 6.9 mm,即横韧带完整性破坏并导致进行性侧块分离,C1~2 失稳以及假关节形成。对于此类患者,单纯 Halo-Vest 支架或者硬质颈托固定可能并不能有效地维持颈椎的正常序列。如果直立位 X 线片显示双侧侧块侧向移位继续增大或者前方 ADI>3 mm,患者必须延长颅骨牵引的时间或者采用手术固定治疗。

寰椎骨折手术应遵循以下原则:①对于寰椎前弓加后弓骨折、侧块劈裂骨折,可采用寰椎单椎节复位固定术;②对于颈椎制动未愈合或不宜行寰椎单椎节复位固定术的患者,可行寰枢椎固定融合术;③导致寰枕关节破坏或不宜行上述手术者,建议行枕颈固定融合术;④对于行寰枢椎固定融合术者,固定方式宜选用寰枢椎螺钉技术或寰枢椎钉棒固定技术,入路可选择前路或后路。

五、典型病例

患者,男,48 岁,因"头颈部外伤伴颈部活动受限 1 天"入院。

现病史:患者 1 天前不慎摔伤头颈部,即感头颈部疼痛,颈部活动受限,强迫头位,伴有恶心欲吐,无肢体麻木、无力,肢体活动可。

专科体格检查:神志清楚,精神欠佳,双侧瞳孔等大等圆,对光反射灵敏,颈部活动受限,强迫头左侧屈,四肢肌力 V 级,肌张力尚可,生理反射存在,病理反射未引出。

JOA 评分:15 分。

ASIA 分级:E 级。

1. 影像学检查　检查结果见图 11-2。

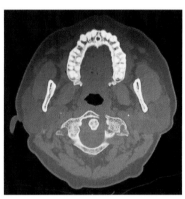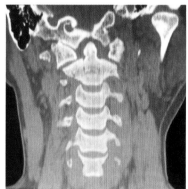

图 11-2　术前颈椎 CT 检查结果

注:寰椎左侧侧块骨折,分离移位,横韧带损伤可能。

2. 初步诊断　寰椎骨折。

3. 手术决策和治疗过程

(1) 手术指征:

①"头颈部外伤伴颈部活动受限 1 天"入院。

②体格检查提示颈部活动受限,强迫头左侧屈。

③颈椎 CT 检查提示寰椎左侧侧块骨折,分离移位,横韧带损伤可能。

(2) 手术方案:

①体位:俯卧位,颈椎保持中立位,头架固定。

②手术入路:后正中入路枕颈(C0~2)融合术。

(3) 手术过程:气管插管全身麻醉,给予神经电生理监测。俯卧位,头架固定。以损伤部位为中心,取后正中直切口,暴露枕骨至 C2 椎板,见寰椎左侧侧块与寰椎后弓分离,无法置钉;小心剥离寰椎后弓右侧组织,牵开上方椎动脉,右侧置入直径 3.5 mm、长 26 mm 的椎弓根螺钉,枢椎置入两枚直径 3.5 mm、长 26 mm 的椎弓根螺钉;枕骨置入"人字形"枕骨板,并置入直径 3.5 mm,长分别为 10 mm、10 mm、8 mm 的枕骨螺钉三枚,透视见各螺钉及枕骨板位置满意;两钛棒折弯塑形,两侧连接,妥善固定。再次透视见固定角度合适,矫形满意。用磨钻磨除部分枕骨、寰椎后弓及枢椎椎板皮质,同种异体骨植骨满意。放置椎板外引流管 1 根,彻底止血后按层次缝合切口。

4. 术后影像学检查 检查结果见图 11-3。

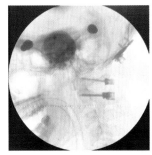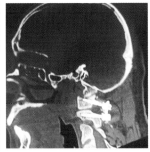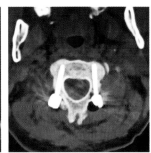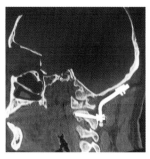

图 11-3 后正中入路枕颈(C0～2)融合术术中及术后复查结果

5. 术后情况 术后第 2 天,拔除引流管,患者可戴颈托下床活动,颈部活动可,四肢肌力正常,生理反射存在,病理反射未引出。

6. 随访情况 术后 6 个月,患者颈部活动无明显受限,屈伸旋转可,四肢肌力Ⅴ级,大小便功能正常。

(雷德强)

第二节 枢 椎 骨 折

枢椎骨折最常见于齿状突骨折,其次是枢椎峡部骨折及枢椎椎体骨折。枢椎骨折可与各型骨折同时发生,但它常常独立出现。

一、齿状突骨折

齿状突骨折占颈椎损伤的 7%～13%。齿状突骨折常发生于老年人,多见于摔倒所致的低能量损伤。过屈和过伸都可引起齿状突骨折,过屈使齿状突向前移位,过伸使齿状突向后移位。除了颈部疼痛,常不伴其他症状;如果合并颅脑损伤、意识不清状态,易被漏诊。

CT 检查是评估是否存在齿状突骨折最敏感的方法,矢状位和冠状位可以清晰地显示骨折,有助于指导最佳治疗策略的选择。张口位和颈椎侧位 X 线检查也能发现典型的齿状突骨折,伤后数小时侧位片上咽后壁的肿胀也能为诊断提供帮助。如果没有脊神经损伤的表现,MRI 不是必需的检查。

根据影像学上不同的骨折表现,常用 Anderson 和 D'Alonzo 分型将齿状突骨折分为以下三型(图 11-4)。

Ⅰ型:齿突尖撕脱性骨折。齿突尖的斜形骨折,受伤机制可能为剪切外力导致齿突尖撞击枕骨大孔边缘,也见于寰枕关节脱位时的翼状韧带撕脱骨折。

Ⅱ型:齿状突基底与枢椎椎体结合部骨折。骨折线位于齿状突基底、C2 椎体上方。骨折接触面小,骨折线也可为斜形,此时齿状突可向前或向后移位。

Ⅲ型:经枢椎椎体的齿状突骨折。骨折线位于枢椎椎体、齿状突腰部以下。骨折线常进入侧方寰枢椎并导致关节面台阶。

齿状突骨折的治疗包括使用支具固定的非手术治疗和借助内固定的手术治疗。支具可以选择无创的硬质颈托、枕颈胸固定装置等和有创的头环背心。手术有前、后两种入路。前路手术采用中空螺钉经骨折端固定,后路手术固定并植骨融合寰枢椎。由

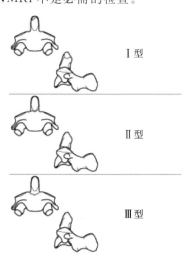

图 11-4 Anderson 和 D'Alonzo 齿状突骨折分型

于齿状突骨折中空螺钉固定可以保留寰枢椎的旋转功能,所以常作为首选的手术方式。

Ⅰ型骨折由于位于寰椎横韧带以上,对寰枢椎的稳定性影响不大,所以用最简单的硬质颈托治疗即可。固定 3 个月后,应拍摄颈椎过屈过伸位 X 线片,评估骨折的愈合情况和稳定性,确定是否需要进一步治疗。

Ⅱ型骨折治疗方案需要参考骨折移位的程度、齿状突与枢椎椎体成角的度数、患者的年龄、骨折端是否为粉碎性、骨折面的走向以及患者自身对治疗方式的选择。如果骨折面是横的或是从前上向后下的,适合做中空螺钉固定;如果骨折面是由后上向前下的,在用螺钉对骨折端加压时会使骨折移位,就不适合做中空螺钉固定。齿状突骨折合并横韧带撕裂是齿状突螺钉固定的禁忌证。齿状突平移或与齿状突枢椎椎体成角的度数较大、患者的年龄较大、粉碎性骨折,即使进行妥善的外固定,也很难自然愈合。如果评估骨折愈合的可能性很小,可以选择直接做后路寰枢椎固定融合术。Ⅱ型骨折如果选择保守治疗,由于骨折的对合面比较小,而对合程度与骨折的愈合结果又密切相关,应尽量将其固定在解剖对位状态,则必须用最坚固的外固定方式——头环背心。文献报道,Ⅱ型齿状突骨折用头环背心固定的愈合率约为 70%。

Ⅲ型齿状突骨折一般不需要手术固定治疗,文献报道采用头环背心固定,骨折的愈合率可以达到98.5%。但伴有脊髓损伤或骨折呈现分离不稳表现时需要手术治疗。手术相对适应证包括移位程度较大不能复位的骨折、骨折移位但不能采用头环背心固定治疗、骨折移位大于 5 mm 且具有骨不连的倾向。

二、枢椎峡部骨折

枢椎峡部骨折也称为 Hangman 骨折、枢椎椎弓骨折,是发生于枢椎椎弓峡部的垂直或斜行的骨折,它可使枢椎椎弓与椎体分离,进而引发枢椎椎体向前滑移,故也称为创伤性枢椎滑脱。其多由交通事故、高处坠落造成。损伤机制包括过伸、屈曲、牵张和轴向负荷等。枢椎峡部骨折发生后由于出现骨折移位,椎管是增宽的,较少合并脊神经损伤;但可能合并前、后纵韧带和 C2~3 椎间盘纤维环的撕裂,可继发颈椎失稳。

枢椎峡部骨折的 CT 检查有助于非典型骨折类型的确认,也有助于在制订手术方案的过程中对椎动脉孔的解剖结构进行评估。对于伴有神经症状的非典型骨折,CT 检查有助于明确脊髓压迫的来源。枢椎峡部骨折侧位 X 线片上多见 C2 椎体相对于 C3 椎体向前滑脱,多数损伤通过 X 线片便可直接分型。有脊神经损伤症状存在时,必须行 MRI 检查;此外,MRI 检查也有助于评估椎间盘损伤的情况。

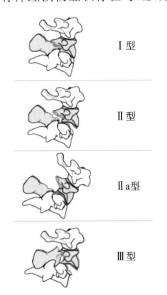

枢椎峡部骨折在影像学上有不同的骨折表现,根据 Levine-Edwards 分型以及 Starr 和 Eismont 修改后的 Effendi 分型系统可分为以下几种主要的损伤类型(图 11-5)。

Ⅰ型骨折:轻度移位(≤3 mm),没有成角畸形,颈椎由于过伸及轴向负荷引起的峡部稳定骨折。前纵韧带和椎间盘完好。

Ⅱ型骨折:轻度移位(>3 mm),C2~3 成角畸形,颈椎经过伸及轴向负荷损伤后再次向前屈曲导致 C2~3 椎间盘撕裂的骨折。因卧位行 X 线检查时 C2 椎体前方移位(>3 mm)可自行复位,所以Ⅱ型骨折有时只能在直立位 X 线片中发现。

Ⅱa 型骨折:成角明显但移位小(<3 mm),伴随后纵韧带、C2~3 椎间盘及棘间韧带损伤的不稳定骨折,由屈曲牵张暴力引起,颈椎后凸畸形明显,无椎体移位。

Ⅲ型骨折:成角和移位严重,合并有单侧或双侧 C2~3 小关节脱位,C2~3 椎间盘和后纵韧带撕裂,高度不稳定骨折。常伴有脊神经损伤。

图 11-5　Levine-Edwards 分型以及 Starr 和 Eismont 修改后的 Effendi 分型

Ⅰ型骨折移位轻微,常不伴发韧带损伤,可以通过硬质颈托固定 8

～12周进行治疗。由于Ⅱ型骨折和Ⅱa型骨折的治疗截然不同，所以必须加以区分。Ⅱ型骨折通常可以牵引复位，之后戴头环背心12周即可。由于后侧椎间盘撕裂，可能会造成牵引过度和脊髓损伤，Ⅱa型骨折不应进行牵引治疗。Ⅱa型骨折应当通过人为轻度的伸展和轻度压力复位，之后患者戴头环背心12周。因为骨折后粉碎的结构不能通过牵引控制，Ⅲ型骨折-脱位需要对脱位部位进行开放复位。对一些患者，C2椎弓根螺钉对骨折的直接固定可能可以作为最终的治疗方法使用。更多情况下，这些螺钉联合C3侧块螺钉和棒系统一起使用，可获得C2～3节段的融合。如果C2节段无法通过螺钉固定，那么推荐使用侧块螺钉对C1～3节段进行融合。前路C2～3固定也是一种选择。

三、枢椎椎体骨折

枢椎椎体骨折指发生在齿状突基底与椎弓峡部之间区域的骨折。该定义将部分Anderson和D'Alonzo分型为Ⅲ型的齿状突骨折也纳入枢椎椎体骨折的范畴。枢椎椎体骨折约占枢椎骨折的15%，约占上颈椎骨折的11%，临床上并不少见。枢椎椎体骨折的致伤原因多见于交通事故，约占75%，其他原因见于高处坠落等，男性略多于女性。

Benzel将枢椎椎体骨折分为三型。

Ⅰ型骨折：颈椎侧位X线片可见双侧椎弓峡部骨折伴有C2椎体相对C3椎体的前移，轴位CT可见冠状面骨折线位于C2椎体后缘，类似于Hangman骨折的表现。不同的损伤机制导致骨折表现不同。屈曲型损伤可见C2～3背侧间隙增宽，同时可能在C2椎体后下方看到泪滴样撕脱骨折片，轴位CT可能见到骨折线累及横突孔。伸展型损伤多由C2水平过伸所致，C2～3椎间隙前方增宽，可见C2～3水平椎间盘撕裂，在椎体前下方可看到泪滴样撕脱骨折片。

Ⅱ型骨折：冠状位CT重建可见到C2椎体呈矢状位的骨折线，矢状位CT重建能更清楚地显示骨折位置，可见寰椎侧块向下压到枢椎椎体，这也证明了Ⅱ型骨折主要由轴向负荷造成。若轴向负荷的暴力稍向外侧，虽骨折线垂直，但仍可累及横突孔及椎板，可能造成Ⅱ型骨折的变异。

Ⅲ型骨折：即Anderson和D'Alonzo Ⅲ型齿状突骨折，张口位X线片及矢状位CT重建可见骨折线呈水平位，位于齿状突基底，而单纯轴位CT有可能漏诊骨折。

绝大多数枢椎椎体骨折行保守治疗可获得痊愈。若骨折存在较多的移位或成角，可以先行颅骨牵引复位，1周后进行外固定。根据患者损伤后的椎体稳定性可选用硬质颈托、枕颏胸支具或头环背心外固定，时间为8～16周。保守治疗骨折愈合率达90%。由于该节段椎管储备间隙较大，枢椎椎体骨折合并脊神经损伤的概率较小，大多数患者经保守治疗预后较好。

四、典型病例

（一）病例一

患者，男，28岁，因"头颈部外伤后意识障碍4h"入院。

现病史：患者4h前因车祸伤及头部及全身多处，意识障碍，呼之不应，伴呕吐胃内容物数次，全身多处软组织损伤伴渗血。

专科体格检查：神志浅昏迷，双侧瞳孔等大等圆，对光反射存在，颈部活动受限，右侧肢体肌力Ⅱ级，左侧肢体肌力Ⅴ级，肌张力尚可，生理反射存在，病理反射未引出。

GCS评分：6分。

ASIA分级：D级。

1. 影像学检查　检查结果见图11-6。

2. 初步诊断　枢椎齿状突骨折Ⅲ型；三级脑外伤：颅骨骨折，左侧额顶部脑挫裂伤伴血肿。

3. 手术决策和治疗过程

（1）手术指征：

①"头颈部外伤后意识障碍4h"入院。

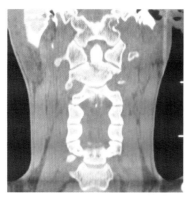
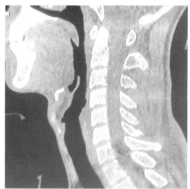

图 11-6　术前颈椎 CT 检查结果

注：枢椎齿状突基底骨折，左侧横突孔骨折，齿状突相距两侧寰椎侧块不对称，寰椎相对于枢椎轻度旋转。

②体格检查提示神志浅昏迷，颈部活动受限，右侧上、下肢肌力Ⅱ级。

③颈椎 CT 检查提示枢椎齿状突基底骨折，左侧横突孔骨折。

（2）手术方案：

①体位：先仰卧位（开颅手术）再俯卧位，颈椎保持中立位，头架固定。

②手术入路：开颅探查＋血肿清除＋去骨瓣减压术；后正中入路寰枢关节植骨融合内固定术。

（3）手术过程：开颅探查＋血肿清除＋去骨瓣减压术在此处非重点，故不做具体介绍。

气管插管全身麻醉，给予神经电生理监测。俯卧位，头架固定。以损伤部位为中心，取后正中直切口，暴露寰椎后弓、侧块，枢椎椎板及椎弓根；小心剥离寰椎后弓组织，牵开上方椎动脉，左、右侧分别置入直径 3.5 mm、长 26 mm 的椎弓根螺钉，枢椎置入两枚直径 3.5 mm、长 26 mm 的椎弓根螺钉；透视见各螺钉位置满意；两钛棒折弯塑形，两侧连接，妥善固定。再次透视见固定角度合适，矫形满意。用磨钻磨除部分寰椎后弓及枢椎椎板皮质，同种异体骨植骨满意。放置椎板外引流管 1 根，彻底止血后按层次缝合切口。

4. 术后影像学检查　检查结果见图 11-7。

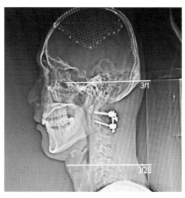
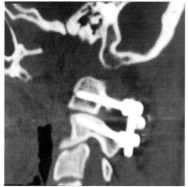

图 11-7　后正中入路寰枢关节植骨融合内固定术术后复查结果

5. 术后情况　术后第 2 天，患者意识转为清醒，术后 1 周可戴颈托在搀扶下下床活动，颈部活动可，四肢肌力正常，生理反射存在，病理反射未引出。

6. 随访情况　术后 6 个月，患者自行到门诊复查，颈部活动无明显受限，屈伸旋转可，四肢肌力Ⅴ级，大小便功能正常。

（二）病例二

患者，女，53 岁，因"头颈部外伤后颈部疼痛、活动受限 6 h"入院。

现病史:患者 6 h 前因车祸伤及头部及全身多处,后颈部剧痛,强迫头位,活动严重受限。

专科体格检查:神志清楚,精神差,双侧瞳孔等大等圆,对光反射存在,颈部活动受限,强迫头位,T2 水平压痛明显;四肢肌力 V 级,肌张力尚可,生理反射存在,病理反射未引出。

GCS 评分:15 分。

JOA 评分:13 分。

ASIA 分级:D 级。

1. 影像学检查　检查结果见图 11-8。

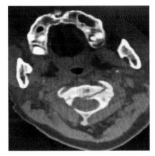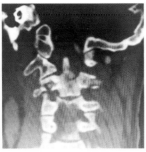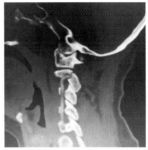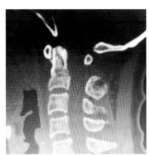

图 11-8　术前颈椎 CT 检查结果

注:枢椎齿状突骨折,右侧横突孔骨折,双侧椎动脉高跨。

2. 初步诊断　枢椎骨折。

3. 手术决策和治疗过程

(1) 手术指征:

①"头颈部外伤后颈部疼痛、活动受限 6 h"入院。

②体格检查提示颈部活动受限,强迫头位,T2 水平压痛明显。

③颈椎 CT 检查提示枢椎齿状突骨折,右侧横突孔骨折,双侧椎动脉高跨。

(2) 手术方案:

①体位:俯卧位,颈椎保持中立位,头架固定。

②手术入路:后正中入路(C1～3)植骨融合内固定术。

(3) 手术过程:气管插管全身麻醉,给予神经电生理监测。俯卧位,头架固定。以损伤部位为中心,取后正中直切口,暴露寰椎后弓、侧块,枢椎椎板及椎弓根,C3～4 椎板及侧块;小心剥离寰椎后弓组织,牵开上方椎动脉,左、右侧分别置入直径 3.5 mm、长 26 mm 的椎弓根螺钉;因枢椎双侧椎动脉高跨,不能置入椎弓根螺钉,故术中枢椎置入两枚直径 3.5 mm、长 20 mm 的椎板螺钉,C3 置入两枚直径 3.5 mm、长 18 mm 的侧块螺钉;透视见各螺钉位置满意;两钛棒折弯塑形,两侧连接,妥善固定。再次透视见固定角度合适,矫形满意。用磨钻磨除部分寰椎后弓、枢椎椎板及 C3 椎板和侧块骨皮质,同种异体骨植骨满意。放置椎板外引流管 1 根,彻底止血后按层次缝合切口。

4. 术后影像学检查　检查结果见图 11-9。

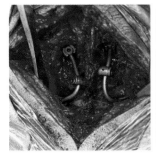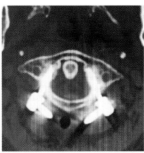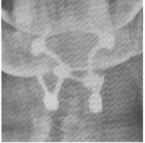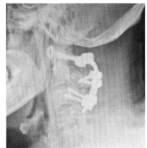

图 11-9　后正中入路(C1～3)植骨融合内固定术术后复查结果

5. 术后情况　患者术后第 3 天在搀扶下下床活动，术后 1 周自行下床活动，颈部活动可，四肢肌力正常，生理反射存在，病理反射未引出。

6. 随访情况　术后 3 个月，患者自行到门诊复查，颈部活动无明显受限，屈伸旋转可，四肢肌力 V 级，大小便功能正常。

（雷德强）

第三节　寰枢关节不稳

寰枢关节（也称寰枢椎）的失稳可源于齿状突的损伤、翼状韧带或横韧带的撕裂，或者继发于累及侧块的 C1 环骨折。寰椎横韧带限制了寰椎在枢椎上的向前滑移，是维持寰枢关节稳定最重要的韧带结构。横韧带损伤发生率高，需重点关注。

一、创伤性寰枢关节不稳

创伤性寰枢关节不稳占颈椎外伤的 2.5%。虽然发生率不高，但往往因为损伤后寰枢关节失稳导致迟发性脊神经损伤，需要翔实的体格检查、充分的影像学检查，缜密地分析病情，避免漏诊。

侧位 X 线片能显示 C2 齿状突与 C1 的位置关系异常。寰齿间距（ADI）的正常值应在 3 mm 以内。张口位 X 线片的齿状突图像能够显示 C1～2 分离改变，尤其对寰枢关节旋转损伤中出现的齿状突与 C1 双侧侧块的不对称改变具有特殊的诊断价值；此外，其还能显示侧方 ADI 的不对称改变，提示寰枢关节旋转损伤，但对移位损伤的诊断没有太大的帮助。

CT 检查能够更加清晰地显示寰椎与枢椎的位置关系，对横韧带在 C1 侧块上的撕脱性骨折具有特殊的诊断价值，也有助于合并 C1、C2 侧块骨折的复杂旋转型寰枢关节损伤的诊断，可为手术治疗或非手术治疗的选择提供参考。

怀疑存在横韧带损伤时，MRI 检查是必需的，它能直观地反映横韧带内部的撕裂。对于分离损伤或损伤脱位累及横突孔怀疑存在椎动脉损伤时，建议行 CTA 或 MRA 检查。

根据寰枢关节不稳的不同表现形式，临床上将其主要分为 3 型。

A 型：寰枢关节前方不稳定。致伤机制为屈曲损伤造成撕脱性骨折或横韧带断裂，导致寰枢关节前脱位。颈部后伸时寰椎复位，颈部屈曲时寰椎前移加大，ADI 可达 5 mm；如果寰椎进一步前移，翼状韧带可能会受累。

B 型：寰枢关节后方不稳定。致伤机制可能为过伸损伤导致枢椎齿状突移位至寰椎前方造成寰枢关节后脱位。寰枢关节后脱位多在寰枢关节之间较大暴力撞击造成齿状突骨折或横韧带断裂时发生；覆膜和翼状韧带一定会断裂。临床上少见，造成寰枢关节后脱位的力量足以使椎动脉和高位颈髓出现严重损伤。

C 型：寰枢关节旋转不稳定。Fielding 和 Hawkins 提出将该型损伤分为 3 种亚型。C1 型可由较小的外力引起，C2 型和 C3 型见于暴力损伤。

C1 型：寰枢关节旋转脱位不伴有寰椎前移，横韧带完整。临床上称为寰枢关节旋转脱位固定，表现为头向一侧倾斜并旋向脱位的对侧，呈现"知更鸟"的外观体位。

C2 型：寰枢关节旋转脱位，并有 3～5 mm 的寰椎前移，提示寰椎横韧带轻度失效，成人的该种损伤可能合并横韧带撕裂。

C3 型：寰枢关节旋转脱位，并有大于 5 mm 的寰椎前移，提示横韧带完全失效，横韧带撕脱或断裂。

寰枢关节不稳的治疗方式包括使用支具外固定的非手术治疗和借助内固定的手术治疗。旋转型损伤且骨性、韧带结构完整，部分寰枢关节前方不稳伴有横韧带撕脱的移位损伤，可以选择外固定治疗。支具可以选择无创的硬质颈托、枕颌胸固定装置等和有创的头环背心。儿童的组织愈合能力强，在硬质颈托或头环背心的制动下即可以达到坚强的纤维愈合，不必手术治疗。对成人病例保守治疗效果不好，寰枢关节内固定植骨融合术才是更好的选择。

手术治疗适用于所有的寰枢关节后方不稳，大部分寰枢关节前方不稳、寰枢关节旋转不稳及经非手术治疗失败的患者。手术方式通常采用颈椎后路寰枢关节融合内固定术,推荐行关节间植骨或置入融合器以提高融合率。

二、寰椎横韧带损伤

寰椎横韧带位于枢椎齿状突的后方,两端附着于寰椎侧块内结节上。齿状突被横韧带束缚于寰椎前弓的后面。横韧带腹侧有纤维软骨与齿状突后面相接触,韧带在此处增厚,与齿状突构成寰齿后关节。横韧带长约 20 mm、宽约 10.7 mm,中间部较宽阔,在接近两侧侧块的附着部最窄(宽约 6.6 mm),中间部厚约 2.1 mm。寰椎横韧带几乎完全由胶原纤维构成,仅有少量的弹性纤维以疏松结缔组织的形式包绕在韧带表面,这种组织结构特点使得横韧带有一定程度的弹性,承受张力时可以拉长 3%,故屈颈时寰椎前弓与齿状突间可以有 3 mm 的分离。

寰椎横韧带断裂后寰椎向前脱位,在枢椎齿状突与寰椎后弓的钳夹下可能会出现脊髓损伤。由于呼吸肌麻痹,患者可以当场死亡。由于有脊髓损伤的病例多因来不及抢救而死于呼吸衰竭,所以我们在临床上见到的因外伤导致横韧带断裂的病例多没有神经损伤。

常规 X 线片无法显示横韧带,只能间接通过寰、枢椎的位置关系判断横韧带是否完整。最常用的方法是观察颈椎侧位 X 线片上的 ADI,当侧位屈颈 X 线片上由寰椎前弓后缘至齿状突前缘的距离大于 3 mm(儿童大于 5 mm)时,即表明寰椎横韧带断裂。若张口位 X 线片见 C1 侧块外缘超出 C2 侧块外缘 6.9 mm,也提示寰椎横韧带断裂。CT 检查可发现横韧带在侧块内结节附着点的撕脱骨折,但不能直接观察到韧带损伤。MRI 中的梯度回波序列成像技术可以直接显示韧带内的高强度信号、解剖形态中断和韧带附着点的积血等韧带断裂的表现,评估横韧带解剖结构的完整性。

根据损伤部位的不同,Dickman 等把寰椎横韧带损伤分为两种类型(图 11-10):①Ⅰ型:横韧带实质部分的断裂。②Ⅱ型:横韧带在寰椎侧块内结节附着点的撕脱骨折。

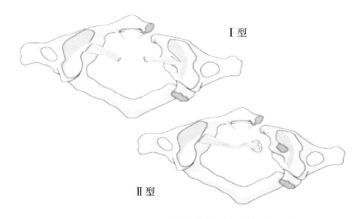

图 11-10　Dickman 等的寰椎横韧带损伤分型

横韧带Ⅰ型损伤时,因为韧带无修复能力,通过支具外固定等非手术治疗,损伤的横韧带是不能愈合的,推荐采用颈椎后路寰枢关节融合内固定术,行椎板间、关节间植骨。Ⅱ型损伤可先行保守治疗,有报道道行 3 个月头环背心(Halo-Vest 支架)外固定,愈合率可达 74%;如果经超过 3 个月外固定治疗,韧带附着点仍未愈合,则应选择颈椎后路寰枢关节融合内固定术治疗。

三、典型病例

患者,女,33 岁,因"发现头部歪斜、活动受限 1 个月余"入院。

现病史:患者 1 个月前无明显诱因出现头部向左侧偏斜,典型特发性斜颈(雄性知更鸟姿势),头颈僵硬,活动受限,伴震颤,不能自我控制,偶有头晕。

专科体格检查:神志清楚,双侧瞳孔等大等圆,对光反射存在,头颈僵硬,活动受限,头向左侧偏,伴震颤,四肢肌力Ⅴ级,肌张力尚可,生理反射存在,病理反射未引出。

1. 影像学检查　检查结果见图 11-11。

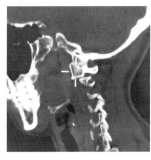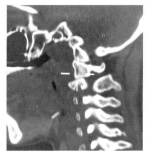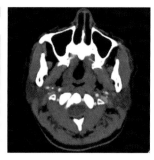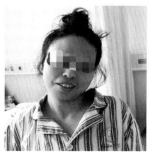

图 11-11　术前颈椎影像学检查结果及患者典型表现

注：寰枢关节在过屈过伸位 X 线片上可见明显脱位，轴位 CT 片上可见明显旋转；患者呈典型特发性斜颈（雄性知更鸟姿势）。

2. 初步诊断　寰枢影像学旋转脱位。

3. 手术决策和治疗过程

（1）手术指征：

①"发现头部歪斜、活动受限 1 个月余"入院。

②体格检查提示头颈僵硬，活动受限，头向左侧偏，伴震颤。

③颈椎影像学检查提示寰枢关节在过屈过伸位 X 线片上可见明显脱位，轴位 CT 片上可见明显旋转。

（2）手术方案：

①体位：俯卧位，颈椎保持中立位，头架固定。

②手术入路：后正中入路寰枢关节植骨融合内固定术。

（3）手术过程：气管插管全身麻醉，给予神经电生理监测。俯卧位，头架固定。以损伤部位为中心，取后正中直切口，暴露寰椎后弓、侧块，枢椎椎板及椎弓根；小心剥离寰椎后弓组织，牵开上方椎动脉，左、右侧分别置入一枚直径 3.5 mm、长 26 mm 的椎弓根螺钉，枢椎置入两枚直径 3.5 mm、长 26 mm 的椎弓根螺钉；透视见各螺钉位置满意；两钛棒折弯塑形，两侧连接，妥善固定。再次透视见固定角度合适，矫形满意。用磨钻磨除部分寰椎后弓及枢椎椎板皮质，同种异体骨植骨满意。放置椎板外引流管 1 根，彻底止血后按层次缝合切口。

4. 术后影像学检查　检查结果见图 11-12。

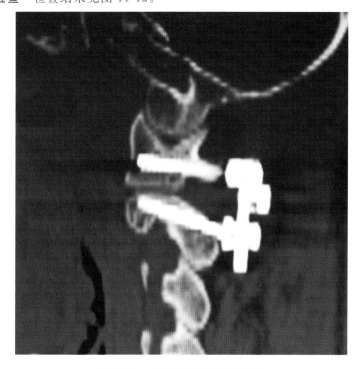

图 11-12　术后复查可见复位满意

5. 术后情况 患者术后麻醉清醒后,斜颈、震颤消失;术后第 2 天,戴颈托下床活动,颈部活动可,四肢肌力正常,生理反射存在,病理反射未引出。

6. 随访情况 术后 3 个月,患者自行到门诊复查,颈部活动无明显受限,屈伸旋转可,四肢肌力 V级,大小便功能正常。

(雷德强)

第四节 下颈椎骨折脱位

下颈椎又称中下位颈椎,是指 C3~7 节段椎体,系颈椎损伤最常发生的部位。各种暴力,包括伸展、屈曲、旋转、压缩和剪切等,都可能造成各种类型下颈椎骨折或骨折脱位,通常合并不同严重程度的脊髓和神经根损伤。

一、双侧关节突关节脱位

颈椎双侧关节突关节脱位是典型的屈曲性损伤,可以发生在枢椎至 T1 之间的任何节段,但以 C4 以下节段最多见。这种损伤多较严重,极易合并脊髓不可逆损伤。

(一)损伤机制

本损伤由颈椎屈曲性暴力引起。多见于高处跌落后头颈部撞击地面,或重物直接打击,致枕颈部受到屈曲性暴力作用。有时也可能由于乘坐的高速行驶的车辆骤然刹车,头颈部因惯性作用而猛烈屈曲等暴力形式引起。

当头颈部遭受屈曲性暴力作用时,颈椎活动单位的支点位于椎间盘中央偏后部。由于颈椎的小关节突关节面平坦,且与水平面成 45°角,骤然屈曲的外力可引起上颈椎的下关节突将关节囊撕裂而向后上方翘起。随着外力的惯性和头颅的重力作用,已翘起的下关节突继续向前滑动移位,整个上颈椎也随之前移。作用力消失后,因颈部肌肉收缩作用呈弹性固定。如果上、下关节突关节相互依托,形成顶对顶,即为"栖息"状态;如果上颈椎的下关节突越过了下颈椎的上关节突,则形成小关节突关节背靠背的形态,即所谓的"交锁"状态。

(二)临床表现

1. 局部表现

(1)颈部表现:包括颈项前、后部明显疼痛,颈部伸展、屈曲和旋转功能丧失。

(2)头部表现:呈强迫性固定并略有前倾畸形,颈部周围肌肉痉挛。这种特征在颈部肿胀的条件下不易被发现。

(3)压痛广泛:以脱位节段的棘突和棘间隙及两侧肌肉较明显,同时,颈前部也有压痛。

(4)椎前凸凹畸形:在损伤节段水平,可在颈椎前方(颈内脏鞘之后)触及脱位的椎体突起,但在 C7以下和 C3 以上因部位深在而不易发现。

2. 合并脊髓损伤 多数患者合并脊髓损伤,伴有不同严重程度的瘫痪或相应神经根性疼痛。损伤位置在 C4 以上者常合并呼吸功能障碍,呼吸表浅、缓慢或丧失正常节律。因此,损伤早期患者可因呼吸衰竭而死亡。

(三)影像学检查

损伤节段椎体前移的距离常为椎体前后径的 2/5 或 1/2,上颈椎的下关节突位于下颈椎上关节突的顶部或前方,两棘突间距离增大。

前后位 X 线片中,因多个骨性结构重叠,小关节的相互关系显示并不十分清楚,虽然钩椎关节关系紊乱,但其相互平行、具有对应关系及两椎体边缘相互重叠,经仔细辨认还是能够确定的。

（四）治疗

治疗首先是挽救生命,保持呼吸道通畅,维持正常生命体征。如果出现呼吸功能障碍,则需要紧急行气管切开,或使用人工呼吸机保持呼吸道通畅,维持呼吸,并合理给氧。在生命得以挽救、全身情况允许条件下再进行进一步的治疗。

1. 非手术治疗　颅骨牵引是颈椎损伤急救最基本和最重要的步骤。牵引的目的在于复位和制动,从 3～4 kg 开始,逐渐加大牵引重量。每隔 30 min 床旁拍摄一次颈椎正侧位 X 线片,观察复位情况。同时密切关注血压、脉搏的变化,保持呼吸道通畅。在不加重神经症状的条件下,牵引重量可增加至 10～15 kg。通常颈椎损伤平面越低,需要的牵引重量越大。一般每增加一个颈椎平面,需增加 2.5 kg 的牵引重量。

牵引的方向和颈椎放置的位置对复位十分重要。开始时,颈椎保持轻度的屈曲位(约 20°),严防过伸。待脱位或交锁的关节牵开后,在肩背部垫一软枕,并将牵引方向改为略伸展位。一经摄片证实复位,立即减轻重量至 2～3 kg,取略伸展位维持牵引,3 周后用头颈胸石膏固定 3 个月;或持续牵引 3 个月,直至骨折愈合。在整个抢救和牵引治疗过程中,时刻观察肛门反射和阴茎海绵体反射,以判断脊髓损伤程度。

在牵引复位颈椎关节脱位的同时开始脊髓损伤的治疗,目前在临床上这类治疗包括脱水、营养神经、激素和高压氧治疗。激素治疗是临床使用最广泛的方法。常用大剂量甲泼尼龙(甲基强的松龙),30 mg/kg,在 15 min 内静脉注入,休息 45 min 后,按每小时 5.4 mg/kg 继续维持注射 23 h。甲泼尼龙的治疗最好在伤后立即进行,受伤 8 h 以后用药,临床疗效明显降低。由于甲泼尼龙可以导致消化道应激性溃疡,故临床在应用此药的同时常给予治疗消化性溃疡的药物。临床上常用甘露醇作为脱水剂治疗脊髓损伤后出现的水肿。神经营养药物治疗常和上述治疗一起,常使用的药物有神经生长因子、单唾液酸四己糖神经节苷脂钠(需注意患者是否合并吉兰-巴雷综合征)。虽然临床上常使用这些神经营养药物治疗脊髓损伤,但对其疗效的临床评述不一,有较大争议。高压氧治疗通常作为脊髓损伤较晚期的治疗手段。

2. 手术治疗

(1) 适应证:经非手术治疗脊髓损伤症状仍逐渐加重者,骨折脱位经非手术复位失败者,陈旧性骨折脱位伴有不全瘫痪者,均具有手术指征。

(2) 手术方法:根据病情需要,手术方式分为后路和前路两种。①后路开放复位、减压和(或)融合术:在颅骨牵引下,气管插管全身麻醉。俯卧位,头部置于头架上略呈屈曲位。取后正中切口,暴露棘突、椎板及脱位的关节突。在直接暴露下将其复位,如有困难,将脱位的关节突的上关节突做部分切除,用钝骨膜剥离器伸入下关节突的下方间隙,在牵引下缓慢撬拨使其复位。复位后,将颈椎伸展并用钢板螺钉、侧块螺钉或钢丝连环结扎固定。如果关节突关节交锁影响复位,可将其障碍部分切除以利复位。若合并椎板和关节突关节骨折并陷入椎管内,则必须将其切除减压。若合并脊髓损伤,可在复位后施行损伤节段椎板切除减压,再行固定和植骨融合术。②前路复位、减压和融合术:取仰卧位,经胸锁乳突肌内缘和颈内脏鞘进入,暴露损伤节段。准确定位后,将损伤的椎间盘切除。在持续颅骨牵引下,用骨膜剥离器伸入椎间隙,以下位椎体作为杠杆支点,逐渐加大撬拨力量,用手指推压脱位的椎体使之复位。复位后,如有骨折片突入椎管,则采用刮匙细心刮出。取自体髂骨块或人工融合器植入减压部位的间隙固定融合。

如合并椎体和关节突关节骨折,则应用前路手术,以牵开器将脱位的上、下位椎体撑开,并切除损伤的椎间盘及上、下位椎体终板,可获得复位。取自体髂骨块或人工融合器植入,用或不用钢丝内固定。必须说明的是,双侧关节突关节交锁非常稳定,采用撑开器使之完全复位有一定困难,有时即使在术后显示椎体良好,后方的关节交锁都不能显示出良好复位。前路手术对小关节脱位或交锁的手法复位有一定的盲目性,操作经验对复位十分重要,最好在 C 型臂 X 线机透视下进行。

二、单侧关节突关节脱位

单侧关节突关节脱位是较为常见的颈椎损伤,通常是由于屈曲和旋转性暴力协同作用,造成某一侧关节突关节脱位或交锁。

（一）损伤机制

本类型损伤是一种屈曲加旋转性暴力损伤，这种损伤与屈曲性损伤相似，只是在头顶部撞击地面或重物打击头颈部时，使颈部屈曲并伴一侧旋转。

当屈曲和旋转外力同时作用于颈椎时，损伤节段受到向前下方的扭曲性暴力，以椎间盘偏后中央为轴心，一侧的上颈椎下关节突向后旋转，而另一侧下关节突向前滑动，并可超越下颈椎的上关节突至其前方，形成交锁现象。有时在上、下关节突相互撞击时，造成关节突关节骨折。

（二）临床表现

1. 单纯颈椎损伤 只表现为颈部的局限性症状，疼痛、强迫性头颈倾斜畸形、颈椎伸屈和旋转功能受限。

2. 脊髓和神经根损伤 表现为相应脊髓节段的症状：四肢瘫、下肢瘫或部分瘫痪。神经根损伤者，表现为该神经根支配区域皮肤过敏、疼痛或感觉减退。

（三）影像学检查

X 线检查特征性表现是诊断的关键。侧位 X 线片典型征象为脱位的椎体向前移位的距离为椎体前后径的 1/3，最多不超过 1/2。在脱位的椎体平面上，丧失了关节突关节的相互关系。

前后位 X 线片显示脱位颈椎的棘突偏离中央，向小关节脱位的一侧偏移。斜位片可清楚地显示小关节脱位或交锁征象，有时也可见关节突关节小的骨折片。

（四）治疗

1. 牵引复位 颅骨牵引或枕颌带牵引是较常用的复位方法。

牵引时，头颈略呈屈曲位（约 20°），牵引重量开始为 5～6 kg，逐渐加大，但最大不超过 10 kg，以避免造成或加重脊髓损伤。为便于复位，有时可在脱位侧的肩背部略垫高，使损伤节段轻度侧屈，将脱位的关节突关节牵开，然后调整牵引方向，使之复位。与双侧关节突关节脱位一样，在整个复位过程中，密切关注全身情况的变化，并每隔 30 min 床旁摄片一次，以掌握复位过程，防止增加损伤。

复位后，应用 1～2 kg 重量维持牵引 3～4 周，再以头颈胸石膏固定。如果合并脊髓损伤则不使用石膏固定，可持续牵引 2～3 个月，直至骨折愈合。

2. 手术复位及内固定术 对牵引复位失败者，可考虑切开复位。手术取后路切口暴露交锁的小关节突关节，切除嵌入的关节囊和韧带组织，用骨膜剥离器撬拨使之复位。如有困难，可将下颈椎阻碍复位部分的上关节突切除，调整牵引方向后通常可复位。

对伴有脊髓损伤者，在复位的同时施行椎板切除减压，其范围宜根据压迫情况决定。为保持损伤节段的稳定，术中应用钢丝结扎棘突，并取自体髂骨块移植。越来越多的学者采用不同的方法进行椎板切除减压及植骨固定。

前路暴露、切除损伤的椎间盘和上、下终板，借助椎体牵开器将其高度恢复，通常可将单侧脱位的关节突关节复位。然后植入自体骨，应用钢板内固定，保持复位及植骨块的位置。

三、颈椎前半脱位

该损伤多发生于成人，偶尔也见于小儿。这种损伤多半比较隐匿，容易被漏诊或误诊，应引起注意。实际上，这种半脱位提示椎节运动单元稳定结构被破坏，是不稳定的表现形式。

（一）损伤机制

屈曲性损伤相对较小时，其作用力尚不足以引起双侧关节突关节脱位或交锁，也不能导致椎体压缩骨折，但可以引起颈椎前半脱位。有学者将这类损伤归结于挥鞭损伤，但近年研究表明，致挥鞭损伤的暴力远大于此类损伤，其后果并非颈椎前半脱位。

当头部受到屈曲外力作用时，受力作用节段的两个椎体前方为压应力，而颈椎的后方结构为张应力。

以椎间盘中央偏后为轴心、椎体前部为支点,张应力侧为关节囊、棘间韧带、黄韧带等撕裂,严重者后纵韧带同时受损。外力持续作用导致上颈椎的两个关节突向前滑动,并分离移位。外力中止后,因颈部肌肉收缩作用,已半脱位的关节又缩回原位。但也有患者因关节囊的嵌顿或小骨折片的阻碍而保持半脱位状态。

(二)临床表现

颈椎前半脱位的症状比较轻,但其症状隐匿,时常发作,影响患者的生活和工作。

其主要为局部表现,如颈部疼痛、酸胀、乏力,头颈屈伸和旋转功能受限;颈部肌肉痉挛,头颈呈前倾状态,自身感觉僵硬;损伤节段的棘突和棘间隙肿胀并具压痛,椎前侧也可有触痛。有些患者感到颈部无所适从,任何位置上都不适,精神压力极大。

神经症状较为少见,即使发生也多不严重,有时表现为神经根受刺激、压迫的症状和体征。该损伤容易造成日后不稳,致局部退变加剧,可以导致颈椎的生理曲度变直,以及"迟发性损害",其临床表现与颈椎病相近。

(三)影像学检查

X线检查可能无异常征象。如果小关节仍维持在半脱位状态,侧位片可显示关节的异常排列。伸、屈动力性摄片可以显示损伤节段的不稳定。有学者推荐在拍摄伸、屈位片时,患者俯卧或仰卧于拱形支架上,若发现有椎体移位,则可确诊。除X线片以外,还有学者利用云纹图来观察和判断有无颈椎不稳。

(四)治疗

1. 牵引治疗　牵引通常可以复位,但不必使用颅骨牵引,枕颌带牵引就足以复位。牵引时,取头颅正中位,牵引重量为2~3 kg。摄片证实复位后,持续牵引3周。由于复位后存在严重不稳倾向,极易再发脱位,因此复位后应以头颈胸石膏固定2~3个月,之后再以颈部支具维持一段时间。

有学者主张施行手法复位,但必须谨慎,操作手法应轻柔,防止加重损伤。

2. 手术治疗　主要针对后期仍然存在损伤节段的不稳定,或伴有迟发性脊髓或神经根压迫症状者。行颈椎前路椎间盘摘除、减压及自体植骨融合术或人工融合器融合术,若有脊髓压迫,应施行扩大减压和植骨固定术。

四、单纯椎体楔形压缩骨折

屈曲性暴力伴垂直压缩外力的协同作用,可导致受力节段的椎体相互挤压,引起椎体楔形压缩骨折。这种损伤多见于C4~6椎体。

(一)损伤机制

当垂直外力作用时,上、下颈椎的终板相互挤压,致受压缩力大的椎体前部皮质变薄,随之受累椎体的前缘松质骨也被压缩变窄,垂直高度减小。除椎体受压骨折外,后方结构的小关节也可能发生骨折。由于脊椎后方结构承受张应力,后方韧带复合体也常发生撕裂。

如果压缩骨折仅限于椎体前部,则椎管形态不会发生改变,脊髓也极少受到损伤。若合并椎间盘损伤并向椎管方向突出,则可导致脊髓受压。

(二)临床表现

临床上以局部症状为主。疼痛使运动功能受限,有时头颈部呈前倾僵直状态,棘突和棘间隙有压痛。合并神经根压迫者,表现出相应的神经系统症状和体征。偶尔也可能出现脊髓受压症状。

(三)影像学检查

正侧位X线片显示损伤的前部压缩,整个椎体呈楔形改变,有时可表现为小关节骨折。此种骨折的椎体密度增加,应与肿瘤相鉴别。尤其在MRI图像中,注意与其他疾病相鉴别。

(四)治疗

轻度压缩骨折,可直接用头颈胸石膏或石膏颈围固定。楔形变明显者,采用枕颌带牵引,颈椎略呈伸展位(20°～30°),减轻椎体前方压力,形成张应力,使之复位,并可使后方结构复位愈合。

压缩的椎体复位是比较困难的,而后方结构的修复对损伤节段的稳定具有十分重要的意义。牵引3周后,改用头颈胸石膏固定2～3个月。即使发生楔形变的椎体没有恢复,由于具有坚强稳定的后方结构,颈椎的运动功能也不会受到影响。

如果发生脊髓压迫,则需要做进一步检查以确定致压原因,根据情况施行手术减压和稳定手术。通常采用损伤椎体切除减压及自体髂骨块植入术或人工融合器融合术,以恢复颈椎前柱高度和生理曲度为目标,可同时应用内固定。

五、椎体垂直压缩(爆裂)骨折

椎体垂直压缩(爆裂)骨折是一种严重的颈椎损伤。自CT技术应用以来,人们认识到了椎体垂直压缩(爆裂)骨折横断面的病理变化,提高了对此类损伤的认识和诊治水平。

(一)损伤机制

高处重物坠落打击头颈部,或人体从高处跌落导致头颈部撞击地面,是常见的致伤原因。

颈椎在中立位时,突然受到来自垂直方向的暴力打击,外力通常自头顶传递至枕寰部和下颈椎,可以造成寰椎爆裂骨折(Jefferson骨折)。暴力自上而下,垂直通过椎间盘达椎体,也可能导致下颈椎椎体爆裂骨折。骨折片自椎体中央向四周分离移位,前、后纵韧带同时破裂。

(二)临床表现

1. 局部症状 颈部疼痛和运动功能丧失,压痛广泛,以损伤椎体节段的棘突和棘间压痛最明显。

2. 脊髓损伤症状 该损伤多比较严重,甚至造成完全脊髓损伤。损伤平面以下感觉、运动和括约肌功能障碍,有时可引起脊髓前动脉损伤或压迫,导致脊髓前侧损伤的特殊临床征象。

3. 神经症状 神经根受压时,可出现肩臂和手部麻木、疼痛或感觉过敏,严重者肢体瘫痪。

(三)影像学检查

X线检查的特征性表现是诊断的重要依据。侧位X线片显示椎体粉碎性骨折,骨折片向前突出颈椎前缘弧线、向后突入椎管,颈椎生理曲度消失。正位片提示椎体压缩骨折。

CT可以清楚地显示椎体爆裂的形态和分离移位的特点,尤其能显示骨折片在椎管内的大小和位置,以及其与脊髓之间的关系,对此类骨折有重要的诊断意义。

(四)治疗

1. 非手术治疗 此种类型损伤多较严重,经急救和对合并伤的处理后,应施行颅骨牵引,纠正成角畸形,力图恢复颈椎的正常序列,但突入椎管内的骨折片经牵引也很难复位,此类骨折从病理学角度来说是一种不稳定性骨折,而且三柱均遭损伤。因此,牵引重量不宜过大,以防损伤加重或损伤脊髓。试图通过加大牵引重量来获得复位是错误的治疗指导思想。

2. 手术治疗 手术治疗是本类骨折的主要治疗手段,由于脊髓损伤多来自椎管前方骨性组织和椎间盘组织,应取颈椎前路减压,显露椎体前部,将粉碎的椎体骨折片,特别是突入椎管的骨折片逐一加以清除。将骨折椎体上、下方椎间盘,包括软骨板在内一并挖出。减压后取自体髂骨或其他骨源或人工融合器,其长度略长于减压范围的上下高度,将移植骨块嵌入椎间隙,既有一定的支撑作用,又有固定融合作用。如应用椎体牵开器,可使前柱高度和生理曲度恢复更为理想,同时使用带锁钢板更有利于损伤节段的术后稳定。

手术后持续采用颈围固定2～3个月或以颌颈石膏固定,直至骨折愈合,再采用颈围维持3个月。

由于脊髓损伤治疗的时效关系,目前临床提倡早期手术减压,为脊髓恢复创造条件。损伤早期施行急诊手术,必须有充分的术前准备和具备必要的手术条件,改善患者全身状况,包括水、电解质紊乱的纠正,保持呼吸道通畅等。通常新鲜损伤术中出血比较多,应及时予以补充。手术后需要严密监控患者的呼吸状况和全身情况。

六、颈椎过伸性损伤

颈椎过伸性损伤为颈椎过度伸展性暴力造成的颈髓损伤,通常有较轻微或隐匿的骨损伤,X线多无异常征象,故易被漏诊,影响治疗。这种损伤并不少见,据报道,该损伤占颈椎损伤的 29%～50%,常合并中央脊髓综合征,多见于中老年人。

(一)损伤机制

颈椎过伸性损伤大多见于高速行驶的车辆急刹车及撞车时。此时,由于惯性的作用,面、颌、额部等遭受来自正前方的撞击(多为挡风玻璃或前方的座椅靠背),而使头颈向后过度仰伸。此外,来自前方的其他暴力、仰颈位自高处坠落,以及颈部被向上后方的暴力牵拉等均可产生同样后果。这种暴力视其着力点不同,除可造成颈椎后脱位、Hangman 骨折及齿状突骨折伴寰枢关节后脱位等各种损伤外,有时可以伴有颈椎椎体前缘的撕脱性骨折,或颈椎前结构损伤、出血、水肿,表现为颈椎椎前间隙增宽。该骨折最为严重的后果是对脊髓的损害。在正常颈椎仰伸时,椎管内脊髓及硬膜囊前部被拉长,而后部呈折叠样(手风琴式)压缩变短。但若损伤时颈椎前纵韧带断裂、椎间隙分离,则可使脊髓被反向拉长。此时的硬膜囊具有一定的制约作用,可以有一定程度的保护作用。在此情况下,如该伤者颈椎管较狭窄,则易使脊髓嵌夹于突然前凸、内陷的黄韧带与前方的骨性管壁之中。尤其是在椎管前方有髓核后突或骨刺形成的前提下,易损伤脊髓中央管处,引起该处周围的充血、水肿或出血。如中央管周围受损程度较轻,则大部分病理过程有可能完全逆转而痊愈,但如果脊髓实质损伤范围较大,伤情较重,一般难以完全恢复,而易残留后遗症。

(二)临床表现

1. 颈部症状 除颈后部疼痛外,因前纵韧带受累,可同时伴有颈前部的疼痛。颈部活动明显受限,尤以仰伸为著(切勿重复检查),颈部周围多伴有明显的压痛。

2. 脊髓受损症状 因病理改变位于中央管周围,越靠近中央管病变越严重,因此锥体束深部最先受累。临床上表现为上肢瘫痪症状重于下肢,手部功能障碍程度重于肩肘部。感觉功能受累主要表现为温度觉与痛觉消失,而位置觉及深感觉存在,这种现象称为感觉分离。严重者可伴有大便失禁及小便潴留等。

(三)影像学检查

1. X 线检查 外伤后早期侧位 X 线片对临床诊断意义最大,应争取获取一张清晰的平片。典型病例在 X 线片上主要有以下表现。①椎前阴影增宽:损伤平面较高时(少见)主要表现为咽后软组织阴影增宽(正常为 4 mm 以下);损伤平面在 C4～5 节段以下时,则喉室后软组织阴影明显增宽(正常不超过 13 mm)。②椎间隙增宽:受损椎节椎间隙前缘的高度多较其他椎节为宽,且上一椎节椎体的前下缘可有小骨片撕下(占 15%～20%)。③大多数病例显示椎管矢状径狭窄,约半数病例可伴有椎体后缘骨刺形成。④部分患者表现出受损椎体前缘纤维环附着处撕脱性骨折。

2. CT 检查 CT 检查对骨骼损伤及髓核脱出具有良好的分辨率,对诊断亦有重要作用。必要时应对患者行 CT 检查,以排除隐匿性骨折或罕见的椎板骨折征。但急性期不宜选用脊髓造影。

3. MRI 检查 MRI 检查对椎间盘突出、软组织损伤及脊髓损伤程度,主要是脊髓损伤程度,有重要的诊断意义,对有条件者应常规使用。

(四)诊断

临床上对此种损伤误诊和漏诊的不少见,主要是因为不熟悉此种损伤,缺乏对此种损伤基本病理变化和 X 线表现的认识,尤其对症状轻微者或老年人更易误诊。临床上应该注意以下几点。①详尽的病史采集常能提供损伤机制信息;对颅脑损伤患者,应设法了解损伤时的姿势和暴力。②对颅及面部损伤都应拍摄颈椎 X 线片,对任何有怀疑的患者,应将颈椎 X 线片列为常规,以避免因其他部位损伤掩盖了颈椎损伤。③侧位 X 线片上必须清晰显示上、下颈椎结构,上颈椎损伤而神经症状表现低位时,必须注意观察下颈椎有无变化,伸屈侧位 X 线片有一定价值。④典型的脊髓中央综合征常能提示颈椎过伸性损伤,而其他类型脊髓损伤必须结合其他各项检测再做出判断。⑤要考虑到其他机制引起的颈椎脊髓损伤,如椎体垂直压缩(爆裂)骨折等也可能造成脊髓中央综合征。

（五）治疗

颈椎过伸性损伤的机制和病理变化,提示了该损伤并不存在因外伤导致的持续的椎管骨性狭窄,或需要复位的明显骨折脱位。

1. 非手术治疗　一经确诊,即常规应用 Glisson 带牵引,重量为 1.5～2.5 kg,牵引位置宜取颈椎略屈 15°,持续牵引 2～3 周,然后使用头颈胸石膏或塑料颈围保护 1～2 个月。在牵引期间,应用呋塞米和地塞米松静脉滴注,以使机体脱水并提高机体应激能力。牵引目的是使颈椎损伤节段得到制动,略屈曲位能使颈椎椎前结构(韧带等)愈合,后方结构如皱缩的黄韧带舒展并恢复常态。

2. 手术治疗　当患者本身有颈椎退变增生、颈椎后纵韧带骨化等时,颈椎过伸性损伤可诱发其他的颈椎疾病,非手术治疗常收效甚微。因此,应该选择手术进行椎管减压,为脊髓功能恢复创造良好的条件。

手术适应证:①脊髓损伤后非手术治疗无明显效果并确定有准确的损伤节段。②X 线、CT 或 MRI 检查有明显骨损伤并对脊髓有压迫者。③临床症状持续存在,在保守治疗过程中有加重趋势。④合并颈椎病变和后纵韧带骨化,因外伤而诱发者,待病情稳定后手术治疗。

颈椎减压手术根据脊髓致压物的部位和范围,选择适宜的入路和减压方法。以前方为主的压迫,如单个或少数节段宜施行前路减压,减压后在减压部位给予植骨融合,同时进行内固定,重建颈椎椎间隙高度和颈椎稳定性。以后方为主的压迫或广泛的后纵韧带骨化的前方压迫,应选择后路减压,采用椎板切除或椎管成形术,同时给予后路颈椎内固定。

七、椎板骨折

颈椎椎板骨折是指构成椎板的任何部位的骨折,但是与椎体、关节突关节和棘突骨折相比,单纯椎板骨折比较少见。

（一）损伤机制

颈椎在遭受过伸性暴力作用时,上、下位椎板之间相互猛烈撞击而引起骨折。骨折部分多发生在关节突后至棘突之间,骨折线呈斜形。好发于颈椎退变的中老年人,但也会发生于青壮年。

直接暴力造成的椎板骨折,多见于战时的火器性损伤,如子弹和弹片伤,这种高速投射物致伤都很严重,多合并颈椎其他结构的损伤。锐器(如刀尖或金属锐器等)直接刺入致椎板骨折,平时或战时都可见,两者同属开放性损伤。椎板骨折片陷入椎管可导致脊髓损伤,但致伤物直接对脊髓造成损伤更多见,也更严重。有些伸展或屈曲性暴力作用造成的损伤也可导致椎板骨折。原有明显颈椎退变和退变性椎管狭窄,椎板骨折片陷入椎管而造成脊髓损伤的病例也偶尔可见。

（二）临床表现

单纯椎板骨折只表现为局部疼痛和颈部运动功能受限。如合并脊髓损伤,则表现出相应的临床症状和体征。

X 线检查常常不能清楚地显示损伤部位,只能在清晰的侧位 X 线片上见到椎板骨折,前、后位片由于骨性组织重叠无法辨认。CT 检查为这类损伤的诊断提供了极为有用的依据。

（三）治疗

1. 牵引和制动　单纯椎板骨折对颈椎的稳定性并无影响。采用牵引和制动以减轻组织损伤性疼痛,并防止骨折片移位。枕颌带牵引,取正中位,重量为 2～3 kg。2 周后改用颈围或头颈胸石膏固定。

对于新鲜开放性损伤,宜按其创口情况做清创处理后,再做牵引制动。

2. 手术治疗　对合并脊髓损伤者,必须准确确定损伤节段,可应用椎管造影、CT 或 MRI 检查等方法,判断损伤的严重程度。

减压取颈椎后路,暴露棘突和椎板。在切除椎板的骨折碎片时,要将椎板全部切除做椎管内脊髓探查。如损伤范围较大,则需做内固定。如果合并椎体损伤,则需行前路手术切除致压物,视椎板骨折状况决定是否施行后路手术。

八、颈椎后脱位

颈椎后脱位实际上是过伸性损伤的一种类型,常表现为下颈椎不稳。以过伸性为主的暴力作用,既可导致损伤节段的椎体后脱位,也可伴有骨折。常见于中老年人,损伤集中发生于C4~6节段。

(一)损伤机制

头面部直接遭受打击和高处坠落伤是常见的损伤原因。由于颈椎具有正常生理前凸,暴力作用于伸展位时,在椎体前凸的顶部自后向前产生一个水平的剪切力,该力与伸展力共同作用,致上位椎节向后而下位椎节向前移位,这种移位可不发生骨折。如果暴力继续作用,后方结构的棘突和关节突相互挤压,可导致骨折。损伤瞬间可导致前纵韧带和椎间盘撕裂,并可累及后纵韧带和椎间盘,使破裂椎间盘组织突入椎管内。

(二)临床表现

颈部疼痛、运动功能障碍为其主要的局部症状。神经症状依脊髓和神经根损伤程度,可表现为四肢瘫和部分瘫痪。

(三)影像学检查

在颈椎损伤暴力消失的一刹那,因颈部肌肉收缩作用,脱位的颈椎可能恢复正常序列,故X线平片可表现为正常征象。后方结构可能出现小骨折片,颈前软组织肿胀增厚,有时椎体前缘可见骨折片。

在伸屈动力性侧位片,损伤节段显示明显不稳,尤其在伸展位,上颈椎后移,这一点与屈曲性损伤不同。

(四)诊断

颈椎后脱位的诊断有时比较困难,其原因是缺乏典型的、固定的X线征象。仔细询问病史,拍摄颈椎动力位片,可以做出诊断。

(五)治疗

1. 非手术治疗　损伤早期以非手术治疗为主。一般采用枕颌带牵引,取中立位,牵引重量为2~3kg,牵引时间为2~3周,再采用颈围固定2~3个月。

2. 手术治疗

(1) 适应证:损伤早期明确脊髓受压节段水平,经非手术治疗无效者;后期表现为颈椎不稳并伴有脊髓压迫征者。

(2) 手术方法:以颈椎前路减压和融合固定为主,因该损伤引起的脊髓压迫多发生在椎管前壁。术中可同时取自体髂骨块或人工融合器做植骨固定。

如果临床上难以确定压迫的部位,可应用椎管造影、CT检查等手段进行明确。

九、颈椎钩突骨折

颈椎钩椎关节的钩突骨折并不少见,但以前对该损伤的认识不足,常被忽略。

(一)损伤机制

该骨折的致伤原因系颈椎受到侧屈暴力。颈椎钩椎关节对椎体的稳定性有重要作用。当颈椎遭受到侧方屈曲或垂直性暴力作用时,一侧颈椎钩椎关节受到张应力而分离,而另一侧受到旋转及压应力或旋转撞击作用,可造成骨折。严重者该侧椎体也可发生压缩骨折,常伴有数种附件骨折,如椎弓、关节突关节等骨折,如有移位骨折片进入椎间孔,则产生神经根损伤,但极少合并脊髓损伤。

(二)诊断

钩突骨折并不少见,但容易被忽视。诊断应包括以下内容:①有明显屈曲、垂直和旋转性暴力作用,必须加以注意。如果已发现椎体脱位或骨折脱位,应注意观察钩突的影像学表现。②凡颈椎损伤后有急性神经根性疼痛或神经根支配区功能改变,都应考虑钩突骨折的可能。

(三)影像学检查

该骨折的 X 线表现隐匿,普通前后位 X 线片可显示钩突骨折片,并常伴有椎体压缩现象。CT 片可较清楚地显示骨折移位状况。

(四)治疗

治疗方法的选择应视骨折的具体情况决定。轻度骨折可采用颈围固定;有移位骨折,应用枕颌带牵引复位,并以颈围固定。

经非手术治疗仍表现为损伤节段不稳者,应做前路减压,消除血肿,切除骨折的颈椎钩椎关节,并做椎体间融合术。

十、棘突骨折

棘突骨折并非孤立的软组织损伤,在此讨论是由于其最常规的处理方式与颈部软组织损伤基本相似。

1. 孤立性棘突骨折　孤立性棘突骨折通常是由于过伸性损伤、过屈性损伤或直接打击引起。过伸性损伤导致一个棘突靠近另一个相邻棘突并产生撬拨而引起骨折。过屈性损伤实际上是一种撕裂伤,被称为"铲土伤";当头受到屈曲的力量而产生对抗时,后方的竖脊肌将棘突撕裂,斜形的骨折线是这种骨折的特征。这种骨折也可以发生在没有头部屈曲的情况下,仅仅是竖脊肌或斜方肌痉挛作用的结果。直接打击造成的棘突骨折包括外力的直接作用及穿透性损伤,如枪弹伤,这类骨折可以并发棘间韧带的拉伸或撕裂,以及相邻关节面增宽改变。但作为孤立的骨折,所有棘突骨折均为稳定性损伤。

有孤立性棘突骨折的患者常常有受伤史,主诉有局限性颈部疼痛并伴有肌肉痉挛和运动受限。患者常常非常小心地由自己或者在别人协助下扶着头颈部。骨折存在的部位韧带触痛明显,检查者能够触到斜方肌和竖脊肌的保护性痉挛。由于疼痛及痉挛,患者往往不愿意行颈椎活动度检查。在穿透伤的患者中往往会发现伤口。神经学检查一般无异常。

放射学检查应包括前后位和侧位 X 线检查。侧位屈伸位片有助于证实颈椎的稳定性。当侧位片发现有关节面半脱位或棘突间隙增宽时,应尽可能拍摄侧位屈伸位片。

一旦确定颈椎的稳定性没有受到影响,可采取保守治疗的方法。使用外部支架并适当给予镇痛解痉剂,可以减轻疼痛和肌肉痉挛,促进骨折愈合。

外固定支架主要是颈围,颈围的使用时间一般为 3～6 周,但需依据患者的症状和骨折的愈合情况而定。在去除颈围前应再次进行屈伸位 X 线检查,以再次确定颈椎的稳定性。此时应该开始进行功能锻炼,恢复颈椎的活动度。当活动度恢复正常并且有骨折愈合的证据时,可以重新正常活动。

棘突骨折出现骨不连接的情形是少见的,观察 6 个月以后如果发生骨不连接并且有临床症状,则应该进行手术将骨折块切除。

2. 棘突骨折复合伤　棘突骨折也可以是更为复杂的颈椎二柱或三柱损伤的一部分。曾有研究者统计,在 300 例要求住院的颈椎骨折患者中,21 例患者的棘突骨折是更为复杂的骨折的一部分,所有患者均没有由于棘突骨折而导致的神经功能障碍,在这种情况下,棘突骨折的处理并非十分重要,而更应该注重其他损伤的处理。

(徐　聪　李美华)

参 考 文 献

［1］ Doherty B J，Heggeness M H. Quantitative anatomy of the second cervical vertebra［J］. Spine (Phila Pa 1976)，1995，20(5)：513-517.

［2］ Ebraheim N A，Lu J，Biyani A，et al. An anatomic study of the thickness of the occipital bone. Implications for occipitocervical instrumentation［J］. Spine (Phila Pa 1976)，1996，21 (15)：1725-1729.

［3］ Gebhard J S，Schimmer R C，Jeanneret B. Safety and accuracy of transarticular screw fixation C1-C2 using an aiming device. An anatomic study［J］. Spine(Phila Pa 1976)，1998，23(20)：2185-2189.

［4］ German J W，Hart B L，Benzel E C. Nonoperative management of vertical C2 body fractures［J］. Neurosurgery，2005，56(3)：516-521.

［5］ Jones D N，Knox A M，Sage M R. Traumatic avulsion fracture of the occipital condyles and clivus with associated unilateral atlantooccipital distraction［J］. AJNR Am J Neuroradiol，1990，11(6)：1181-1183.

［6］ Jun B Y. Anatomic study for ideal and safe posterior C1-C2 transarticular screw fixation［J］. Spine (Phila Pa 1976)，1998，23(15)：1703-1707.

［7］ Lu J，Ebraheim N A，Yang H，et al. Anatomic considerations of anterior transarticular screw fixation for atlantoaxial instability［J］. Spine(Phila Pa 1976)，1998，23(11)：1229-1235.

［8］ Lu J，Ebraheim N A. Anatomic considerations of C2 nerve root ganglion［J］. Spine(Phila Pa 1976)，1998，23(6)：649-652.

［9］ Majd M E，Vadhva M，Holt R T. Anterior cervical reconstruction using titanium cages with anterior plating［J］. Spine(Phila Pa 1976)，2017，24(15)：1604-1610.

［10］ McLain R F. Salvage of a malpositioned anterior odontoid screw［J］. Spine(Phila Pa 1976)，2001，26(21)：2381-2384.

［11］ Mihara H，Cheng B C，David S M，et al. Biomechanical comparison of posterior cervical fixation ［J］. Spine(Phila Pa 1976)，2001，26(15)：1662-1667.

［12］ Nagai T，Igase M，Konara K，et al. Non-operative management of dens fracture in an elderly patient with severe complications［J］. Nihon Ronen Igakkai Zasshi，2001，38(6)：825-827.

［13］ Nucci R C，Seigal S，Merola A A，et al. Computed tomographic evaluation of the normal adult odontoid. Implications for internal fixation［J］. Spine(Phila Pa 1976)，1995，20(3)：264-270.

［14］ Pointillart V，Orta A L，Freitas J，et al. Odontoid fractures. Review of 150 cases and practical application for treatment［J］. Eur Spine J，2014，3(5)：282-285.

［15］ Richter M，Wilke H J，Kluger P，et al. Biomechanical evaluation of a newly developed monocortical expansion screw for use in anterior internal fixation of the cervical spine，in vitro comparison with two established internal fixation systems［J］. Spine(Phila Pa 1976)，2011，24 (3)：207-212.

［16］ Roberts D A，Doherty B I，Heggeness M H. Quantitative anatomy of the occiput and the biomechanics of occipital screw fixation［J］. Spine(Phila Pa 1976)，1998，23(10)：1100-1107.

［17］ Samandouras C，Shafefy M，Hamlyn P J. A new anterior cervical instrumentation system combining an intradiscal cage with an integrated plate：an early technical report［J］. Spine(Phila Pa 1976)，2001，26(10)：1188-1192.

［18］ Sasso R，Doherty B J，Crawford M J，et al. Biomechanics of odontoid fracture fixation comparison of the one-and two-screw technique［J］. Spine(Phila Pa 1976)，2003，18(14)：1950-1953.

［19］　Scott E W，Haid R W Jr，Peace D. Type Ⅰ fractures of the odontoid process：implications for atlanto-occipital instability. Case report［J］. J Neurosurg，1990，72（3）：488-492.

［20］　Teo E C，Paul J P，Evans J H，et al. Biomechanical study of C2（Axis） fracture：effect of restraint ［J］. Ann Acad Med Singap，2001，30（6）：582-587.

［21］　Togawa D，Bauer T W，Brantigan J W，et al. Bone graft incorporation in radiographically successful human intervertebral body fusion cages［J］. Spine（Phila Pa 1976），2001，26（24）：2744-2750.

［22］　Vaccaro A R，Falatyn S P，Scuderi G J，et al. Early failure of long segment anterior cervical plate fixation［J］. J Spinal Disord，2018，11（5）：410-415.

［23］　Wang J C，McDonough P W，Endow K K，et al. A comparison of fusion rates between single-level cervical corpectomy and two-level discectomy and fusion［J］. J Spinal Disord，2001，14（3）：222-225.

［24］　Wang J C，McDonough P W，Kanim L E，et al. Increased fusion rates with cervical plating for three-level anterior cervical discectomy and fusion［J］. Spine（Phila Pa 1976），2001，26（6）：643-646.

［25］　Weis J C，Cunningham B W，Kanayama M，et al. In vitro biomechanical comparison of multistrand cables with conventional cervical stabilization［J］. Spine（Phila Pa 1976），2016，21（18）：2108-2114.

［26］　Wilke H J，Kettler A，Claes L. Primary stabilizing effect of interbody fusion devices for the cervical spine：an in vitro comparison between three different cage types and bone cement［J］. Eur Spine J，2001，9（5）：410-416.

［27］　Wong D A，Mack R P，Craigmile T K. Traumatic atlantoaxial dislocation without fracture of the odontoid［J］. Spine（Phila Pa 1976），1991，16（5）：587-589.

［28］　Xu R，Nadaud M C，Ebraheim N A，et al. Morphology of the second cervical vertebra and the posterior projection of the C2 pedicle axis［J］. Spine（Phila Pa 1976），1995，20（3）：259-263.

［29］　Zdeblick T A，Ghanayem A J，Rapoff A J，et al. Cervical interbody fusion cages. An animal model with and without bone morphogenetic protein［J］. Spine（Phila Pa 1976），2018，23（7）：758-765.

［30］　Zipnick R I，Merola A A，Gorup J，et al. Occipital morphology. An anatomic guide to internal fixation［J］. Spine（Phila Pa 1976），1996，21（15）：1719-1724.

［31］　Zoëga B，Kärrholm J，Lind B. Plate fixation adds stability to two level anterior fusion in the cervical spine：a randomized study using radiostereometry［J］. Eur Spine J，2001，7（4）：302-307.

第十二章　胸腰椎骨折

一、概述

胸腰椎骨折与大部分其他部位脊柱骨折一样，大多数发生在青壮年男性患者中，高能量损伤是其主要致伤因素，占65%以上。随着现代社会的高速发展，特别是汽车工业的迅速发展，以及国家大规模的基础建设，交通事故伤、高处坠落伤等高能量损伤导致的胸腰椎骨折脱位的发生率呈直线上升趋势。老年患者的致伤因素主要为低能量损伤，约60%由跌倒造成。胸腰椎骨折合并完全脊髓损伤者占胸腰椎骨折患者总数的20%，合并不完全脊髓损伤者占25%；超过50%的患者有合并伤，如其他部位骨折、颅脑外伤、胸外伤及腹腔脏器损伤；5%的患者会发生多发脊柱骨折。

胸腰段（T11～L2）脊柱骨折脱位是最常见的脊柱损伤，约有50%的椎体骨折和40%的脊髓损伤发生于T11～L2节段。

二、胸腰椎的解剖生理特点

人体在直立位时重心位于胸椎及胸腰段的前方，胸椎椎体、椎间盘前方为楔形，使胸段脊柱呈自然后凸；这使得椎体受到压缩应力，而后方的韧带结构受到牵张应力。胸椎与胸廓连接可对抗轴向旋转力和侧屈，两者连接的活动度比去除肋骨胸廓的胸椎少25%以上。研究表明，胸椎与胸廓连接抗压缩负载的能力是单纯胸椎的2～3倍；肋骨与胸椎间韧带的相互连接使胸椎稳定性得到加强。

直立位时，人体的重心位于下腰椎的后方，这使得腰椎的局部前凸增加，其后方韧带复合体受到的不是牵张应力而是压缩应力。后方韧带复合体包括椎板、关节面、关节面的关节囊以及棘突间韧带等结构；其在椎体和椎间盘受损时，对于脊柱的稳定性会起到关键作用。

胸椎、胸腰段、腰椎不同的生理功能决定了其解剖特征的差异，三者的运动特点是由它们的关节突结构所决定的。上胸椎关节突在冠状面大约有一个向前20°的角度，在矢状面轻度外旋。腰椎关节突在冠状面基本是垂直的，而在矢状面大约外旋45°。胸椎关节突的关节面与冠状面近乎平行，使得其轴向旋转程度比腰椎更大，最大处在T8/9处，每侧能旋转约75°；由于胸廓的限制和胸椎相对较薄的椎间盘（胸椎间盘高度仅为椎体的1/5，腰椎则为2/5），胸椎在矢状面和侧位屈、伸的活动度小于腰椎。前凸的下腰椎由于其关节面与矢状面平行，故其在屈、伸方向上活动度较大；由于小关节呈矢状位并受纤维环前部限制，其旋转受限，整个腰椎只能旋转10°左右。

胸椎和腰椎的另一解剖差别在于脊髓的位置。胸椎管腔较狭窄，骨性结构与脊髓之间的空间小；除脊髓外，无额外的缓冲间隙。相较其他节段脊髓，中胸段脊髓前动脉变细，脊髓血供稀少，脊髓前方的轻度压迫就可致脊髓严重创伤。但胸椎的肋间神经根损伤不同于胸腰段骨折时的腰骶神经根损伤，并不会造成严重后果。

胸腰段是脊柱活动度的过渡区域，由相对固定的胸椎向活动度较大的腰椎过渡。胸椎、胸廓加上韧带的相互连接使胸椎稳定性良好。

下腰椎存在前凸结构，压缩应力可以通过椎体和后方结构平均地分布，且椎体相对较大，有比较稳定的结构而不容易受到损伤。而胸腰段刚好处在坚强稳定而后凸的胸椎与灵活前凸的腰椎中间，胸腰段的转换特点使得其比胸椎或腰椎更容易发生骨折。胸腰段关节突方向的变化也改变了作用于脊柱的应力分布，肋骨限制的减少、屈曲和旋转活动的改变、椎间盘体积和形态的变化等，导致胸腰段容易发生各种不同类型的骨折。脊髓圆锥通常止于 T11～L1 水平,随着脊柱骨折后的位移和椎管侵占,胸腰段骨折常伴随较高的脊神经损伤发生率。

三、胸腰椎骨折的损伤机制

胸腰椎骨折的损伤可能由多种外力共同作用,但多数情况下,脊柱损伤形式可以通过一个或两个力矢量来解释;这些力造成的骨折类型相对恒定,形成了骨折的分型基础。常见的胸腰椎骨折外力为压缩、屈曲、过伸、剪切、侧方压缩,常见的混合力为屈曲-旋转和屈曲-分离。

(一)压缩

压缩为最常见的致胸腰椎骨折的外力形式。轴向压缩力在不同的脊柱节段造成不同的损伤,胸椎因为生理后凸的存在,受力后椎体产生前侧屈曲负荷;在胸腰段产生近乎垂直的压缩负荷,这可导致终板的破坏,进而产生椎体压缩。当力量足够大时,会导致椎体皮质的中间部分骨折,应力将导致椎弓根椎体结合部骨折,从而导致椎弓根间距增宽,形成椎体爆裂骨折。如果有屈曲力量且作用力很大,将会导致椎板等后方结构的破坏。有学者研究发现胸腰椎椎体的骨小梁结构起于椎弓根的基底,并向椎体内辐射,而近椎弓根区域皮质较薄。这些特点足够解释在胸腰段轴向负荷产生的椎体骨折为什么常存在椎体后缘矩形骨折块突入椎管。

(二)屈曲

屈曲作用力将会导致椎体前缘、椎间盘压缩,同时在脊柱后方韧带复合体产生张力。后方韧带复合体可能没有撕裂,但可能会产生撕脱性骨折。椎体前缘随着椎体骨折及成角的增加,作用力逐渐吸收,中柱结构常能保持完整;但当后方韧带复合体在张力作用下受损后,将会导致局部不稳定。当椎体前柱压缩超过 50% 时,将可能导致后方韧带复合体不可避免的损坏,远期将会出现脊柱不稳及进行性后凸畸形。屈曲、压缩性损伤累及中柱结构将会导致脊柱的机械不稳定、进行性加重的畸形以及脊神经损伤。

(三)过伸

受伤机制与屈曲性损伤正好相反,产生于躯体上部向后过伸外力作用。张力作用于前纵韧带和椎体前部,椎体的前下部可能发生撕脱性骨折;同时,后方韧带复合体受到压缩应力,可导致关节突、椎板和脊突的骨折;多数情况下,损伤导致的结构破坏不影响脊柱的稳定性。

(四)剪切

剪切外力产生类似于屈曲-旋转的作用,导致脊柱向前、侧、后椎体滑脱畸形。创伤性椎体前向滑脱是最常见的损伤类型,常伴有严重的脊髓损伤。

(五)侧方压缩

压缩外力作用于椎体的侧方,导致侧方结构的损伤。

(六)屈曲-旋转

这包括屈曲和旋转两种作用力。单纯屈曲外力主要损伤椎体前缘骨结构、椎间盘;当合并旋转作用力时,后方韧带复合体将会受到破坏,这将导致前、后柱结构的损伤,进而导致脊柱稳定性的丢失。当侧方关节突受到屈曲-旋转作用力时,关节突关节可发生骨折,继而可能出现脊柱的脱位。

(七)屈曲-分离

该型损伤最早由 Chance 在 1948 年报道。在屈曲-分离作用力下,屈曲力轴向前移位,脊柱承受较大的张力,后方韧带复合体将会被撕裂或损坏,可能导致单纯骨损伤、单纯软组织损伤或后方韧带复合体完全损伤。单纯骨损伤指骨折从棘突向前通过椎板、横突、椎弓根,到达椎体;这种损伤常发生于 L1～L3 椎体,虽然损伤急性期可造成脊柱的不稳定,但其后期愈合能力强、稳定性重建好。后方韧带复合体完全损伤常发生于 T12～L2 水平，这种损伤往往导致脊柱不稳定，自愈机会小。

四、胸腰椎骨折的影像学检查

影像学检查是评价脊柱骨折损伤情况最重要的检查。对于有脊柱损伤的表现为急性多发伤的患者、意识丧失患者，都应该进行全脊柱的彻底检查。

（一）X 线检查

怀疑胸腰椎骨折时，胸腰正侧位 X 线检查是最基本的检查。正位 X 线片可以观察椎弓根的位置、冠状位脊柱序列、是否存在侧凸、棘突的位置。正位 X 线片上如果出现同一椎体椎弓根间距增宽，则提示该椎体可能存在压缩或爆裂骨折；如果出现椎间隙变窄或消失，则提示椎间盘的损伤；如果出现椎体侧方移位，则提示关节突关节脱位或骨折，损伤节段存在不稳。侧位 X 线片上可以观察椎体的高度、宽度以及矢状位脊柱序列、椎弓根、椎间隙、椎管、神经根孔、小关节以及棘突。侧位 X 线片上如果出现椎体高度的丢失，则提示椎体压缩骨折存在；如果出现椎体前缘楔形变且存在连续性的中断，则提示压缩骨折；如果出现椎体后缘高度丢失伴有皮质断裂、椎管变窄、椎弓根间距变宽，则提示爆裂骨折；通过观察损伤椎体的后上角可以了解椎管侵占的情况，还可观察椎体骨折脱位后椎体间脱位对应关系。

（二）CT 检查

CT 检查是评价胸腰椎损伤最关键的方法。胸腰椎 CT 三维重建可以获得脊柱的全方位信息，充分了解椎体、椎板、关节突、椎弓根和棘突的骨质损伤情况；可观察脊柱的序列情况，损伤后椎体移位情况；同时，可清晰地显示椎管的侵占程度、骨折块与椎管的位置关系。上述信息将为胸腰椎骨折的诊断、治疗方式的选择、治疗后骨折恢复的判断提供依据。

（三）MRI 检查

MRI 是检查中枢神经系统的有力工具，可以提供高分辨率的软组织图像，其在脊柱损伤诊断中不可被替代。MRI 可以在三维平面清楚地显示脊髓和软组织图像，直接显示脊髓的损伤情况；可以辨别脊神经水肿、椎间盘损伤、出血、血肿、压迫、神经结构的横断及软组织损伤情况；可以观察脊髓血流状况，评估主要血管的供血情况；可以了解后方韧带复合体的损伤情况；可以通过观察骨、软组织的损伤情况评估脊柱的稳定性。MRI 提供的丰富信息对胸腰椎损伤程度的判断、手术方式的选择、内固定的节段即植骨融合区域的确定有重要临床意义。

五、胸腰椎骨折的分类

胸腰椎骨折于 19 世纪中期首次被描述。直到 1949 年，Nicoll 提出了两种基本的骨折类型：稳定型和不稳定型骨折。此后，Holdsworth 细化了骨折分型，他认识到损伤机制的重要性，考虑到骨折力对于骨折类型的影响，将各种形式的胸腰椎骨折归纳为 5 类；他特别指出了后方韧带复合体在维持脊柱稳定性方面的重要作用，提出了脊柱稳定的双柱理论，即前柱抗压缩应力、后柱抗牵张应力。Kelly 和 Whitesides 在 Holdsworth 的工作基础上明确定义了以双柱理论为基础的分型，并用它衡量脊柱的稳定性。

CT 的临床应用提高了医生对于骨折类型的认识，进而发展出了现代的分型体系。Denis 等认为前柱的后部是维持脊柱稳定的重要结构，他们将前述前柱再细分为前柱和中柱，认为中柱是除后方韧带复合体之外的结构，中柱的损伤将导致脊柱的不稳定。Denis 等的三柱理论对提高对脊柱稳定性的理解具有重要意义，被后来的生物力学研究所证实。他们指出前柱由前纵韧带、前方的纤维环以及椎体的前半部组成，中柱由椎体的后半部、后纵韧带以及后方的纤维环组成，后柱包括骨性结构（棘突、椎板、关节突和椎弓根）以及连接的韧带结构（棘上韧带、棘间韧带、黄韧带和关节囊）。基于三柱理论，Denis 等将脊柱不稳定分为三类，即机械性不稳定、神经性不稳定、机械和神经性不稳定。Denis 等还区分了机械性不稳定和神经性不稳定的概念;如果三柱中的两柱出现骨折则为机械性不稳定,如果存在神经功能障碍则为神经性不稳定。

Denis 等通过分析 412 例胸腰椎骨折病例,将胸腰椎骨折分为压缩骨折、爆裂骨折、屈曲分离骨折和骨折脱位。

(1)压缩骨折:发生于椎体前部的骨折,前柱损伤,中柱结构保持完整。椎体压缩可发生于前柱或椎体侧方,也可发生于上终板、下终板或双侧终板,或者终板完整而椎体皮质发生骨折。椎体压缩程度低于50%、没有后侧韧带损伤的骨折是稳定的低能量损伤,几乎不伴有神经损伤;如果年轻人发生椎体前缘40%～50%的压缩,应当考虑合并后侧韧带结构损伤的可能。

(2)爆裂骨折:椎体周壁骨折,中柱损伤。其占胸腰椎骨折的 15%。爆裂骨折由极度的轴向负荷引起,椎体的爆裂骨折程度由外力作用的速度决定,快速的作用力将主要导致椎体爆裂骨折;同样能量作用下,快速的作用力将导致较大的骨折块突入椎管,作用力较慢则突入椎管的骨折块较小。70%的爆裂骨折存在椎管侵占,约 50%的爆裂骨折会出现神经损伤症状,但在爆裂骨折的患者中,神经损伤与椎管侵占率之间没有明确的关系,因为损伤动态情况下椎管侵占与伤后静态椎管侵占的程度不一致。

(3)屈曲分离骨折:多见于交通事故,导致前柱和中柱承受张力而发生的骨折,前柱的作用相当于支点。该型骨折不包括后柱分离损伤而前柱、中柱承受轴向负荷导致椎体压缩和爆裂骨折的病例,这种损伤往往是不稳定的损伤。

(4)骨折脱位:由于压缩、张力、旋转或剪切而导致的脊柱三柱损伤。骨折脱位损伤可分为三类:屈曲旋转损伤,脊柱受到与长轴垂直的打击损伤,屈曲分离外力致双侧关节突关节脱位。骨折脱位损伤有较高的神经损伤概率。

Denis 三柱理论是较为广泛接受的理论,也是评估脊柱稳定性较好的工具;但是其骨折分类方法中没有考虑脊髓及神经根的因素,虽然脊髓和神经根不能给予脊柱稳定支持,但是在考虑脊柱损伤时也不应该被忽视。

随后,McAfee 及其同事将 Denis 与 White 及 Panjabi 的分类结合起来,根据中柱损伤类型,通过 CT 影像学分析后,建立了一个简化的分类。Ferguson 和 Allen 结合三柱理论和应力的形式也提出了一种骨折分型。

AO 分型是目前较为全面的分类系统,它是多中心统计分析一千余例患者的 X 线平片和 CT 图像总结出来的。该分类主要基于脊柱损伤的病理形态学特点及损伤的外力;损伤的类别取决于损伤的病理形态是否一致,主要由几个易于认识的影像学特征来界定;损伤的类别能直接反映损伤的外力及外力的效应。作为常见的损伤类型,三种简单的机制形成了基本的损伤形式,即以下三种:压缩外力,引起压缩性和暴散性损伤(A 型损伤);牵张外力,引起的损伤伴有横向结构的损伤(B 型损伤);轴向扭转外力,引起旋转性损伤(C 型损伤)。

AO 分型中,通过形态学特征将每一主要类型分为不同的亚型(用数字表示),利用更详细的形态学所见再分为次亚型,甚至可以进行更进一步的划分,以实现对几乎所有创伤的精准描述。在此分型中,损伤的等级是根据损伤的严重程度从上往下排列的,即损伤的严重程度从 A 型到 C 型逐渐加重,同样在各型、亚型及次亚型中也是如此。进一步的亚型主要用以区分骨折的位置、形态以及区分骨、韧带损伤和移位的方向。损伤的等级主要是根据脊柱不稳的程度来决定的。预后也与损伤的等级相关。该分型可以用来判断骨折的严重程度及预后,并可以指导治疗方式的选择。

胸腰椎骨折 AO 分型具体如下所示。

A 型　椎体压缩

　A1　压缩骨折

　　A1.1　终板嵌压

　　A1.2　楔形嵌压

　　.1　上缘楔形嵌压骨折

　　.2　侧方楔形嵌压骨折

　　.3　下缘楔形嵌压骨折

　A1.3　椎体塌陷

A2　劈裂骨折

　A2.1　矢状面劈裂骨折

　A2.2　冠状面劈裂骨折

　A2.3　钳夹样骨折

A3　爆裂骨折

　A3.1　不完全爆裂骨折

　　.1　上缘不完全爆裂骨折

　　.2　侧方不完全爆裂骨折

　　.3　下缘不完全爆裂骨折

　A3.2　爆裂分离骨折

　　.1　上缘爆裂分离骨折

　　.2　侧方爆裂分离骨折

　　.3　下缘爆裂分离骨折

　A3.3　完全分离骨折

　　.1　钳夹分离骨折

　　.2　完全屈曲爆裂骨折

　　.3　完全纵轴向爆裂骨折

B型　前方及后方结构牵张型损伤

　B1　后方韧带结构损伤（屈曲牵张型损伤）

　　B1.1　伴有间盘的横贯损伤

　　　.1　屈曲半脱位

　　　.2　前方脱位

　　　.3　屈曲半脱位/前方脱位伴关节突关节骨折

　　B1.2　伴有 A 型椎体骨折

　　　.1　屈曲半脱位伴有 A 型椎体骨折

　　　.2　前方脱位伴有 A 型椎体骨折

　　　.3　屈曲半脱位/前方脱位伴关节突关节骨折＋A 型椎体骨折

　B2　后方骨性结构损伤（屈曲牵张型损伤）

　　B2.1　两柱横贯性骨折

　　B2.2　伴有间盘损伤

　　　.1　损伤通过间盘及椎弓根

　　　.2　损伤通过间盘及峡部（屈曲-峡部裂）

　　B2.3　伴有 A 型椎体骨折

　　　.1　经椎弓根伴有 A 型椎体骨折

　　　.2　经峡部伴有 A 型椎体骨折

　B3　经间盘前方损伤（过伸剪切损伤）

　　B3.1　过伸半脱位

　　　.1　不伴有后柱损伤

.2　伴有后柱损伤

B3.2　过伸-峡部裂

B3.3　后方脱位

C 型　前方及后方结构旋转性损伤

C1　A 型(压缩)损伤伴有旋转

C1.1　楔形旋转骨折

C1.2　劈裂旋转骨折

.1　矢状面劈裂旋转骨折

.2　冠状面劈裂旋转骨折

.3　钳夹样劈裂旋转骨折

C1.3　椎体分离(旋转爆裂骨折)

.1　不完全旋转爆裂骨折

.2　旋转爆裂分离骨折

.3　完全旋转爆裂骨折

C2　B 型损伤伴有旋转

C2.1　B1 型损伤伴有旋转(屈曲牵张型损伤伴有旋转)

.1　屈曲旋转半脱位

.2　屈曲旋转半脱位伴有单侧关节突关节骨折

.3　单侧脱位

.4　向前旋转脱位伴有单侧关节突关节骨折

.5　屈曲旋转半脱位伴或不伴有单侧关节突关节骨折＋A 型椎体骨折

.6　单侧脱位＋A 型椎体骨折

.7　向前旋转脱位伴或不伴有关节突关节骨折＋A 型椎体骨折

C2.2　B2 型损伤伴有旋转(屈曲牵张型损伤伴有旋转)

.1　两柱横贯性旋转骨折

.2　单侧屈曲峡部裂伴有间盘损伤

.3　单侧屈曲峡部裂＋A 型椎体骨折

C2.3　B3 型损伤伴有旋转(过伸剪切损伤伴有旋转)

.1　旋转过伸半脱位伴或不伴有椎体后方结构的骨折

.2　单侧过伸峡部裂

.3　向后旋转脱位

C3　剪切旋转骨折

C3.1　切皮样骨折

C3.2　斜形骨折

各种类型骨折的特征如下所示。

A 型损伤:椎体压缩,后柱基本没有损伤。损伤由轴向压缩力引起,伴或不伴有屈曲外力,骨折仅累及椎体的,椎体高度丢失;不出现矢状面损伤,后方韧带结构完整。

B 型损伤:单一或两个柱的横贯伤。屈曲牵张外力导致后方结构损伤及延伸(B1 及 B2 型),过伸伴或不伴有前后的剪切力导致前方结构的破坏及延伸(B3 型)。应警惕矢状面横向脱位的可能。各种程度的不稳定均可存在,神经损伤的发生率明显增高。

C 型损伤:在多种损伤形式以外,有 3 种具有相同损伤形式的骨折,即 A 型损伤伴有旋转、B 型损伤伴有旋转、剪切旋转骨折。对大多数病例,旋转性损伤表示有严重的胸腰椎损伤,突入椎管的骨块或椎体间脱位导致合并神经损伤的发生率最高。

由于目前多数关于脊柱脊髓损伤的分类未能将脊柱和脊髓损伤结合起来进行综合评定,Vaccaro 等通过多中心大宗病例观察建立了胸腰椎损伤分类与严重程度评分(thoracolumbar injury classification and severity core,TLICS 评分)。TLICS 评分是目前临床上用于指导是否手术的唯一的分类评估系统,其将骨折的形态、神经功能和后方韧带复合体三个项目融合到评估体系,用量化的方式指导是否手术治疗。三个项目评分求和即得 TLICS 评分,TLICS 评分≤3 分,非手术;4 分,手术或非手术;≥5 分,手术。有后方韧带复合体损伤时,建议后路手术;有不全脊髓损伤时,建议前路手术;不全脊髓损伤或马尾综合征同时有后方韧带复合体断裂时,建议前后联合入路手术。由于每例患者的实际情况不同,TLICS 评分可以用于指导治疗的选择,但其对椎体的破裂程度和椎管侵占等缺少细化评价,无法完全替代临床判断。

TLICS 评分标准:①骨折的形态:压缩骨折,1 分;爆裂骨折,2 分;旋转骨折,3 分;牵张骨折,4 分。②神经功能:完整,0 分;神经根损伤,2 分;脊髓、圆锥不完全损伤,3 分;脊髓、圆锥完全损伤,2 分;马尾综合征,3 分。③后方韧带复合体:完整,0 分;不确定损伤,2 分;损伤,3 分。

AO 分型将受伤外力和骨折形态结合对胸腰椎骨折进行分类,被临床广泛采用。临床中,我们可以根据骨折的类型决定手术或保守治疗,需要手术时确定手术入路;此外,骨折分类级别与神经损伤程度有较大相关性,可以用来判断预后。

六、胸腰椎骨折脊髓损伤的评估

脊髓损伤(SCI)程度的评估是脊柱损伤研究的核心课题之一。脊髓损伤后,准确、及时地进行神经系统检查,全面了解和评价脊髓损伤程度,对制订治疗方案、评估治疗效果以及正确判断预后都具有重要的指导意义。近年来,脊椎骨折合并脊髓损伤引发了一系列相关学科人员的兴趣和深入研究,取得了多方面的进展。但目前,脊髓损伤程度的研究角度多维、表达方式繁多,评价方法多样,标准不一。

（一）Frankel 脊髓损伤程度分类法

1969 年,Frankel 根据脊髓损伤平面以下感觉和运动功能存留量将脊髓损伤分为 5 个级别。A 级:损伤平面以下深、浅感觉完全消失,肌肉功能完全消失。B 级:损伤平面以下运动功能完全消失,仅存某些(包括骶区)感觉。C 级:损伤平面以下仅有某些肌肉运动功能,无有用功能存在。D 级:损伤平面以下肌肉功能不完全,可扶拐行走。E 级:深、浅感觉,肌肉运动及大小便功能良好,可有病理反射。

Frankel 分类法对脊髓损伤的评定有较大的实用价值,但其对脊髓圆锥和马尾损伤的评价有缺陷,也缺乏括约肌功能、反射的内容,尤其是在膀胱、肛门括约肌神经功能方面。

（二）ASIA 脊髓损伤程度分类法

美国脊髓损伤协会(ASIA)经过多轮修改,提出了新的脊髓损伤评价标准,其特点是用积分的方法描述脊髓损伤的严重程度,将脊髓损伤各种功能障碍的程度量化。该标准被认为是目前最先进的脊髓损伤评价标准,评分可靠,被国际学界广泛采用。

ASIA 标准精心筛选出最具代表性的、最基本的神经系统检查目标,即感觉的 28 个关键点、运动的 10 条关键肌,逐一检查评分;感觉评分的总和代表患者的感觉功能状况,运动评分的总和代表患者的运动功能状况。正常人每个感觉关键点最高分为 4 分,左、右侧各 28 个关键点,总分最高为 224 分;运动方面,左、右侧各 10 条关键肌,每条关键肌最高分为 5 分,运动功能总分最高为 100 分。该评分的主要目的是辅助判断脊髓损伤后感觉、运动平面,评价脊髓损伤程度。ASIA 脊髓损伤评估及关键肌、肌力、感觉关键点分别见图 12-1、表 12-1 至表 12-3。

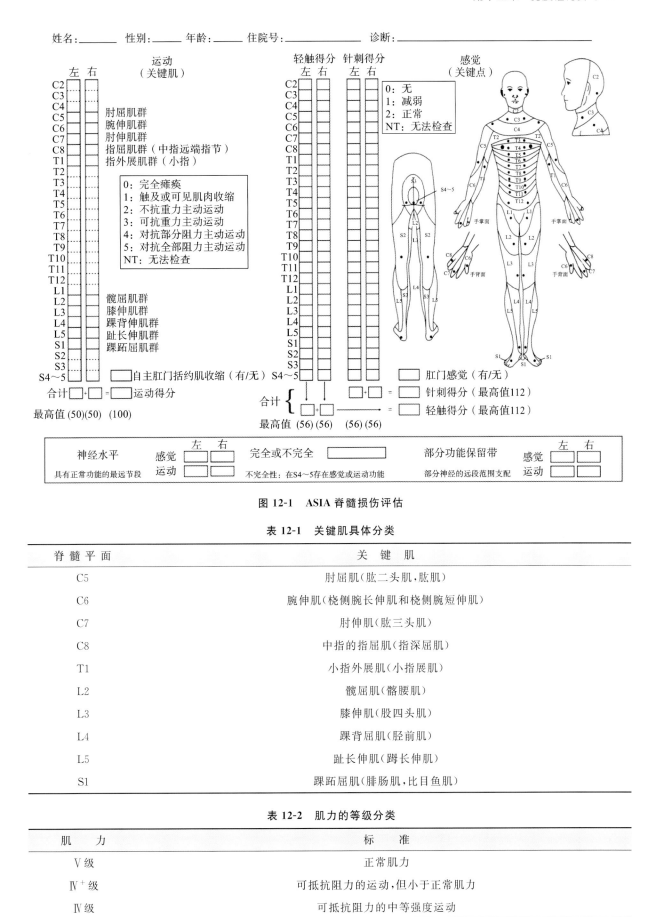

图 12-1 ASIA 脊髓损伤评估

表 12-1 关键肌具体分类

脊 髓 平 面	关 键 肌
C5	肘屈肌(肱二头肌,肱肌)
C6	腕伸肌(桡侧腕长伸肌和桡侧腕短伸肌)
C7	肘伸肌(肱三头肌)
C8	中指的指屈肌(指深屈肌)
T1	小指外展肌(小指展肌)
L2	髋屈肌(髂腰肌)
L3	膝伸肌(股四头肌)
L4	踝背屈肌(胫前肌)
L5	趾长伸肌(踇长伸肌)
S1	踝跖屈肌(腓肠肌,比目鱼肌)

表 12-2 肌力的等级分类

肌 力	标 准
V 级	正常肌力
IV⁺ 级	可抵抗阻力的运动,但小于正常肌力
IV 级	可抵抗阻力的中等强度运动

肌　力	标　准
Ⅳ 级	可抵抗阻力的低等强度运动
Ⅲ级	运动可抵抗重力但不可抵抗阻力
Ⅱ级	运动不可抵抗重力
Ⅰ级	轻微的运动
0 级	无运动

表 12-3　感觉关键点

脊 髓 平 面	感觉关键点
C2	枕骨粗隆
C3	锁骨上窝
C4	肩锁关节部
C5	肘窝桡侧
C6	拇指
C7	中指
C8	小指
T1	肘窝尺侧
T2	腋窝顶部
T3	第三肋间（锁骨中线）
T4	第四肋间（锁骨中线）
T5	第五肋间（锁骨中线）
T6	剑突水平
T7	第七肋间（锁骨中线）
T8	第八肋间（锁骨中线）
T9	第九肋间（锁骨中线）
T10	脐水平（锁骨中线）
T11	在 T11、T12 之间
T12	腹股沟韧带中点
L1	大腿前面 T12～L2 之间
L2	大腿前面中点
L3	股骨内髁
L4	内踝
L5	足背第三跖趾关节
S1	足跟外侧
S2	腘窝中点
S3	坐骨结节
S4～5	肛周区

（三）ASIA 脊髓损伤分级

A 级：完全损害，骶段脊髓（S4～5）无运动或感觉功能保留。

B 级：不完全损害，损伤平面以下仅留有感觉功能而无运动功能，包括骶段脊髓（S4～5）。

C 级：不完全损害，损伤平面以下运动功能保留，一半以上的关键肌肌力低于Ⅲ级。

D 级：不完全损害，损伤平面以下运动功能保留，至少一半的关键肌肌力不低于Ⅲ级。

E 级：正常，感觉和运动功能均正常。

七、胸腰椎骨折的治疗

胸腰椎骨折的治疗已有上百年历史，近几十年来，受益于内固定技术的不断发展和麻醉技术的提高，胸腰椎骨折的疗效取得了长足进步。但由于胸腰椎骨折形式多样、神经损伤的复杂性、治疗预期越来越高等，胸腰椎骨折的治疗仍有较大的争议。手术或非手术、手术时机、入路选择、减压与否、长或短阶段固定，是每个神经脊柱外科医生都要反复思考的问题。

（一）非手术治疗

非手术治疗是胸腰椎骨折的基本治疗方法，主要方法是支具外固定或卧床休息治疗，包括一段时间的卧床休息，直到全身症状缓解，接着应用支具固定 2～3 个月，并逐渐进行功能锻炼。

由于非手术治疗可导致卧床时间明显延长，加上微创且简便安全的现代内固定系统的使用，非手术治疗的应用越来越少。但是对于存在手术禁忌证或者拒绝手术的患者，支具外固定也可以作为治疗不稳定骨折的一种方法。支具对于畸形不严重且骨折线经骨结构的骨折疗效较好。此外，长期卧床会引起很多并发症，如深静脉血栓形成、肺栓塞、肺炎以及压疮等。

非手术治疗适应证选择得当也会取得良好的治疗效果。一般认为，非手术治疗适用于下列情况：无神经功能损害；脊柱三柱中至少两柱未受损；后凸角度＜20°；椎管侵占率＜30%；椎体压缩率＜50%；患者拒绝手术，对戴支具的依从性好。

胸腰椎外固定支具的作用是减少肌肉的活动，限制脊柱的运动；减轻脊柱的承重负荷，增加腹部压力以维持脊柱稳定。Jewett 三点固定支具是最常用的胸腰支具，它重量轻、调节简便；其前方贴于胸骨和耻骨联合，后方紧贴胸腰段，将脊柱固定于伸直位；适用于 T6～L3 节段的脊柱损伤。Jewett 外固定允许脊柱过伸，但限制屈曲，不能控制侧屈及旋转活动。

全接触的胸-腰-骶椎矫形器（thoraco-lumbo-sacral orthosis，TLSO）是目前胸腰椎骨折最稳定的外部支具。全接触的 TLSO 的优点包括躯干受力广泛，胸壁与骨盆有良好的接触，对侧屈和旋转有较好的固定，不影响影像学检查。支具应该全天佩戴，包括夜晚。标准的支具在 L4 以下、T8 以上的固定限制作用将会减弱；如需超出此范围，T8 以上应加长到颈部，L4 以下应加长到髋部。

支具固定需要 3 个月左右的时间。轻微的压缩骨折固定时间可以适当缩短，而对于拒绝手术、三柱受累的骨折则需要固定 4～6 个月。患者应在伤后第 2 周、第 6 周进行复查，以确认支具依然合适且脊柱处于稳定状态。此后每隔 6～8 周进行复查。在出现临床以及影像学骨折愈合的情况下可以摘除支具开始日常生活。

（二）手术治疗

1. 手术目的　与非手术治疗相比，手术治疗有多方面的优势。手术治疗能为患者提供即刻的稳定，允许患者早期坐起和康复治疗；很好地恢复脊柱序列，纠正畸形；早期解除对神经系统的压迫，增高神经损伤的恢复概率，缩短康复所需时间，减少并发症的发生。

手术目的主要包括以下几个方面：神经减压，创造条件以利于神经功能最大限度地恢复；恢复和维持脊柱的高度和曲线；在有效固定的前提下，尽量减少脊柱活动度的丢失；重建并维持脊柱的稳定性；坚强固定以利于早期护理和康复；防止创伤后后凸畸形及继发性神经功能损害。

2. 手术时机　对神经脊柱外科医生而言，胸腰椎骨折合并脊神经损伤者尽早手术的重要性不言而喻。对脊髓或马尾损伤的患者、存在进行性神经损伤加重的患者，以及急性外伤导致脊柱畸形合并脊髓损伤的患者，都应当行急诊手术，以解除脊神经根压迫，恢复脊柱序列及稳定性，避免二次损伤，给脊神经功能恢复创造最大的可能性。有学者认为，对完全的脊髓损伤或静止的不完全脊髓损伤应当延迟几天手术以减轻脊髓的水肿；我们认为在脊神经损伤诊断明确的情况下，仍应尽早手术。有研究表明，如果胸腰段脊髓受压持续存在，即使错过早期手术而在损伤晚期才进行减压，也有利于改善神经功能。早期手术可以避免患者卧床产生的一系列并发症，如下肢静脉血栓形成、肺栓塞、肺炎、压疮等。

3. 手术适应证　对于胸腰椎骨折出现神经功能障碍且影像学表现有明显神经根受压者，明确后凸成角畸形、脊柱不稳者，TLICS 评分≥5 分者，非手术治疗无法控制的损伤患者，应选择手术治疗。如果有骨折脱位，不伴脊神经损伤，手术的目的是稳定脊柱，恢复脊柱序列，防止继发性神经损伤，争取早日下床活动；如果骨折脱位伴有部分脊神经损伤，也应手术稳定脊柱、解除脊神经根压迫；如果脊神经损伤是完全的，亦应进行脊柱稳定，以期缩短患者住院和卧床时间，给脊髓恢复创造最大的可能性。由于胸腰椎骨折复杂多样，对不同类型的骨折应当选择相应的手术方式。

压缩骨折是指椎体前柱压缩，中柱结构保持完整的骨折。此类骨折的治疗取决于后方韧带复合体的损伤程度；前柱压缩率＞40％，或后凸角度＞25°，则考虑后方韧带复合体受到损伤，难以自愈；MRI 检查可以明确后方韧带复合体的损伤情况。此类骨折被认为极度不稳定，应考虑手术治疗；因为中柱结构没有被破坏，此类骨折患者一般不需要前路手术。对年轻人高能量损伤，即便椎体损伤处于临界状态，也应首选手术，可行后路手术。对于老年人低能量损伤所造成的椎体压缩骨折，特别是伴有骨质疏松的，后路固定应慎重，较差的骨质量会导致固定失败；可考虑椎体成形术。前路手术对此类骨折患者来说一般是不需要的，因为中柱结构没有受到破坏。

爆裂骨折包括前柱和中柱结构的破坏，伴有或不伴有后柱结构的损坏。椎管侵占比、骨折成角畸形的角度和神经损伤的程度是决定治疗方案的关键因素。后方韧带复合体的状态对于椎体爆裂骨折急性期的稳定性至关重要。如果患者有神经损伤，或有不稳定、脊髓受压、明显的后凸畸形，或者上述两种条件同时存在，都是手术治疗的指征；如果椎管侵占率＞50％，或后凸角度＞30°，不管是否伴有神经损伤，都应手术治疗。

屈曲分离骨折可能包括骨和软组织结构损伤，可以累及一个或多个脊柱节段。累及三柱的屈曲分离骨折极不稳定，并发脊髓损伤的概率很高，最佳的治疗方案是后路固定融合。

骨折脱位时脊柱的三柱结构均受损，伴有较高的脊神经损伤发生率。需要手术治疗的情况如下：确定的脊神经损伤；AO 分型中的 C 型损伤；AO 分型中的 A3 型及 B 型损伤中后凸角度＞30°、椎体压缩率＞50％、椎管侵占率＞30％；MRI 检查明确有椎间盘损伤。

4. 手术入路选择　手术入路选择除了依据术者的经验外，主要取决于前柱的结构是否稳定。大部分胸腰椎骨折可通过后方入路达到减压、复位及固定的目的，故临床上后路手术成为最常用的手术入路方式；但如果出现椎管侵占率＞50％、椎体高度丢失率＞70％，应选择前方入路。前路减压固定的绝对指征是椎体爆裂骨折，后壁骨块翻转向前，其特点是 CT 检查可见椎体后壁骨皮质位于椎体内并指向前方。对伴有神经损伤的椎体爆裂骨折在急性期进行减压和稳定，纠正陈旧创伤所引起的畸形，重建脊柱前柱的支撑结构也是前路手术的指征。随着内固定技术、植骨方式以及手术安全性的提高，前路手术越来越被外科医生所接受。对于损伤严重、致伤机制复杂的胸腰椎骨折，可以选择联合入路，具体手术指征如下：三柱损伤，骨折脱位、后方韧带复合体损伤同时伴有前柱和中柱的损伤；严重的前柱粉碎性骨折和椎体高度丢失；严重的后凸畸形。

八、典型病例

（一）病例一

患者，男，55 岁，因"高处坠落伤致胸背部疼痛行动受限 1 天"入院。

现病史：患者 1 天前施工时不慎从高处坠落，伤及胸背部多处，剧烈疼痛，伴呼吸受限，呼吸胸痛，伴下肢无力。

专科体格检查：神志清楚，双侧瞳孔等大等圆，对光反射存在，胸廓挤压征阳性，背部淤血肿胀，压痛（＋），躯体活动受限，双上肢肌力正常，双下肢肌力Ⅲ级，肌张力尚可，生理反射存在，病理反射未引出。

TLICS 评分：8 分。

ASIA 分级：D 级。

1. 影像学检查　检查结果见图 12-2。

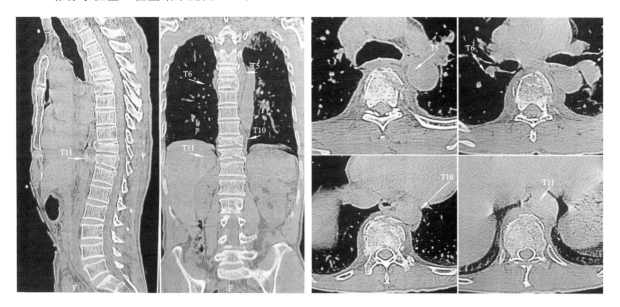

图 12-2　术前胸椎 CT 检查结果

注：T5、T6、T10、T11 多发爆裂骨折，椎体压缩楔形变，T8、T9 椎板骨折。

2. 初步诊断　胸椎多发爆裂骨折；脊髓震荡伤；胸外伤：血气胸。

3. 手术决策和治疗过程

（1）手术指征：

①"高处坠落伤致胸背部疼痛行动受限 1 天"入院。

②体格检查提示胸廓挤压征阳性，背部淤血肿胀，压痛（＋）。

③胸椎 CT 检查提示 T5、T6、T10、T11 多发爆裂骨折，椎体压缩楔形变，T8、T9 椎板骨折。

（2）手术方案：

①体位：俯卧位。

②手术入路：后正中入路胸椎骨折植骨融合内固定术。

（3）手术过程：气管插管全身麻醉，给予神经电生理监测。俯卧位。以损伤部位为中心，取后正中直切口，暴露 T3～L1 棘突椎板，见软组织结构紊乱、淤血肿胀，多发棘突椎板骨折，小心剥离显露骨性结构，从上往下分别置入直径 4.5 mm、长 40 mm，直径 5.0 mm、长 40 mm，直径 5.5 mm、长 45 mm 的椎弓根螺钉多枚；透视见各螺钉位置满意；两钛棒折弯塑形，两侧连接，妥善固定。再次透视见固定角度合适，矫形满意。用磨钻磨除部分胸椎椎板关节突骨皮质，自体骨混合同种异体骨植骨。放置椎板外引流管 1 根，彻底止血后按层次缝合切口。

4. 术后影像学检查　检查结果见图 12-3。

5. 术后情况　患者术后第 3 天肌力逐渐恢复，术后 1 周可戴支具在搀扶下下床活动，四肢肌力正常，生理反射存在，病理反射未引出。

6. 随访情况　术后 3 个月，患者自行步入门诊复查，颈部活动无明显受限，屈伸旋转可，四肢肌力Ⅴ级，大小便功能正常。

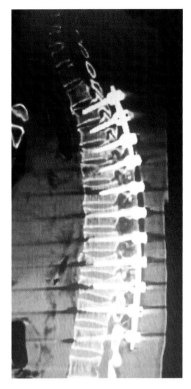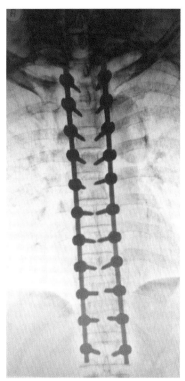

图 12-3　胸椎多发骨折植骨融合内固定术术后复查结果

注:骨折矫形复位满意。

（二）病例二

患者,男,16 岁,因"高处坠落伤致腰骶部疼痛下肢无力 6 h"入院。

现病史:患者 6 h 前不慎从高处坠落,伤及腰骶部多处,剧烈疼痛,伴小便障碍,双下肢行走不能。

专科体格检查:神志清楚,双侧瞳孔等大等圆,对光反射存在,腰骶部淤血肿胀,压痛（＋）,躯体活动受限,双上肢肌力正常,双下肢肌力 0～Ⅰ级,感觉功能障碍,肌张力减低,生理反射、病理反射均不能引出。

TLICS 评分:10 分。

ASIA 分级:B 级。

1. 影像学检查　检查结果见图 12-4。

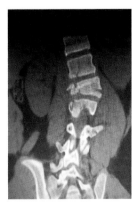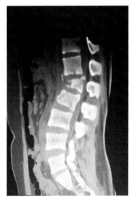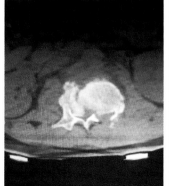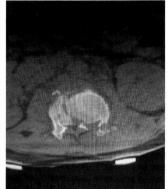

图 12-4　术前腰椎 CT 检查结果

注:T1～3多发爆裂骨折,椎体压缩楔形变,侧后方成角畸形,椎体爆裂侧方分离移位,椎管完全侵占。

2. 初步诊断　腰椎多发爆裂骨折并侧后方成角畸形,脊髓马尾损伤。

3．手术决策和治疗过程

（1）手术指征：

①"高处坠落伤致腰骶部疼痛下肢无力6 h"入院。

②体格检查提示腰骶部淤血肿胀，压痛（＋），双下肢肌力0～Ⅰ级，感觉功能障碍。

③腰椎CT检查提示T1～3多发爆裂骨折，椎体压缩楔形变，侧后方成角畸形，椎体爆裂侧方分离移位，椎管完全侵占。

（2）手术方案：

①体位：俯卧位。

②手术入路：后正中入路腰椎骨折植骨融合内固定术。

（3）手术过程：气管插管全身麻醉，给予神经电生理监测。俯卧位。以损伤部位为中心，取后正中直切口，暴露T10～L4棘突椎板，见脊椎明显成角畸形，软组织结构紊乱、淤血肿胀，多处棘突椎板骨折，小心剥离显露骨性结构，去除碎骨，见硬脊膜破损，脊髓组织挫伤严重，马尾结构紊乱；用6-0缝线、人工硬膜修补硬脊膜缺损。从上往下分别置入直径5.5 mm、长45 mm，直径6.0 mm、长45 mm，直径6.5 mm、长45 mm的椎弓根螺钉多枚；透视见各螺钉位置满意；两钛棒折弯塑形，两侧连接，妥善固定。再次透视见固定角度合适，矫形满意。用磨钻磨除部分腰椎椎板关节突横突骨皮质，自体骨混合同种异体骨植骨。放置椎板外引流管1根，彻底止血后按层次缝合切口。

4．术后影像学检查　检查结果见图12-5。

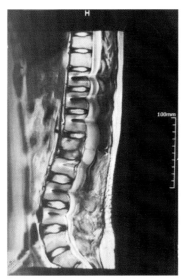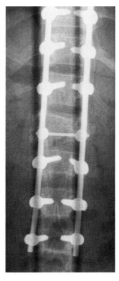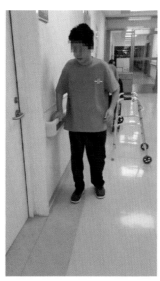

图12-5　腰椎多发骨折植骨融合内固定术术后复查结果

注：骨折矫形复位满意，半年后患者可下床行走。

5．术后情况　术后2周患者肌力逐渐恢复至Ⅰ～Ⅱ级，留置导尿管，患者有便意，伤口愈合可，转康复医院行高压氧等康复治疗。

6．随访情况　术后6个月，患者可自行下床行走，感觉基本恢复，大小便可自主控制。

（雷德强）

第十三章 骶骨骨折

一、概述

骶骨骨折的种类繁多但临床发病率低,导致对其认识很有限,漏诊率高达30%。骶骨是躯干骨骼的力学中心,既是脊柱的基底,也是骨盆环的关键部分,起到保护腰骶神经丛功能和维持脊柱骨盆环序列的作用。骶骨骨折既包括骨质疏松导致的低能量不全骨折,也包括交通事故伤、高处坠落伤等高能量损伤所致的复杂骨折。骶骨损伤可导致慢性疼痛、畸形,以及下肢、直肠、膀胱和性功能障碍。因此,骶骨骨折的治疗需要充分认识到神经减压及骨骼重建的重要性。

虽然骶骨具有如此重要的作用,但由于其解剖的复杂性,临床医生对其认识不足、重视不够,容易漏诊。漏诊和治疗不当会造成进一步的神经损伤和后期的脊柱畸形,导致治疗困难、疗效差。因此,骶骨骨折的早期诊断和治疗非常重要。

二、骶骨解剖特点

骶骨是脊柱的最远端,是腰椎和骨盆的连接部分,骨与韧带复合体组成了该承重平台,给活动的腰椎以锚定的稳定支持,并起到保护腰骶神经丛和髂血管的作用。躯体的重量负荷通过第一节骶骨传递给髂翼,进而到髋臼。因为这些负荷传送特性,骶骨被认为是骨盆环的关键结构。骶骨作为骨盆环出口平面的"拱心石",相对于髂骨的方向,轴向负荷可使骶骨锁定于骨盆从而使骶髂关节更加稳定。腰骶间运动发生于腰骶椎间盘和关节突关节。在通常的椎间稳定结构之外,腰骶关节还通过连接于L5横突与髂骨的韧带及腰骶韧带得到加强。这使得L5~S1椎间的稳定性要优于近端的腰段。

骶骨与腰椎前凸、胸椎后凸及颈椎前凸相平衡,所以经过C7椎体的垂线位于L5~S1椎间后侧。骶骨为一后凸结构,骶骨的后倾角度即骶尾后表面切线与垂线之间的夹角,通常是45°~60°。骨盆投射角指腰骶关节与骨盆的夹角,通常为50°,其在腰椎滑脱症中用于判断矢状位角度的改变,对治疗骶骨骨折时矢状位力线的恢复也很有帮助。骶骨的后表面后凸,后正中棘与脊柱棘突相对应,内中间棘与椎关节突关节、椎板区域相对应。最下面的1~2节骶骨后侧结构未完全形成骨结构,导致骶管裂孔形成;增大的骶管裂孔使骶骨相对变弱,且易发生骨折。骶骨后方软组织是由多块肌肉和腰骶筋膜组成的,起保护和稳定作用。

骶骨的椎弓根和椎板形成骶管的后侧边界,骶管的容积相对较大,除容纳马尾外还有很多剩余空间。硬脊膜囊终于S2水平,终丝止于尾骨。在骶骨椎体与翼之间是4对位于腹侧和背侧的神经孔,骶神经的腹背根由此穿出。对于骶神经前支,S1~2只占据骶前孔容积的1/3;越向下,骶神经占据骶孔容积的比例越小,S4只占据1/6;低位骶神经在神经孔区的移位不容易受压。S2~5神经根前支分布于直肠和膀胱,可以控制性功能和大小便功能。腹腔下神经丛的交感神经节从L5~S1椎体的前外侧缘向下延伸至S2、S3、S4骶前孔的内侧缘,具有纤细感觉纤维的骶神经后根分布于会阴部的皮肤。骶丛神经的左右双重支配保护了肠道、膀胱和性功能;这些器官的神经功能在切断单侧骶丛神经时能够大部分获得保留,但是切断双侧骶丛神经将会使这些器官的神经功能永久丧失。

骶前区域血管网丰富,且常存在变异。骶中动脉在髂总血管自主动脉分出后,位于L5椎体腹侧,跨过骶骨岬,降至骶骨。髂总动脉随后发出位于骶髂关节前侧的髂内动脉分支,随后分出骶外上和骶外下动脉。骶外上动脉穿越骶髂关节上方,在骶孔外侧向尾侧行进,发出脊髓分支自S1和S2腹侧孔进入椎管。骶外下动脉在与骶中动脉汇合前穿过骶髂关节下方,发出脊髓分支自S3及S4孔进入椎管。髂内静脉位于髂内动脉的后内偏尾侧,它们位于骶髂关节内侧紧邻骶骨翼。髂内静脉是髂前静脉丛的储存池;这个极端丰富的静脉血管网使得骶骨前侧暴露是不实际且极端危险的。

三、伤情评估

骶骨骨折损伤形式多样,最常见的是由高能量损伤引起;其次,其易发生于因骨质变差而出现病理骨折的患者。骶骨骨折往往伤情隐蔽,诊断通常会延迟,可能导致移位增加进而出现神经损伤的危险。任何主诉骨盆周围疼痛的患者都应该怀疑存在骶骨骨折。对高能量损伤者需行全身的望诊和触诊,特别是伴随有感觉异常的患者。骨盆周围皮肤挫伤、淤血肿胀、肌肉紧张和骨擦感都强烈提示潜在的损伤;特异性的骶骨骨折征象为骶骨后方台阶感以及广泛的软组织脱套伤(Morel-Lavallée 综合征)。造成病例诊断延迟及漏诊的原因是多方面的,例如骨盆 X 线片很难发现骶骨骨折、多发损伤可能忽视骶骨骨折的可能性、功能不全性骨折临床症状轻而易被忽略。

明确患者的神经功能状态对骶骨骨折患者非常重要。直肠指诊是骶骨骨折的标准检查,对怀疑骶骨骨折的患者要进行全面的骶神经功能评估,包括肛门括约肌的自发收缩和最大收缩力、肛门周围由 S2～5 神经根支配的轻触觉和针刺觉、球海绵体反射和肛门括约肌反射等。对意识清楚的患者可以行直腿抬高试验以了解腰骶神经丛的损伤情况。通过神经功能检查确定神经损伤节段。然而确定下骶椎神经根损伤并不比获得肛周感觉平面明确。对女性患者需行阴道检查,以排除隐性的骨盆开放性骨折。对于可以行走的患者,与姿势相关的下腰痛和臀部疼痛提示骶骨骨折的可能。

还有一些辅助检查方法可以帮助明确骶骨骨折患者的神经损伤情况。传统的肌电图(EMG)和体感诱发电位(SEP)在评价 L5 和 S1 功能方面作用明确。外阴 SEP 和肛门括约肌 EMG 对评估 S1 以下骶神经根损伤是必需的;括约肌 EMG 可能的异常包括逼尿肌无反应、括约肌松弛,或者无神经支配状态;EMG 在急性期作用有限,异常多在伤后数周出现。生物电检查对意识清楚的患者非常有效;同时,其对区分上运动神经元损害或脊髓损伤与马尾损伤、评估泌尿系统损伤,以及术中神经功能监测非常有用。对伴有神经源性膀胱的患者,残余尿或膀胱内压描记在诊断方面可提供帮助。

在评估骶骨骨折伤情时,必须重点关注以下方面。

1. 出血　骨折可能合并致命性的髂血管、骶前静脉丛和臀上动脉出血。循环的稳定是早期治疗的关键。

2. 开放性骨折　对隐性开放性骨折必须给予足够的重视和细致的处理,如骨折合并直肠或阴道、泌尿系统损伤。严重的开放性骨折如 Morel-Lavallée 综合征是腰骶筋膜广泛的脱套伤,从表面看损伤为闭合性的,但是治疗时必须注意到其软组织损伤的严重程度以及术后伤口感染的危险性。

3. 神经损伤　骨折可能合并马尾、腰骶丛、骶丛、自主神经损伤,损伤程度是决定患者预后的关键。

4. 骨折的稳定性　骨折的稳定性是决定骨折治疗方式的关键因素;后方的韧带组织对骨盆环的稳定性起关键作用,损伤将导致不稳;骶骨或骨盆骨折移位大于 1 cm,亦被认为存在不稳。

5. 多发损伤　患者外伤时外力的大小、作用时间、损伤累及的系统决定了患者的预后。

四、影像学检查

对怀疑骶骨骨折的患者应行骨盆正位 X 线检查。但是,因为矢状位的倾斜和骶骨翼的并列,正位像很难发现骶骨骨折。骨盆的入口位和出口位片是评价骨盆环损伤的标准片;在入口位可以分辨出骶管和 S1 的上终板,Ferguson 位像才是真正的骶骨前后位像。骶骨的侧位像在评估骶尾倾斜角和骶骨横行骨折方面帮助很大,是判断骶骨骨折的一种既简单又有效的方法。骶骨骨折的阳性影像学表现包括骶孔形态和骶骨曲线的异常;折梯征提示骶前孔损伤。

CT 检查是诊断骨盆后环损伤的准确方法,有助于诊断未被认识的骶骨骨折,也有助于发现邻近脏器的损伤。CT 三维重建可以获得明确的骨折形态,判断是否存在不稳,以及骶管和神经根孔受损情况,亦可发现复杂骨折病例。骶骨 MRI 检查可以用来检查创伤后骶神经功能不全患者。MRI 可以提供腰骶神经丛撕脱伤的早期证据,随着 MRI 神经影像学的发展,其可明确显示腰骶神经损伤,为伤情评估提供帮助。

五、骨折类型

(一) Denis 分型

Denis 等认为骨折部位与中线的距离与损伤程度、神经功能损害发生密切相关,并据此将骶骨骨折分为 3 个区。

Ⅰ区骨折:最常见,占 50%,位于骶孔的侧方,主要累及骶骨翼,骨折可延伸至骶髂关节,6% 存在神经损伤,多见 L4、L5 神经根损伤。

Ⅱ区骨折:占 34%,为骶孔区的纵形骨折,未累及骶管,58% 合并神经损伤,多数为 L5、S1、S2 神经根损伤。该区骨折稳定性的判断非常重要,若骨折不愈则预后较差。

Ⅲ区骨折:占 16%,累及骶管,神经损伤率为 81%。而神经损伤患者中又有 76% 存在膀胱、直肠及性功能障碍。

另外,还需要考虑骨折是否累及双侧、骨折的平面。35% 的骶骨横行骨折合并神经横断。创伤性神经横断在 DenisⅢ区 Roy-Camille 3 型骨折中最常见。腰骶神经撕脱伤与严重的Ⅱ区骨折相关。

(二) Roy-Camille 分型

Roy-Camille 等将 Denis 的Ⅲ区骨折进一步分为如下 4 型。

1 型:骶骨轻度成角但无移位。
2 型:骶骨成角并部分移位。
3 型:骶骨完全移位。
4 型:垂直暴力所致 S1 椎体粉碎性骨折。

(三) Isler 分型

Isler 根据骶骨骨折部位与 L5/S1 后方小关节的关系,将骶骨骨折分为以下 3 型,用来评价腰骶部的稳定性。

A 型:L5/S1 小关节外侧的骨折,不影响腰骶部的稳定性但影响骨盆环的稳定性。
B 型:骨折延伸经过 L5/S1 小关节,常伴有不同程度的不稳定及神经损伤。
C 型:骨折延伸至椎管,为不稳定骨折,需内固定。

六、治疗

(一) 非手术治疗

骶骨骨折的传统治疗是非手术治疗。非手术治疗包括卧床休息、支具及石膏外固定,并在外固定保护下进行早期功能锻炼。卧床休息时间 1～2 个月,取决于骨折的不稳定程度;卧床可以控制疼痛,促进骨痂形成和减少继发移位;1 个月后在外固定保护下负重活动;骨盆环骨折愈合时间为 2～4 个月。

非手术治疗适用于单侧骨折移位,很少甚至没有神经损伤的病例;功能不全性骨折和应力骨折通过非手术治疗也能获得良好的结果。然而,非手术治疗用于有移位的、高能量损伤所致的骶骨骨折的治疗将是困难的。虽然非手术治疗可以减少手术并发症,但长期卧床出现静脉血栓甚至危及生命的肺栓塞的概率将会增高;其他并发症包括褥疮、神经减压不充分和继发性神经损伤等也会发生。不稳定骨折的非手术治疗现已被手术治疗所取代。

(二) 手术治疗

手术治疗的目的主要包括 2 个方面:受损神经的充分减压、明显移位或不稳定的骨结构稳定性的重建。

1. 手术时机　手术时机受多方面因素影响,应该根据创伤的大小、是开放还是闭合损伤、患者的一般情况等因素综合考量。早期手术可能导致术中大量失血、软组织损伤及感染；晚期(如伤后 2 周)手术又可能错失神经功能恢复的机会。一般而言，无神经损伤的骨折可选择伤后 7～10 天手术，伴有神经损伤的骨折应争取在 72 h 内手术。

开放骨折无论是通向外面还是通向消化道或生殖道，均需要外科手术迅速介入。合并多发损伤的患者，其身体状况决定了手术时机的选择。

2. 神经减压　神经减压可以通过直接和间接两种方式实现。如果神经损伤持续存在且伴随神经功能障碍，应考虑直接减压。间接减压有时通过单纯骨折复位就能实现。在骶神经根损伤的患者中，推荐椎板切除直接减压，可以提高神经恢复的可能性，也可以减少扩大手术和内固定所引起的并发症。探查手术选择后正中切口；不提倡旁正中切口，其暴露有限，可增加软组织坏死的概率。减压可以针对有压迫的神经孔，或对 S1～4 神经孔进行广泛减压。对 L5 横突和骶骨翼骨折片引起的 L5 神经根受损病例，减压可以到达神经根外侧，去除压迫骨块。在直接减压过程中硬膜出血的止血需要熟练的止血技术。同样，也需要熟练掌握神经修复和硬膜修复技能；由于撕裂严重而修复困难时，可以使用肌肉、筋膜、人工硬膜等修复；多数情况下，神经根到硬膜的撕裂是不可修复的。

骶骨骨折造成的神经损伤可能是单支神经根损伤，也可能是完全性马尾损伤；各种致伤因素造成的骶神经根挫伤、压迫及牵拉伤是可能恢复的，但神经根的横断和撕脱往往是难以恢复的。如果能保留部分骶神经功能，即便仅为单侧，也要手术治疗；因为单侧神经功能保全即可使患者直肠、膀胱括约肌功能保留。各种治疗的神经功能总改善率达 80%。

3. 内固定手术　手术固定的主要目的是保持腰骶关节稳定。内固定手术可以避免患者长期卧床；这也是纠正移位最有效的方法，其与神经减压相结合，可以防止患者出现慢性疼痛和神经被压迫。前方减压内固定术并发症多，使用范围有限；大部分骶骨损伤可通过后方手术治疗。

骶骨骨折常用治疗方法是早期微创治疗。经皮置入骶髂螺钉术可以用来治疗各种骶骨骨折；该手术创伤小、出血少，但是如未完全复位即行内固定会造成畸形愈合。如果固定已满意但仍存在骶孔或骶管神经根压迫，可以附加一个微创的神经减压手术。经皮置入骶髂螺钉术的适应证为可以闭合复位的 Denis Ⅰ、Ⅱ、Ⅲ 区骨折；禁忌证包括腰骶移行区解剖结构异常或无法行闭合复位的 Denis Ⅲ 区 Roy-Camille 2、3、4 型骨折，移位明显的 Ⅱ 区骨折，粉碎性的 Ⅱ 区骨折。骶髂螺钉还有几个潜在的"陷阱"：对经神经孔的纵轴骨折，如果螺钉产生断端间压力则可能使神经根孔过度加压导致神经根损害；骶髂螺钉固定并不能纠正骶骨成角；粉碎性骨折和骨质疏松患者可能会因为螺钉松动而手术失败。无论如何，骶髂螺钉固定是固定不稳定骶骨纵轴骨折的有效方式。骶髂螺钉固定术后 3 个月患者应避免负重。

在骶髂螺钉基础上辅助后方髂骨张力带钢板可以增加其强度，常用来治疗开放性骨折，但该方法有增加伤口不愈合的危险。如果患者损伤过重或骨折复位困难，无法行微创治疗，可行后方减压固定手术。从生物力学角度来看，最稳定的固定是使用下腰椎椎弓根钉和髂骨钉棒系统外加横连的髂腰固定技术，既可以对移位的骶骨椎体进行复位，也可用于神经减压后的固定。为了使复位的骨折更加稳定，骶髂螺钉也可作为该技术的补充。由于髂腰固定的巨大稳定性，大部分患者术后即可稳定，可不戴支具下床活动。

(雷德强)

参 考 文 献

［1］　Abumi K，Saita M，Iida T，et al. Reduction and fixation of sacroiliac joint dislocation by the combined use of S1 pedicle screws and the galveston technique［J］. Spine(Phila Pa 1976)，2000，25(15)：1977-1983.

［2］　Barei D P，Bellabarba C，Mills W J，et al. Percutaneous management of unstable pelvic ring disruptions［J］. Injury，2001，32(Suppl 1)：SA33-SA44.

[3] Carlson G D,Minato Y,Okada A. Early time-dependent decompression for spinal cord injury: vascular mechanisms of recovery[J]. J Neurotrauma,1997,14(12):951-962.

[4] Gänsslen A,Pohlemann T,Krettek C. Internal fixation of sacroiliac disruption[J]. Oper Orthop Traumatol,2005,17(3):281-295.

[5] Knop C,Fabian H F,Bastian L,et al. Late results of thoracolumbar fractures after posterior instrumentation and transpedicular bone grafting[J]. Spine(Phila Pa 1976),2001,26(1):88-99.

[6] Latenser B A,Gentilello L M,Tarver A A,et al. Improved outcome with early fixation of skeletally unstable pelvic fractures[J]. J Trauma,1991,31(1):28-31.

[7] Malberg M I. A new system of classification for spinal injuries[J]. Spine(Phila Pa 1976),2001,1(1):18-25.

[8] McCormack T,Karaikovic E,Gaines R W. The load sharing classification of spine fractures[J]. Spine(Phila Pa 1976),1994,19(15):1741-1744.

[9] McLain R F. The biomechanics of long versus short fixation for thoracolumbar spine fractures[J]. Spine(Phila Pa 1976),2006,31(11 Suppl):S70-S79.

[10] Mumford J,Weinstein J N,Spratt K F,et al. Thoracolumbar burst fractures. The clinical efficacy and outcome of nonoperative management[J]. Spine(Phila Pa 1976),1993,18(8):955-970.

[11] Nork S E,Jones C B,Harding S P,et al. Percutaneous stabilization of U-sacral fractures using iliosacral screws:technique and early results[J]. J Orthop Trauma,2001,15(4):238-246.

[12] Pohlemann T,Angst M,Schneider E,et al. Fixation of transforaminal sacrum fractures: a biomechanical study[J]. J Orthop Trauma,1993,7(2):107-117.

[13] Routt M L Jr,Simonian P T,Mills W J. Iliosacral screw fixation:early complications of the percutaneous technique[J]. J Orthop Trauma,1997,11(8):584-589.

[14] Routt M L Jr,Simonian P T,Swiontkowski M F. Stabilization of pelvic ring disruptions[J]. Orthop Clin North Am,1997,28(3):369-388.

[15] Routt M L Jr,Nork S E,Mills W J. Percutaneous fixation of pelvic ring disruptions[J]. Clin Orthop Relat Res,2000(375):15-29.

[16] Templeman D,Schmidt A,Freese J,et al. Proximity of iliosacral screws to neurovascular structures after internal fixation[J]. Clin Orthop Relat Res,1996(329):194-198.

[17] Vaccaro A R,Daugherty R J,Scheehan T P,et al. Neurologic outcome of early versus late surgery for cervical spinal cord injury[J]. Spine(Phila Pa 1976),1997,22(22):2609-2613.

[18] Vaccaro A R,Lehman R A Jr,Hurlbert R J,et al. A new classification of thoracolumbar injuries: the importance of injury morphology,the integrity of the posterior ligamentous complex,and neurologic status[J]. Spine(Phila Pa 1976),2005,30(20):2325-2333.

[19] Wessberg P,Wang Y,Irstam L,et al. The effect of surgery and remodeling on spinal canal measurements after thoracolumbar burst fractures[J]. Eur Spine J,2001,10(1):55-63.

第五篇

脊柱脊髓肿瘤

第十四章 脊髓髓内肿瘤

脊髓位于椎管内,上端与延髓相连,下端位于L1～3水平。脊髓与31对脊神经相连,其全长分为31个髓节,包括8个颈节、12个胸节、5个腰节、5个骶节和1个尾节。脊髓的内部结构由灰质和白质组成。灰质由神经元胞体、突起、神经胶质和血管等组成,而白质主要由纤维束组成。脊髓是神经传导通路的中继站和反射中枢。

脊髓肿瘤是中枢神经系统重要疾病之一,传统解剖学依据脊髓肿瘤与脊柱椎管、脊膜、脊髓的相对位置,将其分为椎管内外、硬脊膜内外、脊髓内外(髓外、髓内)3个类型。组织学上,脊髓肿瘤可起源于神经根、血管、膜性组织、胶质细胞及室管膜上皮细胞等原发于椎管内的组织或细胞,也可以来源于骨性组织及身体其他系统。

第一节 脊髓胶质瘤

一、概述

脊髓胶质瘤是一种少见的室管膜细胞、星形胶质细胞和少突胶质细胞来源的神经胶质细胞肿瘤,其发病原因尚不明确,主要与宿主和环境因素相关。原发性脊髓胶质瘤年发病率约为0.22/10万,占脊髓肿瘤的30%、脊髓髓内肿瘤的80%左右,发病高峰年龄呈单峰式分布,30～39岁年龄段最常见,无明显性别差异。按照世界卫生组织(World Health Organization,WHO)的分级标准,低级别(WHO Ⅰ～Ⅱ级)脊髓胶质瘤的发病率明显高于高级别(WHO Ⅲ～Ⅳ级)脊髓胶质瘤。室管膜瘤和星形细胞瘤是常见的两类肿瘤,星形细胞瘤在儿童中多见,而成人以室管膜瘤更为常见。

脊髓胶质瘤早期症状通常无特异性,低级别脊髓胶质瘤进展缓慢,高级别脊髓胶质瘤通常病程较短。临床表现主要包括病变波及平面以下感觉、运动、大小便、自主神经功能的障碍。患者就诊前的症状持续时间可为数周、数月或数年。为了便于评价病情严重程度,对神经功能进行分级较为重要,国际上多采用McCormick神经功能分级(表14-1)。

表 14-1 McCormick 神经功能分级标准

分　级	内　容
Ⅰ	神经系统正常;轻度神经功能障碍,但不影响肢体功能,步态正常
Ⅱ	感觉、运动功能障碍影响患肢功能;轻中度行走困难;严重疼痛感影响患者生活质量;能自理和独立行走
Ⅲ	较重神经功能障碍;需要拐杖支撑行走或有明显双上肢功能损害;尚能自理
Ⅳ	严重神经功能障碍;需要轮椅或者拐杖助行;双上肢功能受损;生活不能自理

二、脊髓胶质瘤的辅助检查

脊髓胶质瘤的发病率低,临床症状不典型者或首诊科室非神经外科时容易误诊,常误诊为颈椎病、脊髓炎和腰椎病。因此,对于脊髓胶质瘤要有充分的认识,注意病史和体格检查,同时行影像学检查以排除神经系统疾病。随着影像学技术的进步,特别是MRI的出现,绝大多数病例可根据术前MRI推断出肿瘤的性质。CT主要显示脊髓胶质瘤所致脊柱畸形患者的脊柱序列,以评估是否需要同期行脊柱内固定术。

MRI是脊髓胶质瘤的首选成像方法,可协助医生完成定位和定性诊断,其中T2WI和T1WI较具诊断价值,可以清晰显示不同类型脊髓胶质瘤的外部特征和内部性状。脊髓胶质瘤多在T1WI上呈等或低信号、T2WI 上呈高信号,增强扫描则表现各异。室管膜瘤可表现为均匀强化,而星形细胞瘤则不强化或呈不均匀强化。脊髓胶质瘤可引起脊髓弥漫性增粗,导致相应髓节周围蛛网膜下腔缩小或消失。室管膜瘤多位于脊髓中央部位,常伴有肿瘤两端的脊髓水肿、空洞或囊腔形成,而星形细胞瘤则多呈偏心性生长(图 14-1)。

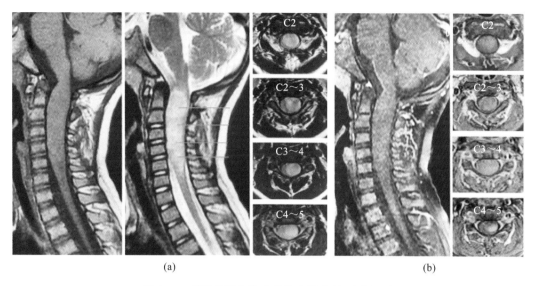

(a)   (b)

图 14-1 脊髓星形细胞瘤呈偏心性生长、边界不清

(a)MRI 平扫提示肿瘤位于 C1~6 节段,偏左侧,无明确边界;(b)MRI 增强扫描提示肿瘤局灶强化

脊髓空洞是脊髓胶质瘤影像学诊断和鉴别诊断重要的解剖学特点,肿瘤压迫脊髓和堵塞蛛网膜下腔是形成空洞的主要原因。空洞形成之前,有一缺血退变过程,此时在 MRI 的 T1WI 上也呈低信号,进一步变化才成为含淡黄色液体的空洞。空洞的形成过程和速度因个体而异,可能相差很远。

当肿瘤性与炎症性病变鉴别困难时,可考虑进行包括弥散加权成像(diffusion weighted imaging, DWI)、弥散张量成像(diffusion tensor imaging,DTI)、弥散张量纤维束成像(diffusion tensor tractography, DTT)和磁共振波谱(magnetic resonance spectroscopy,MRS)等的多模态 MRI 检查,评估病变性质、肿瘤与神经纤维的关系等情况。DTI 及三维重建获得的 DTT 不仅可以展现白质纤维束的形态,而且能够显示其与肿瘤的相对关系,从而有助于制订手术计划和预测术后神经功能(图 14-2、图 14-3)。虽然 MRS

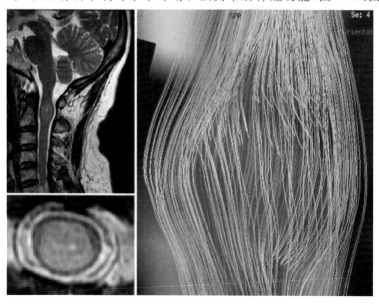

图 14-2 脊髓室管膜瘤的术前 DTI 提示肿瘤将纤维束推挤至四周

是目前进行活体组织内化学物质无创性检测的唯一方法,有助于疾病的早期诊断(图 14-4),但是脊髓 MRS 的准确度较低,有时并不能准确提供脊髓肿瘤细胞的代谢信息。

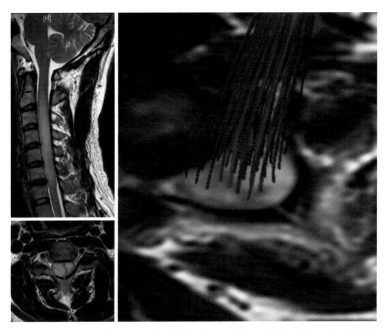

图 14-3　脊髓弥漫性星形细胞瘤的术前 DTI 提示肿瘤与纤维束关系紧密

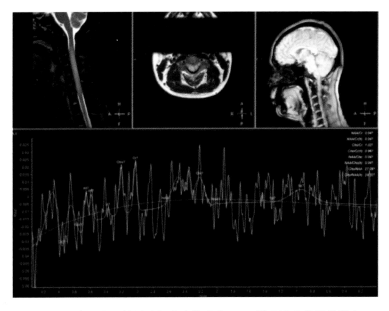

图 14-4　脊髓弥漫性星形细胞瘤的术前 MRS 提示肿瘤的可能性大

三、脊髓胶质瘤的诊断

病理学诊断是脊髓胶质瘤诊断的"金标准",明确脊髓肿瘤的临床类型对于患者的治疗十分重要。术前诊断与鉴别诊断、肿瘤病理生理机制与临床症状的相互关系,直接决定了相应的治疗方案与效果。自1979 年第一版 WHO 中枢神经系统肿瘤分类发布以来,组织病理学诊断一直是脊髓胶质瘤诊断的重点,从 2000 年第三版 WHO 中枢神经系统肿瘤分类开始,肿瘤分子病理结果对诊疗及预后的影响得到了重视。2016 年第四版 WHO 中枢神经系统肿瘤分类首次在组织学基础上加入了分子学特征,从而构建了分子时代中枢神经系统肿瘤诊断的新理念。2021 年 6 月 29 日 Neuro-Oncology 发表了第五版 WHO 中枢神经系统肿瘤分类概述,纳入了光学显微镜、DNA 甲基化谱分析、组织化学染色、电子显微镜和分子遗传学诊断等诊断技术,建立了肿瘤命名和分级的不同方法,强调了综合诊断和分层报告的重要性。第五版 WHO 中枢神经系统肿瘤分类中常见脊髓胶质瘤分类见表 14-2。

表 14-2　第五版 WHO 中枢神经系统肿瘤分类中常见脊髓胶质瘤分类

分　类	具　体
室管膜肿瘤	脊髓室管膜瘤 脊髓室管膜瘤伴 MYCN 扩增 黏液乳头型室管膜瘤 室管膜下瘤
成人弥漫性胶质瘤	星形细胞瘤,IDH 突变型 少突胶质细胞瘤,IDH 突变和 1p/19q 联合缺失 胶质母细胞瘤,IDH 野生型
儿童弥漫性低级别胶质瘤	弥漫性星形细胞瘤,伴 MYB 或 MYBL1 改变 弥漫性低级别胶质瘤,伴 MAPK 信号通路改变
儿童弥漫性高级别胶质瘤	弥漫性中线胶质瘤,伴 H3 K27 改变 弥漫性儿童高级别胶质瘤,H3 及 IDH 野生型
局限性星形细胞胶质瘤	毛细胞型星形细胞瘤 毛细胞样高级别星形细胞瘤 多形性黄色星形细胞瘤

四、脊髓胶质瘤的治疗

由于脊髓损伤后的自我修复能力有限,肿瘤及后续治疗导致的脊髓损伤可能是永久性的,可造成巨大的经济和社会负担。原发性脊髓胶质瘤是一组不同病理类型的肿瘤,且发病率极低,治疗策略主要基于病例数少且结果并不一致的回顾性研究,同时参考脑胶质瘤的治疗策略。因此,脊髓胶质瘤的最佳治疗方案还没有达成共识。

针对低级别脊髓胶质瘤,行早期诊断和治疗,疗效均较满意;而高级别脊髓胶质瘤则难以完全切除,术后可能需要基因检测并辅助放化疗,疗效及预后均较差,是目前临床上的治疗难题。因此,脊髓胶质瘤的治疗方案需要神经外科、放疗科、化疗科、影像科、病理科和康复科等多学科团队共同参与来制订,以期达到最优治疗效果,延长患者的无进展生存期和总生存期。

（一）手术治疗

20 世纪 70 年代以前,由于缺乏 MRI 等影像学检查方法,人们对脊髓胶质瘤的认识比较少,大多采用椎板减压、肿瘤组织活检,继之放化疗的姑息治疗。随着 MRI、手术显微镜、神经导航、术中神经电生理监测等技术的应用,手术治疗对绝大多数脊髓胶质瘤患者来说是最有效的治疗方式。对于分化较好的低级别脊髓胶质瘤,肿瘤与周围正常组织的界限相对清楚,可以整块切除后分块切除至相对边界。由于高级别脊髓胶质瘤多以浸润性生长为主,根治性全切除不能作为手术的基本目标,手术目的在于明确诊断,实现脊髓减压,力求获得较长时间的控制并保留神经功能,为术后辅助治疗提供基础。

1. 围手术期管理　对于有吸烟史的患者,术前需要戒烟 1～2 周,并进行深呼吸练习,以增加肺活量,防止术后发生呼吸功能衰竭。术前要充分分析手术部位的解剖、功能,患者的症状、体征,影像学表现,病变的可能性质,以及术中、术后可能发生的问题及如何避免等。术后需要监测患者的生命体征、观察切口愈合情况。对于可影响延髓呼吸中枢的高颈段脊髓手术,术前需要仔细评估呼吸功能状况,术后需注意患者呼吸频率、幅度及血氧饱和度等指标的变化,可应用大剂量甲泼尼龙冲击治疗 1～2 次,若存在脱机拔管困难,对超过 1 周者需要行气管切开术。脊髓胶质瘤术后 72 h 内需复查 MRI,以评估肿瘤的切除程度、是否存在脑脊液漏等情况,并以此作为术后基线影像学资料,用于随访期间的比对。若患者术后出现病情恶化并持续加重,可考虑急诊 CT,明确术区是否有血肿形成、复位椎板是否压迫脊髓和神经根等情况。患者术后 3 个月内下床活动时需要戴支具,避免或减轻术后脊柱畸形的发生。术后卧床时间久的患者需注意预防压疮、肺部感染、尿路感染的发生。

2. 手术技术   建议使用超声骨刀或微型磨钻切开椎板,充分暴露病变的头、尾两端,避免盲目切开、牵拉脊髓。脊髓是很娇嫩的组织,肿瘤挤压或侵蚀脊髓造成脊髓功能损失,代偿功能可能已近衰竭,术中脊髓稍受挤压或碰撞,即可能导致术后出现严重的功能障碍,甚至永久性的神经功能障碍。所以,术者一定要在手术显微镜下看清肿瘤与脊髓间的界限或相对界限,用显微器械轻柔牵拉肿瘤至脊髓的对侧,操作要精准、术野要清晰,而且要有耐心,吸引器的力量不能过大,双极电凝烧灼功率不能过高、时间不能过久,不能直接用注射器冲洗脊髓。

应尽量在脊髓后正中沟切开至病变两端,如脊髓因病变被扭曲而无法判定,可通过双侧脊神经后根的中点或神经电生理监测判断后正中沟的位置,如果偏离中线,术后可出现明显的深感觉障碍。在暴露病变区域后,应根据不同的病变性质采用不同的显微手术切除方法:①室管膜瘤与周围的脊髓在外观上存在明显不同,在脊髓侧有一薄层退变的神经组织,手术时可以对这一层退变的神经组织进行分离,有的在退变组织之外尚有一薄层水肿,形成一层疏松带,由这层水肿带进行分离比较容易。室管膜瘤两端的囊变应一并切除。切除肿瘤之后,远端空洞在积液流出后立即缩小,短期内还可能完全消失。肿瘤周围黄色、质软、无生机的不正常组织皆应清除,因为可能有肿瘤细胞的浸润。②分化较好的星形细胞瘤生长较慢,且浸润生长在神经元之间,周围组织软化及水肿轻,即使在手术显微镜下,也难以鉴别边界,只能在部分肿瘤组织的颜色、软硬度与正常脊髓组织间的不同处做切除。高级别的星形细胞瘤由于生长较快,周围水肿、软化重,貌似有清楚的边界可以切,却很难做到全切,术后仍需辅以放化疗等相关治疗。

肿瘤切除后,可使用 9-0 缝线将软膜对接缝合,特别是比较长的肿瘤。完全切除肿瘤后脊髓塌陷,肿瘤两端有空洞形成的,液体流出后,该部脊髓也会塌陷。将硬脊膜紧密缝合,以免术后漏液到硬脊膜外,形成张力性积液而压迫脊髓。如肿瘤两端无明显的空洞,切除肿瘤后,两端的脊髓肿胀,则勿将硬脊膜强行缝合,可将硬脊膜扩大修补及缝合。肿瘤位于延颈髓交界处的手术,要特别重视硬脊膜的紧密缝合,避免脊髓向后移位发生粘连而引起脊髓栓系综合征。

脊髓前动脉在前中央沟内,供应髓内灰质,并且是末梢血管,手术中应尽量保留。阻断该动脉,则在相应节段可产生灰质的软化。脊髓后正中沟多有后中央静脉迂曲走行于手术路径上,应严格保护。对于无法避开的后中央静脉,可行中线稍偏一侧切开,但这可能损伤薄束、楔束纤维,导致术后深感觉障碍。

3. 术中辅助技术   手术切除是脊髓胶质瘤的首选治疗方式,虽然肿瘤与脊髓存在组织学差异,但是由于其特殊病理特点,有时两者在手术显微镜下的边界并不明显,因此,手术治疗常面临较高的难度和风险。目前,手术医生通常根据术前 MRI 检查并结合显微镜下所见,同时依据术中快速冷冻病理辅助诊断,综合判断切除的范围和程度。然而,术中病理只能检测部分病理指标信息,其检测速度慢、精度低、无法保证与术后病理结果一致。由于缺乏有效的术中实时检测技术,术者往往依靠自己的主观经验判断切除范围,难以完全避免损伤正常的脊髓组织,脊髓损伤后可继发血流动力学改变,进而对神经功能产生巨大的影响。此外,病变切除不完全导致肿瘤的复发也一直是临床上的难点。更有极端病例,即使采用了在肿瘤边缘以外扩大切除整段脊髓这种"彻底"的治疗方法,后期仍出现肿瘤复发,患者的再次治疗非常棘手,往往死于肿瘤向头端浸润生长而引起的呼吸困难等并发症。因此,全面获取脊髓胶质瘤的肿瘤边界、神经传导、病理级别、血管构筑以及血流动力学信息,做出更加精准的诊断,针对不同病变特点采取更合理的治疗措施,有助于减少术后并发症和解决肿瘤复发等临床亟待解决的难题。术中实时诊断、精准切除与神经功能保留相平衡的模式是未来精准外科技术的发展趋势。目前,脊髓胶质瘤切除术中常用的辅助技术包括以下几种。

(1)术中外源性荧光显影技术:该技术比较成熟,在临床上应用较多。荧光素钠类似于核磁共振增强检查中的钆对比剂,沉积于血脑屏障被肿瘤破坏的细胞外隙,可间接显影肿瘤的浸润区域,提高手术的全切率。5-氨基乙酰丙酸通过体内代谢生成原卟啉并聚集在肿瘤区域,从而实现肿瘤区域发光,其辅助切除脑肿瘤组的全切率和 6 个月无进展生存率均明显高于传统手术组。由于国内尚未批准 5-氨基乙酰丙酸的临床应用,荧光素钠术中成像是目前临床应用最广的辅助脊髓胶质瘤切除的显影技术(图 14-5)。在荧光模式下,70.93% 的脊髓胶质瘤完全显影,20.26% 部分显影,8.81% 完全不显影。95.59% 的脊髓胶质瘤的术中荧光显影区域与术前增强 MRI 检查结果相似。在荧光辅助下,脊髓胶质瘤的全切率达到 78.85%。

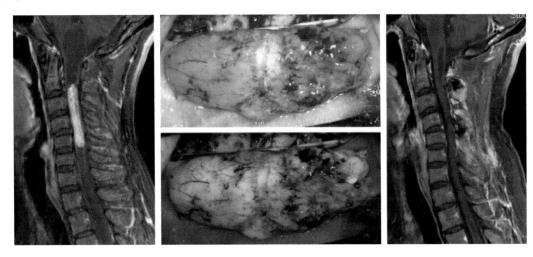

图 14-5 术中荧光辅助脊髓胶质瘤的切除

(2) 术中神经电生理监测技术:神经电生理监测已成为安全切除脊髓胶质瘤不可或缺的辅助技术,主要包括体感诱发电位(somatosensory evoked potential,SEP)、运动诱发电位(motor evoked potential,MEP)和肌电图(electromyography,EMG)。SEP 可监测脊髓后束的上行传入通路的功能状况,对脊髓的机械性和缺血性损伤较为敏感。SEP 波幅降低 50% 和(或)潜伏期延长 10% 为报警标准。MEP 可经颅刺激肌肉监测脊髓手术中运动通路的完整性并判断术后运动功能恢复状态,有条件的单位可行 D 波监测。临床上以 MEP 波幅消失和(或)D 波波幅降低 50% 为报警标准。EMG 可评估脊神经是否受到损伤,有效监测术中神经功能的完整性,报警标准为自由肌电出现任何形式的肌电反应,说明神经受到一定程度的激惹或损伤;刺激肌电连续爆发的肌肉收缩反应通常与持续牵拉、压迫有关。合理应用神经电生理监测技术监测处于危险状态的神经系统功能的完整性,尤其在边界不清的脊髓胶质瘤手术过程中,可辅助最大限度地切除病变,减少医源性损伤,降低术后并发症的发生率。

(二)术后辅助治疗

目前脊髓胶质瘤术后放疗和化疗主要参考脑胶质瘤的治疗指南,临床上缺乏大宗病例报道,缺少循证医学依据,目前仍有争议。

放疗是脊髓胶质瘤辅助治疗的重要组成部分,广泛应用于脊髓星形细胞瘤的术后辅助治疗,但其治疗效果一直存在争议。有学者认为,放疗可能加重脊髓损伤,且影响二次手术,因此不推荐放疗。部分学者发现术后放疗并不能明显改善预后,延长生存期。部分研究表明放疗可以明显改善患者的预后,延长肿瘤复发时间;放疗有助于提高患者的生活质量,延长生存期,却不能改善低级别脊髓胶质瘤患者的预后。

目前,化疗是恶性脊髓胶质瘤术后重要的辅助治疗措施。应该在最大限度地安全切除肿瘤后,根据组织病理和分子病理检查结果,在保证安全的基础上选择合适的药物尽早开始术后的足量化疗,并制订合理的化疗疗程,同时密切关注患者的身体状况以及治疗后的耐受情况等诸多问题。脊髓胶质瘤的化疗基本参照脑胶质瘤的化疗方案,主要包括 STUPP 方案(替莫唑胺同步放疗)、替莫唑胺单药化疗和 PCV 方案等。STUPP 方案为胶质母细胞瘤以及间变星形细胞瘤的一线治疗方案:放疗期间,替莫唑胺 75 mg/(m^2 · d),持续口服 42 天;放疗结束后停药 4 周,进入辅助化疗期,替莫唑胺 150~200 mg/(m^2 · d),连用 5 天,间隔 23 天;重复进行共 6 个周期。PCV 方案:第 1 天洛莫司汀 110 mg/(m^2 · d),第 8~21 天丙卡巴肼 60 mg/(m^2 · d),第 8 天和第 29 天长春新碱 1.4 mg/(m^2 · d),8 周为一个疗程。对低级别脊髓胶质瘤进行辅助化疗存在较多争议。随着胶质瘤分子生物学研究和分子标志物检测的研究不断深入,低级别脊髓胶质瘤的辅助治疗策略获得更多的理论依据。笔者一般不推荐对低级别脊髓胶质瘤患者在首次术后进行放化疗,若肿瘤复发,可考虑再次手术切除,二次手术后可考虑辅助治疗。

近年来,肿瘤的靶向和免疫治疗正在快速发展并受到极大关注。贝伐珠单抗(bevacizumab,BEV)作为抗血管生成药物,能够改善血管通透性、缓解组织水肿,在某种程度上能够改善脑胶质瘤患者的生活质量,但其针对脊髓胶质瘤的治疗效果尚不明确。目前肿瘤免疫治疗在淋巴瘤、黑色素瘤等恶性肿瘤上均已取得突破性进展,对神经胶质瘤的各项临床研究正在进行中。由于中枢神经系统的独特性及其抑制性的免疫微环境,高级别胶质瘤已成为免疫治疗抵抗的"典型"。目前关于脊髓胶质瘤的免疫治疗研究较少,临床研究更是鲜见报道。由于中枢神经系统微环境的相似性,我们寄希望于从脑胶质瘤的基础及临床免疫治疗研究中得到一些有价值的信息。

五、脊髓胶质瘤的预后

脊髓胶质瘤较罕见,临床病例少,目前尚缺乏大规模临床试验及标准的诊疗规范。不同类型脊髓胶质瘤患者的预后存在差别,肿瘤病理类型及级别、患者年龄、肿瘤位置、是否发生播散、手术切除程度以及术后辅助治疗方案的选择等因素,都可影响患者预后。对于低级别脊髓胶质瘤,手术治疗已成为首选治疗手段;而对于高级别脊髓胶质瘤,单纯手术治疗效果不佳,手术治疗后辅助放化疗的综合治疗方案可改善患者预后,但对于放化疗的应用尚存在争议。此外,当前免疫治疗、肿瘤疫苗、靶向治疗与电场治疗等一些已应用于脑胶质瘤治疗的新方法,具有广阔应用前景,相信随着对脊髓胶质瘤研究的不断深入,这些日新月异的治疗手段将来也能够应用于脊髓胶质瘤的治疗,造福广大患者。

六、典型病例

(一)病例一

患者,女,26岁,因"颈部疼痛4年,肢体麻木无力1年"入院。

患者4年前无明显诱因出现颈部疼痛,转头困难。1年前,患者出现肢体麻木无力,左侧明显,症状逐步进展。1个月前,患者出现行动困难且生活无法自理,伴气短、胸闷、头晕、恶心。专科体格检查:T10水平以下痛觉、温度觉及粗触觉明显减退,左上肢肌力Ⅲ级,余肢体肌力Ⅳ级,肌张力尚可。双侧巴宾斯基征(+)。McCormick分级:Ⅳ级。

1. 影像学检查 检查结果见图14-6。

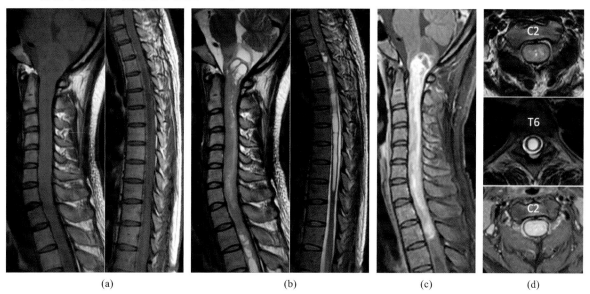

(a)　　　　　　　　(b)　　　　　　　　(c)　　　(d)

图14-6　术前颈椎和胸椎MRI检查结果

(a)T1像可见肿瘤呈等信号;(b)T2像可见肿瘤呈不均匀稍高信号,头端可见囊变和脊髓空洞,尾端可见"帽征"、囊变和分隔状的
脊髓空洞;(c)T1增强像可见延髓~T2肿瘤不均匀强化;(d)轴位可见肿瘤和空洞位于脊髓中央,脊髓受压变薄

2. 初步诊断 脊髓占位性病变(延髓～T2,室管膜瘤?)伴脊髓空洞。

3. 手术决策和治疗过程

(1) 手术指征:

①患者颈部疼痛 4 年,肢体麻木无力且进行性加重 1 年,生活无法自理。

②体格检查提示感觉减退、肌力下降、病理征阳性。

③MRI 检查提示肿瘤位于延髓～T2 节段的脊髓中央,占位效应明显,正常脊髓受压变薄。肿瘤两端形成囊变和脊髓空洞,考虑良性肿瘤可能性大。神经电生理检查提示神经功能受损。

(2) 手术方案:

①体位:左侧卧位,颈椎保持中立位,头微屈,头架固定。

②手术入路:后正中入路椎板切开复位成形＋脊髓髓内肿瘤切除术。

(3) 手术过程:气管插管全身麻醉,给予神经电生理监测。左侧卧位,头架固定(图14-7(a))。以病变为中心,取后正中直切口,暴露枕骨至 T2 椎板,用超声骨刀磨除部分枕骨,铣开 C1～T2 椎板(图 14-7(b))。显微镜下剪开并悬吊硬脊膜,见脊髓膨隆增粗,无明显搏动(图 14-7(c))。沿脊髓背面后正中选择无血管区纵行切开脊髓直达肿瘤,双极电凝器、显微剪刀边分离边止血,生理盐水冲洗降温,镜下全切除肿瘤,肿瘤长 21.5 cm(图 14-7(d)～(f))。7-0 可吸收缝线间断缝合软脊膜,严密缝合硬脊膜,枕部硬脊膜张力较大,使用自体筋膜、生物胶封堵加固针眼处硬脊膜,无明显漏液,使用 16 枚钛片和 32 枚钛钉复位 C2～T2 椎板(图 14-7(g))。放置椎板外引流管 1 根,彻底止血后按层次缝合切口。

4. 术后情况 术后第 2 天,患者手术切口疼痛,左上肢肌力Ⅲ级,余肢体肌力Ⅳ级,肌张力、腱反射未见异常,双侧巴宾斯基征(一)。椎板外引流血性液体 60 mL。

术后 2 周,患者在搀扶下可站立,偶有颈部不适。左上肢肌力Ⅲ～Ⅳ级,余肢体肌力Ⅳ级,肌张力、腱反射未见异常,双侧巴宾斯基征(一)。

5. 病理结果 脊髓室管膜瘤(WHO Ⅱ级)(图 14-8)。

6. 术后影像学检查 检查结果见图 14-9。

7. 随访情况 术后 18 个月,患者步行至门诊,双上肢肌力Ⅳ级,双下肢肌力Ⅴ级,大小便功能正常。影像学检查结果见图 14-10。

8. 总结

室管膜肿瘤是脊髓中央管室管膜细胞起源的一种无包膜的胶质瘤。2021 年第五版 WHO 中枢神经系统肿瘤分类将室管膜肿瘤分为脊髓室管膜瘤、脊髓室管膜瘤伴 MYCN 扩增、黏液乳头型室管膜瘤和室管膜下瘤。不同病理类型的室管膜肿瘤在好发部位、手术难度和预后上有所不同。脊髓室管膜瘤、室管膜下瘤和黏液乳头型室管膜瘤一般生长缓慢,预后较好;而伴 MYCN 扩增的脊髓室管膜瘤往往生长迅速,表现出更多的侵袭性行为,预后较差。

脊髓室管膜瘤是最常见的脊髓髓内肿瘤,生长较缓慢,通常与脊髓有良好的边界,绝大多数经手术治疗可以获得治愈。位于延髓-颈-胸髓的巨大脊髓室管膜瘤,可能涉及四肢运动及呼吸循环功能,存在生命危险,手术依然具有较高难度。术中操作应精细轻柔,减少对脊髓的牵拉,对发自脊髓腹侧的肿瘤供应血管电凝要精准,对于局部肿瘤浸润脊髓严重者,不要勉强追求全切除。总的说来,脊髓室管膜瘤边界良好,绝大多数可获得全切除,预后良好。术后随访如果有残留或复发,建议密切观察,可考虑再手术,宜慎重选择放化疗。

对于巨大脊髓室管膜瘤,术前出现严重神经功能损害,如四肢瘫和呼吸功能损害等症状时,手术中要特别注意以下几点:①术中力求从后正中线切开脊髓,防止术后产生严重的感觉缺损。因肿瘤巨大或扭曲,辨认中线可能困难,术中可以两侧神经后根及后中央静脉为参考。②术中力求最低程度地牵拉脊髓,防止对菲薄的脊髓造成新的损害。③术中对动脉出血可用双极电凝止血,而对其他渗血慎用电凝。脊髓室管膜瘤的血运较丰富,供应血管往往来自脊髓腹侧面的脊髓前动脉分支,侧方根动脉分支也参与供血。由于肿瘤压迫,受压的脊髓血供非常差,因此,对于小的渗血,用止血纱布或海绵可以获得很好的效果。④术中力求整块完全切除肿瘤。如果分块切除,术野常因出血不清楚而增加手术难度,并容易造成肿瘤

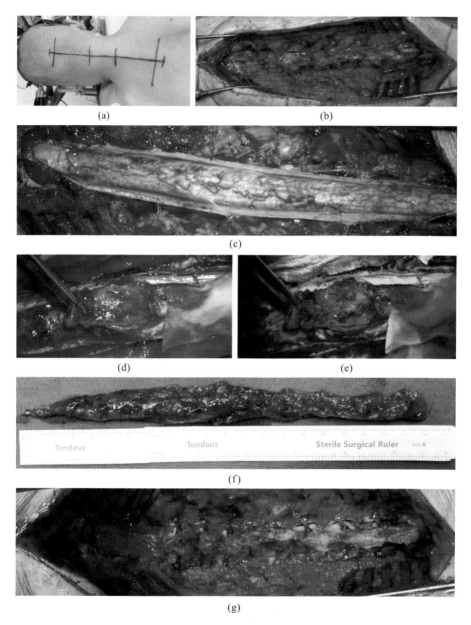

图 14-7　显微镜下后正中入路椎板切开复位成形＋脊髓髓内肿瘤切除术

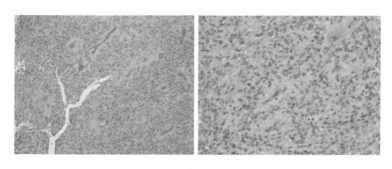

图 14-8　术后病理结果

细胞脱落而随脑脊液种植转移。⑤肿瘤切除后,要以 7-0 缝线间断缝合软脊膜、蛛网膜、硬脊膜,多节段的椎板应复位。虽然脊髓髓内肿瘤术后感觉功能异常的因素很多,但术后脊髓粘连是感觉功能异常的主要原因之一。巨大脊髓室管膜瘤,尽管术前出现严重神经功能损害,但经过精细的手术治疗,完整完全切除肿瘤,术后可以获得良好的神经功能改善。

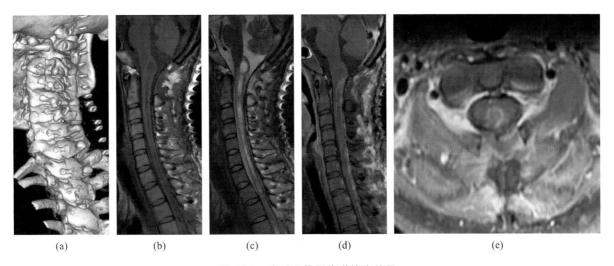

图 14-9　术后颈椎影像学检查结果

(a)CT 三维重建显示复位椎板；(b)～(e)MRI T1 像(b)、T2 像(c)和 T1 增强像((d)和(e))可见肿瘤全切

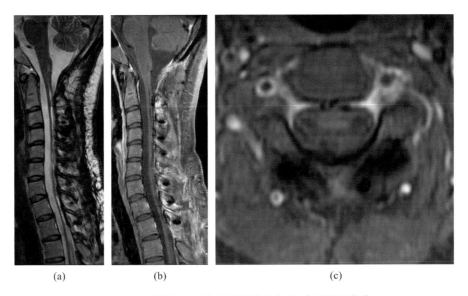

图 14-10　颈椎 MRI 检查显示肿瘤全切，未见明显复发

(a)T2 像；(b)(c)T1 增强像

（二）病例二

患者，男，22 岁，因"右侧肢体无力、麻木 15 年"入院。

患者 15 年前无明显诱因出现右上肢无力，伴右上肢麻木，感觉减退。10 年前症状加重，伴右下肢无力，右侧肢体肌萎缩。目前，患者右上肢感觉功能较前减退。既往体健。体格检查：右上肢痛觉、温度觉减退，右前臂以下触觉、痛觉消失，躯干感觉未见明显减退。右上肢肌力Ⅳ级，右上肢及右手大小鱼际肌萎缩，右上肢肌张力大致正常；右下肢肌力Ⅳ级，肌张力增高，踝阵挛阳性；双下肢腱反射稍增强，左侧肢体肌力Ⅴ级，肌张力未见异常，右侧巴宾斯基征（＋），指鼻试验稳准。神经功能障碍 McCormick 分级：Ⅰ级。

1. 影像学检查　检查结果见图 14-11。

2. 初步诊断　脊髓占位病变(C1～T2，星形细胞瘤?)伴病变上下极脊髓空洞。

3. 手术决策和治疗过程

（1）手术指征：

①患者肢体无力、麻木 15 年，且进行性加重。

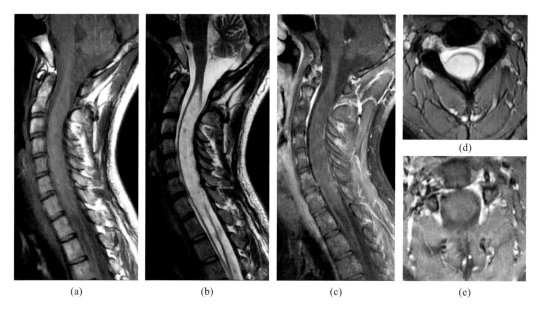

(a)   (b)   (c)   (e)

图 14-11　术前颈椎 MRI 检查结果

(a)T1WI 可见肿瘤呈等信号;(b)(d)T2WI 可见肿瘤呈中等高信号,偏右侧,两端可见脊髓空洞;(c)(e)T1 增强像可见不均匀稍强化

②体格检查提示感觉减退、肌萎缩、肌力下降和病理征阳性。

③MRI 检查提示肿瘤位于 C1～T1 节段脊髓髓内,偏右侧,占位效应明显,正常脊髓受压变薄,肿瘤两端形成脊髓空洞,考虑良性肿瘤可能性大。神经电生理检查提示神经功能受损。

(2) 手术方案:

①体位:左侧卧位,颈部保持中立位,头微屈,头架固定。

②手术入路与方法:后正中入路椎板切开复位成形＋脊髓髓内肿瘤切除术。

(3) 手术过程:气管插管全身麻醉,给予神经电生理监测。左侧卧位,头架固定(图 14-12(a)～(b))。以病变为中心,取后正中直切口,暴露 C1～T1 椎板,用超声骨刀铣开 C1～T1 椎板,显微镜下剪开硬脊膜并悬吊于椎旁肌肉,见脊髓右后方膨隆增粗,张力高,部分肿瘤几乎突破脊髓背侧软膜,肿瘤向右侧方生长,脊髓无明显搏动(图 14-12(c)),荧光模式下未见肿瘤显影(图 14-12(d))。自 T1 水平脊髓背侧最菲薄处软膜电凝后切开,首先找到肿瘤下极,然后沿肿瘤边界仔细分离,见肿瘤边界清楚,质较韧,色灰红,血供中等,供血动脉主要来自肿瘤腹侧与脊髓交界处,电凝切断肿瘤血供后自下向上沿肿瘤边界逐渐分离至 C1 水平,显微镜下全切除肿瘤,肿瘤长 11.5 cm(图 14-12(e)～(f))。彻底止血后见脊髓张力不高,搏动良好,反复冲洗见无活动性出血,用 5-0 不可吸收缝线严密缝合硬脊膜,见无脑脊液渗漏,用钛钉和钛片复位 C2～T1 椎板。放置椎板外引流管 1 根,彻底止血后按层次缝合切口。

4. 术后情况　患者麻醉清醒后,左上肢肌力Ⅲ级,右上肢肌力Ⅰ级,双下肢肌力Ⅴ级。2 周后出院时左上肢肌力Ⅳ级,右上肢肌力Ⅱ级,双下肢肌力Ⅴ级。大小便功能正常。

5. 病理结果　毛细胞型星形细胞瘤(WHO Ⅰ级)(图 14-13)。

6. 影像学检查　检查结果见图 14-14。

7. 随访情况　术后 4 个月,患者步行至门诊,诉平躺时轻度呼吸困难。右上肢痛觉、触觉明显减退,肌力Ⅳ级,肌萎缩。余肢体肌力Ⅴ级。影像学检查结果见图 14-15。

8. 总结

毛细胞型星形细胞瘤在 2021 年第五版 WHO 中枢神经系统肿瘤分类中属于星形细胞瘤的一种,其发病率较低,是髓内较为良性的肿瘤,好发于青少年,生长缓慢。早期症状较轻,病程进展缓慢,MRI 表现为脊髓弥漫增粗。在保护神经功能的前提下完全或近全切除肿瘤是首选的治疗方式,虽然肿瘤与脊髓有相对边界,但是手术治疗依然存在挑战。该病例自发现肿瘤至手术治疗长达 15 年,已经出现右上肢肌

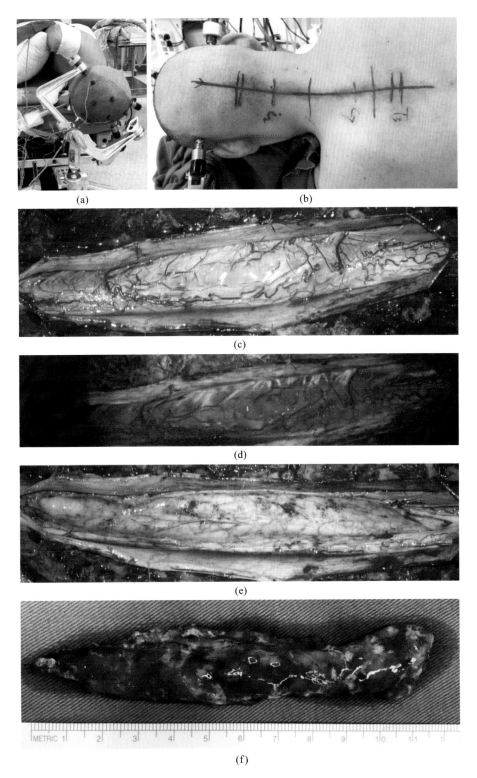

图 14-12　显微镜下后正中入路椎板切开复位成形＋脊髓髓内肿瘤切除术

肉严重萎缩、功能严重损害,其余肢体均已出现部分神经功能损害,方决定接受手术。因此,最佳的手术时机尚无共识。该病例手术中发现脊髓与肿瘤之间有相对边界,但是并不均匀,局部肿瘤呈侵袭性生长,脊髓受压严重,故在处理腹侧面肿瘤时宜格外谨慎,力求全切除肿瘤。术后预后良好。如果有肿瘤残留或复发,建议随访,不推荐放化疗。

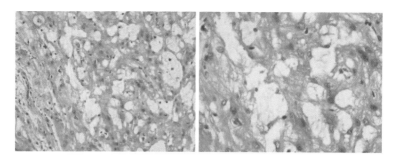

图 14-13　术后病理结果

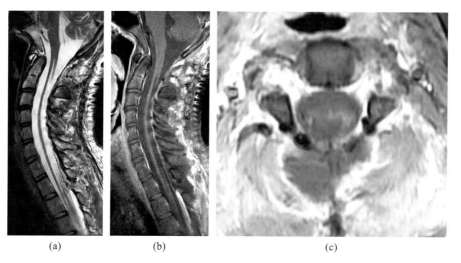

(a)　　　　　　　　(b)　　　　　　　　(c)

图 14-14　术后颈椎 MRI 检查可见肿瘤全切

(a)T2WI;(b)(c)T1 增强像

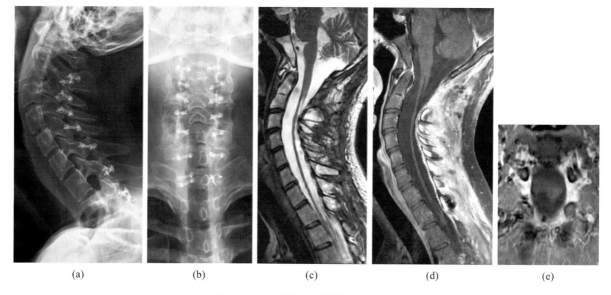

(a)　　　　　(b)　　　　　(c)　　　　　(d)　　　　　(e)

图 14-15　术后随访影像学检查结果

(a)(b)颈椎平片见颈椎曲度可,复位椎板位置良好;(c)～(e)MRI T2WI(c)和 T1 增强像((d)和(e))显示肿瘤全切,未见明显复发

毛细胞型星形细胞瘤是一类较为罕见的肿瘤,约占低级别脊髓胶质瘤的20%,是儿童最常见的脊髓肿瘤。大多数毛细胞型星形细胞瘤生长隐匿,通常以患者局部性背痛为最初主诉,但由于其引起的神经功能缺损症状无特异性,术前误诊率较高。毛细胞型星形细胞瘤大多预后良好,WHO分级为Ⅰ级,其治疗措施主要为手术治疗,术后放化疗目前仍有争议。

(荆林凯　王贵怀)

第二节　脊髓血管母细胞瘤

一、概述

血管母细胞瘤是一种罕见的神经系统肿瘤,主要侵犯中枢神经系统。约75%为散发型;25%为常染色体显性遗传病,也被称为冯·希佩尔-林道病(von Hippel-Lindau disease,VHL病)。WHO分级将其分为Ⅰ级肿瘤。目前,有关血管母细胞瘤的分子生物学、病理学、疾病自然史以及临床表现的研究已经取得了一些进展,有助于我们更好地诊断及处理血管母细胞瘤。

二、流行病学

血管母细胞瘤最常见的发生部位是颅后窝,其次是脊髓,也有少数发生在幕上。脊髓血管母细胞瘤仅占整个脊髓肿瘤的2%~6%,然而,它是继星形细胞瘤和脊髓室管膜瘤之后第三常见的原发性脊髓肿瘤。脊髓血管母细胞瘤以男性为主,男女比为(1.6~5):1。散发型脊髓血管母细胞瘤患者通常在40余岁发病,而VHL病相关脊髓血管母细胞瘤患者在30余岁发病。脊髓血管母细胞瘤最常见于颈椎背侧,其次是胸椎,罕见于腰椎。这种模式可能是由胚胎细胞的分布和数量导致的。

三、影像学表现

对于血管母细胞瘤,最敏感的检查和随访手段是MRI增强检查。因为血管母细胞瘤的富血管性,在钆对比剂T1增强的MRI影像上显示出明显的强化。小至2~3 mm的结节都可以被发现。血管母细胞瘤的另一个影像学特点是肿瘤结节周边经常伴有水肿和囊肿,临床上常总结为"大囊小结节"。囊肿在FLAIR和T2WI上更容易观察,T1WI、T2WI上显著的留空影也是很好的判断指征。

对于脊髓血管母细胞瘤,血管造影也是非常重要的检查方式,尤其对于明确主要的供血动脉以及引流静脉具有重要价值,方便术中暴露和寻找责任血管。血管造影常可见高血供的结节占位以及无血供的瘤周囊肿。

四、临床表现

脊髓血管母细胞瘤的临床表现主要是由于其占位效应引起的脊髓功能障碍。由于肿瘤的生长速度和进展缓慢,临床症状进展也缓慢,因此这些肿瘤患者的就诊通常会推迟。超过96%的脊髓血管母细胞瘤起源于背侧脊髓的齿状韧带背侧,常常导致感觉减退(80%~90%)、力弱(60%~70%)、步态障碍(50%~65%)、反射亢进(40%~60%)以及头痛(10%~30%)。当伴发其他部位的血管母细胞瘤时,也可能出现更多的神经症状,如颅内占位导致头痛(70%~80%)、步态障碍(55%~65%)、脑积水(20%~30%)、恶心呕吐(5%~30%),脑干占位导致感觉减退(40%~55%)、步态障碍(20%~30%)、吞咽困难(20%~30%)、反射亢进(20%~25%)、头痛(10%~20%)、食欲减退(2%~5%)等。

脊髓血管母细胞瘤最具破坏性的并发症是脊髓休克,这可能继发于脊髓血管母细胞瘤出血。此外,根据位置的不同,继发于这种罕见事件的蛛网膜下腔出血可导致恶心呕吐、呼吸衰竭、腰痛、头痛等。

五、瘤周囊肿

超过 90% 的脊髓血管母细胞瘤在瘤周会形成囊肿,而小脑和脑干的囊肿发生率稍低于脊髓。虽然脊髓血管母细胞瘤导致的症状多由囊肿引起,但神经系统的功能障碍多由肿瘤和囊肿的综合占位效应导致。有研究对比了囊肿和肿瘤的大小,发现脑干的囊肿至少比肿瘤大 12 倍。无症状的脊髓血管母细胞瘤相关囊肿的发生率较低。研究发现,瘤周囊肿的形成始于脊髓血管母细胞瘤周围血管通透性的逐渐增高,之后血浆渗透进入肿瘤间隙,最后高压将肿瘤间隙的组织液推入脊髓实质,最终形成瘤周囊肿。

六、VHL 病

VHL 病是常染色体遗传的肿瘤综合征,发生率约 1/39000。VHL 病与 3 号染色体短臂(3p25.3)上的种系突变有关,主要为常染色体显性突变。VHL 基因导致促红细胞生成素和血管内皮生长因子(VEGF)在血管母细胞瘤中表达上调,这可能与肿瘤的发病机制有关。部分散发型血管母细胞瘤也可能与 VHL 基因的新生突变相关。

VHL 病患者容易出现特异性的脏器和神经系统占位。脏器占位多表现为肾囊肿、肾盂癌、胰腺囊肿、胰腺神经内分泌肿瘤、嗜铬细胞瘤和附件器官囊腺瘤(阔韧带和附睾)。神经系统占位表现为血管母细胞瘤(VHL 病最常见的表现)和内淋巴囊肿瘤(ELST)。对 VHL 病如果不进行常规监测和专业治疗,患者的平均寿命不到 50 岁。目前主要的致死病因是中枢神经系统血管母细胞瘤破裂出血、肾细胞癌和嗜铬细胞瘤引起的恶性高血压。

临床标准或基因检测均可以用于明确 VHL 病的诊断。临床标准如下所示:1 个以上血管母细胞瘤或同时患有 1 个血管母细胞瘤和 VHL 病相关脏器占位。高危患者包括孤立的血管母细胞瘤和 VHL 病患者的亲属。在基因检测方面,几乎 100% 的 VHL 病患者或 VHL 病患者的亲属能检测到 VHL 基因种系突变。然而,有部分没有家族史的患者,其基因的新发突变可能导致疾病嵌合,即某些组织携带突变基因,但外周血白细胞不携带突变基因,因此检测结果可能为阴性。建议对所有脊髓血管母细胞瘤患者进行 VHL 病筛查,包括神经系统影像学、腹部影像学和眼底镜检查。

七、妊娠

既往病例报道和小型回顾性研究表明,妊娠可能会促进血管母细胞瘤和(或)瘤周囊肿的进展。但近年一项针对患有 VHL 病的育龄女性人群(16～35 岁;36 例患者共有 177 个肿瘤)的前瞻性对照研究结果表明,妊娠(与非妊娠患者相比)与血管母细胞瘤和(或)瘤周囊肿的发展无显著的相关性。虽然血管母细胞瘤或瘤周囊肿可能在妊娠期间发生或进展,但发生或进展的速度与相似年龄的非妊娠患者没有区别。基于这些发现,研究人员建议在妊娠前和分娩后对患者进行系列影像学随访,并且在妊娠前或者妊娠后切除肿瘤。对于那些有症状的育龄期女性,也应该在出现症状时切除肿瘤。

八、病理表现

脊髓血管母细胞瘤呈鲜红色或橙红色,伴有丰富的血供。通常手术切除过程中会发现粗大的异常引流静脉。脊髓血管母细胞瘤具有包膜,边界相对清楚,偶有瘤内囊肿。瘤周囊肿常由受压的神经组织和反应性神经胶质增生构成。组织学上,肿瘤的特征是基质细胞和内皮细胞的增殖。组织切片可以看到毛细血管的周细胞包围着内皮细胞,这些内皮细胞又包绕着呈空泡化的多边形基质细胞。

由于基质细胞有大量含脂质的空泡,细胞形态与肾细胞癌细胞相似,因此脊髓血管母细胞瘤在组织学上常与肾细胞转移癌相似。此外,由于 VHL 病患者通常同时患有可转移至神经系统甚至脊髓血管母细胞的肾细胞癌,行进一步的免疫组化检查以鉴别肾细胞癌和脊髓血管母细胞瘤是必要的。

九、处理原则

（一）VHL 病和散发型脊髓血管母细胞瘤

散发型脊髓血管母细胞瘤的治疗策略可能与 VHL 病的治疗策略不同。因为大多数 VHL 病患者有多个血管母细胞瘤，而且这些肿瘤的生长速度是不可预测的，所以通常需推迟对单个肿瘤的治疗，直到它们出现症状。在这种策略下，大多数 VHL 病相关脊髓血管母细胞瘤患者在长期评估中保持良好的神经功能，可以避免不必要的手术切除。散发型脊髓血管母细胞瘤患者多在出现症状后才就诊，这时往往需要手术治疗，以缓解症状并明确肿瘤的诊断。

（二）术前栓塞

为了尽量减少失血并促进肿瘤切除，有学者已经开始了血管母细胞瘤的术前栓塞研究。虽然一些中心发现术前栓塞可以通过减少肿瘤血管来降低切除的难度，但另一些中心发现术前栓塞甚至动脉造影术对安全有效的切除术来说是不必要的。尤其对脊髓血管母细胞瘤来说，功能的保存至关重要。术前动脉造影可用于术前对肿瘤的供血动脉进行显影，但出于安全考虑并不需要提前栓塞。对于边界相对清晰的肿瘤，采取显微手术完整、安全地切除这些肿瘤是可行的。

（三）放射治疗

对脊髓血管母细胞瘤患者行手术治疗可能产生并发症，并且因为 MRI 显示肿瘤具有明确边界，放射治疗成为一些难以切除肿瘤的患者，尤其是 VHL 病患者的潜在治疗选择。必须强调的是，放射治疗是否成功在很大程度上取决于对血管母细胞瘤大小的连续随访。然而，对未经治疗的 VHL 病相关脊髓血管母细胞瘤的 MRI 随访研究表明，许多肿瘤在较长时间内保持稳定。因此，在解释放射治疗的结果时必须谨慎。Koh 等对 18 例血管母细胞瘤患者（包括 8 例脊髓血管母细胞瘤患者）进行随访研究发现，放射治疗对于复发肿瘤或者残存肿瘤是一个比较好的选择，尤其对于 VHL 病患者。对 46 例脊髓血管母细胞瘤的立体定向放射治疗研究表明，立体定向放射治疗对于初发的脊髓血管母细胞瘤是安全的，可以作为手术替代治疗，特别是对于 VHL 病患者。

（四）手术治疗

由于大多数（96％）脊髓血管母细胞瘤位于齿状韧带后方，因此最常使用后正中入路。位于脊髓前部（齿状韧带前部）或前外侧区域的血管母细胞瘤可以通过前路或前外侧入路切除，在手术过程中可以对脊髓进行最少的操作和旋转。

对于颈椎的血管母细胞瘤手术，患者取俯卧位或侧俯卧位，头架固定，轻度屈颈以增加后路的暴露。推荐术中常规使用神经电生理监测，这对于安全切除血管母细胞瘤是必要的。手术治疗的目标是完全切除肿瘤，这是减少术后出血以及维持长期疗效的关键。通常不需要治疗囊肿，因为大多数囊肿会随着肿瘤的切除而改善。相关的水肿和脊髓肿胀通常也会在手术完全切除肿瘤后随时间消退。

脊髓血管母细胞瘤的切除应遵循以下原则。

（1）避免直接进入肿瘤结节引起大出血。

（2）尽量减少对神经组织的操作，避开所有不涉及肿瘤结节的脊髓血管。

（3）在肿瘤结节与神经胶质之间的交界面上将沿肿瘤周围增生的神经胶质剥除。

（4）应将肿瘤视为动静脉畸形，对肿瘤结节的供血动脉进行低强度电凝，注意对靠近肿瘤侧的血管进行电凝操作，以减轻脊髓损伤。最后对引流静脉进行电凝。

（5）如有必要，可以用低强度电凝以收缩结节，但注意不要引起肿瘤的大出血。

（6）在神经电生理（体感诱发电位和运动诱发电位）监测下进行肿瘤的切除。

打开硬脑膜后双极电凝需调整到低强度工作，注意避免侵犯肿瘤包膜，以尽量避免意外出血。在肿瘤边缘切开软脑膜以确定肿瘤结节与脊髓之间的胶质平面。正常脊髓的灰白色白质、闪亮的软脑膜和肿瘤结节周围橙黄色的软脑膜之间通常有清晰的边缘，注意在交界处打开软脑膜。

增加暴露,必要时打开齿状韧带,通过 9-0 缝线悬吊软脑膜以轻微旋转脊髓,暴露腹外侧的肿瘤。以电凝和锐性分离的方式,使用双极钳和显微剪刀沿瘤周的神经胶质增生带分离肿瘤,再电凝肿瘤结节的供血动脉。注意保持结节的引流静脉完整,基于切除动静脉畸形的原则处理血管母细胞瘤。注意神经根的保护,生长进入肿瘤的感觉神经根可在相同水平酌情断开。

十、预后

肿瘤的位置和大小显著影响术后神经功能,较大的腹侧和腹外侧肿瘤与较差的神经功能结局相关。McCormick 分级已在多项研究中用于对脊髓肿瘤手术的神经功能结局进行分级。多项研究表明,术前神经系统状态可以用来预测血管母细胞瘤切除术后患者的神经功能。良好的手术技术、相对好的肿瘤条件(即位置、大小、血管分布以及肿瘤边界)可以得到较好的神经功能结局。大多数接受手术的患者神经功能保持稳定,一小部分患者在术后出现神经功能恶化,但最终会随着时间的推移而改善。虽然不常见,但确实可能发生永久性神经功能恶化,通常与肿瘤的位置不良和体积较大相关。

肿瘤复发可能是由于新的散发肿瘤出现、不完全切除和 VHL 病。年轻、症状持续时间短、多发的神经系统肿瘤和患有 VHL 病与肿瘤复发高度相关。据报道,散发型血管母细胞瘤手术切除后的复发率为 6%~7%,并且通常在手术切除多年后发生。VHL 病相关血管母细胞瘤有三种不同的生长模式:跳跃型、线型或指数型,肿瘤每年分别生长 4 mm^3、24 mm^3 和 79 mm^3。此外,与在中枢神经系统其他部位发现的血管母细胞瘤相比,发生在脊髓和马尾的血管母细胞瘤的生长速度较慢(中位数分别为 0.3 毫米^3/年和 0),并且与女性相比,男性中肿瘤生长更快。

十一、典型病例

(一)病情简介

患者,女,30 岁,因“颈部间断疼痛 3 年,加重伴肢体麻木无力 7 个月余”入院。

现病史:患者 3 年前妊娠期间出现颈部疼痛不适,伴双手指尖麻木,未系统治疗,产后缓解。7 个月前再次妊娠期间出现上述症状,未系统治疗,逐步进展至双下肢麻木无力,左上肢疼痛无力伴肌萎缩,产后 2 个月为进一步治疗,就诊于某医院神经外科门诊,行颈椎 MRI 检查提示“C3~7 水平颈髓信号不均匀,呈囊实性改变,实性部分位于 C4~6 水平,呈等长 T1 等短 T2 信号,增强扫描后部分强化,累及长度约 4.2 cm,其下方可见囊性部分未明显强化”。患病以来,患者精神、睡眠、饮食欠佳,大小便可,体重无明显变化,目前仍在哺乳期,月经已正常。既往 2 次剖宫产。否认其他病史。

(二)专科体格检查

神清语利,双侧瞳孔正大等圆,左∶右=3 mm∶3 mm,直接及间接对光反射灵敏,视力、视野粗测正常,眼动充分,面纹称,双侧咽部反射正常,悬雍垂居中,伸舌居中,颈软无抵抗,左侧肢体肌力Ⅲ级,余肢体肌力Ⅳ级,肌张力尚可,左上肢及双膝水平以下浅感觉减退。双侧巴宾斯基征(+),左侧霍夫曼征(+)。

(三)影像学检查

术前颈椎 MRI 检查结果见图 14-16。

(四)初步诊断

脊髓占位性病变(脊髓 C4~6,血管母细胞瘤?)。

(五)手术决策和治疗过程

1. 手术指征

(1)颈部间断疼痛 3 年,加重伴肢体麻木无力 7 个月余。

(2)体格检查提示感觉减退、肌力下降、病理征阳性。

(3)MRI 检查提示 C4~6 水平脊髓占位性病变,占位效应明显,头、尾节段可见脊髓空洞和水肿。考

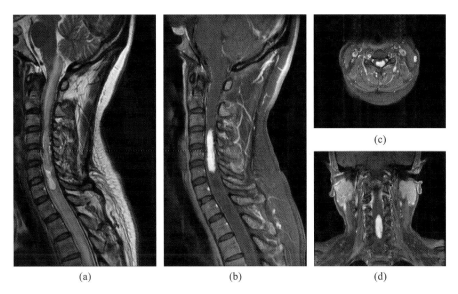

(a) (b) (c) (d)

图 14-16 术前颈椎 MRI 检查结果

(a)平扫显示椭圆形稍长 T1 长 T2 信号;(b)(c)C4~6 水平脊髓见条状欠均匀强化影,长度约 4.0 cm,边界清,病灶下方见条状长 T1 长 T2 信号影,增强扫描无强化;(d)冠状位示肿瘤靠左

虑血管母细胞瘤可能性大。

2. 手术方案

(1)体位:左侧俯卧位。

(2)手术入路:后正中入路脊髓髓内肿瘤切除术。

3. 手术过程 气管插管全身麻醉,左侧俯卧位,C 型臂 X 线机定位 C4~6 椎体水平,标记后取正中手术切口。逐层切开皮肤与皮下组织直至棘上韧带,向两侧分离,显露出 C4~6 棘突。沿棘突紧贴骨面将椎旁肌群向两侧做骨膜下分离并牵开。将肌肉牵开器伸入棘突两旁,牵开肌肉,即可显露 C4~6 椎板。用超声骨刀铣下 C4~6 椎板,硬膜外静脉丛异常发达,硬膜表面可见异常迂曲静脉,双极电凝仔细止血,常规切开、悬吊硬膜。显微镜下后正中剪开硬脊膜,向两侧悬吊,脊髓表面可见红褐色畸形血管团及巨大静脉瘤球,大小约 1.5 cm×2.5 cm,术中吲哚菁绿荧光造影可见供血动脉及对应粗大引流静脉。沿病变边缘用双极钳及显微剪刀交替分离,阻断腹侧供血动脉,最后将与其相连的粗大引流静脉电凝阻断,完整切除肿瘤(图 14-17)。严密止血后,见脊髓略肿胀,行人工硬膜扩大缝合硬脊膜及 C3~6 椎管扩大成形术,常规按层次缝合切口。

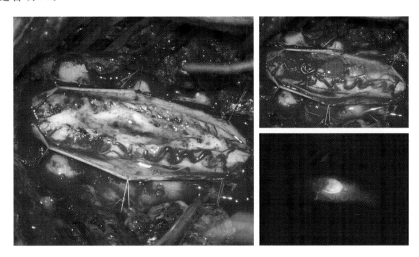

图 14-17 显微镜下后正中入路脊髓髓内肿瘤切除术

（六）术后情况

术后第1天，患者手术切口疼痛。双下肢肌力Ⅲ级，肌张力、腱反射较术前增高，双侧巴宾斯基征（＋）。

术后1周，患者双上肢肌力Ⅳ级，肌张力、腱反射未见异常；右下肢肌力Ⅴ级，左下肢肌力Ⅳ级，肌张力未见异常，双侧巴宾斯基征（－）。切口愈合良好，切口敷料无渗出。

（七）病理结果

血管母细胞瘤（WHO Ⅰ级）：肿瘤由大量毛细血管和间质细胞构成，毛细血管弥漫增生，间质细胞胞质呈空泡状，部分核大、深染，具有不典型性，并可见少许淋巴细胞浸润。

免疫组化染色结果：①血管：CD31（＋）、CD34（＋）。②间质细胞：波形蛋白（＋）、S100（＋）、CD56（弱＋）、CD57（＋）、NSE（＋）、GFAP（－）、EMA（－）、AE1/AE3（－）、Ki-67＜3％。

（八）随访情况

1. 术后1周MRI检查　检查结果见图14-18。

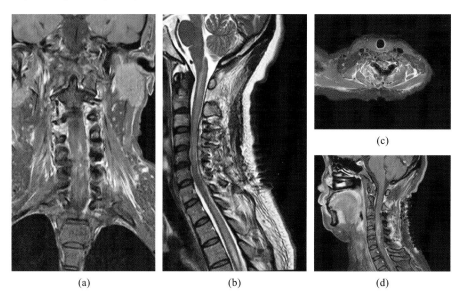

(a)　　　　　　　　　　(b)　　　　　　　　　　(d)

图14-18　术后1周颈椎MRI检查可见肿瘤全切

（a）冠状位像；（b）T2像；（c）轴位像；（d）T1像

2. 术后10个月检查　患者步行至门诊，无特殊不适。MRI检查结果见图14-19。

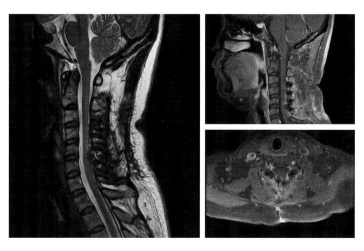

图14-19　术后10个月颈椎MRI检查结果

注：矢状位及轴位像显示肿瘤全切，未见明确复发。

（九）总结

血管母细胞瘤是组织学上良性但富含血管的中枢神经系统肿瘤，可以是散发的，也可以与 VHL 病相关。散发型脊髓血管母细胞瘤患者通常在 40 余岁发病，最常见于颈椎背侧，其次是胸椎，罕见于腰椎。临床上早期无特异性症状，随着肿瘤和瘤周囊肿的增大，由于对神经根压迫严重，逐渐出现肢体麻木无力、大小便功能障碍。绝大多数肿瘤生长在脊髓背侧，手术治疗时力求全切除肿瘤，对肿瘤供血动脉及引流静脉的处理，以及对脊髓功能的保护是手术成功的关键。

（陆　洋　王贵怀）

第三节　先天性脊髓肿瘤

一、概述

先天性脊髓肿瘤为脊髓髓内良性肿瘤，主要包括脊髓脂肪瘤、脊髓表皮样囊肿、脊髓皮样囊肿以及脊髓畸胎瘤等病理类别，系胚胎发育过程中，神经管闭合期胚胎残余组织异位生长所致，并非真性肿瘤。与硬膜下髓外先天性病变相比，先天性脊髓肿瘤发病率较低，可发生于椎管内各个节段，其中以圆锥部位多见，颈段及胸段椎管内髓内较为罕见。该类疾病发病缓慢，多在中青年时期发病，症状以肢体感觉、运动功能障碍及大小便功能障碍为主，部分患者可合并脊柱侧凸、藏毛窦等发育异常。先天性脊髓肿瘤多具有完整的包膜，部分病变与脊髓粘连紧密，边界不清，在切除过程中可能导致脊神经损伤，进而加重病情，而胚胎异位生长的组织学特性也决定了该类病变难以全切除，术后肿瘤复发率较高，且无特效的辅助治疗方法。

二、病理学

脊髓脂肪瘤主要为中胚层组织，其内含有大量成熟脂肪组织和较多纤维结缔组织，其来源尚不确定，结缔组织往往与脊髓粘连紧密，边界不清，较多神经纤维穿插其中。脊髓表皮样囊肿和脊髓皮样囊肿均为外胚层异位组织，脊髓表皮样囊肿只含表皮组织，囊内容物多为透明角质，又称胆脂瘤；脊髓皮样囊肿主要含真皮、皮脂腺、毛囊以及表皮组织等，其内可见毛发等，囊内成分较脊髓表皮样囊肿复杂。脊髓畸胎瘤包含内胚层、中胚层和外胚层组织，其内可见骨骼、肌肉、脂肪、神经纤维等发育成熟的组织甚至器官。在先天性脊髓肿瘤病变邻近节段往往合并脊柱侧凸、脊柱裂、脊髓脊膜膨出、藏毛窦、脊髓裂和脊髓低位等先天性发育畸形。

三、临床表现

先天性脊髓肿瘤生长较为缓慢，早期通常无临床症状，部分患者由脊柱侧凸、藏毛窦、肢体畸形等发育异常就诊而确诊。其临床症状主要包括颈背部或腰背疼痛，肢体运动、感觉异常，膀胱与直肠括约肌功能障碍等，一般病史较长，多为缓慢发病，部分患者囊肿破裂可导致无菌性脑膜炎，进而出现发热、脑膜刺激征等急性症状。整体而言，先天性脊髓肿瘤较其他脊髓肿瘤临床表现无特异性，大小便功能障碍发生率较高、并发脊柱脊髓发育异常，有助于该类疾病的鉴别诊断。

四、影像学检查

脊髓脂肪瘤在 CT 上呈均匀的低密度改变，一般边缘较清楚，病变增强后无强化；脊髓皮样囊肿和脊髓表皮样囊肿呈略低密度改变，无强化表现；脊髓畸胎瘤可呈混杂密度，局部有钙化或骨样组织改变。先天性脊髓肿瘤在 CT 上可出现脊柱裂、椎管扩大、椎体缺损、椎体分裂或脊髓裂等表现。

目前 MRI 检查是先天性脊髓肿瘤诊断与鉴别诊断的主要检查方法。脊髓脂肪瘤在 MRI 上呈典型的脂肪信号,呈高 T1 高 T2 信号,无强化,脂肪抑制序列有助于鉴别诊断。脊髓表皮样囊肿和脊髓皮样囊肿可表现为 T1 高信号或等信号,信号较均匀,不强化;脊髓畸胎瘤则表现为混杂信号,常有完整的囊壁,部分囊壁破裂后其邻近节段脊髓内可出现线样脂肪信号,一般无强化或局部强化,往往伴有脊柱裂、脊髓低位、脊髓纵列、脊膜膨出、藏毛窦等发育异常。

五、诊断和鉴别诊断

先天性脊髓肿瘤作为良性占位性病变,往往起病较为缓慢,患者病程一般较长,临床症状无特异性。伴随其发生的脊柱脊髓及肢体发育异常在早期有助于其诊断。MRI 检查是诊断先天性脊髓肿瘤的首选方法。MRI 检查能够准确确定肿瘤的性质、位置、大小以及邻近脊柱脊髓发育情况,尤其是脂肪抑制序列,有助于脊髓脂肪瘤及脊髓畸胎瘤的鉴别诊断,有利于手术方案的制订、实施及预后的评估。伴随表现如脊柱侧凸、藏毛窦等先天发育异常亦有助于该类疾病的鉴别诊断。

六、治疗

目前手术是治疗先天性脊髓肿瘤最有效的手段,而手术时机应因人而异。对于早期无临床症状的患者可考虑长期随访观察,定期复查 MRI。对于有明显临床症状或病变较前明显生长,影响生活质量的患者应尽早手术,手术可延缓神经损伤,改善神经功能,提高患者的生活质量。术中神经电生理监测是先天性脊髓肿瘤切除过程中重要的辅助技术。术中使用神经电生理监测技术,特别是 SEP、MEP 和括约肌电位监测,可以预警神经损伤,辅助术者安全切除病变,尽可能降低神经损伤。

位于颈髓或胸髓的脊髓脂肪瘤,往往质地较韧、血供丰富,与脊髓边界不清,有较多神经纤维穿插于病变中,相应节段脊髓受压明显,椎管病理性扩张或脊柱发育异常。手术风险相对较高,不宜追求全切除,以免损伤神经组织,导致严重并发症。在显微镜下切开脊髓软膜后,可见黄色的脂肪组织,常规显微操作很难切除肿瘤,使用电磁刀或接触式激光刀更有利于肿瘤切除,其间注意避免伤及脊髓及神经根。虽然只做部分或大部分切除,但加上去除椎板硬膜扩大修补充分减压后,临床症状往往能得到一定程度的改善。

脊髓皮样囊肿、脊髓表皮样囊肿和脊髓畸胎瘤虽然多有完整的囊壁,但是其与脊髓及神经根粘连较为紧密,部分边界不清晰或有较多神经纤维穿插于病变中,在分离囊壁及切除病变过程中可能损伤脊髓和神经根,加重患者症状,甚至导致严重的并发症。对于囊壁与脊髓边界较清晰的病变应尽可能在分离粘连神经组织后全切除病变。对于与脊髓粘连紧密的病变,松解粘连的神经后,应首先尽可能清除囊内容物,并减少囊内容物的扩散,避免术后无菌性脑膜炎的发生,而后在神经电生理监测指导下尽可能切除囊壁,对与脊髓或神经根粘连较紧的部分囊壁不宜勉强完全切除。

切除病变后,应反复冲洗,去除囊内容物残渣,多以人工材料扩大缝合硬膜后做椎管扩大成形椎板复位,这样对减少术后脊柱畸形及神经粘连或肿瘤复发再手术有益,对于脊柱侧凸、脊柱不稳等并发疾病应考虑手术固定矫正。如果病变切除不充分,则应考虑去除椎板减压,并做硬膜扩大缝合。

七、预后

对于脊髓脂肪瘤而言,即使只是大部分切除病变,临床症状往往也能得到一定程度的改善。对于脊髓皮样囊肿、脊髓表皮样囊肿和良性脊髓畸胎瘤,全切除肿瘤后,预后较好,复发率较低;部分切除的病例症状亦可以得到较好的缓解,但是需定期复查,警惕肿瘤复发。对于病理检查提示生物学行为有恶性特征的脊髓畸胎瘤,则手术切除后应考虑行辅助治疗。

八、典型病例

(一)病情简介

患者,男,11 岁。

主诉:发现椎管内占位11年,四肢力弱并加重3个月余。

现病史:患儿于11年前,约出生后3个月大时,被家人发现四肢自主活动少,肌肉较僵硬。3个月前,患儿无明显诱因突发高热后出现四肢肌力明显减退,双上肢不能高举,双手不能持物;双下肢内收夹紧,呈剪刀样步态;踝阵挛加重,且伴有大便失禁、小便困难。

既往史:无其他特殊重大疾病史。

个人史:无特殊。

（二）专科体格检查

四肢皮肤浅感觉减退,图形辨别觉、精细触觉减退,手指和足趾的本体感觉减退。双上肢肌张力稍增高,双上肢上举时肌力Ⅳ级,双手大、小鱼际肌及掌骨间肌萎缩,握拳无力。双下肢肌张力明显增高,屈髋屈膝时肌力Ⅳ级,双侧大腿内收肌紧张,双侧膝腱、跟腱反射亢进,双踝关节僵硬,右足呈轻度马蹄足样改变,双踝跖屈和背屈不能,双侧踝阵挛阳性。双侧巴宾斯基征(+)。

（三）影像学检查

术前颈椎MRI检查提示延髓～C7髓内占位性病变(图14-20)。

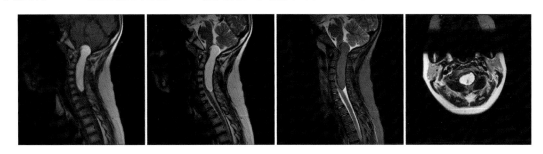

图14-20　术前颈椎MRI检查结果

注:延髓～C7髓内占位性病变,病变在T1WI、T2WI均呈明显均匀高信号,压脂像呈低信号。

（四）初步诊断

脊髓占位性病变(延髓～C7,脂肪瘤)。

（五）手术决策和治疗过程

1. 手术指征

(1)患者四肢力弱,肌肉僵硬,病情进行性加重。

(2)体格检查提示感觉减退、肌力下降、病理征阳性。

(3)MRI检查提示肿瘤位于延髓～C7,占位效应明显,正常脊髓受压变薄。

2. 手术方案

(1)体位:左侧卧位,头架固定。

(2)手术入路:后正中入路脊髓髓内肿瘤切除＋硬膜囊扩大修补术(图14-21)。

（六）术后情况

患儿出院时体温正常,无呕吐,无头晕,无咳喘,纳食可,睡眠安。体格检查:神清,精神反应可,双侧瞳孔等大,对光反射灵敏,颈软无抵抗。双上肢可动,肌张力高,肌力Ⅳ级;双下肢可动,肌张力高,左下肢肌力Ⅳ⁻级,右下肢肌力Ⅳ级。双侧巴宾斯基征(+)。

（七）病理结果

髓内肿瘤,可见成熟脂肪组织,细胞大小不一,局部可见包膜及纤维间隔,周围见神经根,结合临床病变符合脂肪瘤表现(图14-22)。

（八）术后影像学检查

检查结果见图14-23。

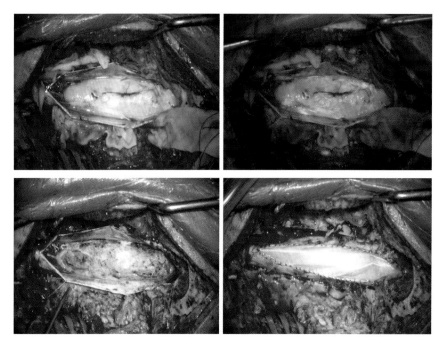

图 14-21　显微镜下后正中入路脊髓髓内肿瘤切除＋硬膜囊扩大修补术

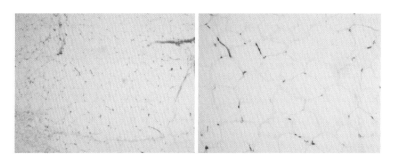

图 14-22　病理检查提示脂肪瘤

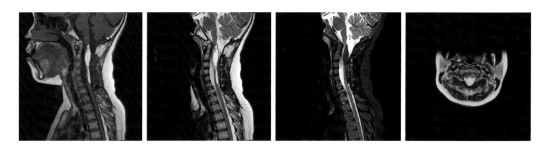

图 14-23　术后颈椎 MRI 检查示肿瘤大部分切除，脊髓受压较前缓解

（九）总结

颈段脊髓脂肪瘤发病率较低，手术风险较大，术后可能导致严重的并发症。该部位病变质地往往较韧，与脊髓边界不清，有较多神经纤维穿插于病变中，相应节段脊髓受压明显，术中应在神经电生理监测技术指导下，使用接触式激光刀等辅助技术分块切除病变。术中操作应轻柔，避免按压或牵拉脊髓，手术核心目的仍然是减压缓解神经根压迫，不应追求全切除脂肪组织。病变切除后应选择扩大修补硬脊膜、椎板复位或去除椎板减压。对于脊髓脂肪瘤而言，即使是部分切除病变，仍能缓解症状，延缓病情进展。

（刘东康　王贵怀）

参 考 文 献

[1] 国家卫生健康委员会医政医管局.脑胶质瘤诊疗规范(2018年版)[J].中华神经外科杂志,2019,35(3):217-239.

[2] 黄忻涛,万大海,王宏勤,等.椎管内先天性肿瘤的显微外科治疗[J].中国肿瘤临床,2016,43(21):952-957.

[3] 李德志,孔德生,郝淑煜,等.2447例椎管内肿瘤的流行病学特点[J].中华神经外科杂志,2014,30(7):653-657.

[4] 刘东康,韩波,孔德生,等.颈胸段椎管内脂肪瘤分类及手术治疗[J].中华医学杂志,2014,94(19):1448-1451.

[5] 中国医师协会脑胶质瘤专业委员会,上海市抗癌协会神经肿瘤分会.中国中枢神经系统胶质瘤免疫和靶向治疗专家共识(第二版)[J].中华医学杂志,2020,100(43):3388-3396.

[6] Chang K W,Noh S H,Park J Y,et al. Retrospective study on accuracy of intraoperative frozen section biopsy in spinal tumors[J]. World Neurosurg,2019,129:e152-e157.

[7] Cheng L,Yao Q,Ma L,et al. Predictors of mortality in patients with primary spinal cord glioblastoma[J]. Eur Spine J,2020,29(12):3203-3213.

[8] Chittiboina P,Lonser R R. Von Hippel-Lindau disease[J]. Handb Clin Neurol,2015,132:139-156.

[9] Couzin-Frankel J. Breakthrough of the year 2013. Cancer immunotherapy[J]. Science,2013,342(6165):1432-1433.

[10] Das J M,Kesavapisharady K,Sadasivam S,et al. Microsurgical treatment of sporadic and von Hippel-Lindau disease associated spinal hemangioblastomas:a single-institution experience[J]. Asian Spine J,2017,11(4):548-555.

[11] Frantzen C,Kruizinga R C,van Asselt S J,et al. Pregnancy-related hemangioblastoma progression and complications in von Hippel-Lindau disease[J]. Neurology,2012,79(8):793-796.

[12] Graillon T,Rakotozanany P,Meyer M,et al. Intramedullary epidermoid cysts in adults:case report and updated literature review[J]. Neurochirurgie,2017,63(2):99-102.

[13] Hernández-Durán S,Bregy A,Shah A H,et al. Primary spinal cord glioblastoma multiforme treated with temozolomide[J]. J Clin Neurosci,2015,22(12):1877-1882.

[14] Jackson C M,Choi J,Lim M. Mechanisms of immunotherapy resistance:lessons from glioblastoma[J]. Nat Immunol,2019,20(9):1100-1109.

[15] Katsevman G A,Turner R C,Urhie O,et al. Utility of sodium fluorescein for achieving resection targets in glioblastoma:increased gross-or near-total resections and prolonged survival[J]. J Neurosurg,2019,132(3):914-920.

[16] Li T Y,Chu J S,Xu Y L,et al. Surgical strategies and outcomes of spinal ependymomas of different lengths:analysis of 210 patients:clinical article[J]. J Neurosurg Spine,2014,21(2):249-259.

[17] Lonser R R,Butman J A,Kiringoda R,et al. Pituitary stalk hemangioblastomas in von Hippel-Lindau disease[J]. J Neurosurg,2009,110(2):350-355.

[18] Lonser R R,Butman J A,Huntoon K,et al. Prospective natural history study of central nervous system hemangioblastomas in von Hippel-Lindau disease[J]. J Neurosurg,2014,120(5):1055-1062.

[19] Louis D N,Perry A,Reifenberger G,et al. The 2016 World Health Organization classification of tumors of the central nervous system:a summary[J]. Acta Neuropathol,2016,131(6):803-820.

［20］ Louis D N,Perry A,Wesseling P,et al. The 2021 WHO classification of tumors of the central nervous system:a summary[J]. Neuro Oncol,2021,23(8):1231-1251.

［21］ Milano M T,Johnson M D,Sul J,et al. Primary spinal cord glioma:a surveillance,epidemiology, and end results database study[J]. J Neurooncol,2010,98(1):83-92.

［22］ Neira J A, Ung T H, Sims J S, et al. Aggressive resection at the infiltrative margins of glioblastoma facilitated by intraoperative fluorescein guidance[J]. J Neurosurg,2017,127(1): 111-122.

［23］ Ostrom Q T,Patil N,Cioffi G,et al. CBTRUS statistical report:primary brain and other central nervous system tumors diagnosed in the United States in 2013-2017[J]. Neuro Oncol,2020,22 (12 Suppl 2):iv1-iv96.

［24］ Pan J,Ho A L,D'Astous M,et al. Image-guided stereotactic radiosurgery for treatment of spinal hemangioblastoma[J]. Neurosurg Focus,2017,42(1):E12.

［25］ Park C H,Lee C H,Hyun S J,et al. Surgical outcome of spinal cord hemangioblastomas[J]. J Korean Neurosurg Soc,2012,52(3):221-227.

［26］ Roberts D W,Olson J. Fluorescein guidance in glioblastoma resection[J]. N Engl J Med,2017, 376(18):e36.

［27］ Samartzis D,Gillis C C,Shih P,et al. Intramedullary spinal cord tumors:part Ⅰ—epidemiology, pathophysiology,and diagnosis[J]. Global Spine J,2015,5(5):425-435.

［28］ Shaw E G,Wang M,Coons S W,et al. Randomized trial of radiation therapy plus procarbazine, lomustine,and vincristine chemotherapy for supratentorial adult low-grade glioma:initial results of RTOG 9802[J]. J Clin Oncol,2012,30(25):3065-3070.

［29］ Shi W,Zhao B,Yao J,et a. Intramedullary spinal cord ganglioglioma presenting as hyperhidrosis: a rare case report and literature review[J]. World Neurosurg,2019,127:232-236.

［30］ Sîrbu O M,Chirteş A V,Mitricǎ M,et al. Spinal intramedullary epidermoid cyst:case report and updated literature review[J]. World Neurosurg,2020,139:39-50.

［31］ Stupp R,Hegi M E,Mason W P,et al. Effects of radiotherapy with concomitant and adjuvant temozolomide versus radiotherapy alone on survival in glioblastoma in a randomised phase Ⅲ study:5-year analysis of the EORTC-NCIC trial[J]. Lancet Oncol,2009,10(5):459-466.

［32］ Sun Z, Jing L, Fan Y, et al. Fluorescein-guided surgery for spinal gliomas:analysis of 220 consecutive cases[J]. Int Rev Neurobiol,2020,151:139-154.

［33］ Tobin M K,Geraghty J R,Engelhard H H,et al. Intramedullary spinal cord tumors:a review of current and future treatment strategies[J]. Neurosurg Focus,2015,39(2):E14.

［34］ Turan N,Halani S H,Baum G R,et al. Adult intramedullary teratoma of the spinal cord:a case report and review of literature[J]. World Neurosurg,2016,87:661. e23-661. e30.

［35］ van den Bent M J,Brandes A A,Taphoorn M J,et al. Adjuvant procarbazine,lomustine,and vincristine chemotherapy in newly diagnosed anaplastic oligodendroglioma:long-term follow-up of EORTC brain tumor group study 26951[J]. J Clin Oncol,2013,31(3):344-350.

［36］ Wind J J,Bakhtian K D,Sweet J A, et al. Long-term outcome after resection of brainstem hemangioblastomas in von Hippel-Lindau disease[J]. J Neurosurg,2011,114(5):1312-1318.

［37］ Ye D Y,Bakhtian K D,Asthagiri A R,et al. Effect of pregnancy on hemangioblastoma development and progression in von Hippel-Lindau disease[J]. J Neurosurg,2012,117(5): 818-824.

［38］ Zhao M,Shi B,Chen T,et al. Axial MR diffusion tensor imaging and tractography in clinical diagnosed and pathology confirmed cervical spinal cord astrocytoma[J]. J Neurol Sci,2017,375: 43-51.

第十五章　髓外硬膜下肿瘤

第一节　神经鞘瘤

一、概述

神经鞘瘤起源于施万细胞,属于神经源性肿瘤,作为最常见的髓外硬膜下原发性肿瘤,约占椎管内肿瘤的 29%。神经鞘瘤可发生于椎管内各个节段,以颈、胸段多见。多数位于髓外硬膜下,部分肿瘤可在硬膜内外或椎管内外沟通性生长。神经鞘瘤生长缓慢,多为良性,是具有完整包膜的囊实性肿瘤。约有 2.5% 的神经鞘瘤为恶性,其中约一半为神经纤维瘤病。临床上神经鞘瘤患者多在 20～50 岁之间,性别差异不明显,主要表现为对神经根及脊髓的压迫症状,且早期症状大多不明显,易被误诊为椎间盘突出或椎管狭窄。其症状与患者体位有一定关系,有助于早期鉴别诊断。

二、病理学

神经鞘瘤多为单发,一般以一根神经纤维为中心呈向心性生长,周围有完整的包膜,整体呈浅黄色圆形或卵圆形肿块,可见囊变及出血,坏死较为少见,通常不会出现浸润性生长。镜下可见包膜分三层:纤维层、神经组织层和移行组织层。可见施万细胞及成纤维细胞。在组织学层面上神经鞘瘤可以分为两种结构,一种为细胞密集区(Antoni A 区),细胞核排列与细胞的长轴垂直,似栅栏样;另一种为细胞疏松区(Antoni B 区),核小而间质丰富,细胞成分偏少。

三、临床表现

神经鞘瘤进展缓慢,早期症状不明显。神经鞘瘤造成的临床症状多数以压迫为主,不同部位的肿瘤造成的压迫范围和程度不同,但是大多以神经根性疼痛、感觉功能障碍、运动功能障碍为主,最常见以疼痛作为首发症状就诊。位于脊神经后根的肿瘤对感觉神经造成牵拉与刺激,引起患者出现相应节段的神经性功能障碍。疼痛性质多样,可为烧灼感、针刺感等,可放射至神经根支配部位。上颈段肿瘤多伴有颈项部不适,胸段肿瘤可引起颈、胸背部及上肢的感觉功能障碍,并伴有放射性疼痛。腰部肿瘤易误诊为腰椎退行性病变。

四、影像学检查

(一) CT 检查

CT 检查可见肿瘤一般为圆形或椭圆形的实质性肿块,密度较正常脊髓稍高,沿椎间孔生长的肿瘤可呈现特征性哑铃状,贯通于椎管内外,可见椎管的局部骨质受到破坏,椎间孔变大,脊髓受压。增强扫描可见肿瘤有不同程度的强化,囊变区不强化。

(二) MRI 检查

肿瘤大多呈圆形或椭圆形,少数肿瘤呈哑铃状或结节状生长。T1WI 一般呈低信号或等低信号,T2WI 呈高信号或等高信号,瘤内囊变则 T1WI 呈低信号、T2WI 呈高信号,且无明显强化。伴出血则 T1WI、T2WI 均呈高信号。Gd-DTPA 强化扫描后,多数肿瘤呈现均匀强化或环状、花边样强化,强化形态与肿瘤内囊变、液化和坏死等情况相关。

五、诊断和鉴别诊断

由于神经鞘瘤的良性性质,其起病往往较为缓慢,患者病程一般较长。随着肿瘤的逐渐增大,患者可能会因为肿瘤的占位效应而出现相应的临床症状,具体症状取决于肿瘤的位置、肿瘤与脊髓和神经根的关系。一般患者早期最常见的起病症状是较为明显的神经根性疼痛,同时伴有感觉异常,表现为进行性、自下而上的肢体麻木,还可能出现进行性肌力减退、肢体活动不利及括约肌功能障碍等。当存在脊髓半切综合征时,更应高度警惕神经鞘瘤可能。肿瘤部位所在节段通常存在皮肤感觉过敏区,因此临床详细的体格检查对于明确诊断很有必要,通常可大致确定肿瘤所在部位。

对于神经鞘瘤的辅助检查,通常认为影像学检查是最有价值的手段,特别是 MRI 检查为确诊神经鞘瘤的首选方法。神经鞘瘤在 T1WI 上通常呈髓外、类圆形、等于或低于脊髓的信号,而在 T2WI 上呈高信号。注射造影剂后,无囊变坏死的神经鞘瘤在 T1WI 上呈均匀强化,肿瘤若存在囊变坏死,则呈环形强化或不均匀强化。对于椎管内外沟通性生长的"哑铃状神经鞘瘤",X 线检查和 CT 平扫通常可见椎间孔扩大。脊膜瘤是需要与神经鞘瘤进行鉴别的肿瘤。脊膜瘤在 MRI 上通常可见"脑膜尾征",且在 CT 上往往可见钙化。术后病理可进一步明确诊断。

六、治疗

对于神经鞘瘤,手术治疗为首选的治疗手段,一经确诊即应尽早手术治疗。手术可解除肿瘤对脊髓的压迫,改善神经功能,避免因肿瘤压迫而导致脊髓的进一步损伤,进而改善患者的症状,提高患者的生活质量。由于神经鞘瘤对放化疗不敏感,因此手术全切肿瘤是唯一有效的治疗方法。

对于手术入路的选择,应根据肿瘤的具体位置及侵袭范围、生长方式等因素决定。由于绝大部分神经鞘瘤位于脊髓背侧或背外侧,因此经典后路入路应用较为广泛。若肿瘤瘤体完全位于椎管内部,则可行跨越肿瘤节段长度的后路全椎板切开术,必要时还需行小关节突切除术,以充分显露视野,暴露肿瘤。由于近年来微创技术的进步,后路半椎板切除术的优势逐渐凸显。其原因在于半椎板切除可保护对侧深部肌肉的完整性,减少术中创伤,减轻患者术后疼痛,保护椎板的连续性并保持脊柱的稳定性。然而,手术中首先需要考虑的始终是肿瘤的充分暴露;因此,半椎板切除术往往适用于肿瘤相对较小、生长位置偏向一侧的情况。当应用全椎板切除术、小关节突切除术破坏了脊柱后柱结构,影响到脊柱的稳定性时,建议予以内固定术或植骨融合术以保护脊柱的稳定性。

对于载瘤神经的处理,目前大部分研究主张切除已经瘤化的载瘤神经或与肿瘤粘连紧密无法分离的载瘤神经。很多研究指出离断载瘤神经后,未出现相关新发神经功能障碍,提示载瘤神经功能可能已丧失或由邻近的其他神经代偿。一般认为应以彻底切除肿瘤为首要原则。术中神经电生理监测是重要的辅助手段,可协助术者准确识别载瘤神经,判断载瘤神经是否具有功能,并避免误伤邻近的正常神经根。

七、预后

由于神经鞘瘤具有良性、生长缓慢的特点,手术完全切除肿瘤后复发率很低,绝大多数患者可达到治愈,预后良好。若手术未能全切肿瘤,肿瘤存在一定的复发风险。

八、典型病例

（一）病情简介

患者,女,55 岁。

主诉:突发恶心、呕吐、头晕 1 天。

现病史:患者 1 天前无明显诱因突然出现头晕、恶心、呕吐,呕吐物为胃内容物。

既往史:子宫肌瘤术后 1 年。

个人史:无特殊。

（二）专科体格检查

颈强 3 横指,感觉无异常,四肢肌力Ⅴ级,四肢腱反射活跃,巴宾斯基征(一)。

（三）影像学检查

术前颈椎 MRI 检查提示 C1~2 左侧椎管内占位性病变。

影像学表现:C1~2 左侧椎间孔区见"哑铃状"等高混杂 T2 信号肿物,大小约 29 mm×20 mm×22 mm,增强扫描呈明显不均匀强化,相应椎间孔扩大,病变累及脊髓左侧,相应节段脊髓略增粗。颈椎曲度直,序列可;C4~6 椎间隙变窄;部分椎体边缘骨质增生。C4~7 椎间盘轻度突出,相应水平硬膜囊前缘受压。椎管未见明显狭窄(图 15-1)。

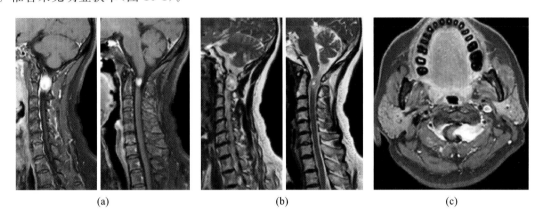

(a)	(b)	(c)

图 15-1　术前颈椎 MRI 检查结果

(a)(b)矢状位 T1 像(a)、T2 像(b)可见 C1~2 左侧椎间孔区"哑铃状"等高混杂信号肿物;(c)轴位 MRI 可见相应椎间孔扩大,病变累及脊髓左侧

（四）初步诊断

椎管内占位性病变(C1~2 左侧椎间孔,神经鞘瘤?)。

（五）手术决策和治疗过程

1. 手术指征

(1)患者临床表现为头疼、呕吐。

(2)体格检查提示颈强直,四肢腱反射活跃。

(3)MRI 检查提示肿瘤位于 C1~2 左侧椎间孔,相应椎间孔扩大,病变累及脊髓左侧,相应节段脊髓略增粗。考虑良性肿瘤可能性大。

2. 手术方案

(1)体位:右侧卧位,头架固定。

(2)手术入路:C1~2 后正中入路椎管内肿瘤切除术(图 15-2)。

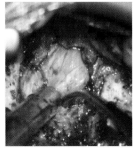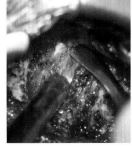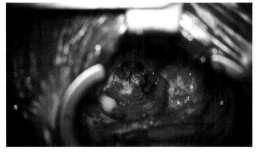

图 15-2　显微镜下 C1~2 后正中入路椎管内肿瘤切除术

（六）术后情况

四肢肌力Ⅴ级，肌张力、腱反射未见异常，双侧巴宾斯基征（－）。

（七）病理结果

（椎管内占位）梭形细胞肿瘤，可见细胞稀疏区与细胞密集区，肿瘤细胞轻度异型，间质散在厚壁小血管。

免疫组化染色结果：SOX10（＋）、S100（＋）、波形蛋白（＋）、MBP（－）、CD34（部分＋）、NF（－）、Ki-67（3％＋）。

综上，诊断为神经鞘瘤。

（八）术后影像学检查

检查结果见图15-3。

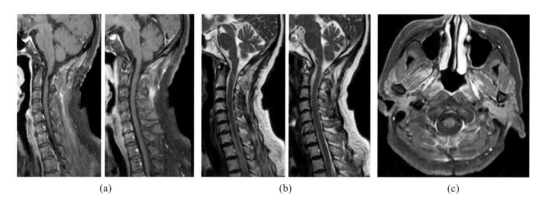

(a)   (b)   (c)

图 15-3   术后颈椎 MRI 检查可见肿瘤全切
（a）矢状位 T1 像；（b）矢状位 T2 像；（c）轴位像

（九）总结

C2 神经鞘瘤为最常见的神经鞘瘤，往往沿椎间孔向外生长，波及椎管内、外，肿瘤在生长过程中压迫邻近骨质，引起椎间孔扩大。因此，手术中通常可以不切除 C1 及其 C2 椎板骨质，沿肿瘤包膜分离逐步向外牵拉肿瘤，可以完整切除肿瘤。瘤周静脉丛出血通常凶险，双极电凝止血难以奏效，一般以明胶海绵小卷加棉片压迫，收效良好。术中减少使用锐形器械牵拉分离肿瘤，防止损伤椎动脉。对神经根进出硬膜处要仔细探查以防肿瘤残留于硬膜内，肿瘤切除后要严密缝合硬膜，防止脑脊液漏。神经鞘瘤手术预后良好。

（杨凯元　孟　哲　王贵怀）

第二节　脊　膜　瘤

一、概述

脊膜瘤被认为是一种起源于蛛网膜内皮细胞或硬脊膜纤维细胞的脊髓良性肿瘤，占所有原发性脊髓肿瘤的 25％ 以上，仅次于神经鞘瘤。好发年龄多在 50～70 岁之间，发病率存在一定的性别差异，女性患者多于男性患者。除此之外，脊膜瘤的好发位置也存在性别差异。女性患者脊膜瘤的常见发病部位多为胸椎后部、后外侧或外侧，约占 80％；其次为颈前区，约占 15％；腰骶部较为罕见。而男性患者中，约一半的脊膜瘤发现于胸椎区域，颈部区域次之，约占 40％。脊膜瘤病灶多为单发，少数患者为多发病灶。单纯多发病灶患者少见，多为神经纤维瘤病的一种表现形式，不伴有神经纤维瘤的多发性脊膜瘤罕见。

二、病理学

脊膜瘤常呈孤立性在椎管内部局限性生长，一般包膜完整，边界清楚，生长缓慢。通常情况下并不侵犯脊髓实质，肿瘤瘤体质地偏硬，会对脊髓产生压迫。大部分脊膜瘤局限于硬脊膜下，少部分病例可见肿瘤同时位于硬脊膜内外，部分罕见病例可见肿瘤单纯位于硬脊膜外或嵌入脊髓内。世界卫生组织（WHO）根据脊膜瘤的组织学差异，将脊膜瘤分为 WHO Ⅰ级、WHO Ⅱ级、WHO Ⅲ级 3 个级别。大部分脊膜瘤为 WHO Ⅰ级，主要包含砂粒型（最多见，在内皮型或成纤维细胞型脊膜瘤的组织学基础上，存在散在的砂粒小体）、内皮型（起源于蛛网膜内皮细胞）、成纤维细胞型（起源于硬脊膜的纤维细胞）等亚型。WHO Ⅱ级（主要包括透明细胞型和脊索型脊膜瘤）和 WHO Ⅲ级（间变性）的脊膜瘤较为罕见，同时其组织学生长特性使其具有局部复发和侵袭性的可能。

三、临床表现

大部分脊膜瘤呈相对良性生长，肿瘤生长速度缓慢，患者早期多无特异性症状，故大部分患者确诊时病史已较长，从出现症状到确诊进行手术治疗往往长达 1~2 年。然而脊膜瘤产生的早期症状与非肿瘤性的慢性退行性病变相比，并不具有特征性，主要为局部疼痛和脊髓压迫带来的慢性进展性神经功能障碍症状。肿瘤引起的局部疼痛症状往往要先于神经功能障碍出现。肿瘤导致的对脊髓的慢性进展性压迫持续损伤周围神经组织并影响其血液供应，造成缺血。位于颈段区域的肿瘤可导致颈枕部的不适和相应的肢体麻木，往往伴有乏力和神经根性疼痛，除此之外部分患者还可能有布朗-塞卡（Brown-Sequard）综合征相关表现。位于胸段脊髓区域的肿瘤会导致内脏疾病样症状，易被误诊为内脏疾病。

四、影像学检查

（一）CT 检查

肿瘤多为单发，多发少见。肿瘤主体呈实质性，瘤体通常较小，边界清晰，不会跨越多个节段。平扫可见脊髓外硬膜下有等密度或稍高密度的软组织肿块，瘤内可见钙化灶，但囊变少见。肿瘤侧可见蛛网膜下腔增宽，脊髓受压变细且向对侧移位。增强扫描后可见肿瘤呈中度均匀强化。少数肿瘤跨硬膜呈"哑铃状"生长，椎管和椎间孔可能扩大。

（二）MRI 检查

MRI 检查显示肿瘤多位于脊髓腹侧或背侧面，大多呈圆形或椭圆形病灶，肿瘤纵径普遍长于横径，脊髓可有受压变形，但脊髓水肿罕见。在偏肿瘤侧的水平头尾端的蛛网膜下腔可见增宽且对侧变窄，呈现"硬膜下"征。T1WI 大多呈低信号或等信号，少部分呈等低混杂信号，以等信号肿瘤多见。T2WI 中信号强度与肿瘤组织中水含量有关，多为等信号。Gd-DTPA 强化显影后，大部分脊膜瘤呈轻中度或明显均匀强化，少部分为不均匀强化，考虑可能与肿瘤内钙化或囊变有关。典型病例中肿瘤脊髓面可见明显强化带，瘤体附近的硬膜会增厚并且强化，呈现"硬脊膜尾"征，目前认为其内层为肿瘤组织的延续，外层是异常增厚的脊膜，可作为脊膜瘤影像学诊断的特征性表现之一，但并非独有征象。

五、诊断和鉴别诊断

（一）神经鞘瘤

神经鞘瘤是椎管内最常见的肿瘤，其肿瘤生长并无明显的性别差异及部位差异，可发生于椎管内的各个节段，可跨椎间孔生长，以颈部、胸部略多。影像学检查多见囊变，少有出血及钙化，部分跨椎间孔生长的肿瘤呈现特征性的"哑铃状"。整体信号强度高于脊膜瘤。MRI 增强像无"硬脊膜尾"征及肿瘤脊髓面重度强化带。

（二）淋巴瘤

通常发生于硬膜外，部分淋巴瘤病例 MRI 增强像会出现"硬脊膜尾"征。

（三）转移瘤

硬膜外另一常见肿瘤为转移瘤，可有原发部位的肿瘤作为诊断依据，且通常合并有椎体和附件骨质的破坏，周围轮廓不清。

六、治疗

（一）手术治疗

手术是对脊膜瘤进行完整切除的最佳治疗方式。对于生长位置位于脊髓背侧、侧方、前外侧和腹侧硬膜下的脊膜瘤，一般选择后正中入路直切口进行手术。分离肌肉、棘突和椎板，可行全椎板或半椎板切除，或椎板成形术和内固定术。必要时可向两侧扩大切除椎弓根，以充分暴露肿瘤，提供操作空间。打开硬膜后，可见脊膜瘤包膜完整，与周围组织边界清楚。对于位于腹侧的肿瘤，可划开蛛网膜后轻轻拉开脊髓暴露肿瘤。对肿瘤基底及附着点进行彻底烧灼，分块切除肿瘤，同时配合术中神经电生理监测，尽量减少对脊髓的干扰，避免对周围神经血管的损伤。当肿瘤包膜与脊髓发生严重粘连时，尽量采用锐性分离方法，避免强行牵拉造成脊髓的损伤。

肿瘤位于颈椎腹侧或腹外侧时，也可考虑行颈椎前路椎体切除术，在肿瘤切除后可考虑进一步行植骨椎间融合维持椎体的稳定性。对部分位于硬膜内外呈哑铃状生长的肿瘤，应当充分暴露肿瘤，可先在椎间孔处对峡部肿瘤进行切除，从而扩大操作空间，然后对硬膜内的脊膜瘤进行切除，最后切除椎管外的肿瘤，以减少对脊髓的损伤。

微创显微外科技术也可应用于脊膜瘤的治疗中，相较于传统开放手术，微创显微外科手术对脊柱和椎旁等正常组织损伤更小，有利于患者术后早期快速康复。

（二）其他治疗

对于手术难以切除肿瘤、身体功能等一般状况不耐受手术打击的患者，可考虑行放射治疗。对于肿瘤次全切除或术后复发的患者，放射治疗也可作为辅助治疗。虽然对于放射治疗脊膜瘤尚未达成统一意见，但越来越多的学者认为对脊膜瘤进行放射治疗可以延长患者的中位生存期或减少肿瘤的复发。

有学者尝试应用羟基脲等药物对脊膜瘤进行治疗，但药物治疗的整体效果目前尚未得到普遍认可。

七、围手术期处理

肿瘤边界清楚，并不侵犯脊髓内部，故大多数脊膜瘤切除术后的围手术期并发症多与术中对脊髓的操作相关。脊膜瘤整体切除手术死亡率低，术后神经功能恢复较好，中枢神经系统感染和脑脊液漏等并发症发生率偏低。

八、后续治疗和注意事项

脊膜瘤患者术后复发率低，神经功能大多恢复良好。对于高级别脊膜瘤或神经功能受损严重患者，需要定期门诊复查，术后坚持规范的神经功能康复锻炼。对于未对肿瘤进行全切除的患者，需继续辅以放射治疗进行巩固治疗。

九、预后

脊膜瘤对周围正常神经组织伤害较小，术前神经功能障碍的患者在术后基本都可以获得改善，仅有少数患者在脊膜瘤切除术后会出现严重的神经功能障碍，且大多为暂时性神经功能恶化，经过康复治疗通常半年内会逐渐恢复，考虑可能为继发性的水肿所致。总体而言，脊膜瘤呈良性生长，肿瘤复发率偏低，患者预后整体较好。国外学者针对影响术后神经功能障碍的因素进行分析发现，病理类型为砂粒型脊膜瘤、WHO Ⅱ级或以上、肿瘤位置在前侧为术后患者神经功能恶化的危险因素。患者年龄小于60岁，肿瘤位于C4水平以下、肿瘤在后侧或外侧与术后良好的预后有关。

十、典型病例

（一）病情简介

患者，女，33 岁。

主诉：右侧背痛 6 个月，双下肢感觉减退伴无力进行性加重 3 个月余。

现病史：患者 6 个月前无明显诱因出现右侧背部疼痛，VAS 6～7 分，影响睡眠，长时间平躺时明显，站立及活动时有所缓解，因在妊娠状态，未予特殊处理。3 个月前患者洗澡时发现腹部及以下感觉减退，对水温感知下降，同时逐渐出现双下肢无力，右侧为著，逐渐加重，伴步态不稳，偶有跌倒，蹲下时无法自行站起，否认大小便功能障碍。

既往史：体健。

（二）专科体格检查

双上肢肌力 Ⅴ 级，双下肢肌力 Ⅳ 级，肌张力及腱反射未见异常，T8 平面及以下痛温觉减退，触觉大致正常。

（三）影像学检查

检查结果见图 15-4。

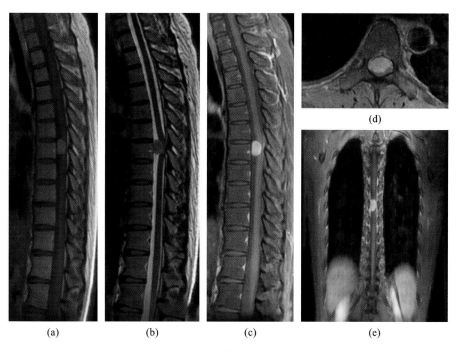

(a)　　　　(b)　　　　(c)　　　　(e)

图 15-4　术前胸椎 MRI 检查结果

(a)(b)平扫显示椭圆形稍长 T1(a)短 T2(b)信号，边界清，约 16 mm×12 mm；(c)增强扫描示明显强化，邻近脊髓受压移位；(d)轴位可见肿瘤位于 T7 水平椎管内偏右前方；(e)冠状位示肿瘤位于 T7 水平

（四）初步诊断

脊髓占位性病变（脊髓胸段～T7，脊膜瘤？）。

（五）手术决策和治疗过程

1. 手术指征

（1）右侧背痛 6 个月，双下肢感觉减退伴无力进行性加重 3 个月余。

（2）体格检查提示感觉减退、肌力下降、病理征阳性。

（3）MRI 检查提示 T7 水平椎管内偏右前方髓外硬膜下占位性病变，占位效应明显，正常脊髓受压。

考虑脊膜瘤可能性大。

2. 手术方案

（1）体位：俯卧位。

（2）手术入路：后正中入路椎板切开复位成形＋脊膜瘤切除术（图 15-5）。

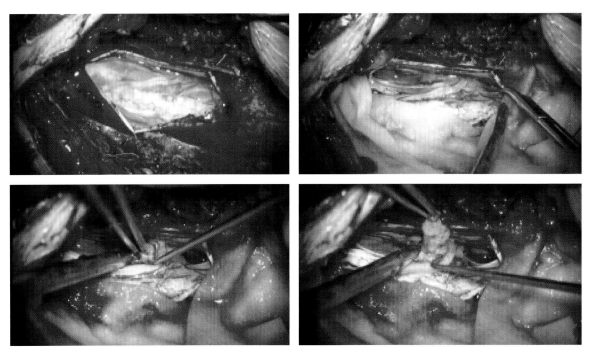

图 15-5　显微镜下后正中入路椎板切开复位成形＋脊膜瘤切除术

（六）术后情况

术后 1 周患者可下床站立、行走，偶有背部不适，四肢肌力Ⅴ级，双侧巴宾斯基征（－）。

（七）病理结果

（脊膜瘤）肿瘤细胞密集，上皮样，排列呈漩涡样，伴砂粒小体形成，周围纤维组织增生。

免疫组化染色结果：波形蛋白（＋）、EMA（＋）、SSTR2（＋）、PR（＋）、S100（＋）、GFAP（－）、P53（－）、Ki-67（7%）。

综上，诊断为脊膜瘤，WHOⅠ级。局灶生长活跃。

（八）术后影像学检查

术后 1 周 MRI 检查结果见图 15-6。

（九）随访情况

术后 18 个月，患者步行至门诊就诊，无特殊不适，神清语利，四肢肌力Ⅴ级。影像学检查结果见图 15-7。

（十）总结

脊膜瘤是常见的髓外肿瘤，好发于胸椎水平，以中老年女性多见。临床上早期无特异性症状，随着肿瘤增大，对脊髓压迫严重，逐渐出现肢体麻木、无力，肿瘤对神经根刺激严重时也会出现局部疼痛。绝大多数肿瘤生长在脊髓腹侧或侧方，少数在背侧，手术治疗时力求全切除肿瘤，对肿瘤基底处硬膜进行充分处理是防止肿瘤复发的关键，对基底处邻近的异常硬膜应扩大切除。总体来说，脊膜瘤术后预后良好，但有一定的复发率，因此，术后应坚持长期随访。

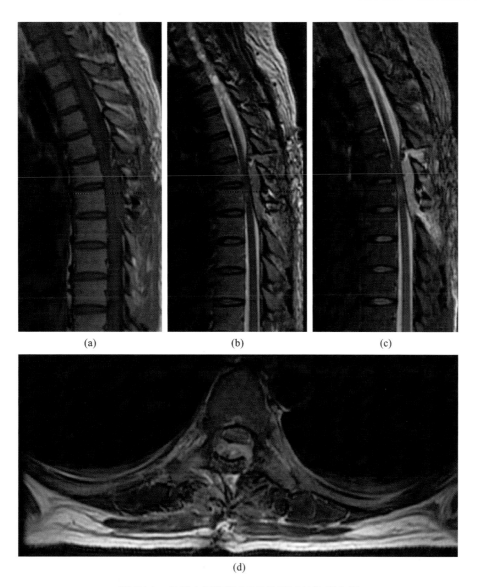

(a)　　　　　　　　(b)　　　　　　　　(c)

(d)

图 15-6　术后 1 周胸椎 MRI 检查可见肿瘤全切

（a）T1 像；（b）T2 像；（c）压脂像；（d）轴位像

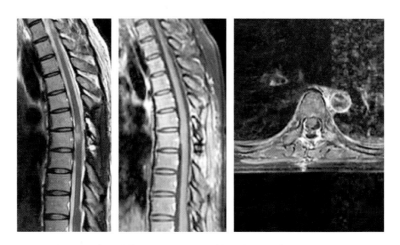

图 15-7　术后 18 个月胸椎 MRI 矢状位及轴位像显示肿瘤全切，未见明确复发

（孟　哲　王贵怀）

第三节　肠源性囊肿

一、概述

肠源性囊肿(enterogenous cyst,EC),又称神经肠源性囊肿(neurenteric cyst,NEC),是胚胎早期发育异常所致的一种中枢神经系统罕见的先天性良性病变,占全部椎管内肿瘤的 0.7%~1.3%。一般认为肠源性囊肿是由胚胎发育过程中胚胎脊索板和内胚层的发育异常导致原始内胚层原肠组织残余、异位所形成。最早可追溯至 1934 年,Puusepp 首次对其进行了报道,并将其命名为肠囊肿、内胚层囊肿、胃肠源性囊肿、胃细胞瘤、肠腺瘤及肠系膜上囊肿。1958 年,Harriman 首次提出了"肠源性囊肿"这一命名。中枢神经系统肠源性囊肿好发于椎管内,椎管内肠源性囊肿(intraspinal enterogenous cyst,ISEC)占全部中枢神经系统肠源性囊肿的 80% 以上;手术完全切除后预后良好。

二、病理学

1993 年 WHO 对肠源性囊肿的定义为"一种内壁衬以类似胃肠道黏膜上皮,且可以分泌黏液蛋白的囊肿"。然而研究发现,构成囊肿内壁的上皮组织不仅仅可能为胃肠道黏膜上皮,还有可能为呼吸道上皮等。因此,肠源性囊肿可根据其组织学特征进行分类,主要可分为三种类型:A 型囊肿的内壁单纯由假复层立方状上皮或柱状上皮构成,基底膜上或可伴有纤毛;B 型囊肿内壁的组成除 A 型的成分外,还可包括黏液腺、浆膜腺、平滑肌、脂肪、软骨、骨、弹性纤维、淋巴组织、黑色素或神经节;C 型囊肿的内壁组成除上述两型之外,还可包括室管膜或神经胶质组织。在这三种类型中,以 A 型居多,占 80% 以上。免疫组化染色结果可见癌胚抗原和上皮膜抗原均为阳性。

肉眼往往可见肿物为囊实性,表面可见包膜;内部偶可见分隔。根据囊肿壁上皮细胞分泌蛋白质种类的不同,囊液的性质也会有很大区别:囊液可为无色或淡黄色透明液体,也可为乳白色、黄色黏稠状或胶冻样液体;若囊腔内存在陈旧性出血,囊液则可能为咖啡色或黑色米汤样液体。

三、临床表现

椎管内肠源性囊肿可发生于任何年龄段,但通常于 40 岁前发病,其中男性患者略多于女性患者,发病率约为女性的 1.5 倍。由于肠源性囊肿在椎管内生长较为缓慢,患者往往会出现渐进性的脊髓压迫症状,如上肢或下肢无力、疼痛、皮肤感觉异常、大小便功能障碍等。患者症状还有可能出现间歇性加重,这可能是因为囊肿周期性破裂导致囊液溢出进入蛛网膜下腔引起无菌性炎症。椎管内肠源性囊肿往往伴发脊柱畸形,其中 40% 以上合并脊柱发育异常或消化道、呼吸道发育异常。

四、影像学检查

椎管内肠源性囊肿常见于颈椎、颅颈交界区及胸椎,且常位于脊髓腹侧;少数椎管内肠源性囊肿可位于脊髓背侧、髓内或硬膜外。MRI 检查是首选的影像学检查方法。肠源性囊肿在 MRI 上通常表现为非强化的圆形、类圆形囊性肿物,边界较为清晰,长度通常小于 3 个椎体。MRI 检查可见特征性的"脊髓嵌入"征,即在轴位或矢状位图像上囊肿可部分"镶嵌"在脊髓中。T1WI 呈等、低信号,T2WI 呈等、高信号,但具体信号强度与囊肿内容物的成分有关。Hayashi 等认为,当囊肿内蛋白质浓度低于 10000 mg/dL 时,T1WI 呈低信号、T2WI 呈高信号;蛋白质浓度在 10000~17000 mg/dL 范围内时,T1WI 和 T2WI 均呈高信号;蛋白质浓度高于 17000 mg/dL 时,T1WI 呈高信号、T2WI 呈低信号。MRI 增强扫描可见多数肠源性囊肿无明显强化,少数囊肿部分囊壁区域不均匀强化,可能与部分囊壁存在炎症有关。

五、诊断和鉴别诊断

典型的椎管内肠源性囊肿好发于下颈椎和颅颈交界区的脊髓腹侧,发病年龄多在 40 岁之前,且常合并其他脊柱或肠道、呼吸道先天性发育畸形;结合患者术前影像学检查(CT、MRI 等)及病史,或可做出正确诊断。然而,部分囊肿不典型,因此术前误诊率仍然很高,最终病理诊断仍是确诊的主要手段。肠源性囊肿应注意与以下疾病鉴别。

1. 蛛网膜囊肿 椎管内蛛网膜囊肿好发于中年,且多位于腰骶段区域,边界清楚,在 MRI 上呈与脑脊液一致的均匀信号。

2. 脂肪瘤 可发生于椎管内的各个位置,在 MRI 压脂像上其信号可被显著抑制,而肠源性囊肿的 MRI 信号强度在压脂像上不会被抑制。

3. 胚胎性肿瘤 好发于腰骶段,表皮样囊肿可出现"沿缝隙生长"的特征性表现;皮样囊肿病理学检查可见脂肪组织,畸胎瘤内可见多胚层结构,如毛发、骨组织等。

六、治疗

手术切除是椎管内肠源性囊肿的主要治疗方法。对于绝大多数囊肿而言,手术全切除囊肿壁是有望实现根治的唯一手段。手术全切除囊肿壁后可实现治愈,而部分切除可能会导致复发。常用的手术入路包括前路入路、后路入路及后外侧入路。由于肠源性囊肿通常位于脊髓腹侧,前路入路更有助于充分暴露囊肿,进而实现全切。然而前路入路邻近血管、神经众多,术后形成血肿或脑脊液漏的风险较大,且往往需要椎体融合。后路入路风险较小,然而由于囊肿通常位于脊髓腹侧,后路手术术中往往需要切断齿状韧带并牵拉脊髓以暴露囊肿,而术中对于脊髓的牵拉有可能导致永久性损害。有文献报道,采用后外侧入路在更有助于暴露视野的同时可减少手术创伤和并发症。放化疗等辅助治疗方式并不推荐。

七、预后

影响肠源性囊肿预后的最主要因素是囊肿壁的切除程度。全切除后可实现治愈,预后良好。若未能全切除囊肿壁或位于髓内的囊肿,则部分患者术后可能复发,预后不良。

八、典型病例

(一)病情简介

患儿,男,10 岁。因"发现颈椎管内占位 2 年,四肢无力 1 周"入院。

现病史:患儿 2 年前因"C2~3 平面椎管内脊髓腹侧面占位"于当地医院行手术治疗,术后病理提示肠源性囊肿。后患儿分别于 1 年前、8 个月前因囊肿复发于当地医院再次行手术治疗。1 周前患儿突然出现四肢无力,大小便困难。

既往史:既往手术时有输血史。

(二)专科体格检查

双上肢肌力Ⅲ级,双下肢肌力Ⅳ级。双上肢肌张力下降,双下肢肌张力增高(屈肌为主)。膝腱反射亢进,踝阵挛阳性。双侧深、浅感觉配合差,右侧浅感觉减退明显,双下肢深感觉减退。双侧巴宾斯基征(+)。

(三)影像学检查

检查结果见图 15-8。

(四)手术决策和治疗过程

1. 手术指征 既往多次颈椎后路手术,症状仍有进展,影像学检查显示病变复发,占位效应明显,颈椎后凸畸形。

2. 手术方案

(1)体位:俯卧位,颈椎中立位,头架固定。

(2)手术入路:后正中原切口入路椎管内囊切除+引流管拔除+颈椎侧块内固定矫形术(图 15-9)。

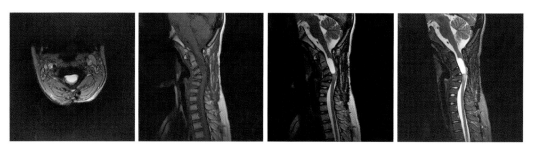

图 15-8　术前颈椎 MRI 检查结果

注:可见髓外长椭圆形异常信号影,脊髓受压后移,病灶边界清晰,其下缘见脊髓水肿改变。病灶后缘椎板缺如,见两条引流管影。

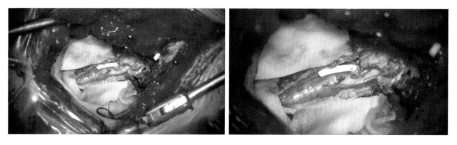

图 15-9　显微镜下后正中原切口入路椎管内囊肿切除＋引流管拔除术

（五）术后情况

出院时患儿颈部手术切口愈合良好,双上肢肌力Ⅳ级,肌张力不高,双手握力较术前增加,精细活动稍差,双下肢肌张力略高,肌力Ⅴ级。双侧巴宾斯基征(＋)。

（六）病理结果

肠源性囊肿。

（七）术后影像学检查

检查结果见图 15-10。

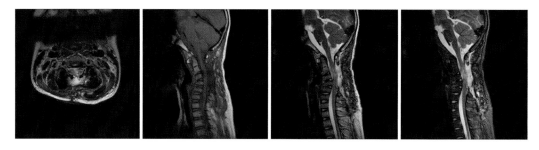

图 15-10　术后颈椎 MRI 检查可见肿物全切除

（八）总结

椎管内肠源性囊肿系先天性病变,好发于颈胸脊髓腹侧面,囊肿内充满黏性液体,呈膨胀性生长,压迫脊髓导致神经功能受损。手术入路与体位选择对病变切除程度有较大影响。术中要利用牵引齿状韧带、穿刺抽吸部分囊液减压、旋转手术床等技巧,充分暴露脊髓腹侧病变,力求最大限度地切除病变。对腹侧面囊壁出血电凝时要防止伤及脊髓前动脉。该病变难以全切除,易复发,对于已经产生脊柱畸形的复发患者应考虑行内固定矫形术。

（杨凯元　王贵怀）

参 考 文 献

[1] 林国中,王振宇,谢京城,等.半椎板入路显微手术治疗颈椎椎管内肿瘤[J].中国临床神经外科杂志,2010,15(7):390-392.

[2] 乔广宇,张远征,周定标,等.椎管内肠源性囊肿的诊治[J].第三军医大学学报,2005,27(8):786-788.

[3] 张守祥,王扬美,袁先厚,等.儿童椎管内肠源性囊肿(附五例报告)[J].中华神经医学杂志,2005,4(6):620-621.

[4] Albanese V,Platania N. Spinal intradural extramedullary tumors. Personal experience[J]. J Neurosurg Sci,2002,46(1):18-24.

[5] Asazuma T,Toyama Y,Maruiwa H,et al. Surgical strategy for cervical dumbbell tumors based on a three-dimensional classification[J]. Spine(Phila Pa 1976),2004,29(1):E10-E14.

[6] Bates J E,Choi G,Milano M T. Myxopapillary ependymoma:a SEER analysis of epidemiology and outcomes[J]. J Neurooncol,2016,129(2):251-258.

[7] Choi D Y,Lee H J,Shin M H,et al. Solitary cervical neurenteric cyst in an adolescent patient[J]. J Korean Neurosurg Soc,2015,57(2):135-139.

[8] Conti P,Pansini G,Mouchaty H,et al. Spinal neurinomas:retrospective analysis and long-term outcome of 179 consecutively operated cases and review of the literature[J]. Surg Neurol,2004,61(1):34-43.

[9] Diaz-Aguilar D,Niu T,Terterov S,et al. Neurenteric cyst of the conus medullaris[J]. Surg Neurol Int,2018,9:33.

[10] Gilard V,Goia A,Ferracci F X,et al. Spinal meningioma and factors predictive of post-operative deterioration[J]. J Neurooncol,2018,140(1):49-54.

[11] Jinnai T,Koyama T. Clinical characteristics of spinal nerve sheath tumors:analysis of 149 cases[J]. Neurosurgery,2005,56(3):510-515.

[12] Lenzi J,Anichini G,Landi A,et al. Spinal nerves schwannomas:experience on 367 cases-historic overview on how clinical,radiological,and surgical practices have changed over a course of 60 years[J]. Neurol Res Int,2017,2017:3568359.

[13] Patel S K,Liu J K. Staged bilateral far-lateral approach for bilateral cervicomedullary junction neurenteric cysts in a 10-year-old girl[J]. J Neurosurg Pediatr,2013,12(3):274-280.

[14] Rho Y J,Rhim S C,Kang J K. Is intraoperative neurophysiological monitoring valuable predicting postoperative neurological recovery? [J]. Spinal Cord,2016,54(12):1121-1126.

[15] Rotondo M,D'Avanzo R,Natale M,et al. Intramedullary neurenteric cysts of the spine. Report of three cases[J]. J Neurosurg Spine,2005,2(3):372-376.

[16] Ruggeri A G,Fazzolari B,Colistra D,et al. Calcified spinal meningiomas[J]. World Neurosurg,2017,102:406-412.

[17] Safaee M,Parsa A T,Barbaro N M,et al. Association of tumor location,extent of resection,and neurofibromatosis status with clinical outcomes for 221 spinal nerve sheath tumors[J]. Neurosurg Focus,2015,39(2):E5.

[18] Savage J J,Casey J N,McNeill I T,et al. Neurenteric cysts of the spine[J]. J Craniovertebr Junction Spine,2010,1(1):58-63.

[19] Sayagués J M,Tabernero M D,Maíllo A,et al. Microarray-based analysis of spinal versus intracranial meningiomas:different clinical,biological,and genetic characteristics associated with

distinct patterns of gene expression[J]. J Neuropathol Exp Neurol,2006,65(5):445-454.

[20]   Schaller B. Spinal meningioma:relationship between histological subtypes and surgical outcome? [J]. J Neurooncol,2005,75(2):157-161.

[21]   Sowash M,Barzilai O,Kahn S,et al. Clinical outcomes following resection of giant spinal schwannomas:a case series of 32 patients[J]. J Neurosurg Spine,2017,26(4):494-500.

[22]   Traul D E,Shaffrey M E,Schiff D. Part Ⅰ:spinal-cord neoplasms-intradural neoplasms[J]. Lancet Oncol,2007,8(1):35-45.

[23]   Vaishya S,Ramesh T. Spontaneous relapsing and recurring large multiloculated posterior fossa enteric cyst[J]. Acta Neurochir,2006,148(9):985-988.

[24]   Weng J C,Zhang Z F,Li D,et al. Therapeutic strategies and prognostic factors based on 121 spinal neurenteric cysts[J]. Neurosurgery,2020,86(4):548-556.

[25]   Yang T,Wu L,Fang J,et al. Clinical presentation and surgical outcomes of intramedullary neurenteric cysts[J]. J Neurosurg Spine,2015,23(1):99-110.

第十六章　椎管内外沟通性肿瘤

一、概述

椎管内外沟通性肿瘤起源于椎间孔附近,可同时向椎管内及椎管外生长,累及硬膜下、硬膜外以及椎旁区域。其横跨椎间孔内外,形成独特的"哑铃状"外观,因此通常被称为哑铃形肿瘤。该肿瘤可侵犯或压迫脊髓及神经根从而引起神经功能障碍,当侵犯脊柱骨质时还可能破坏脊柱的稳定性。

哑铃形肿瘤以颈段最为多见,胸腰段次之。病理类型以神经源性肿瘤最多见,如神经鞘瘤和神经纤维瘤;2 岁以下患儿的肿瘤常见神经母细胞瘤,来源于肾上腺或腹膜后的副神经节组织;其他病理类型包括血管源性肿瘤、脊膜瘤、转移瘤等。

二、分型

1941 年,Eden 根据哑铃形肿瘤的 X 线表现将其分为以下 4 型。

Ⅰ型:累及硬脊膜内外。

Ⅱ型:累及硬脊膜内外及椎旁。

Ⅲ型:累及硬脊膜外及椎旁。

Ⅳ型:累及椎间孔及椎旁。

近年来,随着 CT、MRI 等影像学评估方法的普及和哑铃形肿瘤手术方法的丰富,Eden 分型在临床实践中逐步展现出局限性,因此,逐渐发展出其他临床分型,如我国学者提出的 PUTH 分型及四川大学华西医院提出的针对颈段哑铃形肿瘤的分型。

2009 年北京大学第三医院提出的 PUTH 分型如下:根据肿瘤横断面影像做 2 条轴线:一条为正中矢状轴,另一条为沿神经根走行的神经轴;根据肿瘤与骨性椎管的关系沿正中矢状轴从背侧向腹侧分为 5 个区域(Ⅰ~Ⅴ),沿神经轴分为 4 个区域(A~D),根据分区情况将肿瘤分为 7 型,如图 16-1 所示。

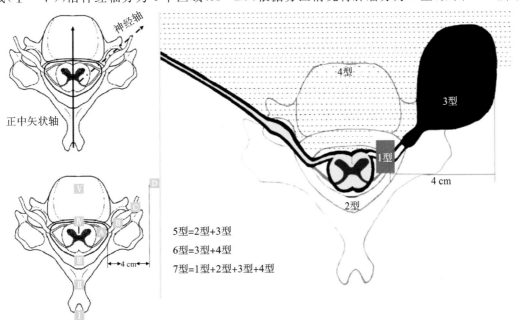

图 16-1　PUTH 分型示意图

四川大学华西医院针对颈段哑铃形肿瘤提出如下分型（Ⅰ～Ⅳ型）。

Ⅰ型，椎管内为主型：肿瘤主体位于椎管内，并经椎间孔向外突出，但椎管外肿瘤未超过横突外侧缘。

Ⅱ型，椎管外为主型：肿瘤主体位于椎管外，并经椎间孔向椎管内突入，但椎管内肿瘤未超过椎管管腔的1/2，且位于硬脊膜外。

Ⅲ型，椎管内外无骨质破坏型：椎管内肿瘤超过椎管管腔的1/2或位于硬脊膜下，并经椎间孔向椎管外突出，且椎管外肿瘤超过横突外侧缘，但不伴有椎管骨质破坏。

Ⅳ型，椎管内外伴骨质破坏型：椎管内肿瘤超过椎管管腔的1/2或位于硬脊膜下，并经椎间孔向椎管外突出，且椎管外肿瘤超过横突外侧缘，同时伴有椎管骨质破坏。

同时，四川大学华西医院指出对Ⅰ型肿瘤手术多采取颈后正中入路，Ⅱ型采取颈侧方入路，Ⅲ型采取颈侧方或颈侧方及后正中联合入路，Ⅳ型采取颈远外侧入路。

三、鉴别诊断

哑铃形肿瘤多为良性，但仍存在一些恶性病理类型，因此，早期诊断和治疗对哑铃形肿瘤非常关键。此外，一些非肿瘤性疾病也可能表现为"哑铃状"形态，也需注意鉴别。

（一）周围神经鞘瘤

周围神经鞘瘤（peripheral nerve sheath tumor，PNST）包括良性的神经纤维瘤、神经鞘瘤，以及恶性PNST。恶性PNST也被称为恶性神经鞘瘤、神经源性肉瘤或神经纤维肉瘤。大多数恶性PNST是由丛状神经纤维瘤的恶性转化引起的。约50%的恶性PNST与NF-1相关，但只有5%的NF-1患者会发生恶性PNST。

神经纤维瘤的CT表现为较肌肉密度低的肿块，增强CT可见均匀增强，可由于骨发育不良或由神经纤维瘤累及骨质造成特征性的肋骨异常。MRI表现为T1像低信号，T2像可为均匀的高信号，也可见特征性的中央低信号区，增强扫描可见明显强化。哑铃状的脊神经根神经纤维瘤可能扩大椎间孔并侵蚀椎弓根。

神经鞘瘤的影像学表现与神经纤维瘤相似，影像学检查也可见梭形（哑铃状肿块）、分裂脂肪征（脂肪边缘）和靶征，因此二者很难区分。某些特征有助于区分这两种病变，如当起源的神经可以被识别时，神经鞘瘤相对神经呈偏心性生长，而神经纤维瘤呈中心性生长。

恶性PNST通过影像学检查很难鉴别，但有一些征象提示恶性肿瘤，如异质性肿瘤、大于5 cm、边界不清、显著的血管增生或强化、快速生长、T2WI上缺乏靶征。此外，钙化更常见于恶性病变。

（二）骨孤立性浆细胞瘤

骨孤立性浆细胞瘤（solitary plasmacytoma of bone，SPB）是一种较为罕见的肿瘤，椎体因富含红骨髓，是SPB最常见的累及部位。在大多数椎体受累的病例中，椎弓根和后部都受累，偶可见病变侵入椎间孔。SPB的MRI信号较为多变，轴位像显示椎体扩张性病变是SPB的特征性征象。MRI可用于明确SPB与相关骨折的位置、大小和局部压缩效应。SPB与原发性骨或转移性肿瘤等其他椎体受累病变的鉴别并不容易，通常需要进行活检以确定诊断。

（三）脊索瘤

脊索瘤常发生在骶尾骨区或斜坡区，其他椎体较为少见。脊索瘤的特征是含有高度空泡化的细胞和黏液样细胞间基质，它们通常生长缓慢，但具有局部侵袭性，伴有破坏性骨质改变和周围软组织的侵犯。晚期病变表现为椎体破坏伴软组织侵袭。神经孔增大、钙化沉积、血管炎性坏死在脊索瘤中很常见。脊索瘤经常导致主要血管结构移位，但包裹椎动脉的情况较为罕见。在MRI中，脊索瘤在T1WI上呈低信号或等信号，在T2WI上呈高信号，70%的脊索瘤可在T2WI上看到肿瘤内低信号的间隔，增强扫描可见中等至显著的不均匀强化。脊索瘤发生在胸椎非常罕见，后纵隔肿块伴骨受累时需与骨肉瘤、软骨肉瘤、转移瘤、淋巴瘤、感染等鉴别。

（四）肺上沟瘤（Pancoast 肿瘤）

位于肺尖的 Pancoast 肿瘤有侵犯肋骨、脊柱、臂丛和颈下交感神经节的倾向。胸膜侵犯和椎间孔增宽较为少见。MRI 检查可以很好地显示肿瘤与臂丛和锁骨下血管的关系，并显示肺尖的胸膜外脂肪。T1WI 显示肿瘤呈等信号，与周围脂肪的高信号形成对比，能够更好地显示胸壁侵犯以及邻近血管、臂丛和脊柱结构。

（五）非肿瘤性病变

需要与哑铃形肿瘤相鉴别的非肿瘤性病变包括脊柱结核、脊柱包虫病、动脉瘤性骨囊肿、孔内滑膜囊肿、外伤性假性脑膜膨出、硬膜外蛛网膜囊肿、椎动脉扭转等。

四、治疗选择

大部分哑铃形肿瘤为良性肿瘤，手术全切后可治愈，因此手术是哑铃形肿瘤治疗的核心。若能通过联合入路手术做到全切，应当争取一期手术完全切除肿瘤。一期手术全切不仅可减少患者的痛苦，也避免了分期手术时局部瘢痕形成及组织粘连严重导致的肿瘤残余和复发。后正中-半椎板入路是哑铃形肿瘤常用的手术方式。后路手术更好地显露了肿瘤与脊髓的关系，半椎板入路最大限度地减少了对椎管骨质和关节结构的破坏，在切除肿瘤的同时尽量减少了对脊柱稳定性的影响，从而避免了椎板复位或椎弓根内固定术，减少了手术创伤，节约了手术时间，也降低了经济成本。

在大部分半椎板入路手术中，为了获得更好的暴露和操作范围，扩大椎间孔在所难免。椎间孔扩大的程度需要根据肿瘤扩展的方向及与椎间孔的相对关系来确定，扩大椎间孔可能需同时切除上、下方半椎板，也可能只需切除上方或下方半椎板。为了减少对脊柱稳定性的破坏，在切除半椎板的过程中尽量避免损伤关节突关节。如果椎旁肿瘤体积较大，也可先通过瘤内减压暴露肿瘤边界，再分离肿瘤包膜，最后切除肿瘤。

对于主体位于颈部、胸腔或腹腔的哑铃形肿瘤可以选择经颈部或经胸腔的前侧方半椎板入路。采用经前侧方半椎板入路时，一般需先切除椎间孔外的大部分瘤体，再进行半椎板入路切除椎管内的部分。在切除位于颈段的哑铃形肿瘤时，显露和切除半椎板的过程中要注意椎动脉的定位和保护。术前 MRI 或者 CTA 检查可以帮助术者明确椎动脉与肿瘤的关系，多数情况下，肿瘤的生长特点决定了椎动脉是被推挤而非被包绕。术中尽量减少使用锐性器械牵拉分离肿瘤，防止损伤椎动脉。切除胸段肿瘤时，胸腔镜手术与半椎板入路的联合具有创伤小、术后肋间神经痛及肺部并发症少等优点。

因绝大多数哑铃形肿瘤是神经鞘瘤，手术时对肿瘤对应的起源神经的保护尤为重要。如果是神经纤维瘤，其起源神经已经完全瘤化，若肿瘤起源于尚未形成臂丛主干的某一根神经，那该神经是可以切除的。切断神经会导致部分神经功能障碍，大部分情况下，因为肿瘤的慢性发展进程使该神经的功能被其他神经部分代偿，术后的康复训练可以促进这种功能代偿的形成，因此手术造成的神经功能缺失通常可以恢复。若出现瘤周静脉丛出血，通常极为凶险，且双极电凝止血难以奏效，可使用明胶海绵小卷加棉片压迫，辅以小电流双极电凝。为了避免术后脑脊液漏造成的胸腔积液、腹腔积液、低颅内压等，对于术中有硬膜切开的情况，应仔细缝合修补硬膜，可用人工硬膜、自体筋膜、肌肉等作为修补材料，避免术后出现脑脊液漏。

此外，若术中不能全切肿瘤，则残余肿瘤仍有复发可能，因此，肿瘤的全切对于降低复发率尤为重要。

对于无法一期手术切除的巨大的哑铃形肿瘤，分期手术也不失为一种选择。可根据脊髓压迫症状是否明显来制订分期手术方案：对于脊髓压迫症状明显的患者，可由神经外科医生经后正中半椎板入路切除椎管内和椎间孔内肿瘤，否则则由胸部或腹部外科医生先切除椎管外肿瘤。但是，分期手术需警惕第一次手术后围手术期可能出现的残余肿瘤出血，且出血可能造成脊髓的进一步压迫，加重神经功能损害，一旦出现，需急诊行椎管减压手术并切除椎管内残余肿瘤。

五、典型病例

（一）病情简介

患者，女，59岁。

主诉：右手麻木9个月，加重2个月。

现病史：患者9个月前劳累后出现右手麻木，2个月前症状加重，出现左手麻木，伴双手力量下降，2周前出现右上肢疼痛、无力，不能抬起，伴双肩疼痛及右侧耳后疼痛。颈椎增强MRI检查提示"C1～2椎体平面、跨右侧C1～2椎间孔，向椎管内、外生长的哑铃状肿物，大小约50 mm×44 mm，边界清晰，内部多发分隔囊变，同平面颈髓向健侧移位，局部骨质轻度压迫吸收改变"，拟"椎管内外沟通占位性病变"入院。

既往史：体健。

（二）专科体格检查

双手浅感觉减退，肌力Ⅳ级；双侧巴宾斯基征（－）。

（三）影像学检查

检查结果见图16-2。

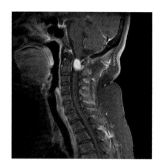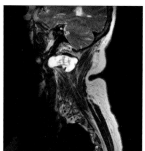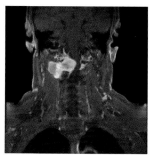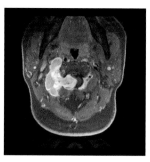

图16-2　术前颈椎MRI检查结果

注：C1～2椎体平面、跨右侧C1～2椎间孔，向椎管内、外生长的哑铃状肿物，局部骨质轻度压迫吸收改变。

（四）初步诊断

椎管内外沟通占位性病变（C1～2，神经鞘瘤）。

（五）手术决策和治疗过程

1. 手术指征

（1）患者双上肢麻木、无力，症状明显且病情进行性加重。

（2）体格检查提示双上肢感觉减退、肌力下降。

（3）MRI检查提示肿瘤位于C1～2椎间孔区，占位效应明显，正常脊髓受压变薄，骨质破坏。

2. 手术方案

（1）体位：左侧俯卧位。

（2）手术入路：后正中入路椎管内外沟通性肿瘤切除术。

3. 手术过程　全身麻醉成功后，取左侧俯卧位，标记枕下后正中手术切口。切开皮肤与皮下组织直至棘上韧带，向两侧分离，显露棘突。将肌肉牵开器伸入棘突两旁，牵开肌肉，即可显露椎板。沿右侧椎板向外侧分离，见肿瘤位于肌肉下方，C1～2水平，质韧，血供丰富，包膜完整。分块切除肿瘤，深方肿瘤经椎间孔进入椎管内，分块切除椎管内肿瘤，C2右侧椎板部分被肿瘤破坏，完整切除肿瘤（图16-3）。止血满意。逐层缝合皮下组织和皮肤。手术过程顺利，术后返回病房。

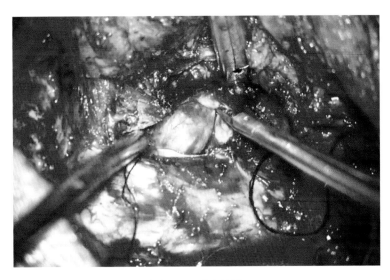

图 16-3　术中照片

（六）术后情况

1. 病理诊断　神经鞘瘤。

2. 术后恢复情况　患者双上肢麻木、无力均较术前改善。

3. 术后复查颈椎 MRI　检查结果见图 16-4。

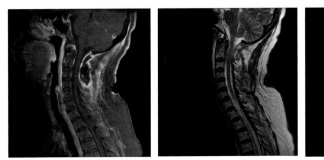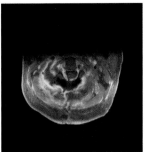

图 16-4　术后复查颈椎 MRI 示肿瘤大部分切除，脊髓受压较前缓解

（七）总结

　　C2 神经鞘瘤往往沿椎间孔向外生长，波及椎管内、外，肿瘤在生长过程中压迫邻近骨质，引起椎间孔扩大。因此，手术中通常可以不切除 C1 及其 C2 椎板骨质，沿肿瘤包膜分离逐步向外牵拉肿瘤，可以完整切除肿瘤。瘤周静脉丛出血通常凶险，双极电凝止血难以奏效，一般以明胶海绵小卷加棉片压迫，收效良好。术中减少使用锐性器械牵拉分离肿瘤，防止损伤椎动脉。对神经根进出硬膜处要仔细探查以防肿瘤残留于硬膜内，肿瘤切除后要严密缝合硬膜，防止脑脊液漏。

（满韦韬　王贵怀）

参 考 文 献

［1］　陈海锋,李丹,王跃龙,等.颈椎哑铃型肿瘤的临床分型及手术入路的选择［J］.中华医学杂志,2014,94(19):1444-1447.

［2］　袁腾飞,孟肖利,刘绍严,等.半椎板入路切除椎管内外哑铃型肿瘤［J］.临床神经外科杂志,2019,16(5):434-438.

［3］　Jiang L,Lv Y,Liu X G,et al.Results of surgical treatment of cervical dumbbell tumors:surgical approach and development of an anatomic classification system[J]. Spine(Phila Pa 1976),2009,34(12):1307-1314.

[4] Kivrak A S,Koc O,Emlik D,et al. Differential diagnosis of dumbbell lesions associated with spinal neural foraminal widening:imaging features[J]. Eur J Radiol,2009,71(1):29-41.

第十七章　椎管内硬膜外肿瘤

一、概述

椎管内硬膜外肿瘤为椎管内肿瘤常见病变类型,约占全部椎管内肿瘤的20%,可以分为原发性椎管内硬膜外肿瘤(包括血管脂肪瘤、海绵状血管瘤、血管网织细胞瘤、神经纤维瘤、神经鞘瘤、骨源性脊索瘤)和继发性椎管内硬膜外肿瘤(转移瘤)等。其中转移性恶性肿瘤最常见,好发于胸段、颈段,表现为椎骨骨质破坏,伴病理性骨折、蛛网膜下腔梗阻,部分患者可见神经根、脊髓受压移位。非转移性肿瘤(或者称为原发性肿瘤)的发病率尚不确切。本章着重介绍椎管内硬膜外常见的转移瘤和血管脂肪瘤。神经鞘瘤、神经纤维瘤、脊膜瘤、血管网织细胞瘤、脊索瘤等在椎旁、硬脊膜内外均有分布,且在硬脊膜外较少见,本章不再赘述。

二、椎管内硬膜外转移瘤

(一)病因

一般硬膜外转移瘤转移途径包括淋巴系统、椎静脉、椎动脉、蛛网膜下腔或邻近病灶直接蔓延,血行转移一般来自肺癌、乳腺癌、肾癌、甲状腺癌、前列腺癌等,以肺癌多见。转移瘤病灶多发,累及椎体及其附件。椎管内转移比颅内多2～3倍,因为椎管淋巴结的肿瘤经过椎间孔可侵入硬脊膜外,肿瘤破坏椎骨也可压迫硬脊膜。急性白血病,尤其是急性淋巴细胞性白血病可浸润硬脊膜、脊髓或神经根,亦可浸润脊髓血管壁。

(二)临床表现

椎管内硬膜外转移瘤的临床病史特征往往无特异性,常见于中老年群体,病情进展快,常伴疼痛感,患者多有脊髓压迫症状,累及胸椎、腰椎,表现为神经根、脊髓受压,随后可能出现下肢感觉、运动功能障碍,或伴括约肌功能失调。由于椎管内转移瘤绝大多数在硬膜外浸润性生长,故易侵犯脊神经根,因此疼痛为最常见的首发症状。神经根性疼痛从后背开始放射,常因咳嗽、打喷嚏、深呼吸或用力等动作而加剧。椎管内硬膜外转移瘤以疼痛为首发症状者占96%,夜间平卧位时疼痛更明显。神经根性疼痛部位与相应棘突压痛部位相符合,有一定的定位价值。不完全及完全截瘫者约占86%,其余约14%尚未出现截瘫者以严重疼痛为主要症状。

(三)辅助检查

椎管内硬膜外肿瘤类型较多,影像学表现复杂且多样。X线、椎管造影、CT造影及MRI均为其诊断方案。一般椎管内硬膜外肿瘤X线平片无明显异常,部分可见椎体、椎弓根破坏,椎间孔扩大,椎弓根间隙增宽,或伴软组织肿块,极少数可见钙化耐受,X线诊断价值有限。椎管造影可见受压硬膜囊及脊髓移位,脊髓双侧蛛网膜下腔均可见受压,呈刺刀样狭窄。但椎管造影操作复杂,耗时长,价格高。CT造影虽可显示肿瘤形态及密度,区分囊实性肿瘤,显示椎体、肿瘤、椎弓关系,但CT造影检查时间长,且造影剂神经毒性强。相较而言,MRI有较高的软组织分辨率,可实现多方位成像,清晰显示脊椎病变、椎管受侵,是目前椎管病变筛查的有效手段。

椎管内硬膜外肿瘤形态多不规则。MRI扫描可见瘤体、脊髓间线状低信号硬膜影,硬膜外无脂肪影;硬膜囊受肿瘤压迫,周围蛛网膜下腔狭窄,脊髓受压且向对侧移位;肿瘤多向外生长于椎旁,伴附件骨质破坏;且肿瘤有浸润性生长特点,与椎管内外正常组织边界欠清晰。

椎管内硬膜外转移瘤患者常伴原发瘤史,MRI可见椎体及受累组织异常信号,T1可见边界清晰、呈低信号,T2呈等信号或低信号。部分患者椎体可能塌陷,但椎间盘无变化。病变椎体后端可见软组织信号,以胸椎转移多见,腰椎次之。

（四）诊断与鉴别诊断

对于存在恶性肿瘤病史的患者,如出现进行性脊髓压迫症状,则诊断椎管内转移瘤十分容易,但这种典型病例极少。对于以脊髓压迫为首发症状者,结合相应的辅助检查,诊断并不困难。对于中年以上有持续腰背痛的患者,X线平片显示椎体有破坏或有肿瘤手术史或已发现原发病灶,结合MRI与CT检查一般不难做出椎管内转移瘤的诊断。

椎管内硬膜外转移瘤若未知原发瘤,病灶多发时需注意与多发性骨髓瘤相鉴别,两者均表现为胸腰段受累。与椎管内硬膜外转移瘤相比,多发性骨髓瘤椎旁软组织肿块小,其椎弓、锁骨、肋骨均可见轻度破坏,且中老年群体可伴肋骨、骨盆、脊椎、颅骨等部位骨质破坏,伴红细胞沉降率加快、血尿、血钙、免疫球蛋白浓度上升。淋巴瘤多表现为椎管内等T1、等T2条状信号影,椎旁软组织可见肿块,增强扫描可见病变明显强化,椎体无受累,病灶自椎间孔侵入硬膜外区。椎体骨肉瘤、恶性小圆细胞瘤则相对少见。骨肉瘤MRI T1WI可见不均匀低信号,T2WI则呈非均匀高信号,可见软组织肿块,增强后骨瘤、软组织肿块均可见强化。神经源性肿瘤MRI T1WI呈等信号或略高信号,T2WI呈高信号,增强扫描均匀或不均匀强化,可见椎间孔扩大。科布综合征则为脊髓血管畸形中的特殊类型,相对少见,常可见髓内血管畸形,椎旁、椎体血管瘤,患者皮下组织或皮肤血管瘤,皮肤表面可见褐色痣、色斑。

（五）治疗选择

椎管内硬膜外转移瘤通常压迫脊髓和神经根引起脊髓功能障碍或顽固性疼痛,往往以单纯放疗或手术加放疗作为姑息性治疗。血液系统恶性肿瘤,如淋巴瘤及其白血病均可侵犯脊髓或神经根,通常只进行放疗。

对椎管内硬膜外转移瘤的治疗强调以手术治疗、放疗及生物治疗为主的综合治疗。手术治疗的主要价值在于可以减轻脊髓及神经根受压程度,减轻疼痛,可以尽量切除肿物,明确病理诊断,为术后放疗及化疗提供依据。

（六）预后

椎管内硬膜外转移瘤患者的预后极差。普遍认为,对椎管内硬膜外转移瘤患者,无论做何种手术,术后存活时间很少能超过1年,若出现截瘫,手术后神经功能的改善不明显。手术治疗、放疗及生物治疗为主的综合治疗对患者生存率的改善也不明显。

三、椎管内硬膜外血管脂肪瘤

椎管内硬膜外血管脂肪瘤由Behrenbruch于1890年首次报道,1986年Haddad等首次明确提出椎管内硬膜外血管脂肪瘤为一单独病种。椎管内硬膜外血管脂肪瘤是一种少见的良性肿瘤,中年人多见。大部分血管脂肪瘤位于硬膜外,只有很少一部分出现在脊髓内。

（一）病因

椎管内硬膜外血管脂肪瘤的病因尚未明了。人们一度认为它是脂肪瘤的一个亚型,但此观点已被否定。理由是椎管内脂肪瘤与椎管内硬膜外血管脂肪瘤有许多不同之处:①前者多伴有先天性脊柱异常,如脊椎裂等,而后者一般无;②前者以20岁男性多见,而后者好发于40~60岁女性;③前者多见于腰骶段,而后者则多见于胸段。目前,研究者多认为椎管内硬膜外血管脂肪瘤为一单独病种,它可能是多能间充质细胞分化为脂肪或血管而形成的。激素在该肿瘤的产生过程中起一定的作用,因为该肿瘤多在更年期或绝经期后发病。确切病因有待进一步探讨。

（二）病理

肿瘤可能起源于可分化为脂肪和血管的原始多能间充质细胞。在组织病理学特点上,肿瘤由成熟脂肪组织和异常血管组成,两者比例大致为 1：3 至 2：3,其中异常血管成分变异较大,可由毛细血管、血窦、小静脉甚至小动脉组成。大体病理上,椎管内硬膜外血管脂肪瘤呈暗红色,质地柔软,无包膜或包膜不完整,但与周围组织易于分离。肿瘤在椎管内纵行生长,呈梭形,中央部膨大。少数病例肿瘤沿椎间孔向椎管外生长,呈哑铃状。其脂肪成分与一般脂肪组织相同,而血管成分为毛细血管、血窦、薄壁血管或含有平滑肌的厚壁血管,偶见发育良好的小动脉。以薄壁血管最为典型,该血管壁薄弱而易破裂出血。

（三）临床表现

患者主要表现为肿瘤压迫症状,受累平面以下的肢体麻木、疼痛、无力及感觉、运动功能障碍等。往往以双足感觉异常起病,呈进行性加重,发展到下肢无力及僵直,晚期会出现括约肌功能障碍。该病也可以表现忽轻忽重或急性发作,症状忽轻忽重主要是由静脉血栓、血液淤积或血流改道所致,而症状急性发作通常是由瘤内急性出血引起的。

（四）辅助检查

普通 X 线检查通常呈阴性,只显示肿瘤浸润椎体造成的骨小梁改变。CT 检查显示低密度病变,并可确定骨受累程度。MRI 检查表现为硬膜外肿瘤的典型征象:①矢状面肿瘤呈梭形,依附于硬膜,两端尖细,呈"钢笔尖"样;②T2WI 可见肿瘤与脊髓之间裂隙状低信号,为韧带及硬膜影;③患侧蛛网膜下腔变窄,脊髓受压移位。肿瘤的 MRI 信号由脂肪和血管两部分构成,脂肪组织的 T1WI、T2WI 呈高信号,压脂像呈低信号。血管成分的 T1WI 呈低信号、T2WI 呈高信号,注射 Gd-DTPA 后明显增强。由于病理上瘤体内很少见发育良好的小动脉,故 MRI 一般难见血管流空影。压脂像有利于血管成分的显示。肿瘤合并出血时可见血肿征象。急性期血肿表现为 T1 等信号,T2 低信号,亚急性期表现为 T1、T2 均呈高信号。肿瘤沿椎间孔向椎管外生长并不少见,胸段肿瘤可生长到纵隔内,呈哑铃状。当椎管内瘤体小而椎管外瘤灶较大时,可被误诊为纵隔肿瘤。

（五）鉴别诊断

椎管内硬膜外血管脂肪瘤主要需与神经源性肿瘤相鉴别。它们的不同点主要如下:①肿瘤形态:椎管内硬膜外血管脂肪瘤在矢状面呈规则的梭形,而神经源性肿瘤则呈类椭圆形或不规则形。②密度/信号特点:椎管内硬膜外血管脂肪瘤由血管和脂肪构成,CT 密度或 MRI 信号有相对特异性,MRI 增强扫描呈不均匀强化;神经源性肿瘤可发生囊变,囊变区在 MRI 上呈长 T1、长 T2 信号,MRI 增强扫描囊变区无强化,无囊变的肿瘤密度和信号均匀。③周围骨质:多数椎管内硬膜外血管脂肪瘤周围骨质无异常,少数腹侧病变破坏椎体并有反应性骨小梁形成;神经源性肿瘤对周围骨质造成压迫性骨质吸收及椎间孔扩大。

不同类型的椎管内硬膜外血管脂肪瘤的鉴别诊断还需注意下列 3 点:①当肿瘤局限于椎管内,瘤体以脂肪信号为主,血管成分稀少时,其细条状血管信号极易被脂肪组织的强信号所掩盖,而误诊为脂肪瘤。对该型肿瘤行 MRI 检查时压脂像尤为重要,它对识别少量的血管成分最有帮助。②当肿瘤局限于椎管内,血管成分占病灶体积的 1/2 以上,呈团块状,位于瘤体的中央部分,脂肪成分围绕其周围时,其表现与海绵状血管瘤及神经源性肿瘤类似。③当肿瘤沿一侧或双侧椎间孔向椎管外生长,形成哑铃状肿块,椎管内瘤体小而椎管外瘤灶较大时,必须注意与纵隔肿瘤相鉴别。此外,当肿瘤破坏周围脊椎骨时,需与硬膜外转移瘤相鉴别。

（六）治疗与预后

手术全切是治疗椎管内硬膜外血管脂肪瘤的最佳方案,对于位于椎管背侧硬膜外、血供不丰富、边界清楚、与周围无明显粘连的肿瘤,后正中入路多可实现肿瘤的完整切除。若肿瘤位于椎管腹侧或腹外侧,则需注意侵袭型血管脂肪瘤的可能,其常存在周围骨质结构的破坏,此时可考虑采用前入路或旁正中入路,若完全切除有困难,部分切除缓解脊髓压迫后也多可获得良好预后。若 MRI 显示肿瘤富含血管成分,术中可能出现出血,则可在术前行动脉造影血管栓塞治疗。对于是否需要行术后辅助放疗,目前认为即使患者术前症状严重,单纯通过手术切除或椎管减压,症状多可明显改善。

（七）典型病例

1. 病情简介

患者，女，54 岁。

主诉：背部疼痛 2 个月。

现病史：患者 2 个月前乘车时突然出现背部不适，位于肩胛之间，位置较局限。于当地按摩，按压后疼痛加重。无肢体运动功能障碍及大小便功能障碍。于当地医院行 MRI 检查，发现胸椎管内异常占位。未处理，为求进一步诊疗来我院，门诊以"胸椎管内占位"收住院。

既往史：体健。

2. 专科体格检查　神清语利，双侧瞳孔正大等圆，左：右＝3 mm：3 mm，直接及间接对光反射灵敏，视力、视野粗测正常，眼动充分，面纹称，伸舌居中，听力粗测正常，无吞咽困难，双侧咽部反射减退，悬雍垂居中，伸舌居中，耸肩有力，颈软无抵抗，双上肢肌力Ⅴ级，双下肢肌力Ⅴ级，肌张力正常，腱反射未见异常；双侧霍夫曼征（－），巴宾斯基征（－）。双上肢共济运动良好。

3. 影像学检查　术前 MRI 检查示 T4～6 椎体水平，背部硬膜外见一椭圆形占位，T1WI 与 T2WI 均呈高信号，压脂 T2WI 信号不均匀减低（图 17-1），病灶大小约 2.6 cm×0.9 cm×4.8 cm，部分凸向右侧椎间孔内；相应水平脊髓受压向前移位；胸椎曲度直，序列可，部分椎体边缘可见轻度骨质增生。T10～12 节段黄韧带轻度肥厚，未压迫脊髓。椎间盘未见膨出及突出。

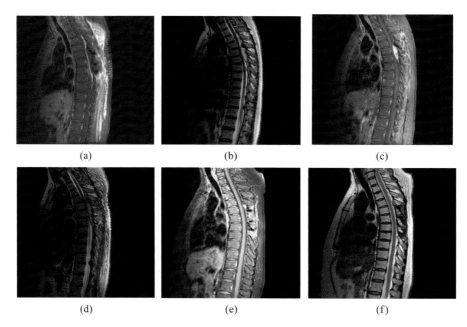

(a)　　　　　(b)　　　　　(c)

(d)　　　　　(e)　　　　　(f)

图 17-1　MRI 检查结果

(a)术前 T1 像；(b)术前 T2 像；(c)术前 T1 增强像；(d)术前 T2 压脂像；(e)术后 13 个月随访 T1 像；(f)术后 13 个月随访 T2 像

注：术前胸椎 MRI 平扫显示 T5～6 椎体水平椎管内梭形等 T1 长 T2 异常信号影，T1 强化明显，T2 压脂信号不均匀减低。术后 13 个月随访未见明确肿瘤残留和复发。

4. 手术决策和治疗过程

（1）手术指征：

①患者背部疼痛 2 个月，曾尝试中医按摩等保守治疗无效，临床症状明显，逐渐加重。

②术前 MRI 检查显示硬膜外 T5～6 椎体水平椎管内梭形等 T1 长 T2 异常信号影，强化明显，与神经源性肿瘤的影像学特点不相符。

③完善术前检查，无绝对手术禁忌证。

（2）手术方案：椎管内肿瘤切除术（除脊髓肿瘤）、椎管扩大减压术、脊髓和神经根粘连松解术。

（3）手术过程：患者取左侧卧位，以 T5～6 为中心设计正中切口。逐层切开，暴露椎板，用超声骨刀切开 T5～7 椎板，可见椎管内硬膜外背侧肿瘤，位于 T4～6 椎体水平，呈黄红色混杂类脂肪样，血供较丰富，质稍脆，与周围粘连不重，直接切除大部，再去除剩余部分，肿瘤全切。彻底止血。用钛钉、钛片固定椎板。逐层缝合肌肉、皮下组织。皮钉钉合皮肤。

5. 术后病理诊断　（椎管内占位）送检成熟脂肪组织中可见大量薄壁小血管增生，部分管腔扩张充血、局灶出血，少许小血管可见透明血栓，另见少许钙化骨质及炎性纤维素样渗出物。

免疫组化染色结果：CD34（血管＋）、CD31（血管＋）、S100（部分脂肪细胞＋）、Ki-67（3％＋）。

综上，诊断为血管脂肪瘤。

6. 术前、术后、随访影像学检查对比　术前，T4～6 椎体水平，背部硬膜外见一椭圆形占位，部分凸向右侧椎间孔内，相应水平脊髓受压向前移位。术后，原 T4～6 硬膜外占位现已切除，术区骨质不连续；T5～6 椎体水平硬膜外见不均匀 T2WI 稍高信号，增强像未见明确强化，相应的硬膜增厚并强化，相应水平脊髓略受压向前。术后 13 个月随访，术区胸椎椎板骨质不连续，与前相仿，现未见明确肿瘤残留和复发（图 17-2）。

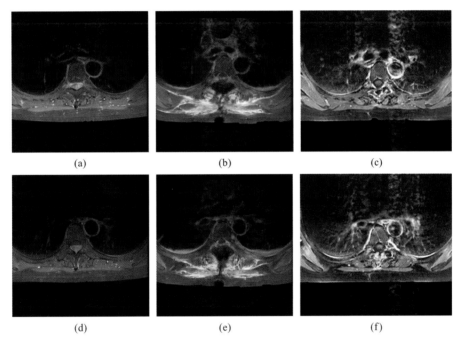

(a)	(b)	(c)
(d)	(e)	(f)

图 17-2　术前、术后、随访 MRI 检查结果

(a)术前轴位 T5 椎体 T1 像；(b)术后轴位 T5 椎体 T1 像；(c)术后 13 个月随访轴位 T5 椎体 T1 像；(d)术前轴位 T6 椎体 T1 像；(e)术后轴位 T6 椎体 T1 像；(f)术后 13 个月随访轴位 T6 椎体 T1 像

7. 术后恢复情况　术后 13 个月，患者步行至门诊，无特殊不适，神清语利，双上肢肌力 Ⅳ 级，双下肢肌力 Ⅴ 级。

8. 总结　血管脂肪瘤是一种比较罕见的椎管内良性肿瘤，多发于中年患者，位置上在胸段椎管内硬膜外比较常见。目前公认的最有效的治疗方法是手术切除解除肿瘤对脊髓的压迫，促使神经功能尽可能恢复，当肿瘤出现急性出血时，可压迫脊髓引起截瘫。血管脂肪瘤一般位于硬脊膜的后外侧，与硬脊膜粘连轻，手术切除难度较小。由于该肿瘤血管成分丰富，剥离肿瘤时可能出血较多，手术时应该着重注意止血。肿瘤与硬膜及神经根粘连紧密时，可先游离肿瘤组织再切除，严禁强行剥离肿瘤，以减少血管出血及神经损伤，在探查硬膜和神经根的同时小心切除椎管内肿瘤，切除肿瘤后应见硬膜膨起。对于椎管内外沟通性肿瘤，目前多认为有条件的也应争取一期切除，先切除椎管内的肿瘤，再切除椎管外的部分。鉴于肿瘤生长极为缓慢，术后不需要进行放疗。

（马　超　王贵怀）

参 考 文 献

［1］ 侯黎升,阮狄克.椎管内血管脂肪瘤［J］.中国脊柱脊髓杂志,2002,12(2):148-149.

［2］ 李放,时述山,朱兵,等.椎管内血管脂肪瘤［J］.中国脊柱脊髓杂志,1999,9(5):276-277.

［3］ Dogan S,Arslan E,Sahin S,et al. Lumbar spinal extradural angiolipomas. Two case reports［J］. Neurol Med Chir(Tokyo),2006,46(3):157-160.

［4］ Howe B M,Wenger D E,Mandrekar J,et al. T1-weighted MRI imaging features of pathologically proven non-pedal osteomyelitis［J］. Acad Radiol,2013,20(1):108-114.

［5］ O'Halloran P J,Farrell M,Caird J,et al. Paediatric spinal glioblastoma:case report and review of therapeutic strategies［J］. Childs Nerv Syst,2013,29(3):367-374.

［6］ Rabin D,Hon B A,Pelz D M,et al. Infiltrating spinal angiolipoma:a case report and review of the literature［J］. J Spinal Disord Tech,2004,17(5):456-461.

［7］ Rocchi G,Caroli E,Frati A,et al. Lumbar spinal angiolipomas:report of two cases and review of the literature［J］. Spinal Cord,2004,42(5):313-316.

［8］ Turgut M. Four cases of spinal epidural angiolipoma［J］. J Clin Neurosci,2018,48:243-244.

［9］ Zhang Y,Cheng J L,Zhang L,et al. Magnetic resonance imaging of ruptured spinal dermoid tumors with spread of fatty droplets in the central spinal canal and/or spinal subarachnoidal space ［J］. J Neuroimaging,2013,23(1):71-74.

第十八章 脊柱肿瘤

第一节 原发性脊柱肿瘤

一、概述

原发性脊柱肿瘤由起源于脊柱的一小部分少见肿瘤组成,根据其来源可主要分为骨来源肿瘤、神经来源肿瘤和其他来源肿瘤。

(1)骨来源肿瘤:①良性:骨巨细胞瘤、瘤样骨囊肿、骨样骨瘤、骨母细胞瘤。②恶性:骨肉瘤、骨软骨瘤、尤文肉瘤。

(2)神经来源肿瘤:神经纤维瘤、脊索瘤、神经鞘瘤。

(3)其他来源肿瘤:浆细胞瘤、淋巴瘤、畸胎瘤、海绵状血管瘤、纤维肉瘤等。

在过去,脊柱肿瘤的治疗手段贫乏,局部控制和症状改善有限,伴有较高的复发率和死亡率。近年来,随着影像学技术、手术技术、手术器械、放疗手段和药物临床试验的发展,原发性脊柱肿瘤的病灶控制和预后有了极大的提高。本章以脊索瘤为代表介绍原发性脊柱肿瘤。

脊索瘤被认为是骨肉瘤的一种罕见亚型,为神经系统发育过程中未完全退变的脊索的遗迹增殖发展而来,是一种常发生在颅底和中轴骨的低-中恶性级别的肿瘤,以骶尾部和颅底多见。脊索瘤本身恶性程度不高,但具有较高的局部复发率,且30%的脊索瘤患者在疾病进程后期出现转移,故被列入恶性肿瘤范围。

二、流行病学

原发性脊柱肿瘤罕见,大约只占脊柱肿瘤的5%,远低于脊柱转移瘤的发病率,所以在临床工作中并不常见。一项流行病学研究显示,非恶性原发性脊柱肿瘤年发病率约为2.35/10万,其中60~69岁年龄段为非恶性原发性脊柱肿瘤发病率最高的年龄组。男性发病率为2.08/10万,女性发病率(2.62/10万)显著高于男性。恶性原发性脊柱肿瘤年发病率约为0.7/10万,70岁以上为发病高峰,发病率随年龄增长而升高。男性恶性原发性脊柱肿瘤的发病率为0.8/10万,而女性为0.61/10万,显著低于男性。恶性原发性脊柱肿瘤患者的平均生存期为39个月,其3、12、24个月总体生存率分别为88.2%、76.5%、71.8%,以骶尾部恶性肿瘤生存期最短(22个月),恶性脊索瘤最长(43个月)。

三、临床表现

(一)非特异性表现

大部分患者的主要临床表现为非特异性的中轴骨疼痛,疼痛病程时间长,起病较为隐匿,进展缓慢,是由于起源于椎体(绝大部分)的肿瘤快速生长牵拉骨膜或破坏骨质导致。这种疼痛更容易在夜间加剧,尤其是仰卧休息时,也与受累椎体受力增加有关。良性肿瘤由于生长速度缓慢,系统消耗性症状并不明显,而恶性肿瘤则可伴有较为明显的乏力、纳差、易疲劳、体重减轻的全身表现。慢性消耗性症状还可包括贫血相关的活动耐量下降、呼吸困难、喘憋,凝血、血管内皮障碍导致的血栓、出血事件等。

(二)特异性表现

由于肿瘤的特殊位置和占位效应,肿瘤可能压迫脊柱脊髓相关结构,造成相应症状。除肿瘤侵犯椎体引起的局部疼痛外,还可出现神经根和脊髓压迫的症状。颈段-上胸段脊柱压迫可能影响上肢运动、感觉功能,造成无力、感觉麻木、感觉异常、共济失调、腱反射改变等,若压迫交感链,还可表现出呼吸、循环系统功能或自我调节紊乱;下胸段-腰段有腰膨大司下肢功能,相应节段肿瘤压迫可造成运动、感觉功能紊乱,造成无力、感觉麻木、感觉异常、共济失调、腱反射改变、姿势不稳等;腰骶部压迫除下肢症状外,还可引起大小便功能障碍,如尿便失禁、尿便潴留等。压迫若发生在神经根,则出现相应皮节的神经根性症状而节段上、下的神经功能相对保存完好;若压迫发生在脊髓,则多表现为压迫节段以下的功能障碍。脊髓压迫尤其是急性压迫可进一步造成中央管梗阻,中央管管内压力升高逆向传递至脑室。脑室压力过高可造成头晕、恶心、呕吐、复视等颅内高压的非特异性症状。除直接压迫、侵犯神经系统,肿瘤也破坏骨质,会影响椎体受力,长期椎体受力不均会造成椎体变形、脊柱侧凸或后凸畸形,进而造成神经系统、胸腔内、腹腔内脏器的压迫,出现相应系统功能缺陷。

四、诊断

原发性脊柱肿瘤可分为恶性肿瘤、非恶性肿瘤,其包括多种病理类型。每一种病理类型的肿瘤在影像学表现、临床表现、侵袭部位等方面均有差异。

(一)影像学表现

X线检查在显示骨破坏方面有帮助,其价格低廉、对患者辐射量低,一般可作为初级或早期的检查手段。X线检查在发现骨密度降低、骨量减少、骨皮质变化方面较为敏感、有效,可以发现约80%的良性肿瘤的特征,也能发现部分恶性肿瘤的特点。但X线检查对于早期病变的敏感性不高。

CT在诊断脊柱肿瘤方面有较大的优势,不仅可以发现骨来源肿瘤,评估成骨与破骨的特征,还可以评价部分软组织肿物,三维重建也为肿物评价和手术决策提供了信息。相较于单纯X线评估,CT还可以利用碘造影剂对比,评价肿物的血流、与周围血管的关系,有助于临床医生判断肿物与血管的关系,以权衡治疗策略和手术干预方式。

MRI的优势在评价软组织肿物、肿物与脊髓和神经根的关系方面,尤其是患者有可疑神经功能损伤的表现时,如神经根卡压导致的皮节分布症状,脊髓压迫导致下肢运动和感觉功能障碍、尿便功能异常、性功能障碍等。MRI在显示早期占位方面具有明显优势,同时MRI还可以显示病灶的炎症、水肿等效应,帮助分析肿瘤类型和肿瘤边界。镓增强MRI可以进一步显示肿物的血流灌注,显示肿物与血管、神经的关系,帮助临床医生进行手术干预效果评价。但MRI检查相对于CT与X线检查价格昂贵,对仪器设备、患者的要求更高。

PET/CT可用于评价考虑转移瘤而无其他原发性肿瘤证据的患者。由于原发性脊柱肿瘤相对罕见,同时不明来源的转移瘤是恶性脊柱肿瘤的常见原因,临床高度怀疑转移瘤时可行PET/CT检查协助诊断,但其花费高、有辐射风险、对诊疗中心要求高,亦不能如MRI检查那样显示肿物与血管、神经的关系。

(二)活检

活检是肿瘤诊断非常重要的一环,病理诊断也在很大程度上影响了后续的诊疗。不恰当的穿刺活检可能导致肿瘤播散,使得原本可以通过手术完整切除"治愈"的患者接受额外的不必要的治疗。针对影像学不能确定并伴有某些恶性征象如骨破坏的病灶可考虑活检,且一般需要多学科协作。而对于考虑良性的肿瘤如年轻患者位于脊柱后部附件的病灶,更倾向于随诊观察病灶变化。活检一般有四种方式:细针抽吸活检、粗针穿刺活检、肿瘤内活检、完整切除活检。对于其余检查提示良性病灶的患者,完整切除活检是最合理的选择,因为不仅满足了诊断需求,也达到了治疗效果。若肿瘤在切除过程中有破裂可能性,特别是考虑恶性可能,则应考虑细针抽吸活检。细针抽吸活检也有失败的可能,因为抽吸组织量可能不足或没有取到特征部位,那么应行粗针穿刺活检取出一条完整的组织条。对于粗针穿刺后的孔道,为降低肿瘤种植播散的风险,可行骨蜡封堵。

临床实际中,CT引导的细针抽吸活检最常用,能够满足70%~80%的诊断需要,据报道其并发症和病灶外肿瘤播散的概率并不高。一项有关骨软骨瘤的系列研究发现,在25例细针抽吸活检患者中,仅2

例在手术完整切除肿瘤后出现复发;而在开放活检的 3 例患者中,均观察到局部复发。

穿刺通道切除可以作为细针抽吸活检后减少肿瘤复发的一种补偿手段,不过这涉及脊柱外科或神经外科医生与穿刺医生的协作,将手术切口和手术入路与穿刺部位设计重叠,所以包括脊柱外科或神经外科医生在内的多学科诊疗对于脊柱肿瘤患者尤为重要。

由于原发性脊柱肿瘤的发病率极低,细针抽吸活检病理结果为原发性肿瘤时,应额外警惕。重复细针抽吸活检是有必要的,因为良性原发性脊柱肿瘤的治疗策略与其他肿瘤截然不同。

五、治疗选择

(一)手术治疗原则

一般来说,手术完整(切缘阴性)切除肿瘤在延长生存期方面是明确获益的,但手术完整切除肿瘤的难度明显较分块切除大,对术者要求高。同时,完整切除肿瘤意味着不可避免地损伤一些重要的组织结构,如神经根,可能给患者造成永久性功能障碍。同样,完整切除肿瘤也意味着可能对脊柱稳定性造成更大的影响,尤其是对于在椎体生长的巨大肿瘤,术后椎体重建和固定大大提高了手术难度。

(二)术后辅助治疗

良性肿瘤完整切除术后一般不需要常规辅助放化疗,对于这类患者,应首选持续的随访观察,监视局部复发和远处转移情况。

(三)放疗

由于原发性脊柱肿瘤的罕见性,相关研究并不丰富,但已有研究能够明确立体定向放疗的安全性和有效性。有学者对原发性脊柱肿瘤的患者行单次放疗,剂量为 10～24 Gy,结果显示放疗在改善临床症状如疼痛、神经功能损伤和局部病灶肿瘤控制方面均有良好响应,疼痛缓解率能达到 88%,神经功能改善率为 65%。一项研究对比了手术合并放疗与单纯放疗的临床获益,发现并没有明显的差别,但该研究选取的患者为恶性肿瘤患者,没有代表性,更多的信息仍需要进一步的研究证实。放疗对于局部病灶控制是有效的,对原发性脊柱肿瘤常考虑质子束放疗或调强放疗,质子束放疗的优势在于能够将能量集中在相对小的区域,但价格昂贵,合并调强放疗是一种折中选择。

(四)化疗

化疗一般用于肉瘤和血液系统恶性肿瘤,对于如骨肉瘤、尤文肉瘤的患者,化疗可作为一线推荐的治疗手段,新辅助化疗后,根据临床评估可行进一步手术治疗。对于不能手术的肿瘤患者或手术后复发的患者,化疗也能提供较好的疗效,有学者建议若化疗能够维持肿瘤不进展,长期持续化疗也是肿瘤控制的手段之一。

六、监测与预后

根据肿瘤类型的不同而采用不同的方式进行肿瘤的治疗后监测随访,虽然良性肿瘤复发率低,但手术切除方式(如肿瘤内切除)可能造成肿瘤复发(如骨巨细胞瘤),故术后仍需要监测。对恶性肿瘤应常规行周期性监测,监测局部病灶复发和远处转移情况,尤其是对脊索瘤,其在手术切除后仍有较高的局部复发率和远处转移率,据报道脊索瘤复发时间最短为 1 个月,而最长也只有 10 年,故随诊与监测方案应基于肿瘤的类型由多学科联合制订。

七、复发/转移

肿瘤复发和远处转移是恶性肿瘤治疗的主要挑战,部分良性肿瘤也有较高的局部复发率(如骨巨细胞瘤)。研究报道,脊索瘤在手术治疗后,无论是否合并放疗,复发率均可超过 50%。复发和进展是影响患者长期生存的主要原因,研究分析其主要风险因素包括肿瘤大小、切除范围、手术质量、放疗质量、患者年龄等,实施肿瘤诊疗的中心水平在肿瘤复发方面也有重要的作用。

脊柱肿瘤复发/转移后仍无有效的治疗手段,由于脊索瘤对放疗敏感性差,再次手术是治疗可切除病灶的首选方式。对于不可切除的肿瘤,新的临床试验可以作为患者寻求缓解和生存的选择。

八、典型病例

(一)病情简介

患者,男,59岁。因"骶尾部疼痛并逐渐加重3年"入院。

现病史:患者3年前无明显诱因间断出现骶尾部疼痛,大便时加重,稍微影响行走,无双下肢放射性疼痛、麻木,无肢体活动障碍,外院CT检查提示骶尾部占位,脊索瘤可能性大。现患者为进一步治疗,来我院门诊,以"骶尾部肿物"收入院。自发病以来,精神睡眠可,饮食可,大小便正常,无体重明显改变等。

既往史:"颈椎外伤内固定"术后15年,"阑尾炎"术后7年。

个人史、家族史无特殊。

(二)专科体格检查

生命体征正常,神经系统无阳性体征。McCormick分级Ⅰ级(无明显神经功能损伤)。

(三)影像学检查

盆腔CT:骶骨S2~5节段见不规则团块状软组织密度影,最大横截面约5.7 cm×10.2 cm,邻近骨质破坏。病变边缘尚清晰,内可见斑点样高密度影,累及椎管及右侧竖脊肌。骶尾部占位,脊索瘤可能性大。

腰骶MRI:骶尾部占位,S2~5骨质破坏,局部见不规则肿块,T2WI呈不均匀高信号,T1WI呈低信号,内见片状高信号,边界较清楚,大小约8.5 cm×7.0 cm×5.7 cm(图18-1);脊索瘤可能性大。

(四)初步诊断

脊髓占位性病变(骶尾部肿物,脊索瘤?)。

(五)手术决策和治疗过程

1. 手术指征

(1)患者腰骶部疼痛3年,进行性加重,略影响行走。

(2)MRI检查提示肿瘤位于骶椎,边界尚清楚,占位效应明显,累及椎体骨质及椎旁肌肉。

2. 手术方案

(1)体位:俯卧位。

(2)手术入路:后正中入路骶骨肿瘤切除+腰骶髂内固定植骨融合术。

3. 手术过程   全身麻醉后取俯卧位,标记L4~S5的手术直切口,常规消毒铺巾,依次切开皮肤、皮下,暴露L5~S5棘突,见S2~5后壁菲薄,按压可动,棘突右侧可见肿瘤突出至肌层。仔细分离L5~S1棘突两侧椎旁肌,充分暴露L5、S1及髂后上棘,根据解剖标志分别植入双侧L5节段6 mm×45 mm螺钉2枚,双侧S1节段7 mm×40 mm、7 mm×35 mm螺钉2枚,双侧髂骨6 mm×50 mm螺钉2枚,术中O-Arm透视显示螺钉位置尚可,选择5.5 mm×480 mm连接杆2根,并用6枚螺帽锁紧。去除骶骨后壁骨质,见肿瘤色暗红、分块状,包膜完整,压迫双侧的S2、S3等神经根,神经根与肿瘤粘连较重,仔细分离双侧S2神经根,但肿瘤已破坏双侧S3神经根,未能分离并保留(图18-2)。沿肿瘤包膜仔细分离后分块切除肿瘤,肿瘤基底面与前方组织粘连较重,出血较多,钝性分离并切除肿瘤组织后仔细止血。生理盐水冲洗后,放置瘤腔引流管1根,逐层缝合筋膜层、皮下及皮肤。

(六)术后情况

患者术后病情稳定,疼痛明显改善,神经功能恢复良好,手术切口愈合良好,大小便尚可。影像学检查结果见图18-3。

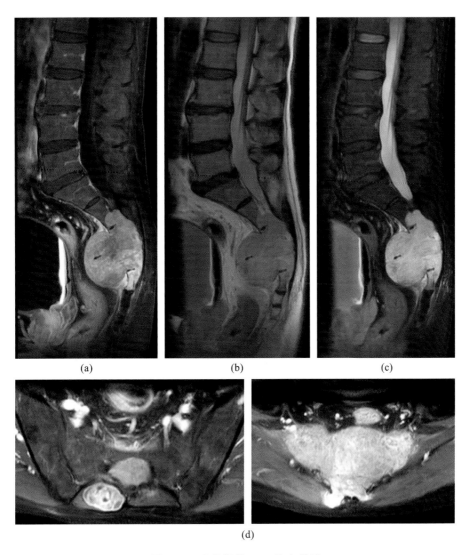

(a)　　　　　　　　　　(b)　　　　　　　　　　(c)

(d)

图 18-1　术前骶椎 MRI 检查结果

(a)T1 像,肿瘤呈不均匀短 T1 信号;(b)T2 像,肿瘤呈不均匀稍短 T2 信号,内可见斑点样高密度影;(c)T2 压脂像,
肿瘤呈短 T2 信号;(d)轴位可见肿瘤累及椎管及右侧竖脊肌,大小约 8.5 cm×7.0 cm×5.7 cm,边界尚清楚

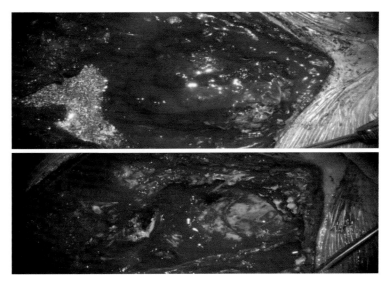

图 18-2　后正中入路骶骨肿瘤切除术术中所见肿瘤

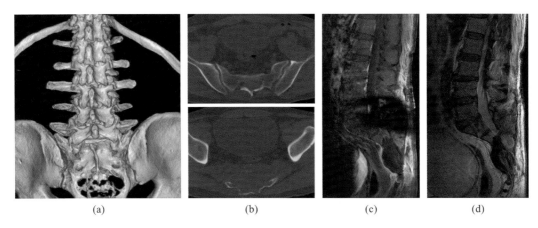

(a)　　　　　　　　(b)　　　　　　(c)　　　　　(d)

图 18-3　术后影像学检查结果

(a)CT 骨骼重建见骶椎部骨质破坏;(b)CT 横断面 S2 水平和 CT 横断面 S5 水平;(c)矢状位 MRI T1 像;(d)矢状位 MRI T2 像

（七）随访情况

术后患者疼痛症状显著改善,大小便功能基本正常,肢体运动功能正常。术后 2 年复查 MRI 未见肿瘤复发(图 18-4)。

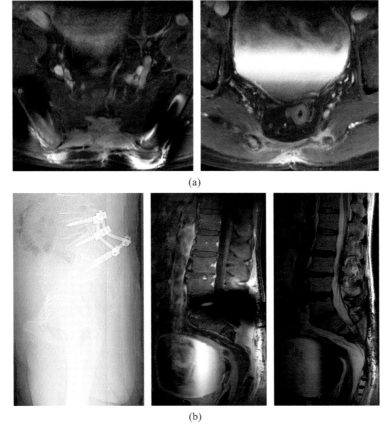

(a)

(b)

图 18-4　术后 2 年影像学检查结果

(a)轴位像;(b)矢状位 CT 显示骶椎螺钉棒系统固定位置良好,矢状位 MRI T1 和 T2 像未见肿瘤复发迹象

（八）总结

骶骨脊索瘤系原始胚胎脊索残余分化的具有低度恶性倾向的肿瘤,肿瘤通常破坏邻近骨质,质地不均匀,比较脆软,血管丰富,骶神经穿行其中,很难实现完整切除肿瘤。分块切除肿瘤难以完全切除且易导致肿瘤污染邻近组织,因此,术中力求完整切除肿瘤,注意保护好肿瘤周围组织,减少术后复发。瘤腔

通常较大,渗血较多,以明胶海绵压迫止血较好,术毕瘤腔放置引流管,注意监测患者血色素水平,防止术后贫血。骶尾部伤口易感染,术中如果硬膜开放,一定要严密缝合硬膜,防止脑脊液漏。骶骨脊索瘤有较高的复发率,对局部放疗并不敏感,治疗时需要与放疗科及病理科等多学科会诊,酌情处理,定期随访。

(雷　聃　王贵怀)

第二节　脊柱转移瘤

本节所述脊柱转移瘤,专指转移部位为脊柱椎体及其附件的继发性恶性肿瘤,椎管内转移瘤在本书其他章节中详细叙述。

一、流行病学

脊柱转移瘤约占恶性实体肿瘤中的 5%,并且随着原发性肿瘤生存期的延长,其发病率逐年升高,其中 80% 转移部位发生在脊柱骨性结构,发病峰值年龄在 70~79 岁年龄段。脊柱转移的发病率与年龄、原发恶性肿瘤诊断时间、合并症数量呈显著正相关,转移瘤类型常见肺癌、乳腺癌、肝癌、前列腺癌、肾透明细胞癌、甲状腺癌、黑色素瘤、结直肠癌等实体肿瘤,其中以肺癌多见,也可见于血液系统恶性肿瘤淋巴瘤、多发性骨髓瘤等。平均中位生存期为 6 个月,也受诊断年龄、原发性肿瘤类型、合并症的影响。

二、临床症状

脊柱转移瘤最常见的首发表现是疼痛,该种疼痛夜间为著,伴或不伴椎体病理性骨折,普通非甾体抗炎药效果差,使用阿片类镇痛药可缓解。患者也可能伴有脊柱不稳和神经功能损伤,极大地影响了生活质量。脊柱转移瘤常出现的位置在胸椎和腰椎,其相应症状常为胸背部疼痛,可合并转移节段的神经根症状。胸段神经根的运动与感觉功能障碍相对不明显,而腰段神经根症状可表现为下肢无力、感觉异常、腱反射异常等。若存在脊髓压迫,还可以出现损伤节段以下的感觉、运动异常。

三、病理生理

脊柱转移瘤与其他肿瘤转移的病理生理过程类似,由原始肿瘤组织中的癌细胞突破包膜和基质,侵犯脉管系统,并将癌细胞"播散"入脉管系统,随循环转移至脊柱并在骨髓内增殖。成骨细胞与破骨细胞在肿瘤增殖过程产生的刺激下活化,发生成骨/破骨改变。由于原发性肿瘤类型不同,其产生的生长因子如基质金属蛋白酶(MMP)、蛋白聚糖(proteoglycan)、白介素-1(IL-1)、转化生长因子-β(TGF-β)、血管内皮生长因子(VEGF)也不同,目前对脊柱转移瘤所涉及的分子病理过程还未完全阐释清楚。

四、诊断

早期诊断和适宜的干预对疾病预后和生活质量有非常重要的影响,影像学检查是发现脊柱转移瘤常用且有效的手段,包括 CT、MRI、FDG-PET、Te-99 骨扫描等,其中 MRI(伴或不伴增强)是较敏感的检查手段。多数类型的转移瘤如肺癌呈现破骨活性,在影像学上可观察到骨质破坏,甚至病理性骨折、畸形等;部分类型如前列腺癌主要表现为成骨活性,即异常的椎体骨密度升高;有少数肿瘤(如乳腺癌)呈现双重活性,破骨与成骨效应均可被观察到。

确定诊断依赖于活检病理,包括 CT 引导的穿刺活检和手术切除活检病理,病理结果也有助于确定病灶是原发性肿瘤转移还是不常见的脊柱原发第二肿瘤,尤其是在全身其他部位无明确转移灶的情况下。

五、治疗

绝大多数脊柱转移瘤患者预期生存期较短,姑息性治疗和症状控制是转移瘤患者干预治疗的目标。

对于初诊断的脊柱转移瘤患者,除非有明确急诊手术指征,均应全面评估一般情况,包括以下内容。

(1) 除脊柱转移外的其他转移灶(可进行对比剂增强的胸腹盆 CT 或全身 PET-CT 检查)。

(2) 神经功能损伤情况(神经系统检查、尿便动力学检查、肌电图等)。

(3) 脊柱稳定性(CT-脊柱重建,SINS 量表等)。

(4) 手术耐受情况和预期生存期(改良 Tokuhashi 量表、改良 OSRI 量表)。

对于预期生存期短于 3 个月的患者,一般不建议进行积极的治愈性干预,通常对症控制肿瘤相关疼痛和功能损伤,进行改善生活质量的姑息性治疗。

转移瘤的治愈性治疗手段通常包括手术治疗、放疗,对于特定类型如血液系统肿瘤,化疗也能迅速起效、改善症状。有临床试验研究了通过光动力技术对椎体内转移瘤行消融治疗的安全性与效果,结果证实,转移瘤消融术合并椎体加固在治疗方面是安全的,没有造成额外神经损伤,但对比其他治疗方法,该方法的获益仍有待研究。

手术治疗能够有效缓解疼痛和脊神经根压迫症状,手术序贯放疗对于局部病灶控制、延长无症状期有明确帮助,但手术治疗相较于放疗、化疗等属于侵入性操作,有回顾性研究报道手术干预并发症发生率高达 20%~30%,对患者一般情况要求高,对于生存期短、耐受差的患者,手术治疗并不是非常好的选择。手术策略的判断,应综合多方面因素,有学者提出使用评分系统来评估手术治疗范围,帮助临床医生决策。

常用的手术方式一般有如下两类。

(1) 传统手术入路:对枕下-高颈段肿瘤多采用后路减压+固定术,而很少采用经鼻腔或经口腔入路;对中下颈段可根据肿瘤前后位置,选择前/后路减压+固定术;对多节段或交界节段可考虑前路+侧路或后路辅助。

上胸段 T2~5,因椎管前部血管条件复杂,多采用后路入路,对其余胸段脊髓可根据肿瘤部位、患者条件,采用前路入路/后路入路或前后联合入路。

腰骶部肿瘤切除一般建议后路入路,若手术入路涉及交界区域,则建议行固定术以减少椎体不稳事件的发生。

(2) 微创手术:在有限的研究中,微创手术治疗胸腰段硬膜外转移瘤神经根压迫,与传统开放式入路相比,二者在手术并发症、死亡率、生存期改善方面无显著差异,但微创手术具有术中出血少、输血少、住院时间短的优势。

对于患者远期获益来说,放疗和更高级的外放疗(EBRT)较手术治疗无明显优劣,患者可根据意愿选择治疗方式。放疗的剂量选择依赖于放疗的目的,对行姑息性治疗以减轻疼痛、改善神经根压迫症状的患者,低剂量(8 Gy)可能是较好的选择;对预期生存期长于 3 个月的患者,更高剂量(30 Gy 以上)或利用 EBRT 行局部更高剂量的放疗是更好的选择。

化疗作为系统性治疗,仅推荐在肿瘤类型明确为对化疗响应快且敏感的患者中使用,如血液系统恶性肿瘤淋巴瘤、多发性骨髓瘤等。对于怀疑血液系统肿瘤或化疗敏感肿瘤脊柱转移者,可以在通过活检明确诊断后,选择治疗手段。

对于初始症状极重(剧烈的骨痛、神经根压迫症状等)或放疗效果不佳的患者,手术治疗是有效的补偿性治疗手段,除减压、去除肿瘤病灶外,还可以对脊柱不稳的患者行脊柱稳定、椎体重塑的干预。

近年新研究的消融术,已有临床试验证实了其治疗的安全性,但尚无更多的证据证明其有效性,也无与已有治疗手段比较的临床试验结论,对于不能耐受传统治疗方法的患者,可能可以从其临床试验中获益。

六、随访和预后

一般来说,建议在治疗后 1~3 个月随诊,行影像学检查,如全脊柱节段 MRI,可根据临床症状的变化调整随诊间隔;之后可每 3~4 个月随访 1 次至术后 1 年。由于脊柱转移瘤患者预期生存期短,1 年后随访频率需根据临床需求和患者实际情况调整。

由于转移瘤的异质性,有关预后的结论差异大,同时,由于相关临床试验的缺乏,很难得到广谱结论来提供决策信息。

七、预防

与其他原发性肿瘤相比,目前尚缺乏有关脊柱转移瘤的研究,且不同种类恶性肿瘤异质性大,在预防转移方面难以形成一致性结论。目前指南也不推荐将脊柱转移瘤筛查作为恶性肿瘤常规管理内容,仅在出现警讯症状时,行影像学检查明确。

八、典型病例

（一）病情简介

患者,女,59 岁。

主诉:乳腺癌术后 17 个月,胸背部疼痛 3 个月。

现病史:患者于 17 个月前行乳腺癌根治术,手术顺利,出院后化疗 1 年,病理及化疗方案不详。3 个月前开始无明显诱因出现胸背部疼痛,VAS 4~5 分,伴左侧上肢麻木,无头痛、恶心、呕吐、肢体无力,胸椎 MRI 检查提示"颈胸椎多个椎体信号异常,考虑转移瘤,T1 椎体病理性骨折,胸椎退行性变"。予以镇痛药氨酚羟考酮片口服,疼痛缓解,为行手术治疗收入院。病程中患者无头痛、颈项部痛、恶心、呕吐、畏光、肢体无力、眼睑下垂等,饮食睡眠好,大小便正常。患者目前精神状态良好,体力正常,食欲正常,睡眠正常,体重无明显变化,大便正常,排尿正常。

既往史:高血压病史,最高 150/90 mmHg,药物控制。

个人史:偶有吸烟、饮酒,余无特殊。适龄结婚,育一子,体健。54 岁绝经,月经规律。

（二）专科体格检查

体温 37 ℃,脉搏 80 次/分,呼吸 14 次/分,血压 129/92 mmHg。神清语利,双侧瞳孔正大等圆,左:右＝2.5 mm:2.5 mm,直接及间接对光反射灵敏,视力、视野粗测正常,眼动充分,面纹称,伸舌居中,听力粗测正常,无吞咽困难,双侧咽部反射正常,悬雍垂居中,伸舌居中,耸肩有力,颈软无抵抗。左侧上肢及 C7~T2 平面触觉正常,痛温觉稍减退,双上肢肌力 V 级,肌张力及腱反射未见异常;双下肢肌力 V 级,肌张力未见异常,髌腱反射无明显亢进;双侧生理反射存在,双侧霍夫曼征(一),巴宾斯基征(一)。共济运动良好,龙贝格(Romberg)征(一)。

McCormick 分级:Ⅰ～Ⅱ级(患侧轻度感觉功能减退)。

（三）影像学检查

检查结果见图 18-5。

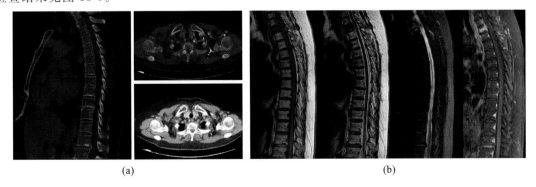

(a)   (b)

图 18-5　术前颈椎和胸椎 CT 和 MRI 检查结果

(a)CT 矢状位骨窗、轴位骨窗像及轴位纵隔窗像显示 T1 椎体及上下缘和上下椎体受累;(b)MRI T1 像、T2 像显示 T1 椎体不均一信号,骨质破坏,压脂像可见 T1 椎体及椎体上下空间高信号;T1 增强像可见 T1 椎体及椎体后缘不均匀强化

（四）初步诊断

多发颈胸椎脊柱转移瘤、T1椎体病理性骨折、乳腺癌术后。

（五）手术决策和治疗过程

1. 手术指征

（1）恶性肿瘤治疗后，多发脊柱转移瘤，继发于乳腺癌可能。

（2）T1椎体病理性骨折。

（3）保守治疗难以恢复，患者及其家属要求手术治疗。

2. 手术方案

（1）体位：仰卧位，头架固定。

（2）手术入路：前路入路颈胸椎转移灶切除术。

3. 手术过程　全身麻醉成功后，仰卧位，颈部垫布卷，头微后仰，保持颈椎中立位，行O-Arm定位T1，并存入导航系统制作计划，以C7~T2为靶椎体，消毒铺巾展单固定，行颈前直切口，切开皮肤、皮下和肌肉层，暴露胸骨柄，用胸骨切割钻纵向切开胸骨柄，向左横向切开，用胸骨牵开器牵开胸腔，仔细分离左颈总动脉和左锁骨下动脉以及主动脉弓，沿左颈总动脉和左锁骨下动脉间入路暴露C7、T1和T2椎体前缘，显微镜下见T1椎体被肿瘤侵袭破坏，质软，血供一般，灰色，鱼肉状，以超声骨刀和咬骨钳切除T1椎体肿瘤，上达C7椎体下缘，下达T2椎体上缘，两侧达肋横突关节，深达前纵韧带暴露硬脊膜腹侧，给予硬脊膜囊充分减压；试模后将高20 mm、直径12 mm的3D打印人工椎体植入T1椎体处。以长32 mm Skyline颈前板覆盖，将14 mm螺钉4枚分别打入C7椎体和T2椎体，经O-Arm确定位置良好（图18-6）。术中清点棉片无误，检查气管、颈总动脉和锁骨下动脉保护良好无误，胸腔放置引流管1根，逐层关闭胸骨、肌肉、皮下和皮肤。术毕再次行O-Arm 3D成像，位置良好。术毕送ICU。

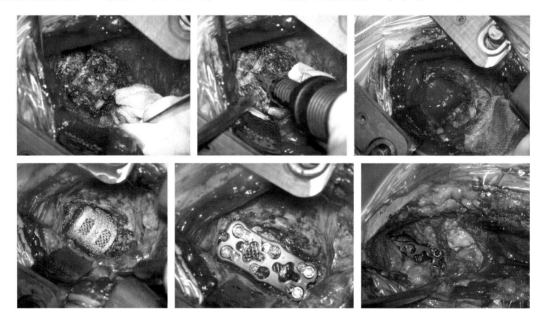

图18-6　显微镜下椎体肿瘤切除＋人工椎体置入＋内固定术

（六）术后情况

术后2周，患者未诉特殊不适，生命体征平稳，已下床活动，切口换药无感染表现，伤口无渗出。复查颈椎CT见内置物位置良好，无移位等表现。

（七）病理结果

椎体转移瘤：送检，灰褐质糟组织一堆，总大小6 cm×5 cm×1 cm，局部灰白色，内含退变骨、软骨及少许增生纤维组织。纤维组织中可见肿瘤细胞呈条索状或单个散在浸润生长。

免疫组化染色结果:CK7(＋)、波形蛋白(部分＋)、AE1/AE3(＋)、乳腺球蛋白散在细胞(＋)、上皮钙黏素(－)、P120(－)、ER(30％＋＋)、PR(－)、HER2(局灶 1＋)、LCA(－)、Ki-67(20％)。

综上,结合免疫组化染色结果及临床病史,符合乳腺癌椎体转移。

(八) 术后影像学检查

检查结果见图 18-7。

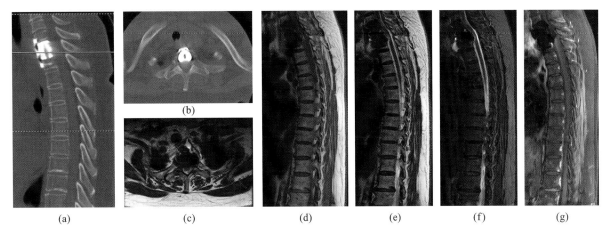

图 18-7　术后颈椎和胸椎影像学检查示复位椎板及肿瘤全切
(a)CT 矢状位;(b)CT 轴位;(c)(d)MRI T1 像;(e)MRI T2 像;(f)MRI 压脂像;(g)MRI T1 增强像

(九) 总结

脊柱转移瘤在恶性肿瘤患者中约占 5％,其中 80％的脊柱转移瘤累及"椎管外"的椎体及其附件,通常向内生长造成硬脊膜下脊髓受压,引起神经系统功能障碍。如果肿瘤破坏椎体引起骨折,患者生存期长于 6 个月,建议手术切除肿瘤并恢复脊柱稳定性。行颈胸交界区前路手术时,对血管与肿瘤的关系需要进行认真评估,T2~5 水平前路内固定因暴露困难,建议行后路手术。该病例完整切除 T1 椎体肿瘤,并用 3D 打印的假体植入重建脊柱稳定性,长期效果需要进一步研究。

(雷　聃　王贵怀)

参 考 文 献

[1] Bate B G,Khan N R,Kimball B Y,et al. Stereotactic radiosurgery for spinal metastases with or without separation surgery[J]. J Neurosurg Spine,2015,22(4):409-415.

[2] Chi J H,Sciubba D M,Rhines L D,et al. Surgery for primary vertebral tumors:en bloc versus intralesional resection[J]. Neurosurg Clin N Am,2008,19(1):111-117.

[3] Choi D,Crockard A,Bunger C,et al. Review of metastatic spine tumour classification and indications for surgery:the consensus statement of the Global Spine Tumour Study Group[J]. Eur Spine J,2010,19(2):215-222.

[4] Clarke M J,Dasenbrock H,Bydon A,et al. Posterior-only approach for en bloc sacrectomy:clinical outcomes in 36 consecutive patients[J]. Neurosurgery,2012,71(2):357-364.

[5] Coleman R. Commentary:controversies in NICE guidance on metastatic spinal cord compression [J]. BMJ,2008,337:a2555.

[6] Fisher C,Ali Z,Detsky J,et al. Photodynamic therapy for the treatment of vertebral metastases:a phase Ⅰ clinical trial[J]. Clin Cancer Res,2019,25(19):5766-5776.

[7] Ghanem N A,Pache G,Lohrmann C,et al. MRI and [18]FDG-PET in the assessment of bone marrow infiltration of the spine in cancer patients[J]. Eur Spine J,2007,16(11):1907-1912.

［8］ Hsieh P C,Xu R,Sciubba D M,et al. Long-term clinical outcomes following en bloc resections for sacral chordomas and chondrosarcomas:a series of twenty consecutive patients[J]. Spine(Phila Pa 1976),2009,34(20):2233-2239.

［9］ Ibrahim A,Crockard A,Antonietti P,et al. Does spinal surgery improve the quality of life for those with extradural (spinal) osseous metastases? An international multicenter prospective observational study of 223 patients[J]. J Neurosurg Spine,2008,8(3):271-278.

［10］ Jacobs W B,Perrin R G. Evaluation and treatment of spinal metastases:an overview[J]. Neurosurg Focus,2002,11(6):e10.

［11］ Kaloostian P E,Zadnik P L,Etame A B,et al. Surgical management of primary and metastatic spinal tumors[J]. Cancer Control,2014,21(2):133-139.

［12］ Phadke D M,Lucas D R,Madan S. Fine-needle aspiration biopsy of vertebral and intervertebral disc lesions:specimen adequacy,diagnostic utility,and pitfalls[J]. Arch Pathol Lab Med,2001, 125(11):1463-1468.

［13］ Ryu S,Biondo A,Rock J,et al. Stereotactic radiosurgery of primary spine and spinal cord tumors [J]. J Radiosurg SBRT,2013,2(2):127-133.

［14］ Saad R S,Clary K M,Liu Y,et al. Fine needle aspiration biopsy of vertebral lesions[J]. Acta Cytol,2004,48(1):39-46.

［15］ Smorgick Y,Mirovsky Y,Shalmon E,et al. Diagnosis and treatment of spine metastases[J]. Harefuah,2007,146(5):358-363,405-406.

［16］ Sohn S,Kim J,Chung C K,et al. A nationwide epidemiological study of newly diagnosed spine metastasis in the adult Korean population[J]. Spine J,2016,16(8):937-945.

［17］ Sohn S,Kim J,Chung C K,et al. A nation-wide epidemiological study of newly diagnosed primary spine tumor in the adult Korean population,2009-2011[J]. J Korean Neurosurg Soc,2017,60(2): 195-204.

［18］ Talac R,Yaszemski M J,Currier B L,et al. Relationship between surgical margins and local recurrence in sarcomas of the spine[J]. Clin Orthop Relat Res,2002(397):127-132.

［19］ Tehranzadeh J,Tao C,Browning C A. Percutaneous needle biopsy of the spine[J]. Acta Radiol, 2007,48(8):860-868.

［20］ Tokuhashi Y,Matsuzaki H,Oda H,et al. A revised scoring system for preoperative evaluation of metastatic spine tumor prognosis[J]. Spine(Phila Pa 1976),2005,30(19):2186-2191.

［21］ Torres M A,Chang E L,Mahajan A,et al. Optimal treatment planning for skull base chordoma: photons,protons,or a combination of both? [J]. Int J Radiat Oncol Biol Phys,2009,74(4):1033-1039.

［22］ Wai E K,Finkelstein J A,Tangente R P,et al. Quality of life in surgical treatment of metastatic spine disease[J]. Spine(Phila Pa 1976),2003,28(5):508-512.

［23］ Zairi F,Marinho P,Allaoui M,et al. New advances in the management of thoracolumbar spine metastasis[J]. Bull Cancer,2013,100(5):435-441.

［24］ Zhou X,Cui H,He Y,et al. Treatment of spinal metastases with epidural cord compression through corpectomy and reconstruction via the traditional open approach versus the mini-open approach:a multicenter retrospective study[J]. J Oncol,2019:7904740.

第十九章　椎旁肿瘤

一、概述

脊柱椎旁肿瘤以神经源性肿瘤多见,转移瘤、尤文肉瘤、淋巴瘤等病种亦较多见,各年龄段均可发病,早期多无症状,病变多呈膨胀性生长,突入胸腔或腹腔压迫邻近重要脏器或血管、神经等组织,而引起相应临床症状。CT 和 MRI 是主要的影像学检查手段。目前显微外科手术是治疗椎旁肿瘤最有效的办法。应根据不同病理类型、不同部位等制订个体化的手术方案,最大限度地切除肿瘤,减少并发症,降低复发率,改善患者预后。对于恶性椎旁肿瘤如转移瘤等,术后需根据分子分型等病理结果,制订合理的辅助放化疗及靶向治疗方案,进而提高该类患者的生活质量和延长其生存期。

二、病理学

脊柱椎旁肿瘤涉及的肿瘤类别较繁杂,颈部、胸椎旁、腰椎旁、腰骶部均可发病。良性椎旁肿瘤以神经鞘瘤和神经纤维瘤为主,其病理性质与椎管内硬脊膜下该类病变无明显差异。恶性原发性椎旁肿瘤主要包括骨肉瘤、淋巴瘤、浆细胞瘤、恶性周围神经鞘瘤等。来自肺部、乳腺、前列腺等部位的转移性椎旁肿瘤亦有较多报道。

三、临床表现

与椎管内肿瘤不同,椎旁肿瘤有更多的生长空间,所以椎旁肿瘤早期症状不明显,在肿瘤压迫或侵袭邻近神经、血管等组织后才会出现相应临床症状,不同病理性质、不同节段病变临床表现亦不同。椎旁神经鞘瘤多以相应节段神经根性疼痛等感觉异常为始发症状,椎旁骨肉瘤可表现为脊柱源性疼痛,椎旁转移瘤多侵袭邻近脊神经而出现急性肢体感觉功能障碍及大小便功能障碍,且呈进行性加重。颈段椎旁肿瘤可出现交感干受压症状,若病变压迫气管及食管,可出现吞咽困难、食管异物感、呼吸困难等相应症状,部分患者可因发现颈部皮下肿物而就诊。胸段椎旁肿瘤可突入胸腔,早期很少有临床症状,在肿瘤压迫腹主动脉或侵袭支气管后才会出现相应表现。腰骶部椎旁肿瘤可压迫或侵袭直肠或膀胱而出现大小便功能障碍。

四、影像学检查

(一) CT

CT 是椎旁肿瘤的主要影像学检查手段之一,能够明确病变部位,判断肿瘤性质,辨识病变与脊柱及其附件的关系,评估肿瘤对脊柱稳定性的影响。增强 CT 能够评估肿瘤血供情况,为术前栓塞等临床决策提供重要依据。

(二) MRI

MRI 是目前椎旁肿瘤诊断最为重要的检查手段,椎旁肿瘤疾病谱的复杂性也表现在其 MRI 图像的多样性上。MRI 能够较好地评估神经、血管受侵袭情况,判断病变性质及起源,识别肿瘤边界,辨识邻近组织结构,为手术入路和手术方案的制订提供支撑。

五、诊断和鉴别诊断

脊柱椎旁神经源性肿瘤多为良性病变,发病缓慢,早期可表现为神经根性疼痛,或者伴有感觉异常,部分病例可能表现为进行性、自下而上的肢体麻木,还可能出现进行性肌力减退、肢体活动不利及括约肌功能障碍等,具体的临床症状与病变节段和神经根解剖关系紧密相关。椎旁神经鞘瘤在 MRI 上可表现为椎间孔附近的椭圆形占位性病变,T1WI 呈等于或低于脊髓的信号,而 T2WI 呈高信号,边界明确,包膜较完整,与邻近组织解剖关系清晰,相应节段椎间孔扩张。注射造影剂后,无囊变坏死的神经鞘瘤在 T1WI 上呈均匀强化,而肿瘤若存在囊变坏死,则呈环形强化或不均匀强化。在肿瘤所在节段通常存在皮肤感觉过敏区,因此临床详细的体格检查对于明确诊断很有必要,通常可大致确定肿瘤所在部位。

恶性原发性椎旁肿瘤主要包括骨肉瘤、淋巴瘤、浆细胞瘤等,这些疾病临床表现无明显特异性,术前鉴别诊断较为困难,往往需要病理诊断才能确诊。如椎旁骨肉瘤在 MRI 及 CT 上主要表现为脊椎旁椭圆形软组织肿块,信号不均匀,其内可见囊变、坏死,或者大片状钙化,有时伴有高密度瘤骨形成,病变多呈中等程度强化,椎体及其附件可受累,缺少特异性影像学表现,与椎旁骨母细胞瘤、软骨肉瘤等鉴别较为困难。

转移性椎旁肿瘤患者一般既往有肺癌、乳腺癌、前列腺癌等恶性肿瘤病史,病程较短,多表现为颈背痛,压迫脊髓后在早期可出现下肢力量减弱,大小便功能障碍甚至瘫痪。影像学表现为椎旁软组织肿块,呈分叶状,边界较清晰,增强扫描呈不规则强化,椎体及其附件破坏明显,硬膜囊可受压迫,需要与恶性原发性椎旁肿瘤相鉴别。

六、治疗

手术是椎旁肿瘤主要的治疗手段,对不同部位和不同病理性质的病变所采用的手术方式及治疗方案各有不同。由于椎旁肿瘤有较大的生长空间,在确诊时病变往往较大,手术入路的选择尤为重要,应根据椎旁肿瘤的具体位置及侵袭范围、生长方式等因素决定。手术可解除肿瘤对重要血管、神经等组织的压迫,减少对椎体及其附件的侵袭,改善症状,提高患者生活质量。对于椎旁骨肉瘤及转移瘤等恶性病变而言,术后病理及基因分子检测有助于为术后辅助放化疗及免疫靶向治疗提供重要依据,可延长患者生存期。

对于椎旁神经鞘瘤等良性病变,手术应力争全切除,术后复发率较低。对恶性原发性椎旁肿瘤术前应完善 CTA 或血管造影检查,评估肿瘤血供情况,必要时术前栓塞,以减少术中出血。肿瘤切除过程中应警惕胸膜、腹膜等的损伤,尽可能避免血气胸或腹膜后血肿,病变所侵袭的椎体及其附件应尽可能全切除,术中行内固定术以维持脊柱的力学稳定,术后根据病理结果及时开展辅助放化疗,筛选敏感的靶向药物进行生物治疗。椎旁转移瘤治疗的核心在于原发性肿瘤的治疗,所以手术的目的主要为减轻压迫、缓解症状,术后应尽早开展原发性肿瘤的综合治疗,尽可能延缓肿瘤转移复发,延长患者的生存期。

七、预后

椎旁神经鞘瘤等良性病变生长缓慢,手术完全切除后复发率很低,绝大多数患者预后良好。骨肉瘤等恶性原发性椎旁肿瘤,手术全切除率较低,疾病复发率较高,预后较差,术后应尽早开展辅助放化疗。椎旁转移瘤预后差,术后容易复发,或者其他部位发生转移,全身综合的辅助治疗有助于延长生存期。

八、典型病例

(一)病情简介

患者,女,20 岁。

主诉:神经纤维瘤术后 3 年,双下肢力弱 11 个月。

现病史:患者 4 年前无明显诱因出现左耳嗡鸣,听力下降,行颅内 MRI 检查提示颅内多发占位,诊断为神经纤维瘤病Ⅱ型(NF-2),应用贝伐珠单抗靶向治疗(3 周 1 次,共用 7 次)。3 年前患者双耳听力丧失,饮水呛咳,步态不稳,在外院行双侧 CPA 区肿瘤切除术,病理诊断为神经鞘瘤(WHO Ⅰ级)。11 个月前患者出现双下肢力弱,左足麻木症状。

既往史:体健。

个人史：无特殊。

（二）专科体格检查

左侧面纹浅，伸舌居中，双侧听力丧失，无吞咽困难，左下肢肌力Ⅳ级，肌张力未见异常，髌腱反射无明显亢进；双侧生理反射存在，双侧霍夫曼征（－），双侧巴宾斯基征（－），双下肢共济运动减退。

（三）影像学检查

MRI 检查提示双侧听神经瘤术后，脊髓多发纤维瘤，椎旁多发占位性病变，脑积水，脊髓空洞，纵隔多发肿物（图 19-1）。

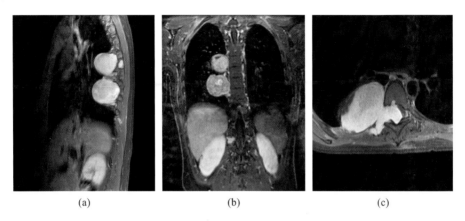

图 19-1　术前胸椎增强 MRI 检查结果

（a）矢状位 T1WI 增强像；（b）冠状位 T1WI 增强像；（c）轴位 T1WI 增强像

注：T5～8 椎旁多发占位性病变，病变突入胸腔，邻近肺组织受压迫。

（四）初步诊断

椎管内多发占位性病变、椎旁多发占位性病变、脑肿瘤术后。

（五）手术决策和治疗过程

1. 手术指征

（1）患者双下肢力弱，肢体麻木。

（2）体格检查提示左下肢肌力Ⅳ级，双下肢共济运动减退。

（3）MRI 检查提示椎管内多发占位性病变，椎旁多发占位性病变，较大病变位于 T5～8 椎体水平突入胸腔。

2. 手术方案

（1）体位：俯卧位。

（2）手术入路：旁正中入路 T5～8 椎旁肿瘤切除术（图 19-2）。

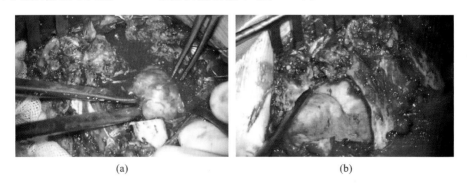

图 19-2　显微镜下椎旁肿瘤切除术

（a）旁正中入路暴露病变；（b）肿瘤分块切除后，需仔细检查胸膜完整性

（六）术后情况

四肢肌力Ⅴ级，肌张力及腱反射未见异常，双侧巴宾斯基征（一）。

（七）病理结果

梭形细胞肿瘤，细胞排列疏密不均，可见栅栏状结构，血管壁玻璃样变性，并散在淋巴细胞浸润。综上，神经鞘瘤。需结合临床排除神经纤维瘤病。

（八）术后影像学检查

检查结果见图19-3。

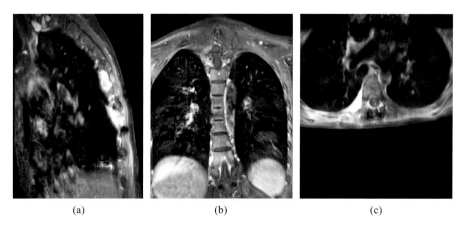

(a)　　　　　　　　　　(b)　　　　　　　　　　(c)

图 19-3　术后复查胸椎增强 MRI 提示 T5～8 椎旁多发占位性病变全切除
(a)矢状位 T1WI 增强像；(b)冠状位 T1WI 增强像；(c)轴位 T1WI 增强像

（九）总结

神经纤维瘤病为显性遗传性疾病，分为 NF-1 和 NF-2 两种类型，主要表现为颅内及椎管内外多发占位性病变，其中椎旁较大占位性病变尤为突出，病变可突入胸腔、腹腔和盆腔，可导致邻近肺叶、消化道等受压迫，进而产生相关症状，手术治疗是目前最主要的手段，应根据病变的大小及部位设计合理的手术入路和切除方案，充分缓解压迫，尽可能保护邻近结构的完整性，尤其是避免胸膜损伤，减少血气胸的发生，必要时行内固定植入以维持脊柱的生物力学稳定。手术部位肿瘤复发率较低，但其他部位可能不断有新生肿瘤出现，患者一生中往往经历多次手术治疗，预后不佳。

（刘东康　王贵怀）

参 考 文 献

［1］成惠林,杭春华,任建安.胸椎椎旁肿瘤的诊断和治疗策略[J].医学研究生学报,2015(9):970-972.

［2］林国中,吴超,司雨,等.微通道辅助经椎旁肌间隙入路显微手术切除胸腰椎椎旁肿瘤[J].中国微创外科杂志,2021,21(1):61-64.

［3］Dhar A,Pawar S,Prasad A,et al. Approaches to paraspinal tumours—a technical note[J]. Neurol Res,2017,39(4):315-322.

［4］Kalsi P,Zaidman N,Jain A,et al. Surgical management of giant thoracic paraspinal schwannomas [J]. World Neurosurg,2021,149:e1155-e1165.

［5］Rong H T,Fan Y S,Li S P,et al. Management of dumbbell and paraspinal tumors of the thoracic spine using a single-stage posterolateral approach:case series[J]. Orthop Surg,2018,10(4):343-349.

［6］Spitzer A L,Ceraldi C M,Wang T N,et al. Anatomic classification system for surgical management of paraspinal tumors[J]. Arch Surg,2004,139(3):262-269.

第二十章 脊髓肿瘤的药物治疗

一、概述

脊髓肿瘤的药物治疗不是脊髓肿瘤治疗的重要组成部分,尽管采用药物治疗的比例较低,但是其辅助治疗的角色不可忽视,同时也是无法实施手术患者的最后防线。脊髓肿瘤的临床药物治疗几乎只有化疗,且能够分析的病例十分有限。本章以替莫唑胺在脊髓肿瘤中的应用为主要内容,大致介绍脊髓肿瘤药物治疗目前的应用情况以及未来展望。

二、化疗在脊髓肿瘤中的应用

在脊髓肿瘤治疗中,手术切除是治疗首选,而部分肿瘤如星形胶质瘤和胶质母细胞瘤难以完全切除,故放疗与化疗往往作为脊髓肿瘤切除后防止肿瘤复发的第二道防线,目前放疗结合手术在脊髓肿瘤治疗中应用更为广泛,化疗应用相对较少。但是如果患者无法实施手术,化疗与放疗则是患者的最后一道防线,也是最后的解决办法。同样是中枢神经系统肿瘤,脊髓肿瘤的化疗相比脑肿瘤应用要少很多,这是因为脊髓肿瘤病例相对较少,其中恶性病例更少,导致选择化疗的病例相对较少。稀少的病例直接导致临床试验开展非常困难,使针对脊髓肿瘤的药物研发极度稀缺。除了样本稀缺,脊髓胶质瘤的 MRI 图像质量相比脑肿瘤偏差往往较大,难以准确评估脊髓肿瘤的大小,从而导致化疗效果难以直接评估,进一步加大了化疗药物在脊髓肿瘤中的应用难度和创新难度。目前,化疗仍然存在许多问题,如药物难以透过血-脊髓屏障(brain-spinal cord barrier,BSCB)到达肿瘤位置而导致效果欠佳、药物副作用大等。有研究报道大部分患者接受化疗后出现明显的化疗相关副作用,甚至出现肾衰竭,生活质量受到影响。虽然传统化疗存在许多问题,但仍是为数不多的可以选择的治疗方法,作为姑息治疗方案的一种,化疗依然少量应用于脊髓胶质瘤的治疗,也依然有学者为此展开临床研究。目前临床上化疗方案基本以替莫唑胺为主,也有极少数病例使用卡莫司汀等旧化疗药物。

(一)替莫唑胺在脊髓肿瘤中的应用

替莫唑胺(temozolomide,TMZ)是中枢神经系统肿瘤化疗中最常见的药物,通常与放疗以及手术联合使用,综合提升治疗效果。其于 2005 年被美国食品药品监督管理局批准上市,因为替莫唑胺能够穿过肠道以及血脑屏障(blood-brain barrier,BBB)到达颅内肿瘤处,所以一般通过口服或者静脉注射给药。BSCB 与血脑屏障在结构与功能上类似,理论上替莫唑胺也能穿透,可能受限于模型构建困难,几乎没有替莫唑胺透过 BSCB 的相关基础研究,后续的临床尝试均基于替莫唑胺用于脑肿瘤的相关信息。

替莫唑胺是一种烷基抗癌药物,通过与细胞 DNA 连接而导致 DNA 损伤,进而诱导细胞凋亡,从而对肿瘤细胞进行灭活。肿瘤细胞相比正常细胞生长更为迅速,分裂速度更快,其对 DNA 损伤更加敏感,因而替莫唑胺能够有效地杀死肿瘤细胞,但与此同时替莫唑胺对分裂迅速的正常细胞也有灭杀作用,这也是替莫唑胺产生副作用的主要原因。副作用有骨髓抑制、恶心、呕吐等,其中恶心、呕吐可以通过相应治疗缓解。此外,细胞内 DNA 损伤能够通过 O^6-烷基鸟嘌呤-DNA 烷基转移酶(O^6-alkylguanine DNA alkyltransferase,AGT)进行修复,如果肿瘤患者中 AGT(MGMT 基因)呈高表达,则容易导致替莫唑胺造成的损伤被 AGT 修复而使得肿瘤细胞对药物不敏感,最终治疗效果不佳。以下分别介绍替莫唑胺用于高级别脊髓肿瘤和低级别脊髓肿瘤中的情景以及效果。

1. 替莫唑胺在高级别脊髓肿瘤中的应用 有学者对替莫唑胺应用于改善高级别脊髓胶质瘤患者预后的研究进行统计分析,发现即使结合了手术、放疗以及替莫唑胺,高级别脊髓胶质母细胞瘤患者的预后并没有明显改善,尤其是确诊为原位胶质母细胞瘤的患者生存期只有 12～16 个月,但是相比胶质瘤化疗药物极度匮乏的年代,使用替莫唑胺的患者预后仍有一定改善。研究显示,早期化疗对高级别星形胶质瘤与胶质母细胞瘤患者的预后几乎没有影响,平均生存期延长到 9 个月,而只做肿瘤切除的胶质母细胞瘤患者的生存期只有 8 个月甚至更短,说明替莫唑胺对高级别脊髓胶质瘤可能有一定的效果,但是样本量较少,难以下定结论。

2. 替莫唑胺在低级别脊髓肿瘤中的应用　替莫唑胺同时也用于低级别脊髓肿瘤的治疗,一项针对脊髓星形胶质瘤化疗的分析研究显示,每 4 周连续 5 天口服 150～200 mg/m² 的替莫唑胺,患者生存期有一定程度的提升,可提升至 23 个月,55％的患者接受化疗后病情得到稳定。多项临床研究反映,少部分病例在替莫唑胺治疗后有一定程度的效果,大部分病例病情稳定。可能是肿瘤等级与恶性程度的差异,替莫唑胺对低级别脊髓肿瘤的化疗效果优于对高级别脊髓肿瘤,患者预后明显提升。但是替莫唑胺给药后患者可出现不同程度的副作用,如贫血、疲惫、中性粒细胞减少症、淋巴细胞减少症、恶心、血小板减少、便秘、呕吐,其中便秘和淋巴细胞减少症发生率较高。即使使用替莫唑胺有一定副作用,但是由于相对明显的治疗效果,替莫唑胺在低级别脊髓肿瘤中的应用更具优势。

(二) 其他化疗药物在脊髓肿瘤中的应用

在替莫唑胺问世之前,早期已经有其他药物用于脊髓肿瘤的治疗,如卡莫司汀、洛莫司汀、长春新碱等。卡莫司汀可作用于 DNA,通过形成 DNA 链际交联从而阻止 DNA 复制和转录;洛莫司汀能够交联DNA,同时能够抑制酶的活性;长春新碱则是与微管蛋白结合阻止微管形成,导致细胞没有办法分开染色体,从而阻止细胞分裂。这些药物在替莫唑胺问世以后几乎都被替莫唑胺代替,说明替莫唑胺更有优势、效果更佳,但是直至现在依然还有极少量病例使用这些药物进行治疗,因为病例稀少,而且现在优先考虑替莫唑胺,所以其他化疗药物在脊髓肿瘤中的治疗是否还具备优势已经难以证实。

(三) 儿童脊髓肿瘤化疗

儿童脊髓肿瘤病例相比成人则更少,主要治疗手段与成人类似,手术为主、放化疗为辅,但如无法手术则只能采用放化疗。针对儿童脊髓肿瘤化疗的报道非常稀少,研究发现只有很少一部分儿童脊髓肿瘤治疗采用了化疗。在早期报道中,研究人员随访了 8 例在手术部分切除后给予化疗的脊髓胶质瘤患者,当时替莫唑胺尚未问世,只能使用依托泊苷、顺铂、卡铂等药物,结果显示,化疗后大部分患者的肿瘤等级下降并且维持在低等级,并且经过数年随访只有 1 例患者死亡,说明化疗具备一定的作用。早期使用卡铂对大部分患者有明显效果或者一定程度的效果,只有少部分患者病情得不到控制,说明卡铂用于治疗儿童低级别脊髓肿瘤具有一定成效。对于高级别脊髓肿瘤,则缺乏证据证明化疗有效,患者在肿瘤切除后接受替莫唑胺化疗,依然在短时间内死亡。综上,化疗的效果可能与肿瘤的等级具有密切关系,在少量的病例分析中,传统化疗药物对儿童低级别脊髓肿瘤也具备一定疗效,而对高级别脊髓肿瘤无法得出有效性结论。

(四) 小结

经过近 20 年的摸索,世界各地都对化疗在脊髓肿瘤中的应用进行了相关研究,总结出以替莫唑胺为主的化疗手段对低级别脊髓肿瘤可能有一定的作用,生存期的延长效果随肿瘤级别、类别,患者自身的个体差异所波动。因为脊髓肿瘤分类等级逐渐细化,单一种类的病例减少,加上化疗药物选择的匮乏,特定的化疗是否能够对特定脊髓肿瘤起到确定的治疗作用依然是一个需要解答的问题,而且因为研究样本量的限制,以及各个研究的结果差异巨大,这个问题需要用更多的病例来回答。但是结论并不妨碍患者尝试化疗以进一步提升治疗效果,未来越来越多的病例分析将会逐渐填补当前结论的空缺。

三、新型药物治疗

虽然化疗对脊髓肿瘤的治疗效果有限,但是依然有学者在不断探索脊髓肿瘤新型治疗方法,虽然目前许多新型治疗方法还处在实验室研发阶段,离最终的临床转化还有相当长的距离,但是也为脊髓肿瘤的治疗提供了新途径。纳米颗粒载药用于药物递送是当今肿瘤治疗研究的热门领域,磁性纳米颗粒不但能在交变磁场中产生磁热,而且能在磁场的作用下对颗粒的位置进行控制。美国伊利诺伊州立大学Ankit I. Mehta 教授实验室研发出载药磁性纳米颗粒用于治疗髓内肿瘤,该实验室采用人原高级别脊髓肿瘤细胞构建免疫缺陷大鼠原位脊髓模型,并且在硬膜内注射载阿霉素的磁性纳米颗粒,通过在肿瘤位置添加磁场吸引磁性纳米颗粒往肿瘤位置转移,从而在肿瘤处原位释放药物,细胞凋亡染色结果显示该方法具备一定的靶向作用。目前新型肿瘤药物治疗如免疫检查点(PD-1 单抗)治疗、CAR-T 细胞治疗、肿瘤疫苗治疗等在脑肿瘤治疗中都有过尝试,但是治疗效果有限,而它们在脊髓肿瘤的治疗中尝试则更加稀少,需要更多的基础研究开发针对脊髓肿瘤的新疗法。虽然目前对脊髓肿瘤的分子机制和表型有一定了解,但是依然缺乏针对脊髓肿瘤的新型药物的开发和尝试,在基础研究方面还需多加努力。

四、总结

脊髓肿瘤的药物治疗目前仅占脊髓肿瘤治疗的一小部分,对脊髓肿瘤依然采用手术切除为主、放化疗为辅的治疗方法。对脊髓肿瘤的药物治疗,可选择的药物有限,几乎只有替莫唑胺。目前替莫唑胺对低级别脊髓肿瘤可能具有一定效果,而对高级别脊髓肿瘤依旧束手无策,而其他化疗药物对低级别脊髓肿瘤亦存在一定疗效,这说明化疗效果与肿瘤等级有关。此外,完全根除肿瘤,理论上还需从药物方面作为切入点,脊髓肿瘤的治疗后续依旧依赖药物治疗,但还需要更多的基础研究以及临床转化研究,特别是针对新型药物在脊髓肿瘤治疗中的应用的研究。

(何智钧　王贵怀)

参 考 文 献

[1] Chamberlain M C. Temozolomide for recurrent low-grade spinal cord gliomas in adults[J]. Cancer,2008,113(5):1019-1024.

[2] Cohen M H,Johnson J R,Pazdur R. Food and Drug Administration Drug approval summary: temozolomide plus radiation therapy for the treatment of newly diagnosed glioblastoma multiforme[J]. Clin Cancer Res,2005,11(19 Pt 1):6767-6771.

[3] Gramatzki D,Felsberg J,Hentschel B,et al. Chemotherapy for adult patients with spinal cord gliomas[J]. Neurooncol Pract,2021,8(4):475-484.

[4] Hu J,Liu T,Han B,et al. Immunotherapy:a potential approach for high-grade spinal cord astrocytomas[J]. Front Immunol,2020,11:582828.

[5] Kheirkhah P,Denyer S,Bhimani A D,et al. Magnetic drug targeting:a novel treatment for intramedullary spinal cord tumors[J]. Sci Rep,2018,8(1):11417.

[6] Kim W H,Yoon S H,Kim C Y,et al. Temozolomide for malignant primary spinal cord glioma:an experience of six cases and a literature review[J]. J Neurooncol,2011,101(2):247-254.

[7] Lober R,Sharma S,Bell B,et al. Pediatric primary intramedullary spinal cord glioblastoma[J]. Rare Tumors,2010,2(3):e48.

[8] Ou A,Yung W K A,Majd N. Molecular mechanisms of treatment resistance in glioblastoma[J]. Int J Mol Sci,2020,22(1):351.

[9] Tobin M K,Geraghty J R,Engelhard H H,et al. Intramedullary spinal cord tumors:a review of current and future treatment strategies[J]. Neurosurg Focus,2015,39(2):E14.

第六篇

脊柱脊髓血管性疾病

第二十一章 脊髓髓内海绵状血管瘤

一、概述

海绵状血管瘤,又称海绵状血管畸形,据报道其在中枢神经系统的发生率为 0.4%～0.6%,且大多数病变位于颅内,位于脊髓内的海绵状血管瘤相对罕见。虽总体患病率很低,但随着高分辨率 MRI 的出现,这类病变在普通人群中的检出率正在升高。由于脊髓髓内海绵状血管瘤属良性病变且症状可能隐匿或需要很多年才出现临床症状,了解其自然史有助于决定何时需要采取手术切除等干预措施。当患者健康状况和病变位置允许安全切除时,可以考虑对有症状的患者进行手术。现阶段研究发现神经功能预后较佳的相关因素包括症状出现后早期手术切除、病灶切除完全、出现运动功能障碍症状或者急性病程后早期治疗。感觉功能障碍症状则常常与较差的预后相关。临床医生必须了解脊髓髓内海绵状血管瘤的病程特点,综合考虑手术切除的风险和获益,从而选择手术的时机或选择保守观察。

二、病因及流行病学

脊髓髓内海绵状血管瘤仅占脊髓病变的 3%～5%,占所有脊髓血管畸形的 5%～12%。就诊时的平均年龄为 39.1 岁,男性略多(男女比为 1.1:1)。病灶可分布在整个脊髓,多数位于胸椎(55%)或颈椎(38%),少数位于颈胸椎(2.4%)或胸腰椎(0.6%)交界处,2.1% 位于腰椎区域,1.7% 位于脊髓圆锥。患者可有多处病变,10%～15% 的患者有家族史,16.5% 的患者也有脑部病灶。既往对有多人患海绵状血管瘤的家庭的研究揭示了该疾病的可能遗传形式。目前认为家族性海绵状血管瘤是一种常染色体不完全性显性遗传性疾病,与 CCM1～CCM3 基因突变有关。在中国人群中目前已明确的致病基因突变形式有 21 种,其中 CCM1 基因突变最常见,文献报道其 13 号或 15 号外显子的缺失或移码突变,可导致其编码的产物 KRIT1 蛋白的功能区结构异常,使正常 KRIT1 蛋白具有的调控血管壁内皮细胞发育的功能受到影响,从而造成海绵状血管瘤发生。因此,家族史有助于判断神经功能缺损患者接受进一步检查的必要性,但绝大多数脊髓髓内海绵状血管瘤仍发生在没有家族史的散发患者中。

三、病理和病理生理特点

脊髓髓内海绵状血管瘤是低流量的血管病变,病变为分叶状薄壁窦样结构,其间没有神经组织,窦内充满血液。病灶内有时可见数目不等的片状出血及坏死囊变灶。从大体上看,它们呈黑红色,类似于"桑葚"样。病变内往往有血栓形成、钙化和再通。病变内和周围神经胶质中有载有含铁血黄素的巨噬细胞。海绵状血管瘤由于血管壁菲薄且有明显透明样变性,缺乏弹性纤维和平滑肌,当管腔内血流增加时容易破裂出血。出血逐渐上皮化形成新的血窦。由于供血动脉细小,窦内压力低,因此出血量一般很小,较少形成较大的血肿。反复出血后不同时期出血成分沉积可导致血栓形成、纤维化、钙化等继发病理变化。

病变的生长可以归结为以下几种机制:①反复出血、血肿;②毛细血管床的扩张;③血栓样改变过程;④成血管细胞的增殖或血管壁的融合。

四、辅助检查和影像学表现

CT 扫描对诊断脊髓髓内海绵状血管瘤的敏感性和特异性都不高,可以发现脊髓出血或脊髓增粗,但很少发现钙化。由于脊髓髓内海绵状血管瘤的血流量相对较低,在脊髓血管造影中难以发现,故少有阳性异常发现。MRI 对这类病变的诊断敏感性高。由于病变反复出血,MRI 常可见特征性的影像学表现,呈现典型的"爆米花"或"桑葚"外观(图 21-1)。在 T1WI 上,分叶状肿块往往呈等信号和略高信号,出血后的反应性胶质增生带表现为环绕的低信号边缘。在 T2WI 上,病变表现为高信号的出血病灶被低信号的胶质增生带包围,被称为"牛眼征"。增强扫描时海绵状血管瘤通常不强化或少许强化,这也是病变的血流量相对较低导致的结果。脊髓髓内海绵状血管瘤急性出血期的 MRI 检查多表现为急性出血的信号改变,如形态规则或不规则的病灶,T1WI 呈等信号或高信号,T2WI 呈高信号。

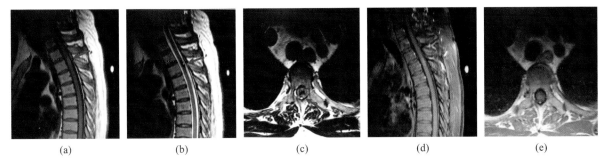

(a)　　　　　　(b)　　　　　　(c)　　　　　　(d)　　　　　　(e)

图 21-1　1 例脊髓髓内海绵状血管瘤的典型 MRI 表现

(a)T1WI 显示病灶呈等信号或略高信号;(b)T2WI 显示病灶呈高信号,周围低信号带;(c)水平位 T2WI 显示病灶偏左侧;
(d)(e)T1 增强像未见病灶明显强化

五、临床表现

大多数患者就诊时有临床症状,也有部分脊髓髓内海绵状血管瘤患者可能是在体检时被发现。脊髓髓内海绵状血管瘤患者通常表现为与病变解剖位置相关的症状,约 60.5% 的患者存在运动功能障碍、57.8% 存在感觉缺陷、33.8% 存在疼痛、23.6% 存在排便和(或)膀胱功能障碍、0.5% 存在呼吸窘迫。大部分患者可出现上述多种症状。

脊髓髓内海绵状血管瘤患者依据病程特点可分为五种类型:①波动型:神经功能恶化波动性发作,发作之间的症状可有不同程度的恢复。②进展型:病程较长的、缓慢的、进行性的神经功能衰退恶化。③急进型:起病急,症状重,神经功能恶化快。④转变型:轻度症状急性加剧,随后神经功能逐渐下降,持续数周至数月。⑤腰痛型:突发腰痛,较少或甚至没有其他神经功能症状。这些分类在与患者讨论疾病的预期结果时有一定价值,但有些患者所属的病程类型并不是固定不变的,脊髓髓内海绵状血管瘤的多种症状表现方式要求临床医生在与患者讨论预后时要相对谨慎。

六、诊断和鉴别诊断

脊髓髓内海绵状血管瘤根据典型病程特点,结合特征性影像学表现多能建立正确的诊断。但在下列情况下需注意鉴别诊断:病史和影像学表现不典型、伴有大量出血或处于血肿吸收的不同时期、病灶突出脊髓表面至硬脊膜下等,需与室管膜瘤(伴卒中)、星形细胞瘤、脊髓变性病变、血管畸形(伴出血)、急性脊髓炎、吉兰-巴雷综合征等相鉴别。

脊髓髓内海绵状血管瘤在出血量较大时,应与室管膜瘤坏死、出血相鉴别。从临床角度来讲,室管膜瘤坏死、出血多是在肿瘤本身的占位效应逐渐积累加重的症状和体征基础上,突然加重或出现新的症状和体征;脊髓髓内海绵状血管瘤早期症状多较轻微,体征多为阴性,或曾有反复发作、缓解的病史,再次出血后出现症状和体征。从影像学角度来讲,室管膜瘤坏死、出血时,MRI 见肿瘤沿中央管结构纵行分布,肿瘤内因出血、坏死多呈混杂信号,增强扫描呈不均匀强化;脊髓髓内海绵状血管瘤病灶本身多较局限,增强扫描呈轻度均匀强化,出血少时血肿多围绕病灶;出血较多时,血肿才会沿中央管分布,并且病灶多在血肿内。综上,室管膜瘤坏死、出血多在肿瘤内,脊髓髓内海绵状血管瘤出血则是病灶被血肿包围。此外,在室管膜瘤的上、下端常常出现空洞,而这在脊髓髓内海绵状血管瘤中少见。

脊髓髓内海绵状血管瘤反复出血、症状波动或症状缓慢加重时,需与脊髓变性病变如多发性硬化等相鉴别。脊髓髓内海绵状血管瘤患者会反复出血,因而出现症状波动,MRI 可见脊髓出血和水肿,增强扫描一般无明显强化,病灶本身多为类圆形;脊髓变性病变除症状反复、时好时坏外,MRI 表现多无血肿的特点,增强扫描可以出现强化,病灶形态多为点、片状。

急性脊髓炎、吉兰-巴雷综合征等可以借助临床特点如前驱感染史、感觉功能障碍类型及腰穿检查脑脊液常规和生化的特点,辅以 MRI 检查与脊髓髓内海绵状血管瘤相鉴别。

七、治疗选择、注意事项和讨论

临床医生必须了解脊髓髓内海绵状血管瘤的自然史,以决定不同患者的个体化治疗方案。对于偶然发现的无症状患者,考虑到这类良性病变存在终生无症状的可能,出血率平均约 2%,是继续随诊观察还是手术治疗仍需要更多证据和研究。

对于被建议选择保守观察的患者,应该告知患者病变的临床特点和神经功能恶化的风险,以及减少出血可能的相关注意事项,如良好控制血压、慎用活血或抗凝药物、避免过度疲劳、避免过度屏气用力或情绪的剧烈波动等。

对于出现症状的患者,现有证据表明,在出现症状后 3 个月内进行手术干预可改善神经功能预后,特别是对于有肢体运动功能障碍症状、急性进展病程且可能实现病灶全切除的患者。其中 2 个较理想的手术治疗时机分别为出现症状后早期(一般认为是 24~48 h),以及症状发生后病情缓解或平稳后 4~6 周。前者是争取尽早切除病变,并早期清除血肿,从而减少脊髓的继发性损伤。后者是由于在这个时期,病灶出血逐渐吸收,周边含铁血黄素带形成,全切除率相对提高,且脊髓的继发性损伤趋于减缓平稳,对手术操作的耐受性较亚急性期提高。

在对有症状的患者进行手术之前,还必须考虑症状的严重程度、患者的一般健康状况和病变位置,以确定是否可以安全切除。

目前对脊髓髓内海绵状血管瘤的显微外科手术切除技术已相对成熟,手术治疗的关键点如下:①病变位于髓内,且往往微小,需要借助术前定位片或术中透视准确定位脊髓节段。②大部分病例在相应脊髓节段能见到脊髓异常增粗、局部膨隆,或表面软膜下能见到黑染的异常区域,必要时通过术中超声等措施再次确认病变位置,必须避免盲目地切开脊髓造成损伤。③一般选择病变区域脊髓最菲薄处切开脊髓,并在胶质增生带或含铁血黄素带内分离病灶,注意部分病变的多结节特点,避免残留。④对于急性出血期的脊髓髓内海绵状血管瘤,要清除血肿混杂的病变畸形血管团,注意对周围水肿的脊髓组织的保护,在局部脊髓肿胀明显时应做好硬膜减张和椎板减压。⑤部分病变出血量较大时,血肿会沿中央管向上、下扩散,手术时应以切除病变结节为主,不必将血肿涉及的脊髓切开,减少医源性损伤的发生,血肿部分大多可以自行吸收。

八、围手术期处理

术后早期建议患者侧卧为主,减少手术部位过度受压,但应尽早开始康复活动和锻炼。注意维持患者平均动脉压(85~90 mmHg),保持脊髓的良好灌注。对有膀胱功能障碍或排便困难的患者,前者需保留导尿管,尝试进行夹管排尿训练,必要时评估残余尿,避免盲目拔管;后者需适当软化大便,加强胃肠蠕动,适当通便。建议围手术期积极进行阶梯镇痛治疗,良好的疼痛控制有助于患者早期开始积极的康复活动和锻炼,但对存在肌力下降或严重感觉功能障碍的患者需避免或注意韧带损伤、关节扭伤、脱位等康复活动损伤。

九、预后

现有研究认为脊髓髓内海绵状血管瘤的年出血率为 1.4%~6.8%,但由于临床上只能检测到有症状的出血,真实出血率可能被低估。大多数研究集中在脊髓髓内海绵状血管瘤患者的神经系统症状及其预后结果上,有研究发现其预后不良与以下因素存在关联:病灶位于胸腰段、术前下肢肌力差,以及术前美国脊髓损伤协会脊髓损伤分级(ASIA 分级)为 A~C 级。

　　患者神经功能改善程度与症状出现后 3 个月内手术切除显著相关，此外还与以下因素相关：半椎板切除手术、病灶被全切除、就诊时伴有显著运动功能障碍症状、急性病程。出现感觉功能障碍症状的患者与较差预后之间存在相关性。没有发现预后改善与患者年龄、患者性别、肿瘤大小、脑海绵状血管瘤的存在或海绵状血管瘤家族史有显著的相关性。

　　目前大多数研究关于预后的数据与接受手术的患者有关，有 meta 分析显示，近 90% 的患者接受了手术治疗，51.5% 的手术患者的神经功能得到改善，而非手术患者的这一比例为 30.2%，神经功能稳定者分别为 58.5% 和 37.8%，稳定性较差者分别为 11.3% 和 10.7%。病变的位置和深度对神经系统结果没有显著影响。临床病史小于 5 年与较好的预后相关，表明也许更长的随访时间可以导致非手术组的不同预后结果。

（寿佳俊）

参 考 文 献

[1] Aoyama T，Hida K，Houkin K. Intramedullary cavernous angiomas of the spinal cord：clinical characteristics of 13 lesions[J]. Neurol Med Chir(Tokyo)，2011，51(8)：561-566.

[2] Badhiwala J H，Farrokhyar F，Alhazzani W，et al. Surgical outcomes and natural history of intramedullary spinal cord cavernous malformations：a single-center series and meta-analysis of individual patient data[J]. J Neurosurg Spine，2014，21(4)：662-676.

[3] Batra S，Lin D，Recinos P F，et al. Cavernous malformations：natural history，diagnosis and treatment[J]. Nat Rev Neurol，2009，5(12)：659-670.

[4] Choi G H，Kim K N，Lee S，et al. The clinical features and surgical outcomes of patients with intramedullary spinal cord cavernous malformations[J]. Acta Neurochir (Wien)，2011，153(8)：1677-1684.

[5] Cohen-Gadol A A，Jacob J T，Edwards D A，et al. Coexistence of intracranial and spinal cavernous malformations：a study of prevalence and natural history[J]. J Neurosurg，2006，104(3)：376-381.

[6] Dashti S R，Hoffer A，Hu Y C，et al. Molecular genetics of familial cerebral cavernous malformations[J]. Neurosurg Focus，2006，21(1)：e2.

[7] El-Koussy M，Stepper F，Spreng A，et al. Incidence，clinical presentation and imaging findings of cavernous malformations of the CNS. A twenty-year experience[J]. Swiss Med Wkly，2011，141：w13172.

[8] Gross B A，Du R，Popp A J，et al. Intramedullary spinal cord cavernous malformations[J]. Neurosurg Focus，2010，29(3)：E14.

[9] Kharkar S，Shuck J，Conway J，et al. The natural history of conservatively managed symptomatic intramedullary spinal cord cavernomas[J]. Neurosurgery，2007，60(5)：865-872.

[10] Kim K M，Chung C K，Huh W，et al. Clinical outcomes of conservative management of spinal cord cavernous angiomas[J]. Acta Neurochir(Wien)，2013，155(7)：1209-1214.

[11] Kivelev J，Niemelä M，Hernesniemi J. Outcome after microsurgery in 14 patients with spinal cavernomas and review of the literature[J]. J Neurosurg Spine，2010，13(4)：524-534.

[12] Kivelev J，Niemelä M，Hernesniemi J. Treatment strategies in cavernomas of the brain and spine[J]. J Clin Neurosci，2012，19(4)：491-497.

[13] Liang J T，Bao Y H，Zhang H Q，et al. Management and prognosis of symptomatic patients with intramedullary spinal cord cavernoma：clinical article[J]. J Neurosurg Spine，2011，15 (4)：447-456.

第二十二章　椎管内动静脉畸形

一、概述

曾有学者将椎管内动静脉畸形分为局限性动静脉畸形和弥漫性动静脉畸形。随着 MRI 和 DSA 的出现，脊髓胚胎和脊髓血管解剖等基础研究的进展，以及显微手术与血管内介入治疗的飞速发展，椎管内动静脉畸形的诊断与治疗取得了巨大进步，也进一步加深了人们对该病的认识。结合文献报道，根据椎管内动静脉畸形的解剖部位、病理生理、影像学特征及治疗选择，其定义为在供血动脉与引流静脉之间存在异常血管网的动静脉性血管病，这类畸形多数在 MRI 上能显示畸形灶，位于脊髓内和（或）脊髓外；在 DSA 上能显示畸形血管与供血动脉和引流静脉的关系，供血动脉多为脊髓前、后动脉及其分支。少数椎管内动静脉畸形在 MRI 上仅显示为脊髓内小出血灶，无明显血管流空影，在 DSA 上也无阳性发现，仅在术后病理检查证实为椎管内动静脉畸形，故将这部分称为隐匿型椎管内动静脉畸形。

二、发病机制

椎管内动静脉畸形可因下述病理生理改变而产生症状。

（一）静脉压增高

动脉血直接进入静脉导致静脉压增高，畸形灶邻近部位（部分病例也会在较远部位）脊髓的静脉回流受阻，从而引起静脉充血性脊髓病，甚至脊髓软化，导致神经症状缓慢进行性加重。许多文献报道，静脉压增高是发生脊髓病变的主要原因。

（二）出血

本病出血率约为 1/3。畸形血管破裂出血，可引起脊髓蛛网膜下腔出血或脊髓髓内出血，从而产生背部剧痛及急性四肢瘫或截瘫。偶可引起颅内出血，这是由脊髓血管畸形引流至颅内静脉，造成颅内静脉压增高所致。

（三）盗血

动静脉瘘口较大时可造成盗血，从而引起脊髓缺血，产生症状。

（四）血栓形成

病理性的畸形血管易引起血栓形成，累及脊髓供血动脉时，可出现脊髓缺血症状；如脊髓回流的静脉受累，则可加重静脉淤滞，使脊髓低灌注和受压状况进一步恶化，从而加重神经系统功能障碍。

（五）压迫脊髓

畸形血管呈球形膨大时，可产生占位效应，压迫脊髓而出现症状。有时畸形血管本身虽不一定引起脊髓蛛网膜下腔阻塞，但可因血管的搏动性压迫而产生明显症状，故单纯椎板减压常不能取得满意的效果。

三、临床表现

椎管内动静脉畸形占所有脊柱脊髓血管性病变的 48.4%；无明显的性别差异，但也有学者认为女性多见，占 69%；发病年龄较小，平均在 20 岁，有学者发现，半数以上的患者首发症状出现在 16 岁以下；好发于颈、胸段脊髓，发生于颈、胸段脊髓的椎管内动静脉畸形占所有椎管内动静脉畸形的 80.0%；多因出血(76%的患者有出血史)或盗血引起症状,故以急性起病(或病程中有突然加重病史)居多,以出血所致的疼痛或截瘫为首发症状者多见,分别占34.5%与30.9%。少数患者合并脊柱侧凸、肢体发育异常和脊髓栓系综合征等其他异常。

四、辅助检查

(一)脊髓CT

CT平扫:病变部位的脊髓局部增粗,有时在其表面可见斑点状钙化灶;有出血时可见到高密度的血肿;畸形血管内血栓形成时,相应脊髓呈萎缩性改变;椎旁肌肉受累时表现为混杂密度影。椎管碘水造影后CT:在脊髓表面可见边缘光滑的点、条状充盈缺损。增强CT:在脊髓内或其表面可见呈迂回或团块状分布的增强扩张血管影,脊髓周围有粗大的供血动脉及引流静脉。CTA可显示供血动脉、畸形灶和引流静脉,以及病灶与脊髓的关系,髓内可见呈团块状分布的增强血管影。

(二)脊髓MRI

MRI对诊断有重要意义,不仅可显示病变的部位、范围、类型与脊髓水肿、出血、空洞等伴发改变,有助于初步的定性诊断,还可通过横断面扫描判断病变在水平面的部位,对选择手术治疗还是介入治疗有重要参考价值:若病灶位于脊髓背外侧且较局限,可行手术治疗;若病灶位于脊髓腹侧或较弥散,甚至占据脊髓整个横断面,宜取介入治疗。畸形灶局部脊髓增粗,在T1WI和T2WI上均可见低信号血管流空影,增强扫描有或无强化。当畸形血管较小或不出现血管流空现象时,静脉注射Gd-DTPA后扫描,有助于发现畸形血管及其供血动脉和引流静脉。畸形血管团位于脊髓内和(或)脊髓外,病灶大时可见动脉瘤样和静脉瘤样扩张的异常血管影。少数DSA阴性的隐匿型椎管内动静脉畸形,在MRI上显示局部脊髓信号异常,但无明显的异常血管影,增强扫描无强化,出血时表现为脊髓内局限的小出血灶,在T1WI和T2WI上均呈高信号,有时还存在环状低信号。除畸形灶外,在脊髓周围可见小圆点状、匍行性蚓状或串珠状无信号血管流空影(引流静脉)长达十几厘米。当因盗血引起脊髓供血不足,脊髓软化、萎缩或空洞形成时,在脊髓中央出现细管状异常信号,T1WI上呈低信号,T2WI上呈高信号;当伴有动脉瘤样与静脉瘤样扩张时,呈球囊状血管流空影,增强扫描可无强化或明显强化,如发生机化,因强化不均而呈高低混杂信号,血流缓慢区域也表现为团块状高信号影;当伴脊髓水肿时,可显示范围较广的脊髓肿胀,T1WI上呈略低信号,T2WI上呈高信号,增强扫描也无强化;当伴出血时,多在畸形灶部位出现随出血期不同而各异的异常信号,如形成血肿时,压迫相应部位的脊髓。

(三)脊髓MRA

脊髓MRA,特别是采用不同时相成像和三维重建成像的MRA,可以较好地显示畸形灶或大的供血动脉与引流静脉,故MRA作为椎管内动静脉畸形的过筛检查,可增高检测的敏感性。另外,用MRA进行术后随访、评估治疗效果,具有简易、无创等优点。但到目前为止,MRA对于血管性疾病的分型、确定治疗方案和指导手术是远远不够的,故对大多数病例还应行全脊髓血管DSA检查。

(四)脊髓血管DSA

DSA可精确显示畸形血管团的多寡、部位、范围,供血动脉和引流静脉的起源数目与走向,以及与正常脊髓血管的关系,对于确定治疗方案、指导手术或进行介入治疗具有决定性作用。对椎管内动静脉畸形,DSA能显示畸形血管团、单根或多根供血动脉与引流静脉(图22-1),还可显示供血动脉与引流静脉在脊髓表面的直接交通情况。

五、诊断与鉴别诊断

患者有疼痛、感觉减退和肌力下降等脊髓功能障碍表现,根据患者的性别、年龄、起病方式、有无疼痛和病变部位,多能做出初步诊断;进一步做脊髓MRI、MRA和脊髓血管DSA检查见有典型表现者,多能做出确切诊断。但部分患者因其与其他脊髓疾病一样,表现为各种脊髓功能障碍,而无特异的临床表现,

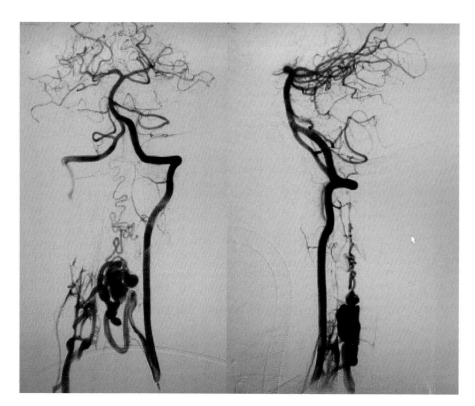

图 22-1   椎管内动静脉畸形的 DSA 表现

以及脊髓缺血严重的部位未必是畸形血管团或瘘口所在处,即临床的节断性表现与畸形灶的实际部位并不相符,因而根据临床表现定位进行 MRI 检查,可能因节段选择不当而致漏诊或误诊,加上影像学表现各异,临床医生对其又不甚熟悉,常使诊断延误。

六、治疗选择

文献中椎管内动静脉畸形有团块型与弥散型之分,通常认为,团块型椎管内动静脉畸形适合手术治疗。只要 MRI 和 DSA 显示病灶局限和集中,都可施行手术治疗:对于畸形灶位于脊髓背侧或背外侧、供血动脉主要来自脊髓后动脉的,可直接施行手术;对于畸形灶位于脊髓腹外侧、优势供血动脉来自脊髓腹侧特别是病灶对侧时,可先行栓塞治疗,将优势供血动脉,特别是源自脊髓腹侧或对侧的供血动脉栓塞后再行手术治疗,以降低手术风险。

手术前,要仔细阅读 MRI 与 DSA 图像,以清晰了解畸形灶在脊髓纵向与横向上的部位,所有供血动脉的来源、走向和进入畸形灶的部位,以及引流静脉特别是优势引流静脉靠近畸形端的部位,制订正确的手术方案与步骤。手术时,切开蛛网膜,确定畸形灶的确切部位,并根据血管的部位、色泽、粗细、形态、管壁厚薄与张力情况等,判断畸形灶周围干状血管是供血动脉还是引流静脉。通常,色泽偏红、管径较细、走行较直、管壁较厚和张力较大且有搏动的是供血动脉,而颜色暗红、走行迂曲、管壁较薄的为引流静脉;难以区别时,可借助术中多普勒超声检查来加以判断:分别于临时阻断某血管的前后,用多普勒超声探头探测畸形灶的血管杂音,如在血管阻断后杂音强度降低,则提示该血管为供血动脉;如杂音强度无变化,则提示该血管为引流静脉。继而根据 DSA 提供的信息,探寻各主要供血动脉,分别在其接近畸形灶处离断之。

在降低畸形血管张力后,可用低功率双极电极分离畸形血管,最后离断引流静脉,切除畸形灶。分离、切除畸形灶的过程中,还应注意以下几点:①切忌在尚未离断大部分供血动脉时电凝引流静脉,以免引起畸形灶发生难以控制的出血,妨碍手术正常进行。②脊髓血管畸形的供血动脉与脑血管畸形一样,有终末动脉供血型和侧向分支供血型两种,前者供血动脉可以离断,因其只供应畸形灶而不供应脊髓;后者供血动脉主干(即影像学上的供血动脉)则不能离断,因其只是发出更为细小的动脉(即真正的供血动脉)供应畸形灶,而动脉主干还发出分支供应脊髓,如果损伤这些动脉主干,则会影响脊髓的正常血供,引起脊髓功能障碍。③需自髓外向髓内方向分离、切除畸形灶,只有当畸形灶与脊髓组织界限十分清楚时,分离、切除畸形灶才可不断深入进行;如难以分离出理想界面,则不宜强求手术切除的彻底性,以免损伤脊髓组织。对于完全位于脊髓腹侧、血供丰富、手术切除十分困难的椎管内动静脉畸形,以及以前手术未能切除的残留畸形灶,可酌情施行栓塞治疗或放疗。栓塞治疗时,微导管必须到达畸形团内,应使用永久性栓塞剂进行栓塞。

对于隐匿型椎管内动静脉畸形,则应视病灶在脊髓横断面上的部位而定,病灶接近脊髓后外侧表面时,宜取后正中入路切除病灶;病灶位于脊髓腹侧表面时,宜取前外侧入路切除病灶;若病灶位于脊髓中央或位于脊髓腹侧表面但无明显临床症状,宜暂行观察。由于隐匿型椎管内动静脉畸形常伴出血,但无明显供血动脉,故切除这类畸形血管时,需在最接近畸形灶的脊髓表面切开软脊膜,分开受压变薄的脊髓组织,抵达出血部位,悬吊缝合软脊膜,适度牵开脊髓切口两侧的脊髓组织,紧贴血肿包膜分离,可望顺利切除畸形血管和伴发的血肿;当出血未形成血肿包膜时,可吸除陈旧血液,减压并扩大髓内操作空间后,细心探寻畸形血管,予以分离切除或电凝皱缩。

七、围手术期处理

1. 脊髓功能障碍　一些患者术后可发生感觉减退、肌力减弱和直肠、膀胱功能障碍等脊髓功能障碍,如疑脊髓前动脉痉挛引起者,需行解痉与扩容治疗,另外,应予神经营养药物、功能锻炼等综合治疗,以及针对直肠、膀胱功能障碍的治疗与护理措施。

2. 疼痛综合征　极少数患者术后出现较持久的肢体和(或)躯干剧烈疼痛,其产生的确切原因不明,可能与感觉传导束受刺激有关。一旦发生,应予镇痛、心理治疗和刺激疗法等治疗,以减轻患者痛苦。

3. 呼吸障碍　少数高颈髓,特别是病灶涉及延髓的患者,术后可发生呼吸困难、氧饱和度下降、咳嗽反射消失和四肢瘫等严重情况,故术后要等患者完全清醒、呼吸正常、咳嗽反射恢复和四肢能动时方能拔除气管插管,并应严密观察呼吸情况,一旦出现上述情况,应立即做气管切开,行呼吸机辅助呼吸。对于呼吸功能虽好,但存在高位截瘫无力咳痰或因咳嗽反射消失不能咳痰者,也应尽早做气管切开,保持呼吸道通畅,以免并发肺炎和造成窒息。

八、后续治疗

对术后截瘫患者,应早期进行瘫痪下肢肌群和全身肌群的强化肌力训练,并坚持6~12个月(特别是不能轻易放弃瘫痪肌群的肌力训练),以挖掘潜力,提高患者的独立生活能力。辅以神经肌肉电刺激治疗,有助于维持神经肌肉的兴奋性,防止肌萎缩;应用超声波治疗,可以松解脊髓与周围组织的粘连,改善损伤组织周围血液循环,有助于脊髓功能恢复;肌腱的被动牵拉有助于维持关节活动度;转移训练和ADL训练有助于提高患者生活自理能力。

(徐　斌)

参 考 文 献

[1] Akter M, Hirai T, Kitajima M, et al. Type 1 perimedullary arteriovenous fistula with subarachnoid hemorrhage: utility of contrast-enhanced 3D gradient-echo technique[J]. Magn Reson Med Sci, 2011,10(3):143-147.

[2] Chen G, Wang Q, Tian Y, et al. Dural arteriovenous fistulae at the craniocervical junction: the relation between clinical symptom and pattern of venous drainage[J]. Acta Neurochir Suppl,2011, 110(Pt 2):99-104.

[3] Krings T,Lasjaunias P L,Hans F J,et al. Imaging in spinal vascular disease[J]. Neuroimaging Clin N Am,2007,17(1):57-72.

[4] Liang J T,Bao Y H,Zhang H Q,et al. Management and prognosis of symptomatic patients with intramedullary spinal cord cavernoma:clinical article[J]. J Neurosurg Spine,2011,15(4):447-456.

[5] Matushita H,Caldas J G,Texeira M J. Perimedullary arteriovenous fistulas in children:report on six cases[J]. Childs Nerv Syst,2012,28(2):253-264.

[6] Rubin M N,Rabinstein A A. Vascular diseases of the spinal cord[J]. Neurol Clin,2013,31(1): 153-181.

[7] Ruiz-Juretschke F,Perez-Calvo J M,Castro E,et al. A single-center,long-term study of spinal dural arteriovenous fistulas with multidisciplinary treatment[J]. J Clin Neurosci,2011,18(12): 1662-1666.

[8] Saladino A,Atkinson J L,Rabinstein A A,et al. Surgical treatment of spinal dural arteriovenous fistulae:a consecutive series of 154 patients[J]. Neurosurgery,2010,67(5):1350 1357.

[9] Sivakumar W,Zada G,Yashar P,et al. Endovascular management of spinal dural arteriovenous fistulas. A review[J]. Neurosurg Focus,2009,26(5):E15.

[10] Söderlund M E,Benisty S,Gaston A,et al. Can myelopathies secondary to arterio-venous dural fistulae be aggravated by intravenous corticosteroid therapy? [J]. Rev Neurol(Paris),2007,163 (2):235-237.

[11] Suh D C,Kim H S,Baek H J,et al. Angioarchitecture of spinal dural arteriovenous fistula— evaluation with 3D rotational angiography[J]. Neurointervention,2012,7(1):10-16.

第二十三章　脊髓硬脊膜动静脉瘘

一、概述

脊髓硬脊膜动静脉瘘(spinal dural arteriovenous fistula,SDAVF),又称为Ⅰ型脊髓动静脉畸形,是指供应硬脊膜或神经根的动脉在穿过椎间孔的硬脊膜时,与脊髓引流静脉在硬脊膜上沟形成瘘口,导致相应动脉血直接汇入静脉。SDAVF是一种罕见的疾病,在1926年首次被报道,近几十年来其病理生理和治疗方面的研究一直是临床热点。目前SDAVF与脊髓动静脉畸形(spinal arteriovenous malformation,SAVM)、髓周动静脉瘘(perimedullary arteriovenous fistula,PMAVF)的发病率共计为(5~10)/10^6,其中,SDAVF在三者中占比为70%~80%,是三者中最常见的类型。

二、发病机制和自然史

目前,SDAVF的病因尚不明确,多数研究认为其为后天获得性疾病,与脊髓空洞、感染、创伤等直接相关。其发病机制主要是存在异常血管结构,动脉血通过瘘口经脊髓表面冠状静脉丛引流,导致动脉灌注不足,同时静脉充血与高压,脊髓静脉高压又阻碍脊髓静脉回流,从而引起脊髓缺血、水肿,最终导致脊髓缺血坏死。通常脊髓尾端会先受到影响。

SDAVF好发于40岁以上男性,平均发病年龄60岁,男女比为(5~9):1,平均病程23个月。SDAVF最常见于胸段,其次是腰段。SDAVF为非自限性疾病,一旦患病,症状进行性加重,最后导致神经功能不可逆的损害。

三、临床表现和分类

(一)临床表现

临床表现常隐匿,进展缓慢,进行性加重。开始多为单一感觉、运动或括约肌功能障碍,包括双下肢不对称性烧灼感、蚁走感、间歇性跛行等,可伴大小便和性功能障碍,之后上行性发展。随着病情进展,患者可能出现腰背部疼痛和神经根性疼痛的进行性加重。病灶多好发于低节段的脊髓层面,如下胸段或腰骶段。

临床以圆锥综合征最常见,其次为马尾综合征。首发症状以神经根性疼痛占25%~50%。以急性蛛网膜下腔出血(SAH)为首发症状的患者约占1%;在颅颈交界区的SDAVF,以SAH为首发症状的患者约占60%。有5%~15%的SDAVF患者可出现Foix-Alajouanine综合征。有少部分研究报道SDAVF患者可能出现急性出血。

因为症状不典型,早期诊断困难,就诊时病情往往比较严重,国内报道SDAVF的误诊率约为60.7%。

(二)分类

SDAVF属于脊髓血管畸形中动静脉病变的一种(表23-1)。随着医学影像学技术的发展,高分辨率图像可见SDAVF常在椎管侧方的硬膜上有瘘口,这些瘘口或多或少会累及包绕的神经根及硬脊膜。大多数SDAVF的供血动脉是神经根-硬膜动脉的硬膜分支。这些硬膜分支常常垂直走行并注入单一的硬脊膜下静脉,从而在椎管造影的冠状位图像上形成典型的垂直"T"形征象。

表 23-1　脊髓动静脉瘘分类

类　别	分　型
硬脊膜外动静脉瘘	—
硬脊膜内动静脉瘘	腹侧型 低分流量 中等流量 高分流量 背侧型 单一供血动脉 多供血动脉

正常情况下,脊髓的引流静脉称为神经根髓静脉,沿脊神经根走行,并在脊神经根袖处的位置穿出硬脊膜。正常人中脊髓的静脉回流 60% 通过神经根髓静脉完成,剩余 40% 则是通过桥静脉完成。SDAVF可同时发生于神经根髓静脉或桥静脉。

1. 硬脊膜外动静脉瘘(extradural arteriovenous fistula)　硬脊膜外动静脉瘘非常少见(图 23-1)。这种类型动静脉瘘表现为神经根动脉分支和硬脊膜静脉丛的直接连接,并造成硬脊膜外高流量的动静脉瘘。此类动静脉瘘最常见的特点是硬脊膜外静脉丛的显著充血,并引发压迫神经根和(或)脊髓的占位效应。静脉淤血造成脊髓症状的同时,大量动脉血分流入静脉系统造成脊髓的"盗血"现象,并进一步引发脊髓缺血,导致脊髓症状的加重和恶化。

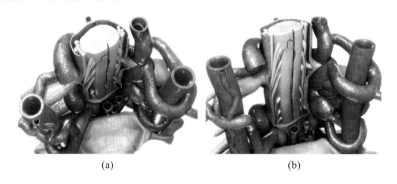

(a)　　　　　　　　　　　　(b)

图 23-1　硬脊膜外动静脉瘘

(a)轴位观察发生于左侧椎动脉穿支的硬脊膜外动静脉瘘;(b)后方观察发现硬脊膜下静脉的淤血对邻近神经根和脊髓造成有症状的占位效应

2. 硬脊膜内背侧动静脉瘘(intradural dorsal arteriovenous fistula)　硬脊膜内背侧动静脉瘘是最常见的脊柱动静脉瘘,好发于胸段脊髓。硬脊膜内背侧动静脉瘘与Ⅰ型硬脑膜动静脉瘘相似,常由神经根滋养动脉和脊髓冠状静脉丛的直接沟通而形成。神经根动脉小分支组成的血管网在瘘口处汇合,而瘘口多位于神经根的硬脊膜鞘中(图 23-2)。

硬脊膜内背侧动静脉瘘形成的病理生理潜在机制为静脉回流的受阻。该梗阻可造成冠状静脉丛的动脉化,进而引发静脉的高压和脊髓症状。

3. 硬脊膜内腹侧动静脉瘘(intradural ventral arteriovenous fistula)　硬脊膜内腹侧动静脉瘘是由脊髓前动脉和冠状静脉丛异常连接造成,多位于中线位置的腹侧蛛网膜下腔中(图 23-3)。随着瘘口处血流量的增加,脊髓可发生进行性的盗血程度加重;脊髓压迫加重,最终造成脊髓症状的恶化。

四、诊断和鉴别诊断

1. 临床症状　本病症状不典型,好发于男性,发病年龄多在中年以后(80% 的患者 40 岁以后出现症状)。由于早期诊断困难,就诊时病情往往比较严重。

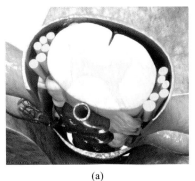 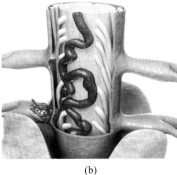

(a)   (b)

图 23-2 硬脊膜内背侧动静脉瘘

(a)轴位观察硬脊膜内背侧动静脉瘘,可见异常神经根滋养动脉走行于神经根的右侧;小分支组成的血管网沿神经根硬脊膜鞘汇合于瘘口;(b)后方观察发现冠状静脉丛的扩张,随着静脉流出道的受阻,这些小静脉会发生动脉化

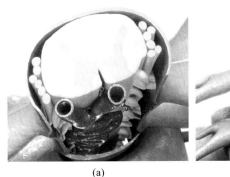 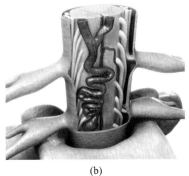

(a)   (b)

图 23-3 硬脊膜内腹侧动静脉瘘

(a)轴位观察硬脊膜内腹侧动静脉瘘,可见该中线位置的病变来源于脊髓前动脉和冠状静脉丛之间的瘘口;(b)前方观察发现瘘口沿脊髓的前内侧走行

2. 影像学检查 此为主要的诊断方法(图 23-4)。

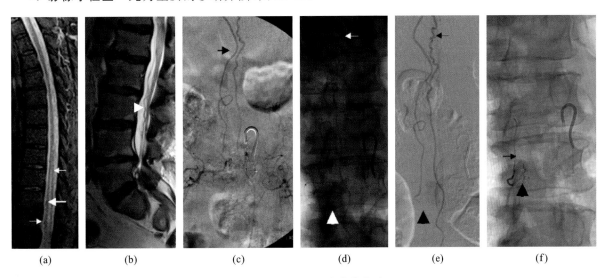

(a)   (b)   (c)   (d)   (e)   (f)

图 23-4 SDAVF 的影像学检查结果

(a)矢状位 T2 胸椎 MRI 扫描提示明显水肿脊髓信号(粗箭头)以及与脊髓前、后扩大血管结构起伏一致的波形空洞(细箭头);(b)矢状位腰椎 MRI 扫描显示脊髓圆锥下方与扩大静脉一致的巨大波形血流空洞(箭头头部);(c)右侧 L2 脊髓血管造影提示扩大的髓周静脉(箭头);(d)右侧 L2 脊髓超选择性血管造影提示插管位于扩大髓旁静脉(小箭头)以及瘘血管处(箭头头部);(e)右侧 L2 脊髓超选择性血管造影超早动脉期显示插管位于扩大髓旁静脉(小箭头)以及瘘血管处(箭头头部);(f)平片提示栓塞材料位于瘘血管(箭头头部)和近端静脉中(小箭头)

（1）MRI 和对比增强 MRA(CE-MRA)：MRI 目前是最好的无创检查手段。MRI 检查提示椎管梗阻或脊髓增粗，同时病变范围往往超过 4 个椎体节段，提示受累脊髓节段因静脉高压导致实质部分淤血水肿；受累节段髓内 T1WI 呈低或等信号，T2WI 呈高信号；硬脊膜表面扩张动静脉在增强后出现扩张、迂曲的"流空血管影"，如虫蚀、蚯蚓样改变，是证实存在脊髓血管畸形的有力证据。而 CE-MRA 技术在脊髓中的应用，有助于发现瘘口位置。

（2）CTA：随着多探头 CT 的应用，脊髓 CTA 在发现和诊断 SDAVF 上越发具有诊断价值。相较于 CE-MRA，脊髓 CTA 的优势在于其扫描成像时间大大缩短。

（3）DSA：DSA 仍然是诊断 SDAVF 的金标准。除了具有诊断价值，DSA 还可用于帮助评估患者治疗选择外科干预还是血管介入治疗。造影的目的在于评估病变血管的构成，以及病变位置水平上下的正常脊髓血供。具体检查方法与其他脊髓疾病基本一致，而由于 SDAVF 血流较缓慢，显影时间必须长于30 s。

3. 鉴别诊断　主要与 SAVM 及 PMAVF 相鉴别（表 23-2）。

表 23-2　SDAVF 与 SAVM、PMAVF 的鉴别要点

鉴别要点	SDAVF	SAVM	PMAVF
性别	男女比为(5～9)∶1	无性别差异	男性略多于女性
诊断年龄	好发于 40 岁以上，平均发病年龄为 60 岁	多见于青年，平均 24 岁	14～60 岁，以 20～30 岁常见
发作类型	进展缓慢，进行性加重，平均病程 23 个月	急性起病或病程中突然加重多见	渐进性起病，病程明显短于 SDAVF
首发症状	感觉和运动功能障碍	不同部位疼痛和运动功能障碍	肢体活动障碍、感觉减退
病灶部位	单一瘘口，瘘口位于神经根附近的硬膜	脊髓内 80%、脊髓腹侧面 11%、脊髓背侧面 9%	瘘口多个或单个，瘘口一般位于脊髓表面
脊柱节段	胸腰段	均匀分布	胸腰段和圆锥
伴有脊髓动脉瘤	0	44%	0
畸形与脊髓的供血共干	15%	100%	本病不存在畸形血管团
静脉引流途径	头侧 100%、尾侧 4%	头侧 81%、尾侧 72%	Ⅰ型：轻度扩张迂曲的软膜静脉；Ⅱ型：迂曲扩张静脉向头侧引流；Ⅲ型：硬膜外静脉丛

五、SDAVF 的治疗

绝大多数 SDAVF 需要外科干预。外科治疗的目的是阻止症状进展并在一定程度上逆转症状。目前手术方式主要有血管内栓塞和开放手术，或二者联合。血管内栓塞和开放手术的核心都涉及阻断硬脑膜瘘口，在消除脊髓静脉系统充血、减轻水肿的同时保证脊髓的正常血供和静脉回流，从而在一定程度上阻止症状进展。对于无症状的动静脉瘘是否需要处理，目前仍有争议，但由于 SDAVF 会对神经功能造成慢性、不可逆损伤，且 SDAVF 为非自限性疾病，故本病主张"早发现，早治疗"。如果对无症状的患者不予干预，则应密切随访、定期复查，一旦出现任何疾病相关症状，应立即进行治疗。

（一）血管内栓塞治疗

SDAVF 的血管内栓塞治疗，使用的栓塞材料有颗粒（PVA）、弹簧圈、液体栓塞剂（NBCA、Onyx、Glubran 胶）等，目前使用较多的是液体栓塞剂（Glubran 胶或 Onyx）。血管内栓塞治疗的核心在于通过栓塞材料永久封闭瘘口。在栓塞前需行血管造影评估，以充分了解病灶周围的血管解剖结构及寻找瘘口

栓塞剂最佳的注射位置,术者需要仔细探查瘘口水平及瘘口双侧上、下 1 个节段的所有血管。在栓塞结束后,术者需要再次检查这些血管,排除瘘口残留。为了防止栓塞后再通,需要确保瘘口引流静脉完全填充,仅仅阻塞动脉供血侧而不阻塞瘘口的引流静脉侧是不充分的。研究指出瘘口的引流静脉侧未能完全栓塞,任何临床症状的改善都可能是暂时的,瘘口会通过附近硬膜血管实现再通复发。术中当液体栓塞剂到达瘘口静脉侧并将其最初段 1～2 mm 栓塞时,考虑动静脉瘘治愈。若没有观察到这种现象,应考虑转为开放手术。若瘘口节段血管靠近延髓层面,为了避免对非责任血管的意外栓塞,更推荐开放手术治疗。

(二)开放手术治疗

SDAVF 的手术封堵是安全、高效的。目前多采用切断瘘口引流静脉,电凝瘘口近端一小段引流静脉的手术方式。手术包括切除瘘口所在位置的椎板及上、下 1 个节段的椎板,暴露硬脊膜,切开硬脊膜,沿病变侧硬脊膜探查,一般在脊神经后根穿硬膜附近可识别动脉化的引流静脉,追踪引流静脉到达硬脊膜瘘口的附着点,然后在附着点切断并电凝或夹闭引流静脉。若观察到动脉化的硬膜内引流静脉颜色立即改变(变为静脉的蓝色或颜色变暗)并且血管张力较阻断前低,则提示手术有效。近年来,吲哚菁绿(ICG)血管造影术(ICGA)广泛应用于脑脊髓血管病的术中评估,可观察比较瘘口前后的血流速度变化及显影评估是否完全阻断或是否有残留。对于硬脑膜外侧的小供血动脉是否需要电凝处理,有研究认为这是没有必要的,如果神经脊髓支在附近,手术可能会对其造成损伤,导致脊髓梗死。

(三)开放手术与血管内栓塞的选择

开放手术与血管内栓塞的比较还没有直接的前瞻性随机对照研究。Steinmetz 等进行的 meta 分析发现,SDAVF 的开放手术成功率为 98%,血管内栓塞成功率为 46%。然而,随着血管内栓塞手术设备的改进和手术经验的增长,血管内栓塞成功率已经上升到 70%～80%。由经验丰富的团队进行血管内栓塞治疗 SDAVF 的复发率非常低。

血管内栓塞较开放手术创伤小,患者痛苦小、住院时间也更短,因此若在血管造影过程中发现病灶符合栓塞条件,可以尝试血管内栓塞。一旦血管内栓塞失败可以转行开放手术。

六、SDAVF 的预后

患者术后的恢复情况,在很大程度上取决于治疗前患者疾病的严重程度(包括临床特征和影像学表现),脊髓长节段的严重水肿和脊髓强化、严重的神经功能缺损和括约肌功能障碍是不良预后的迹象。在瘘口完全封闭后,由动静脉瘘引起的充血、水肿可消退,约 80% 的患者症状能够得到一定的改善,其余患者则可能完全没有改善,部分患者(4.5%～11%)甚至表现出症状加重。在长期患病的患者中,性功能障碍很难逆转;疼痛(尤其是足部疼痛)同样难以逆转,通常患者的运动功能障碍比感觉缺陷更容易恢复,括约肌功能障碍可以获得轻度改善。因此对于有症状的 SDAVF 患者,积极干预对患者预后有利。

(谢　嵘)

参 考 文 献

[1] Hetts S W, Moftakhar P, English J D, et al. Spinal dural arteriovenous fistulas and intrathecal venous drainage: correlation between digital subtraction angiography, magnetic resonance imaging, and clinical findings[J]. J Neurosurg Spine, 2012, 16(5): 433-440.

[2] Jellema K, Tijssen C C, van Gijn J. Spinal dural arteriovenous fistulas: a congestive myelopathy that initially mimics a peripheral nerve disorder[J]. Brain, 2006, 129(Pt 12): 3150-3164.

[3] Kaufmann T J, Morris J M, Saladino A, et al. Magnetic resonance imaging findings in treated spinal dural arteriovenous fistulas: lack of correlation with clinical outcomes[J]. J Neurosurg Spine, 2011, 4(4): 548-554.

［4］　Krings T,Geibprasert S. Spinal dural arteriovenous fistulas［J］. AJNR Am J Neuroradiol,2009,30
　　　(4):639-648.

［5］　Maimon S,Luckman Y,Strauss I. Spinal dural arteriovenous fistula:a review［J］. Adv Tech Stand
　　　Neurosurg,2016,43:111-137.

［6］　Medel R,Crowley R W,Dumont A S. Endovascular management of spinal vascular malformations:
　　　history and literature review［J］. Neurosurg Focus,2009,26(1):E7.

［7］　Wang D H,Yang N,Zhang P,et al. The diagnosis of spinal dural arteriovenous fistulas［J］. Spine
　　　(Phila Pa 1976),2013,38(9):E546-E553.

第二十四章　髓周动静脉瘘

一、概述及病因

脊髓动静脉瘘是脊髓血管畸形中的一类疾病，该病患病率极低，约为脑动静脉瘘患病率的 1/10。依据瘘口与脊髓、硬脊膜及椎体的位置关系，可将脊髓动静脉瘘细分为椎旁动静脉瘘、硬脊膜外或硬脊膜上动静脉瘘、硬脊膜内动静脉瘘以及髓周动静脉瘘（perimedullary arteriovenous fistula，PMAVF）。PMAVF 由 Djindjian 等于 1977 年首次描述，占脊髓血管畸形的 8%～19%；其确切发病率和自然史尚不清楚；病因及发病机制不详。

二、临床表现

临床表现主要为涉及下肢的进行性非对称性脊神经根病的症状与体征。多见于年轻患者，文献报道其发病年龄为 14～60 岁，平均发病年龄为 20～37 岁；男性略多于女性；可以突然起病，也可以渐进性起病，但大多数情况下加重时间在半年内。主要表现为肢体活动障碍、感觉减退，有时累及大小便功能。也有突发截瘫的报道。

三、辅助检查

相应节段 MRI 检查可以发现异常血管影。

四、诊断与鉴别诊断

脊髓血管造影（DSA）是诊断的金标准。鉴别诊断依据脊髓血管造影的血管构筑判断。

供血动脉与引流静脉之间直接沟通（或供血动脉与引流静脉之间缺少异常结构）的现象，统称为动静脉瘘；其与脊髓动静脉畸形（AVM）的区别在于是否存在畸形血管团。瘘口的供血动脉可以是单条或多条脊髓动脉（脊髓前、脊髓后动脉或前、后根髓动脉）、瘘口单一且位于脊髓表面、引流静脉多为单一或多条脊髓周围静脉，称之为 PMAVF。PMAVF 多见于圆锥及胸腰段脊髓前、外侧或后表面，但其他部位也可发生，下颈髓和上胸段少见。近年来，颈部 PMAVF 的报道不断增加。供血动脉中脊髓前动脉（ASA）较脊髓后动脉（PSA）多见；二者均参与供血也有报道。

五、分型

Ⅰ型 PMAVF 单条动脉供血，病灶小，瘘口血流量低，供血动脉及引流静脉口径正常或略迂曲扩张（图 24-1）。Ⅱ型 PMAVF 病灶中等大小，有 1～2 条增粗的供血动脉及瘘口处有一扩张迂曲的引流静脉，瘘口血流量高，瘘口处常有动脉化静脉瘤（图 24-2）。Ⅲ型 PMAVF 为巨大的动静脉瘘，有多条明显增粗的供血动脉，引流静脉明显扩张，瘘口血流量高、流速快，常伴有巨大动脉化静脉瘤（图 24-3）。Ⅰ型和Ⅱ型 PMAVF 的引流静脉多在远离瘘口的节段出椎管，Ⅲ型 PMAVF 的引流静脉多在靠近瘘口的节段出椎管。回流静脉的反向引流和长的硬脊膜下静脉引流是脊髓症状发生和脊髓血栓或出血的主要原因之一。

六、血管构筑与病理生理

PMAVF 的供血动脉是脊髓动脉，瘘口位于脊髓表面，脊髓静脉或脊髓旁静脉引流，可以伴有动脉

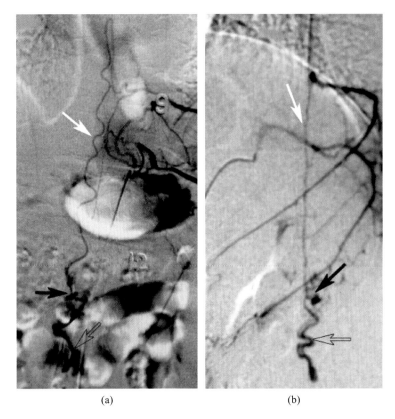

(a)　　　　　　　　　　　(b)

图 24-1　Ⅰ型 PMAVF(L1 水平)

(a)左侧 T9 选择性血管造影正位像；(b)左侧 T9 选择性血管造影侧位像

注：脊髓前动脉供血(白箭头)，瘘口位于脊髓表面(黑箭头)，引流静脉(空箭头)轻度扩张。

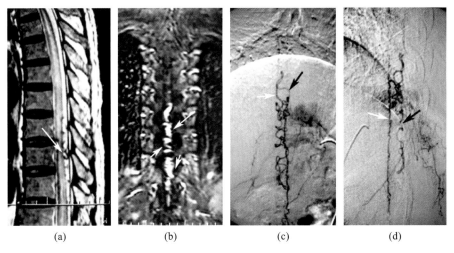

(a)　　　　(b)　　　　(c)　　　　(d)

图 24-2　Ⅱ型 PMAVF

(a)胸段脊髓 MRI 血管 T2WI 提示椎管内、髓外硬膜下血管性疾病(白箭头)；(b)胸段脊髓 CTA 显示异常血管影(白箭头)；(c)左侧 T9 选择性血管造影正位像，显示迂曲、增粗的前根髓动脉(黑箭头)和脊髓前动脉(白箭头)供血；(d)左侧 T9 选择性血管造影侧位像(晚期)，显示通过脊髓前静脉(白箭头)和脊髓后静脉(黑箭头)沿脊髓表面引流

注：患者，男，35 岁，进行性双下肢无力 6 个月伴大小便功能障碍 2 个月。

瘤、静脉球等结构(图 24-4)。瘘口的"盗血"导致脊髓供血不足，引起临床症状发生，有时会突然加重。34%～45%的颈部 PMAVF 患者以蛛网膜下腔出血起病。

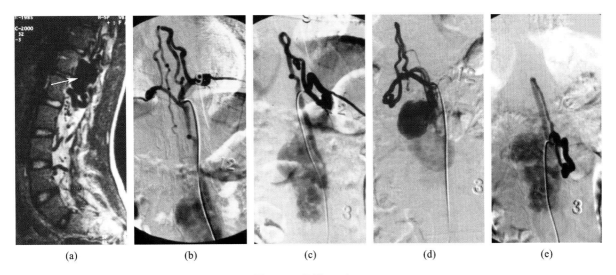

(a) (b) (c) (d) (e)

图 24-3 Ⅲ型 PMAVF

(a)腰段脊髓 MRI 提示椎管内血管畸形(白箭头);(b)~(e)脊髓血管造影显示多支供血的 PMAVF(左侧 T9 脊髓后动脉(b)、左侧 T11 脊髓前动脉(c)、左侧 T12 脊髓前动脉(d)、左侧 L1 脊髓前动脉(e)),伴引流静脉起始端"动脉瘤"样扩张,引流静脉异常增粗

注:患者,男,27 岁,双下肢无力伴肌萎缩 1 年,加重 6 个月。

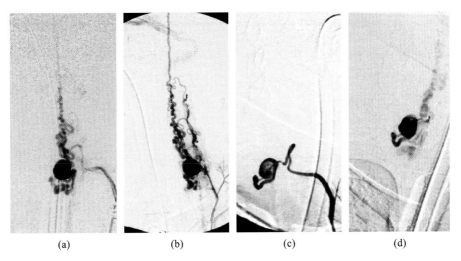

(a) (b) (c) (d)

图 24-4 血管造影显示 C5 PMAVF

(a)(b)左侧甲状颈干正位像和斜位像(动脉期),由于瘘口血流量大,静脉引流迅速出现,伴静脉球,无法确诊血管畸形类型;(c)左侧甲状颈干斜位像(动脉早期),显示单一动脉供血、无畸形血管团、引流静脉形成静脉球;(d)微导管造影,显示供血动脉、动静脉瘘口、引流静脉

注:患者,女,11 岁,突发四肢麻木 3 天伴憋气 2 天。

七、治疗

Ⅰ型 PMAVF 宜首选手术治疗;Ⅱ型或Ⅲ型 PMAVF 宜取介入治疗或介入与手术联合治疗。治疗时,应针对动静脉短路进行根治性治疗,即手术和(或)栓塞来闭塞瘘口和去除畸形灶。复合手术室的应用使得 PMAVF 的治疗方法具有多样性和综合性,提高了 PMAVF 的治愈率。

八、预后

长期随访显示,患者肢体功能改善情况明显优于大小便功能改善情况。Ⅲ型 PMAVF 患者从治疗中获益最大。

(冷 冰)

参 考 文 献

［1］ Anderer E G,Kang M M,Moshel Y A,et al. Successful management of an anterior thoracic type Ⅳ spinal arteriovenous malformation with two associated aneurysms utilizing vertebrectomy. Technical note［J］. J Neurosurg Spine,2008,9(1):67-70.

［2］ Antonietti L,Sheth S A,Halbach V V,et al. Long-term outcome in the repair of spinal cord perimedullary arteriovenous fistulas［J］. AJNR Am J Neuroradiol,2010,31(10):1824-1830.

［3］ Aydin K,Sencer S,Sencer A,et al. Angiography-induced closure of perimedullary spinal arteriovenous fistula［J］. Br J Radiol,2004,77(923):969-973.

［4］ Bai Y,Zhi X,Jian F,et al. Traumatic spinal perimedullary arteriovenous fistula due to knife stabbing and subsequent kyphosis:case report［J］. J Neurosurg Spine,2013,19(2):222-225.

［5］ Cohen J E,Constantini S,Gomori J M,et al. Pediatric perimedullary arteriovenous fistula of the conus medullaris supplied by the artery of Desproges-Gotteron［J］. J Neurosurg Pediatr,2013,11 (4):426-430.

［6］ Cullen S,Krings T,Ozanne A,et al. Diagnosis and endovascular treatment of pediatric spinal arteriovenous shunts［J］. Neuroimaging Clin N Am,2007,17(2):207-221.

［7］ Davagnanam I,Toma A K,Brew S. Spinal arteriovenous shunts in children［J］. Neuroimaging Clin N Am,2013,23(4):749-756.

［8］ Endo T,Shimizu H,Sato K,et al. Cervical perimedullary arteriovenous shunts:a study of 22 consecutive cases with a focus on angioarchitecture and surgical approaches［J］. Neurosurgery, 2014,75(3):238-249.

［9］ Gailloud P,Gregg L,Katz Z,et al. Duplicated origin of a radiculomedullary artery supplying a perimedullary arteriovenous fistula:angiographic observation and developmental considerations ［J］. Anat Sci Int,2014,89(3):191-194.

［10］ Gross B A,Du R. Spinal pial(type Ⅳ)arteriovenous fistulae:a systematic pooled analysis of demographics,hemorrhage risk,and treatment results［J］. Neurosurgery,2013,73(1):141-151.

［11］ Kaloostian P E,Chen H,Khan S H,et al. Brief report:concurrent cervical giant perimedullary arteriovenous fistula,aneurysm on a feeding artery of fistula and unilateral congenital carotid aplasia［J］. J Vasc Interv Neurol,2014,7(1):50-54.

［12］ Matushita H,Caldas J G,Texeira M J. Perimedullary arteriovenous fistulas in children:report on six cases［J］. Childs Nerv Syst,2012,28(2):253-264.

［13］ Meng X,Zhang H,Chen Y,et al. Traumatic spinal perimedullary arteriovenous fistula:a case report［J］. Acta Neurochir(Wien),2010,152(8):1407-1410.

［14］ Ohmori Y,Hamada J,Morioka M,et al. Spinal aneurysm arising from the feeding pedicle of a thoracic perimedullary arteriovenous fistula:case report［J］. Surg Neurol,2005,64(5):468-470.

［15］ Rodesch G,Hurth M,Alvarez H,et al. Spinal cord intradural arteriovenous fistulae:anatomic, clinical,and therapeutic considerations in a series of 32 consecutive patients seen between 1981 and 2000 with emphasis on endovascular therapy［J］. Neurosurgery,2005,57(5):973-983.

［16］ Takai K,Usui M. Spontaneous thrombosis of a spinal conus perimedullary arteriovenous fistula. Case report［J］. Neurol Med Chir(Tokyo),2012,52(2):103-106.

第二十五章　自发性硬脊膜外出血

一、概述

椎管内硬脊膜外出血是神经外科较为少见的疾病,常常造成急性脊髓压迫症状,发病迅速,进展快,需要尽早诊断,及时救治。硬脊膜外出血有创伤性和非创伤性之分,其中后者又称为自发性硬脊膜外出血。自发性硬脊膜外出血的年发病率约为 0.1/10 万。好发于中年人,发病年龄 40～50 岁,其中男性略多于女性(1.4∶1),以脊髓背侧硬脊膜外出血最为常见,在椎体节段上好发于颈胸交界区和胸腰交界区,出血灶常向上、下延伸 2～5 个椎体节段。

二、病因

因自发性硬脊膜外出血的发生率较低,尽管高血压、抗凝药物(如华法林、肝素、利伐沙班)等被认为可能与自发性硬脊膜外出血的发生相关,但目前暂无明确的独立危险因素。另外,自发性硬脊膜外出血的来源不明确,可能来源于静脉、动脉、畸形血管或硬脊膜外病变血管等破裂出血。背侧椎旁静脉丛无静脉瓣,对压力的变化比较敏感,再加上缺少后纵韧带和椎体的支撑,导致背侧出血的发生率远高于腹侧。常见的硬脊膜外病变有血管脂肪瘤、血管畸形、淋巴瘤、转移瘤等出血,少见的有硬脊膜外感染灶出血等。

三、临床表现

自发性硬脊膜外出血主要表现为突然起病的急性疼痛,持续数分钟到数小时,并迅速出现神经根及传导束症状,甚至完全性截瘫。自发性硬脊膜外出血大多发生于脊髓的背侧。若出血量小,可仅有疼痛和神经根刺激症状。若出血量大,可进一步出现脊髓受压症状,包括感觉减退、肌力下降、大小便功能障碍等。严重者可出现脊髓横断性损伤的表现,损伤平面以下松弛性截瘫、各种感觉均缺失、反射消失,巴宾斯基征阳性、括约肌功能失调和自主神经功能紊乱。上颈段受累时可影响呼吸,导致呼吸乏力、困难,严重时危及患者生命。患者的临床症状和体征对于判断出血的节段有着重要的指导作用。

四、辅助检查

影像学检查等辅助检查在急性自发性硬脊膜外出血的诊断和鉴别诊断中发挥着重要作用。常用的辅助检查方法包括 CT、MRI、脊髓血管造影、腰穿等。急性出血在 CT 上常表现为高密度影,另外脊椎 CT 除了能判断是否出血外,还能清楚地看到椎体、椎管、棘突等是否存在骨折,是否存在骨性椎管狭窄等情况。MRI 相比 CT 能更清晰地判断血肿与脊髓的关系,有助于判断血肿的位置是位于硬脊膜外还是硬脊膜下。血肿的信号在 MRI 上随着时间的不同而不同:在出血急性期(1～3 天),T1 像呈等或低信号,T2 像呈低信号(图 25-1);在亚急性期(3～7 天),T1 像呈等信号,T2 像呈高信号。除了发现出血以外,MRI 还能显示硬脊膜外血管脂肪瘤、海绵状血管瘤、转移瘤等原发病的影像学改变。如怀疑血管畸形等血管性疾病引起的自发性出血,需行全脊髓血管造影,排除脊髓动静脉畸形、动静脉瘘、动脉瘤等。由于脊髓血管造影为有创操作,且耗时长,临床上主要用于高度怀疑血管病变引起的自发性硬脊膜外出血。腰穿对于急性硬脊膜外出血的诊断意义不大,可发现蛛网膜下腔梗阻。其对于硬脊膜下出血可发现血性或黄变的脑脊液。

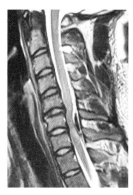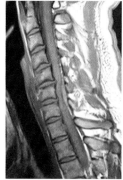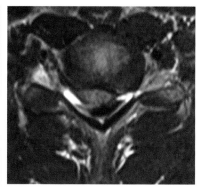

图 25-1 急性自发性硬脊膜外出血的 MRI 表现

注:C5～7硬脊膜后外侧血肿表现,脊髓受压信号改变。

五、诊断与鉴别诊断

首先应明确有无椎管内硬脊膜外出血,对于无明显外伤病史,突发背痛、神经根刺激症状和脊髓横断性损伤相应神经功能损伤症状者,应高度怀疑自发性椎管内硬脊膜外出血可能。根据神经功能损伤的症状和体征,及时行相应脊髓节段的 CT、MRI 检查,必要时行 DSA 检查,除了明确出血诊断以外,还可以进一步鉴别出血的原因。现将几种常见的引起自发性硬脊膜外出血的疾病描述如下。

(一)血管脂肪瘤

血管脂肪瘤是一组由成熟脂肪细胞和增生血管组成的良性肿瘤性病变,由 Behrenbruch 于 1890 年首次报道。临床上血管脂肪瘤十分少见,仅占脊柱椎管内肿瘤的 0.14%～1.2%,占硬脊膜外肿瘤的 2%～3%。好发于胸椎,其次是腰椎,通常位于脊髓背侧或背外侧。多见于中年人(40～60 岁),其中女性多于男性。临床表现主要为突发背痛,下肢麻木、感觉减退、无力等。影像学上 CT 可见硬脊膜外低或高密度肿块(出血时)。MRI 表现为硬脊膜外梭形病灶,有些病灶可延伸至邻近椎间孔区,T1 像呈等或高信号,T2 像呈高信号,压脂像呈低信号,增强后可见明显强化。出血时 MRI 上各序列信号与血肿成分的演变相一致。该疾病的病因尚不清楚,组织学表现为成熟的脂肪细胞和异常增生的血管,后者包括毛细血管、静脉或者动脉。根据肿瘤的包膜是否完整分成两种类型:浸润型和非浸润型。临床上以非浸润型为主,包膜完整,边界清楚。浸润型较少见,肿瘤组织包膜不完整或无包膜,边界不清,常侵犯周围组织。

(二)海绵状血管瘤

海绵状血管瘤是一组起源于毛细血管或静脉的隐匿性血管畸形,可发生于脊髓的不同部位,以胸段髓内为主。单纯硬脊膜外海绵状血管瘤罕见,一般认为起源于椎体并延伸至硬脊膜外腔。硬脊膜外海绵状血管瘤好发于胸段椎管(80%),以脊髓背侧为主(93%)。临床表现为急性或慢性进行性脊髓功能障碍、局部背痛或神经根性疼痛,发生出血时可引起急性截瘫。硬脊膜外海绵状血管瘤呈椭圆形或梭形,可累及多个节段,部分可侵犯邻近骨质。海绵状血管瘤在 MRI T1 像上呈低或等信号、T2 像上呈高信号,部分可出现含铁血黄素沉积,增强后可呈轻度到明显强化,存在出血时呈不均匀强化。

(三)淋巴瘤

椎管内淋巴瘤少见,以硬脊膜外和硬脊膜受侵犯较常见,仅占中枢神经系统淋巴瘤的 4.8%。肿瘤常围绕硬脊膜及神经根生长,经椎间孔区直接侵犯椎体、椎旁和硬脊膜外腔,形成多节段的硬脊膜环形狭窄。有时可使周围静脉和毛细血管破裂出血。临床上淋巴瘤好发于中青年,男性略多于女性。主要表现为脊髓和神经根受压症状,局部疼痛多见。CT 上表现为椎旁等密度肿块,椎体可见骨质破坏。MRI 上可见肿瘤包绕硬脊膜和神经根生长,T1 像呈等或低信号、T2 像呈等或稍高信号,增强扫描可见明显均匀强化,容易出现周围骨质破坏表现。

（四）转移瘤

转移瘤是硬脊膜外最常见的恶性肿瘤,原发病灶(如乳腺癌、肺癌、前列腺癌等)经血行转移至硬脊膜外腔,可侵犯椎体和附件。好发于中老年人,无性别差异。CT 扫描可显示硬脊膜外等密度肿块,边缘不规则,可呈弥漫浸润、压迫硬脊膜。椎体、椎弓根等常有不同程度的破坏。MRI 上显示硬脊膜外病灶 T1像呈等信号,T2 像呈等或高信号,大多累及多个椎体节段,形态不规则。增强扫描可见强化,强化形式和程度根据肿瘤类型有所差异。PET-CT 扫描有助于发现原发病灶和全身其他病灶。

（五）硬脊膜外脓肿

硬脊膜外脓肿是椎管内硬脊膜外脂肪组织和静脉丛的急性化脓性炎症,在椎管内炎症中最为常见。通常继发于其他部位的感染血行传播,或脊柱脊髓、局部外伤感染所致,偶尔因腰穿直接植入。致病菌以金黄色葡萄球菌最为多见,可发生于任何年龄。急性硬脊膜外脓肿起病急骤,进展迅速,以组织充血渗出、大量白细胞浸润、脂肪组织坏死为特点。临床表现为高热、畏寒等全身感染症状,伴局部剧烈疼痛,并在短期内出现神经根性疼痛和脊髓横断性损伤的症状。CT 可见硬脊膜外软组织影,邻近椎体有化脓性骨髓炎表现。MRI 可显示病灶的范围,增强扫描可见脓肿壁环形强化,脓液与坏死部分无强化。

六、治疗

对于急性期椎管内出血、有明显脊髓压迫症状、双下肢肌力下降明显的患者,完善相关检查后,应尽快行手术治疗,行椎管探查减压和硬膜外病灶切除。手术以保留神经功能为目标、以减压为主要目的,手术应尽早进行,椎管减压越充分,病灶切除越彻底,则预后越好。对于术中未能明确出血原因的患者,建议尽快行全脊髓血管造影,明确原发病灶,防止再出血。对一些病灶广泛的患者,应尽量切除病灶,对于术后残留部分,根据病理结果选择定期随访或放疗。

轻症患者症状较轻微、出血量较少,也可行保守治疗。可使用甘露醇脱水、止血药等对症处理。由于皮质激素的使用可能导致部分患者瘫痪,因此不建议常规使用激素治疗。在保守治疗过程中,应尽快行进一步检查,明确出血的病因。由于自发性硬脊膜外出血行保守治疗的患者中,有相当一部分会再次出血,因此要注意密切随访。

七、预后

自发性硬脊膜外出血患者的预后与出血量、脊髓损伤的程度、患者的年龄、出血的原因、减压手术是否及时彻底均有密切关系。对于急性出血导致截瘫的患者,及时早期行椎板减压血肿清除,术后有近半数患者能部分或完全恢复;若出血超过 3 天,一般认为预后不佳。

（顾文韬）

参 考 文 献

[1] 耿道颖.脊柱与脊髓影像诊断学[M].北京:人民军医出版社,2008.

[2] 徐启武.脊髓脊柱外科学[M].上海:上海科学技术出版社,2009.

[3] 周良辅.现代神经外科学[M].上海:复旦大学出版社,2001.

[4] Figueroa J,DeVine J G. Spontaneous spinal epidural hematoma:literature review[J]. J Spine Surg,2017,3(1):58-63.

[5] Matsumura A,Namikawa T,Hashimoto R,et al. Clinical management for spontaneous spinal epidural hematoma:diagnosis and treatment[J]. Spine J,2008,8(3):534-537.

[6] Wang M,Zhou P,Jiang S. Clinical features,management,and prognostic factors of spontaneous epidural spinal hematoma:analysis of 24 cases[J]. World Neurosurg,2017,102:360-369.

第二十六章　椎体及硬脊膜外海绵状血管瘤

一、概述

椎体及硬脊膜外海绵状血管瘤为常见的椎管内血管性良性占位性病变。其发病率为 $10\%\sim12\%$，但出现症状者仅占 $1\%\sim2\%$。可见于任何年龄，多在中年后出现症状，女性多于男性，以胸椎下段和腰椎上段多见。部分学者认为它是一种血管错构瘤，究其实质，它应该是一种血管畸形。因产生占位效应，故常将其视为肿瘤处理。临床上将位于脊柱及其附件者多诊断为椎体血管瘤，但椎体血管瘤除大部分为海绵状血管瘤外，应该还包括少量的恶性血管（内）外皮细胞瘤。按照骨肿瘤的 Enneking 分期，此类肿瘤皆为良性，分期为 1 期或 2 期，组织学分级均为 G0 级，病变部位 T0 级时位于反应增生带内或侵及反应增生带。如若病变突破反应增生带并生长至间室外，即部位分级为 T1 或 T2 级，也就意味着肿瘤突破骨皮质，侵犯椎旁或椎管硬脊膜外。此时肿瘤虽为良性，但分期为 3 期，生物学行为具侵袭性（表 26-1）。

表 26-1　骨肿瘤的 Enneking 分期

肿瘤类型	分　期	组织学分级	部　位	转　移	性　质
良性	1	G0（良性）	T0（完好囊内）	M0	静止性
良性	2	G0	T0（囊内）	M0	活动性
良性	3	G0	T1~2	M0、M1	侵袭性

如同海绵窦区海绵状血管瘤与脑实质内海绵状血管瘤的血供特点迥异一样，发生于椎体及硬脊膜外的海绵状血管瘤与脊髓髓内海绵状血管瘤血供特点也差别巨大。椎体及硬脊膜外海绵状血管瘤血供异常丰富，手术切除面临巨大挑战。

二、病因

椎体及硬脊膜外海绵状血管瘤形成原因尚未完全阐明。部分学者认为与胚胎发育过程中的血管分化异常有关。还有观点认为病变的发生与雌激素的水平密切相关，女性发病率较高可以部分佐证此观点的合理性。

目前有研究认为家族性海绵状血管瘤是一种常染色体不完全性显性遗传性疾病，与 CCM1~CCM3 基因突变有关。在中国人群中目前已明确的致病基因突变形式有 21 种，其中 CCM1 基因突变最常见。部分家族性海绵状血管瘤患者存在 CCM1 基因 13 号或 15 号外显子杂合子突变，导致其编码产物 KRIT1 蛋白的功能区结构异常，影响 KRIT1 蛋白调控血管壁内皮细胞发育的功能，从而造成海绵状血管瘤发生。

三、病理

椎体及硬脊膜外海绵状血管瘤主要为扩张的毛细血管和静脉组成的血管畸形。肿瘤包含不规则、类似静脉窦的腔隙，腔内壁衬以单层内皮细胞，很少增生，外围则由厚薄不一的纤维组织包绕。有的腔内壁较厚，是由外膜细胞增生所致。腔隙内含有红细胞和纤维蛋白性物质。有些大的血管腔隙内可见内皮细胞增生，形成乳头状结构，突向管腔。在小的腔隙内可见血栓或钙化。血管壁通常不存在弹性纤维和平滑肌。

四、临床表现

椎体及硬脊膜外海绵状血管瘤的临床表现主要为脊柱受侵袭引起的局部疼痛和占位性改变造成的

脊髓、神经根压迫症状。临床上可以出现胸腰部疼痛,马尾及神经根性放射性疼痛、肢体无力,以及脊髓压迫所致的下肢无力、肌张力增高、病理征阳性,部分患者出现大小便功能障碍。

为了便于治疗方案的选择,有学者依症状和肿瘤 Enneking 分期,将此类病变分为 4 型。

1 型:无临床症状,Enneking 分期 1 期。

2 型:腰背部疼痛,Enneking 分期 2 期。

3 型:无临床症状,Enneking 分期 3 期。

4 型:腰背部疼痛,脊髓压迫症状,Enneking 分期 3 期。

五、辅助检查

常用的辅助检查主要有脊柱 X 线、CT 及 MRI 检查。

发生于椎体的血管瘤大部分为海绵状血管瘤,所以椎体海绵状血管瘤的影像学特点构成了椎体血管瘤的主要特点。

X 线检查可见病变常累及单个椎体及其附件。椎体骨纹理增粗、垂直走行而呈栅栏状;部分骨纹理吸收形成网眼,呈囊状;椎体稍膨大或有不同程度的压缩;椎间隙正常。

CT 检查可见病灶主要在椎体内,多侵犯单一椎体,表现为栅栏样、蜂窝状或斑点样密度降低,部分呈侵袭性生长,累及附件、长入椎管或椎旁组织(图 26-1)。少见压缩骨折。不典型者可出现膨胀性或溶骨性骨质破坏。

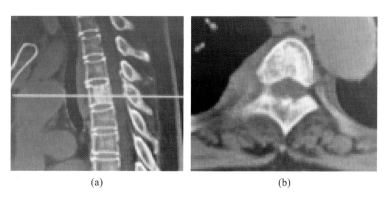

(a)　　　　　　　　　　(b)

图 26-1　胸椎矢状位(a)和轴位(b)CT 检查结果

注:可见病灶位于单个椎体,表现为栅栏样密度降低。椎间隙基本正常。

MRI 检查可见椎体病灶在 T1 像表现为栅栏样、蜂窝状或斑点样低信号改变,T2 像则表现为高信号。增强扫描可见明显强化。部分可呈侵袭性生长,侵及附件、椎旁和椎管,压迫脊髓和神经根(图 26-2)。

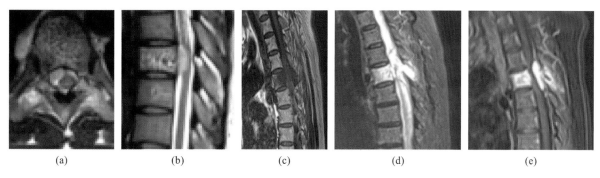

(a)　　　　　(b)　　　　　(c)　　　　　(d)　　　　　(e)

图 26-2　胸椎 MRI 检查结果

(a)(b)一例患者的胸椎轴位(a)、矢状位(b)T2 像可见病灶表现为栅栏样、蜂窝状或斑点样高信号改变,肿瘤呈侵袭性,突破椎体骨皮质,进入椎管内,压迫脊髓;(c)~(e)另一例患者的胸椎矢状位 T1 像(c)、T2 像(d)、增强像(e)可见病灶呈栅栏样,病灶部分侵及椎管内,压迫脊髓,增强扫描病灶强化明显

六、诊断

根据椎体受侵犯导致的胸腰部疼痛和脊髓、马尾及神经根压迫产生的症状,结合典型的 X 线、CT 和 MRI 表现,多可以确立诊断。1 型与 3 型患者因无明显的临床不适症状,多在体检时经 X 线、CT 或 MRI 等检查被发现。

七、鉴别诊断

椎体及硬脊膜外海绵状血管瘤,特别是具有非典型影像学改变者需与脊柱结核、脊柱转移瘤,以及侵犯脊柱的神经源性肿瘤相鉴别。

八、治疗选择

针对椎体及硬脊膜外海绵状血管瘤的治疗,目前绝大多数学者有如下观点:1 型暂不需要治疗,大多数患者有自限、自愈倾向;2 型因有疼痛症状需要治疗;3 型可以考虑治疗或密切随访;4 型需要积极的治疗干预。

针对椎体及硬脊膜外海绵状血管瘤的具体治疗方法,目前国内主要有如下选择:①手术切除:根治性手术可以彻底治愈患者,但因手术工程量巨大且脊柱及硬脊膜外海绵状血管瘤血供极其丰富,术中有大出血的风险。②放疗:起效缓慢,且存在脊髓放射性损伤的可能。对症状轻微或进展缓慢的患者可尝试施行。此方法也可作为肿瘤部分切除患者的联合治疗手段。为了减少脊髓损伤,近年来射波刀(cyber knife)也用于椎体及硬脊膜外海绵状血管瘤的治疗,但其对于血供非常丰富的椎体及硬脊膜外海绵状血管瘤的疗效还需要更多的循证医学依据。③血管栓塞治疗:通过闭塞血管瘤的供血动脉达到治疗目的。但临床发现栓塞后短期即出现再通的现象,且血管栓塞不能起到加固椎体的作用。通过术前栓塞,可以大大减少手术切除出血。目前此方法多作为手术切除前的辅助治疗手段。④经皮穿刺椎体成形术(PVP):通过经皮穿刺、经椎弓根向椎体注入骨水泥。此方法创伤小,通过骨水泥以及产生的热效应闭塞瘤巢、缓解疼痛、加固椎体。目前 PVP 在临床上使用反响良好,特别适用于 2 型患者。另外,PVP 还用于椎板减压、肿瘤部分切除的联合治疗。④其他:如无水乙醇注射等,目前国内无法实施。

对于 3 型和 4 型患者,特别是神经根压迫症状严重或进展迅速的 4 型患者,手术治疗被认为是首选。但就具体的手术方法,尚缺乏统一的标准或规范。目前常用的方法如下:①椎体 en-bloc 切除术;②经瘤椎体切除术;③椎管减压联合术中椎体成形术。方法 1 肿瘤切除彻底,同时切除了椎体,需要椎体重建、后方内固定,术中出血量大,有时甚至超过 5000 mL;方法 2 肿瘤切除较彻底,保留了部分椎体,同样需要(或部分)椎体重建,出血量也较大;方法 3 重点切除侵及椎旁、附件及椎管内的肿瘤,实现椎管减压,椎体部分的病灶通过术中注入骨水泥、术后辅以放疗的方法达到治疗目的。方法 3 因手术风险降低、出血量明显减少,疗效较好,目前已经被多家医院接受。北京大学第三医院为此总结了相关的诊治流程(图 26-3)。

笔者也有多例患者采用方法 3 治疗,术中出血量小于 1000 mL,神经功能缺失症状明显改善或消失,疗效满意。患者术前、术后的影像学资料如图 26-4 所示。

九、围手术期处理

术前行详细全身检查,对手术切除患者需要积极纠正贫血及导致贫血的疾病。术前超选择血管栓塞被认为可以明显减少术中出血,可以作为常规选项。充分备血以应对术中的大量失血。

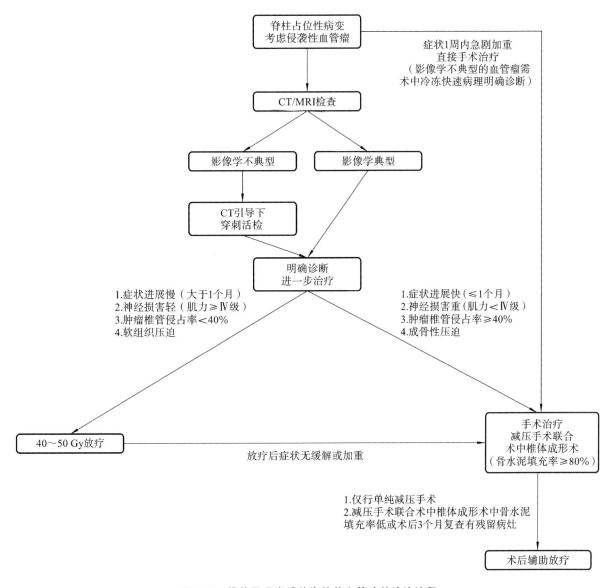

图 26-3　椎体及硬脊膜外海绵状血管瘤的诊治流程

十、后续治疗和注意事项

对于单纯 PVP，以及椎管减压＋PVP 的患者推荐术后放疗或射波刀治疗。

十一、预后、讨论

对于 2 型患者，PVP 治疗在缓解疼痛方面效果确切，并且对于一次治疗效果不满意者，可以重复治疗。对于 3 型和 4 型患者，采用方法 1 进行手术，多可以获得长期治愈的效果；采用方法 2 进行手术，存在复发的可能；采用方法 3 进行手术，短期疗效较好，长期疗效尚待循证医学证据的支持。

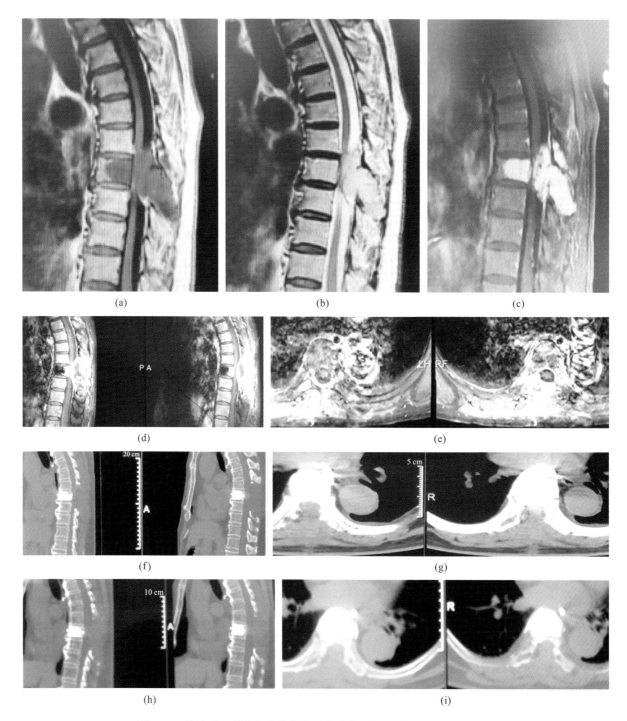

图 26-4　椎管减压联合术中椎体成形术术前、术后影像学检查结果示例

（a）～（c）术前 MRI 检查 T1WI（a）、T2WI（b）、增强像（c），显示胸椎单一椎体异常信号，侵犯椎板至椎管内，压迫脊髓；（d）～（g）术后 2 周增强 MRI 和 CT 骨窗位图像，显示椎板切除、椎管内肿瘤切除、椎体成形术后，椎体骨水泥充盈良好；（h）（i）术后半年（已行放疗）CT 骨窗位图像，显示椎板减压充分，椎体骨水泥充盈满意

（车晓明）

参 考 文 献

[1] Awad I A，Polster S P. Cavernous angiomas：deconstructing a neurosurgical disease［J］. J Neurosurg，2019，131(1)：1-13.

[2] Bellasri S，Fatihi J，Elktaibi A，et al. Acute spinal cord compression caused by atypical vertebral hemangioma［J］. J Craniovertebr Junction Spine，2017，8(3)：275-277.

[3] Dobran M，Mancini F，Nasi D，et al. Surgical treatment of aggressive vertebral hemangioma causing progressive paraparesis［J］. Ann Med Surg(Lond)，2017，25：17-20.

[4] Giorgi P，Compagnone D，Gallazzi E，et al. Early percutaneous treatment of an aggressive vertebral hemangioma：a case report with a 5-year follow-up［J］. J Craniovertebr Junction Spine，2020，11(2)：139-142.

[5] Girardo M，Zenga F，Bruno L L，et al. Treatment of aggressive vertebral hemangiomas with poly vinyl alcohol（PVA）microparticles embolization，PMMA，and short segment stabilization：preliminary results with at least 5 years of follow-up［J］. World Neurosurg，2019，128：e283-e288.

[6] Joshi G K，Krishna K N，Krishna D G，et al. Dorsal spinal epidural cavernous angioma：a case report［J］. Asian J Neurosurg，2021，16(1)：144-149.

[7] Koban O，Ogrenci A，Yilmaz M，et al. Vertebroplasty with decompression for epidural extending vertebral hemangiomas：an alternative technique［J］. Turk Neurosurg，2020，30(5)：679-684.

[8] Morales K A，Arevalo-Perez J，Peck K K，et al. Differentiating atypical hemangiomas and metastatic vertebral lesions：the role of T1-weighted dynamic contrast-enhanced MRI［J］. AJNR Am J Neuroradiol，2018，39(5)：968-973.

[9] Nambiar M，Maingard J T，Onggo J R，et al. Single level percutaneous vertebroplasty for vertebral hemangiomata—a review of outcomes［J］. Pain Physician，2020，23(6)：E637-E642.

[10] Papadakos D，Boulieris S，Theofanopoulos A，et al. Tubular laminectomy and percutaneous vertebroplasty for aggressive vertebral hemangioma［J］. Surg Neurol Int，2021，12：27.

[11] Shi Y J，Li X T，Zhang X Y，et al. Differential diagnosis of hemangiomas from spinal osteolytic metastases using 3.0 T MRI：comparison of T1-weighted imaging，chemical-shift imaging，diffusion-weighted and contrast-enhanced imaging［J］. Oncotarget，2017，8(41)：71095-71104.

[12] Tandberg S R，Bocklage T，Bartlett M R，et al. Vertebral intraosseous vascular malformations in a familial cerebral cavernous malformation population：prevalence，histologic features，and associations with CNS disease［J］. AJR Am J Roentgenol，2020，214(2)：428-436.

[13] Xu D，Kong M，Zhu K，et al. Clinical evaluation of preoperative embolization，vertebroplasty，and decompression in the treatment of aggressive vertebral hemangiomas［J］. J Orthop Surg(Hong Kong)，2021，29(1)：2309499021993997.

[14] Xu W，Lan Z，Huang Y. Intraoperative injection of absorbable gelatin sponge(AGS) mixed with cement followed by spinal decompression to treat elderly with vertebral hemangiomas［J］. BMC Musculoskelet Disord，2020，21(1)：125.

[15] Zhang L，Zhang Z，Yang W，et al. Spinal dumbbell-shaped epidural cavernous hemangioma(CM)：report of nine surgical cases and literature review［J］. Chin Neurosurg J，2018，4：3.

第七篇

脊柱脊髓代谢性疾病

第二十七章 骨质疏松

一、概述

骨质疏松影响着全世界约 2 亿人,伴随世界人口老龄化程度的加剧,带来了严重的社会和经济负担。骨质疏松的病理学特征是成骨细胞和破骨细胞活性受损,骨髓功能受限,血管功能差,骨密度和微结构降低,这些因素会阻碍骨融合,增加脊柱骨硬度,从而影响骨愈合和再生。尤其对于中老年人,骨质疏松会极大地增高原发性骨折发生率、内固定失败率、椎弓根螺钉松动率,以及骨折术后愈合不良或不愈合的风险。因此,骨质疏松患者的筛查、治疗和围手术期管理显得极为重要。

二、分型

骨质疏松在临床上分为 2 个亚型,即原发性骨质疏松和继发性骨质疏松。

1. 原发性骨质疏松 较为常见的亚型,可进一步分为 1 型和 2 型两类。1 型与女性绝经后雌激素缺乏有关,主要因雌激素缺乏导致破骨细胞功能增强,骨丢失加速,也被称为绝经后骨质疏松。2 型被称为老年性骨质疏松,与年龄有关,对男性和女性均有影响,但它在女性中的发病率是男性的近两倍。

2. 继发性骨质疏松 与原发性骨质疏松不同,继发性骨质疏松主要是由患者的基础疾病引起的,包括但不限于晚期肾病、性腺功能减退、库欣病、维生素 D 缺乏、饮食失调(如厌食症和贪食症)、类风湿关节炎、甲状腺功能亢进、长期服用药物(如糖皮质激素、肝素和质子泵抑制剂)等。

三、诊断

考虑到脊柱手术的高风险,评估患者术前是否存在骨质疏松是极为重要的。

(一)临床表现

1. 骨折 因骨密度下降,患者常在运动、负重、挤压、摔倒等使骨骼物理受力增加后突发骨折。常见部位为承重较大的胸腰椎、髋部和前臂。脊柱压缩骨折常表现为胸腰部疼痛,或身高缩短。髋部的骨折可合并严重并发症,如出血、感染等。

2. 骨痛 症状较轻的患者常出现定位不明显的广泛的疼痛,活动后加重,部分患者可有骨折阳性体征。

3. 其他表现 因骨性结构承重功能下降,常导致驼背和胸廓畸形,同时并发胸闷、呼吸困难甚至发绀等。

(二)辅助检查

1. DXA 骨质疏松筛查的金标准是用双能 X 线吸收法(dual energy X-ray absorptiometry,DXA)测量骨密度(bone mineral density,BMD)。目前国内和国外的骨质疏松诊疗指南都提出将 DXA 测得的 T 值(T-score)≤−2.5 作为骨质疏松诊断的标准。T 值是根据测量的患者 BMD 与正常参考值(SD)进行比较计算得出的。世界卫生组织(World Health Organization,WHO)建议,所有绝经后的女性、大于 50 岁的男性以及所有已知患有代谢性骨病的人群都应该接受 BMD 筛查。尽管可以进行全身扫描,但测量集中在髋部、手腕和腰椎,这些区域是比较容易发生骨质疏松性骨折的。全尺寸 DXA 扫描仪能够进行整个脊柱侧位成像,以及假体或植入物周围的成像,必要时可以使用,但不常规使用。

2. CT CT 可以通过测量骨小梁亨氏单位(HU)来评估骨质量。对于 DXA 筛查结果为阴性的患者,这可能是一种潜在的 BMD 测量辅助方法。

3. MRI 对于临床症状明显,考虑椎体压缩骨折的患者,行 MRI 检查可鉴别新发或陈旧性骨折。

目前,骨质疏松的筛查和治疗通常不包括在脊柱手术前的管理标准中,也没有具体指南明确提出 T 值与脊柱手术策略制订的关系,但有研究指出当 $BMD<0.7$ g/cm^2 时,胸腰椎的椎弓根螺钉松动率增高。尽管研究显示约 60% 的人认为低骨密度是他们改变手术策略的原因,但实际临床实践中只有 4% 的医生对患者术前 BMD 进行了定量评估,这凸显了该领域研究转化为临床实践方面的差距。因此,在有条件的情况下,对于涉及脊柱的择期手术患者,可以考虑先行 BMD 测量,若 BMD 较低,可考虑调整手术策略(如使用骨水泥强化螺钉)。

四、治疗

对于确诊的骨质疏松患者应早期开始进行生活或医学干预。世界卫生组织开发了一种在线骨折风险评估工具(fracture risk assessment tool,FRAX),通过评估除了 BMD 之外的骨质疏松性骨折的临床危险因素,生成未来 10 年的骨折风险率。当 FRAX 提示患者髋部骨折风险率 $>3\%$ 或总骨折风险率 $>20\%$ 时,患者就需要接受医学干预。如有条件,骨质疏松患者的围手术期管理应该由多学科团队(multi-disciplinary team,MDT)进行,包括营养师、内分泌学家、物理治疗师和骨科医生。

(一)一般治疗

1. 运动 抵抗性和负重运动可以增加肌肉质量,并能短暂地增加 BMD。尽管目前没有随机对照试验的结果表明负重运动可以降低骨折的风险,但包括高分辨率 CT 在内的纵向研究表明,骨折风险的降低与某些形式的有规律的身体活动相关。此外,适量的运动能提高心肺功能、改善精神状态,增加患者身体的协调及平衡性,对患者的生活质量会产生积极的影响。但运动方式和运动量因根据患者自身基本情况合理进行,建议患者到健康管理中心或康复科等相关科室就诊。

2. 改善生活习惯 ①增加优质蛋白的摄入(肾功能正常者),保持适量光照,促进维生素 D 转化为 1,25-二羟维生素 D_3,增强钙的吸收。②戒烟:吸烟会引起全身血管的炎症,加重组织器官缺血缺氧。③忌酒:长期饮酒会增加骨折风险。

3. 调整药物 对于合并其他基础疾病的择期手术患者,可个性化评估患者情况,进行减量或停药处理。

4. 维生素 D 和钙剂 维生素 D 可以增加钙和磷酸盐的肠道吸收,使骨矿化,提高腰椎融合术成功率。

约 47% 的脊柱畸形手术患者和 64% 的颈椎手术患者维生素 D 水平不足(<30 ng/mL)和缺乏(<20 ng/mL)。维生素 D 缺乏已被发现是脊柱融合和假关节形成时间延长的独立预测因素。同样,接受椎间孔腰椎体间融合术的骨质疏松患者同时服用 1,25-二羟维生素 D_3,腰椎体间融合率与对照组相比明显提高。这些研究提示在脊柱手术前应该考虑补充维生素 D 以优化骨骼健康,提高手术成功率。

口服维生素 D 因具有容易获得、价格相对便宜等优点,被各临床指南广泛推荐用于防止骨质流失。美国国家骨质疏松症基金会建议,每天摄入 1200 mg 的钙和 $800\sim1000$ IU 的维生素 D。需要注意的是,长期服用钙和维生素 D 可能增加肾结石的风险。

(二)药物治疗

治疗骨质疏松的药物可分为抑制骨吸收(破骨细胞介导的骨吸收)和增强合成代谢(即刺激成骨细胞形成新骨)两类。每种类型的药物都被证明可以改善 BMD 并降低骨折的风险,但都具有相对的并发症,因此在药物选择上因综合评估患者自身情况,个性化给药。

1. 双膦酸盐类 双膦酸盐类药物诱导破骨细胞凋亡和抑制骨吸收,因此目前被推荐为骨质疏松的一线治疗药物,尤其适用于继发性骨质疏松(如多发性骨髓瘤、甲状旁腺功能亢进等)。但使用期间有发生低血钙、非典型股骨转子下骨折、消化道症状、慢性肾衰竭等的风险,因此,治疗期间需常规补充钙剂,并及时跟进患者病情,密切监测肾功能和血钙等指标。

(1) 阿仑膦酸钠(alendronate sodium):常用剂量为每周 35～70 mg 或 10 mg/d。常见的并发症有食管炎、肌肉骨骼症状;罕见并发症有非典型股骨骨折。其可明显降低椎体、非椎体和髋部骨折发生率。

(2) 利塞膦酸钠(risedronate sodium):常用剂量为每周 35 mg 或每月 150 mg(单次或连续两次每次 75 mg)。常见的并发症有食管炎、肌肉骨骼症状;罕见并发症有非典型股骨骨折。其可明显降低椎体、非椎体和髋部骨折发生率。

(3) 伊班膦酸钠(ibandronate sodium):常用剂量为口服、每周 150 mg,或静脉注射、每 3 个月 3 mg。伊班膦酸钠仅对椎体骨折有明显的保护作用,未见明显降低非椎体骨折的发生率。常见并发症有首剂(静脉)反应、食管炎、肌肉骨骼症状;罕见并发症有非典型股骨骨折。

(4) 唑来膦酸钠(zoledronate sodium):常用剂量为静脉注射、每年 5 mg,可明显降低椎体、非椎体和髋部骨折发生率。常见并发症有急性期反应(通常在第一剂后)、肌肉骨骼症状;罕见并发症有非典型股骨骨折。

2. 性激素替代治疗和选择性性激素受体调节剂

(1) 性激素替代治疗:雌激素治疗(无论有无黄体酮)都直接作用于骨细胞、破骨细胞和成骨细胞,抑制骨吸收,维持骨形成。研究表明雌激素治疗显著降低了椎体骨折风险(约 30%),但对降低非椎体和髋部骨折发生率的效果不明显。低剂量偶联雌激素和超低剂量雌二醇均可增加骨密度,但考虑到与雌激素使用相关的非骨骼风险(如乳腺癌、肺动脉栓塞和脑血管血栓),以及与雄激素使用相关的肝损害和前列腺增生风险,目前建议不使用性激素作为骨质疏松的一线治疗药物。

雌激素治疗的主要原则如下:①患者有明显的激素缺乏证据;②优先使用天然雌激素,优先低剂量使用雌激素;③对青春期和育龄期女性应使体内雌二醇的浓度达到中晚期卵泡水平(150～820 pmol/L)。因性激素替代治疗的相关并发症较多,应嘱患者定期行专科检查,及时调整治疗方案。

常用药物:①戊酸雌二醇,1～2 mg/d;②替勃龙,1.25～2.5 mg/d;③尼尔雌醇,每周 1～2 mg。

(2) 选择性性激素受体调节剂:选择性雌激素受体调节剂(selective estrogen receptor modulator,SERM)和选择性雄激素受体调节剂(selective androgen receptor modulator,SARM)虽然分别是绝经后妇女和男性老年性骨质疏松的有效治疗药物,但也是脊柱手术后深静脉血栓形成或肺栓塞的危险因素,因此在这些人群中使用这些药物时,应严格进行个体化风险-收益分析。

SERM 常用药物为雷洛昔芬(raloxifene),常用剂量为 60 mg/d。常见的不良反应为静脉血栓、潮热、恶心、呕吐等。

3. 地诺单抗 地诺单抗是一种人 IgG2(免疫球蛋白 G2)单克隆抗体,是第一个被批准用于治疗骨质疏松的生物制剂。它通过结合核因子-κB 受体激活物配体(receptor activator of nuclear factor-κB ligand,RANKL)抑制破骨细胞的活化,抑制骨吸收,从而增加 BMD。研究表明地诺单抗能使脊柱骨折的发生风险降低 68%,髋部骨折的发生风险降低 40%。与双膦酸盐类不同,它可以用于肾功能受损的女性,但同样观察到部分患者并发非典型股骨骨折和下颌骨坏死。

尽管在脊柱手术围手术期,特立帕肽和地诺单抗的联合疗法已被证明比单独的特立帕肽在改善 BMD 和加速脊柱融合方面更有效,但考虑到既往同时使用或不使用双膦酸盐类的患者发生非典型股骨骨折和下颌骨坏死的报道,还需要进一步评估地诺单抗独立用于脊柱手术患者辅助治疗的有效性及安全性。

在使用该药物治疗前必须先纠正低钙血症。对于有易发生低钙血症和矿物质代谢失衡倾向的患者(如甲状腺或甲状旁腺手术史、甲状旁腺功能减退症史、小肠切除术史等),临床实践中需密切监测患者电解质水平,尤其是钙和磷,并嘱患者关注是否存在低钙血症的症状,同时,补充足量的钙剂和维生素 D。

4. 甲状旁腺激素 甲状旁腺激素(PTH)是一种通过抑制成骨细胞凋亡促进骨形成的因子。一项纳入了 8 项随机对照试验的 meta 分析显示,每日使用 PTH 可改善 BMD,使脊柱骨量显著增加 8.14%。最近的一项随机试验结果显示,在后路椎间或经椎间孔腰椎融合术后 6 个月内持续使用 PTH 可使融合成功率显著提高。除此之外,也有研究表明 PTH 可提高绝经后骨质疏松妇女后外侧腰椎融合率和局部自体骨移植的融合率。在绝经后妇女后外侧腰椎融合术后的 1 年随访中，PTH 在减少椎弓根螺钉松动方面也优于双膦酸盐类。尽管 PTH 可能被考虑用于骨质疏松患者脊柱融合术前，用来优化骨质疏松患者的 BMD，但其在这一患者群体中的具体有效性需要进一步的研究。PTH 的常用药物是特立帕肽，剂量为 20 μg/d，常见不良反应有小腿抽筋、恶心等。

（三）手术治疗

1. 微创手术治疗　对于由骨质疏松导致的压缩骨折患者，临床上常选择微创手术治疗，如经皮穿刺椎体成形术（percutaneous vertebroplasty，PVP）和经皮穿刺椎体后凸成形术（percutaneous pyramidal kyphoplasty，PKP）。PVP 的适应证：①骨折相应水平的严重疼痛，活动困难；②骨折导致 50% 及以下的椎体高度丢失；③MRI 可见水肿，提示急性骨折或骨折未愈合。其禁忌证：凝血功能障碍，严重的椎体塌陷（椎体高度丢失大于 70%）。PKP 是一种新的微创手术，使用扩张器使压缩的椎体复位并且恢复椎体原来的高度，在椎体内形成一个空腔，可以填充骨水泥，因此在注入骨水泥时因周围压力较低，操作更加容易控制，骨水泥外漏风险低，可以更好地恢复椎体的高度。上述术式具有损伤小、破坏骨量少、手术可在局部麻醉下进行等优点。它们缓解疼痛的效果均较好，PKP 在改善椎体生物力学及减少骨水泥外漏方面具有潜在的优势（图 27-1），而 PVP 一般不能增加椎体高度而恢复正常的椎体序列。

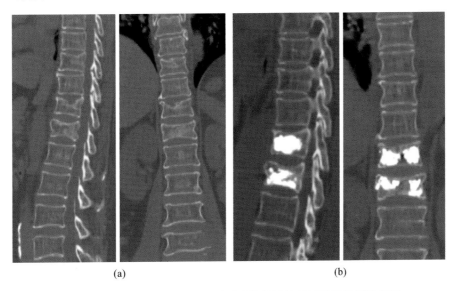

(a)　　　　　　　　　　(b)

图 27-1　58 岁女性外伤后胸椎骨质疏松性压缩骨折选择经双侧 PKP
(a)术前胸椎骨质疏松性压缩骨折；(b)术后椎体高度恢复，骨水泥无外漏

2. 开放性手术治疗　外科开放性减压手术包括前路或后路减压、内固定及植骨融合。椎体骨质疏松性骨折早期手术治疗的适应证是严重脊柱畸形导致脊柱非常不稳定或存在神经功能受损，或者是有出现神经功能受损的危险骨折。屈曲压缩骨折累及脊柱前柱、前柱高度丢失超过 50% 的骨折是手术适应证，胸腰椎体爆裂骨折从力学角度考虑是不稳定的，有 20% 的患者会出现神经功能障碍，这些骨折必须进行手术干预，最好在受伤后 3 天内进行手术。对于出现进行性后凸畸形，引发逐渐加重的疼痛和功能障碍者应后期行手术治疗，典型手术病例见图 27-2。骨质疏松患者术中和术后内固定的松动或拔出是一个主要的问题。由于固定节段的顺应性下降，在固定节段的头、尾侧和相邻节段出现后凸畸形的情况较多。避免内固定失败通常有以下几点注意事项：减小畸形矫正的角度，固定范围延长至超过后凸节段，采用多点固定，同时可联合应用前路和后路内固定术。

五、围手术期管理

在接受脊柱手术的骨质疏松患者中，内固定失败最常见的原因是螺钉拔出，因此，将定位螺钉置入椎体 BMD 较高的区域可增加骨质疏松患者的螺钉固定强度。同时，使用不同的椎弓根螺钉置入轨迹，也

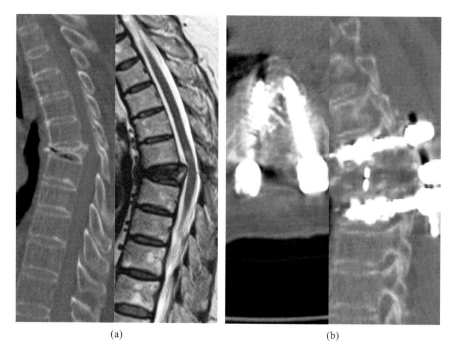

(a)　　　　　　　　　　　　　　(b)

图 27-2　骨折开放性手术治疗典型病例

(a)胸椎骨质疏松性陈旧性压缩骨折,椎体压缩明显,后凸畸形;(b)行后路内固定融合术,后凸畸形得到矫正

注:67 岁女性坐地骨折 3 年后出现背部疼痛加剧,行走逐渐困难,症状逐渐加重。

作为一种提高固定强度的方法被广泛研究,有研究发现平行于椎体终板的对齐方式相比遵循解剖轨迹的对齐方式固定强度约高出 27%。椎弓根螺钉设计的改变也有助于改善骨质疏松患者的内固定,如可膨胀螺钉的使用改善了骨质疏松患者的手术效果。一项研究比较了可膨胀螺钉和正常螺钉治疗的骨质疏松患者,发现可膨胀螺钉的融合率为 92.5%,正常螺钉为 80.5%。有研究称使用聚甲基丙烯酸甲酯(PMMA)强化的螺钉抗拔强度提高了 149%,抗拔损耗减少,因此,PMMA 强化椎弓根螺钉可明显提高骨质疏松患者螺钉的固定强度。

这些研究证实了早期发现骨质疏松在手术计划中的重要性,因为 BMD 对术前和术中决策、干预和脊柱手术的结果有明显的影响。因此建议对所有年龄大于 50 岁的患者都应该进行骨质疏松风险评估,如果他们处于高风险,则需要进行 BMD 测量,同时,建议患者摄入适量的维生素 D 和钙,并停止过度饮酒或吸烟。

由于骨质疏松药物治疗开始后 3 个月骨折发生率明显降低,故脊柱外科医生可以考虑建议符合药物治疗标准的择期手术患者开始药物治疗,并考虑将手术时间至少推迟 3 个月。

(王海均)

第二十八章 类风湿关节炎

一、概述

类风湿关节炎(rheumatoid arthritis,RA)是一种病因不明的慢性全身性炎症性疾病,主要引起滑膜关节的炎症。RA 具有高度异质性的临床表现和结局,关节炎通常是对称的,涉及手足,并且会逐渐发展到其他较大的关节。RA 会侵蚀软骨和骨,从而导致关节畸形和功能障碍。RA 是一种进行性疾病,对疾病的早期诊断和积极管理可以改变疾病的进程并极大地改善结局。MRI 是早期诊断脊柱受累的首选方式,它既能检测关节炎症变化,也可以检测脊髓、神经根和硬膜外腔、颅颈关系等信息和进行不稳定性测量。

二、流行病学

RA 的全球发病率为 0.5%~1%。第一个发病高峰在 30~40 岁,女性的发病率远远高于男性;第二个发病高峰在 70~80 岁,男性与女性的发病率相当。女性、遗传、糖尿病和吸烟等是 RA 的危险因素。吸烟与疾病的严重程度、疾病的进展和关节外表现(如肺部疾病和骨质疏松)相关。

RA 主要累及关节、骨骼和韧带,但几乎所有器官都有关节外受累的报道,包括肺、眼睛、皮肤和血管。继手部和足部之后,颈椎是 RA 第三大常受累的部位,尤其是颅颈交界区。颅颈交界区受累的 RA 患者在 CT 和 MRI 扫描中的检出率分别为 41% 和 61%,其中大部分被认为是无明显临床症状的。

三、病理生理学

RA 是一种导致滑囊和关节囊的滑膜内壁发生炎症的疾病,这会导致滑膜炎,其特征是滑膜细胞扩张,产生炎症细胞因子,如 TNF-α、IL-6 和 GM-CSF。滑膜在 RA 的发病机制中起着核心作用。在正常状态下,滑膜发挥两个重要作用:产生软骨表面轻松滑动所需的润滑剂,以及为缺乏自身血液供应的软骨提供营养。滑膜有单核细胞浸润,主要是 CD4$^+$ 淋巴细胞和巨噬细胞。由此产生的炎性血管翳形成之后会出现骨髓水肿、软骨和邻近骨骼的侵蚀。滑膜间隙受累也可能导致纤维化或新骨形成。

RA 影响脊柱韧带的特定区域,尤其是在韧带附着骨或韧带跨过骨性隆起处。在颅颈交界区,横韧带通过齿状突嵌入翼状韧带的中间物质中,可以发现纤维软骨分化。在骨侵蚀之前存在慢性炎症浸润和血管翳形成,这会导致韧带复合体松弛或破坏,寰枢椎不稳定,伴有颈痛(主要症状),以及由于与延髓、脊髓和椎管的密切关系而导致的潜在神经功能缺损。RA 进展破坏了颅颈韧带的纤维软骨区,齿状突稳定性的丢失导致寰枢椎不稳持续进展,这反过来导致寰椎相对于枢椎向前方移位。随着横韧带完整性完全丧失及 C1 侧块相关区域的侵蚀,颅底凹陷可能开始形成。

四、临床特点

RA 是一种对称性炎症性多关节炎,几乎可以累及任何关节。在疾病早期,主要受累关节是手和足的小关节,随着时间的推移,其他关节可能会受到影响,全脊柱都可受累,但上颈椎较常受累。关节疼痛和肿胀是疾病的早期征兆。这通常与晨僵或长时间不活动导致的僵硬有关。大多数患者描述僵硬有所改善,有时活动时疼痛。与 RA 相关的关节肿胀通常是较软的或呈沼泽状的,这可以与骨关节炎中的关节肿胀区分开来。

RA 是一种多系统疾病,关节外特征是疾病处于更晚期和预后更差的标志。除关节外,皮肤和眼睛是较常受累的器官。皮下结节通常位于肘关节远端的前臂伸肌表面,但它们也可能发生在许多其他位置,包括手背和跟腱上方。它们也可以在肺、心脏和脑膜等内脏器官和组织中被找到。类风湿结节具有典型的组织学特征,中央坏死区被栅栏状巨噬细胞和淋巴细胞包围。多达 1/3 的 RA 患者患有干燥综合征或继发性干燥综合征。其他可能受累的器官包括肺、心脏、脉管系统和神经系统。血液学异常很常见,包括慢性炎症性贫血和血小板增多症。与普通人群相比,RA 患者患心血管疾病的风险高 1.5～2.0 倍,这种风险归因于慢性全身炎症的作用。

五、评估

2010 年,美国风湿病学会(ACR)和欧洲抗风湿病联盟(EULAR)发布了根据关节受累、血清学、急性期反应物和症状持续时间对 RA 进行分类的诊断标准(表 28-1)。RA 的诊断应基于临床、血清学和影像学标准综合进行。

表 28-1　ACR/EULAR 的 RA 诊断标准

标　准		分　值
关节受累	1 个大关节	0
	2～10 个大关节	1
	1～3 个小关节	2
	4～10 个小关节	3
	多于 10 个关节受累(至少 1 个是小关节)	5
血清学	RF 和抗 CCP 抗体阴性	0
	RF 或抗 CCP 抗体弱阳性	2
	RF 或抗 CCP 抗体强阳性	3
急性期反应物	C 反应蛋白和红细胞沉降率正常	0
	C 反应蛋白和红细胞沉降率异常	1
症状持续时间	6 周以内	0
	6 周及以上	1

注:得分高于 6 分可考虑诊断为 RA。RF 为类风湿因子;CCP 为环瓜氨酸肽。

RA 的治疗目标是尽可能充分抑制疾病活动度,而不仅仅是缓解症状。疾病活动度是通过验证(临床试验)疾病活动度评分来评估的。这些评估通常结合患者的症状和体征,以及客观的炎症检测指标进行。因为它们与疾病进展、围手术期并发症和心血管死亡率密切相关,大多数医生将 C 反应蛋白控制在正常范围内作为治疗目标。

六、影像学表现

RA 的影像学评估越来越重要。X 线平片和 CT 在显示骨结构方面很重要,超声和 MRI 越来越多地用于显示受累软组织和活动性滑膜炎的存在。与脊柱相关性特别密切的是 MRI,可以更好地显示神经损伤和软组织受累情况。

当通过影像学检查了解 RA 累及颈椎的特征时,特别强调颅颈交界区成像。不稳定通常通过观察到寰椎相对于枢椎平移而确认,可见寰椎前弓与齿状突前缘的间距增宽。潜在的寰枢椎不稳通过颈椎过伸过屈位 X 线片可能被发现,标准的 X 线平片筛查视图包括用于齿状突可视化的直立前后位、侧方位、张口位视图和屈伸位视图。主要测量标准如下:①前寰齿间距(anterior atlantodental interval):成人小于 3 mm,儿童小于 5 mm。②后寰齿间距(posterior atlantodental interval):如果小于 14 mm,脊髓可能受到压迫。

在评估过程中需要注意的是,早期的颅底凹陷症可以导致寰椎向枢椎滑脱,在这种情况下,寰齿间距可能是最小的,误导了观察者对基线的认定。这种情况可以通过评估寰椎与枢椎长轴的相对位置来确认。如果 X 线平片怀疑或证实有颈椎疾病或患者有颈椎疼痛或任何神经系统症状,则需要进行颈椎 CT 和(或)MRI 检查。CT 三维重建是进行详细骨评估的首选方式,尤其是对骨侵蚀、假性关节、强直和关节解剖结构的可视化。

在 MRI 中,最实用的评估方法是 Wackenheim 线的使用。沿着斜坡画出此线,齿状突不应触碰到此线。这一方法适用于大多数情况,但严重骨软化致扁平颅底症例外。MRI 通过观察脊椎和软组织的位移进一步评估神经结构受侵蚀情况,其中齿状突后炎性血管翳的形成是典型表现。

七、治疗

一旦诊断成立,改变生活方式是治疗的第一步。强烈鼓励戒烟,努力达到和保持健康的体重,并且应该通过针对每个患者的营养咨询和适当的锻炼给予患者支持。体育活动对 RA 患者有许多积极影响,包括降低疾病活动度、减轻疼痛和疲劳、改善生活质量、改善睡眠和降低抑郁率。由于改善病情的抗风湿药物(disease-modifying antirheumatic drug,DMARD)治疗可能需要数周到数月的时间才能起效,因此建议使用非甾体抗炎药(NSAIDs)或低剂量泼尼松进行初始治疗作为过渡。对于大多数患者来说,每天 7.5~10 mg 的低剂量泼尼松通常就足够了。更高的剂量虽然有效,但会产生更大的毒性,并可能使逐渐减量变得更加困难。有肾功能不全、消化性溃疡或其他禁忌证的患者应避免使用 NSAIDs。

甲氨蝶呤(MTX)被认为是治疗 RA 最经典的药物,因其具有较高的有效率和良好的长期耐受性。对于不能耐受 MTX 的患者,来氟米特单药治疗也是一个不错的选择。在治疗的第 8~12 周进行评估,如果 MTX 不足以控制疾病,则应升级治疗。推荐 MTX 与其他 DMARD(羟氯喹、柳氮磺吡啶、来氟米特)或生物制剂(通常是 TNF 抑制剂)联合治疗,尤其是对 MTX 单药治疗反应不佳的患者群体非常有效。在大约第 12 周时重新评估确保达到治疗目标,严格控制疾病对于预防关节损伤和维持功能至关重要。一旦建立了稳定有效的 DMARD 方案,应尽一切努力逐渐减少激素和 NSAIDs 的使用。不能停用激素或 NSAIDs 则表明 DMARD 治疗不充分,建议进一步调整治疗方案。

外科医生在临床实践中,建议所有的患者都应该接受有效的免疫抑制治疗,除非有证据不支持使用。活动性 RA 是一种很强的免疫抑制状态,与感染、伤口延迟愈合等不良外科治疗结果相关。在可能的情况下,特别是择期手术时,所有患者的疾病活动度都应该降到最低水平,且 C 反应蛋白水平正常。糖皮质激素的使用与伤口感染和伤口愈合不良明确相关,在择期手术前应尽量减小剂量。然而,过快减量将导致 RA 暴发。在这种情况下,多学科团队协作有助于确立与最小疾病活动度相匹配的最佳糖皮质激素剂量。

八、外科干预治疗

一般来说,手术治疗仅适用于对药物治疗不能耐受的患者。手术的目的是减轻疼痛和恢复关节功能。许多外科手术可用于治疗 RA 的外在表现,包括腱鞘炎的腱鞘切除术或肌腱断裂修复、滑膜切除术以去除对药物治疗有抵抗的滑膜炎、跖骨头关节成形术以缓解前足疼痛和改善行走,以及关节融合术稳定被破坏的关节,全关节置换术仅用于终末期疾病患者。

对于颅颈交界区受累的患者,戴颈托的保守治疗一般不能有效地抑制寰枢椎半脱位。此外,不合适的颈托可以促进寰椎向前移位,加重对脊髓的损伤。进展性脊髓神经系统损害是外科手术的适应证,手术主要治疗方式为寰枕融合术(图 28-1)。此外,齿状突后炎性血管翳可以通过寰枢椎固定术来治疗,手术固定以后其可自然缩小。在进行性严重的神经功能损害发生、自发缓解不能等待时,对齿状突后炎性血管翳可行脊髓前路切除术。

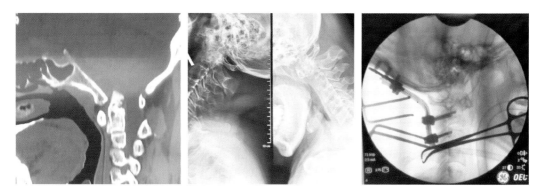

图 28-1　寰枢椎半脱位行齿状突复位及颈枕融合内固定术

（王海均）

参 考 文 献

［1］ Alamanos Y，Voulgari P V，Drosos A A. Incidence and prevalence of rheumatoid arthritis，based on the 1987 American College of Rheumatology criteria：a systematic review［J］. Semin Arthritis Rheum，2006，36（3）：182-188.

［2］ Aletaha D，Neogi T，Silman A J，et al. 2010 Rheumatoid arthritis classification criteria：an American College of Rheumatology/European League Against Rheumatism collaborative initiative ［J］. Arthritis Rheum，2010，62（9）：2569-2681.

［3］ Blom M，Creemers M C，Kievit W，et al. Long-term follow-up of the cervical spine with conventional radiographs in patients with rheumatoid arthritis［J］. Scand J Rheumatol，2013，42 （4）：281-288.

［4］ Landi A，Marotta N，Morselli C，et al. Pannus regression after posterior decompression and occipito-cervical fixation in occipito-atlanto-axial instability due to rheumatoid arthritis：case report and literature review［J］. Clin Neurol Neurosurg，2013，115（2）：111-116.

［5］ Meune C，Touzé E，Trinquart L，et al. Trends in cardiovascular mortality in patients with rheumatoid arthritis over 50 years：a systematic review and meta-analysis of cohort studies［J］. Rheumatology（Oxford），2009，48（10）：1309-1313.

［6］ Zikou A K，Alamanos Y，Argyropoulou M I，et al. Radiological cervical spine involvement in patients with rheumatoid arthritis：a cross sectional study［J］. J Rheumatol，2005，32（5）：801-806.

［7］ Zoli A，Priolo F，Galossi A，et al. Craniocervical junction involvement in rheumatoid arthritis：a clinical and radiological study［J］. J Rheumatol，2000，27（5）：1178-1182.

第二十九章 脊柱韧带异常骨化症

第一节 后纵韧带骨化

一、概述

后纵韧带骨化(ossification of posterior longitudinal ligament, OPLL)是以后纵韧带中异位成骨并压迫脊髓或神经根为特征的疾病,是导致椎管狭窄的常见原因。OPLL 可以发生在任意一段椎管内,但以发生在颈椎管内最为常见,同时由于骨化灶对颈髓和神经根的压迫而导致持续损伤,患者常有一系列临床症状,包括上肢麻木、行走无力、精细运动差等,严重者甚至伴有大小便功能障碍。该病在东亚人群中高发,日本的流行病学研究显示其在 30 岁以上的普通人群中发病率高达 1.9%～4.3%。同期我国北方地区多中心流行病学研究显示颈椎 OPLL 在颈肩痛门诊患者中的发病率为 3.1%。该病在 40～60 岁男性中高发,其病因尚不明确,目前的研究显示该病与多种因素相关,包括年龄、性别、基因、脊柱退变等。

二、病理生理和发病机制

后纵韧带(posterior longitudinal ligament, PLL)位于椎管内椎体的后方,其起自枢椎,下达骶骨,是脊柱的长韧带。PLL 与椎间盘纤维环及椎体上下缘紧密连接,而与椎体结合较为疏松,在生理状态下其主要起限制脊柱过度前屈的作用。在 OPLL 患者中,PLL 依次出现结缔组织软骨化、软骨内骨化并最终导致骨化灶形成。

在病因学上,已有的研究显示 OPLL 与多种因素相关,包括年龄、性别、基因、生活和工作习惯、脊柱退变等。新近的研究主要探讨了基因和钙磷代谢因素与 OPLL 发生、发展的关系。Wilson 等对 OPLL 相关的家族谱系研究进行系统性回顾发现,胶原蛋白(collagen, COL)基因 COL6A1 和 COL11A2 上的两个单核苷酸突变与 OPLL 的发生、发展相关。此外,体内的钙磷代谢及相关激素(如甲状旁腺激素、降钙素等)的失调也容易导致 PLL 内异位成骨。

三、临床表现

OPLL 的发病率男女比为 2∶1,临床症状多出现在 40～60 岁。OPLL 最常出现在颈椎管内,但其可累及脊柱任何一个节段,有不少患者呈现长节段、多灶性的特征,即 OPLL 同时累及颈椎、胸椎、腰椎。

OPLL 早期起病隐匿,不容易被发现。正常人群中的 CT 筛查显示无症状颈椎 OPLL 的发生率约为 6.3%。但当骨化灶发展到一定程度导致椎管狭窄或在病变的基础上遇到外伤后,则可导致脊髓、神经根和脊髓血管的持续损伤和压迫,并根据其发生节段和程度,呈现一系列临床症状:①OPLL 受累节段或以下感觉减退、运动功能下降、肌张力增高;②OPLL 受累节段或以下放射性疼痛;③OPLL 受累节段肌萎缩;④症状严重者可以出现尿道括约肌功能障碍,如排尿困难或小便失禁等。

准确的体格检查是评估 OPLL 病情和判断是否需要手术的关键。检查评估的核心在于客观地评估脊髓受损情况,检查内容主要如下:①四肢的感觉功能,包括触觉、痛温觉和本体感觉;②四肢近端和远端肌力、肌张力;③四肢的浅、深反射和病理反射;④行走的步态;⑤平衡能力、龙贝格征等。常用的评分方法有 Nurick 评分(表 29-1)和 mJOA 评分(颈椎 mJOA 评分参见第三章第四节"脊髓型颈椎病")。其中 Nurick 评分是最早的评分系统,虽然应用广泛,但由于其过于关注步态和行走,对于术前的评估仍然欠准确。JOA 评分在 1975 年由日本学者提出,其后多次改良,其评估内容涵盖运动、感觉和膀胱功能,并可根据受累节段选择相应的量表,能更准确地评估脊髓功能。

表 29-1　Nurick 评分

分　级	临 床 表 现
0	有神经根性症状和体征但没有脊髓病的证据
1	有脊髓病的体征但没有行走困难
2	轻度的行走困难但不妨碍全职工作
3	行走困难以至于妨碍全职工作和家务工作,但不至于严重到需要别人帮助行走
4	在别人或拐杖帮助下才能行走
5	卧床不起或使用轮椅

四、影像学检查、诊断和分型

OPLL 的影像学检查方法包括 X 线、CT 及 MRI 检查。其诊断主要根据患者的临床症状和典型的影像学表现综合进行。

(一) 脊柱 X 线检查

X 线检查是 OPLL 的基本检查方法。颈椎侧位 X 线检查是筛查颈椎 OPLL 的常用手段,但由于其无法准确显示骨化灶空间关系且读片具有主观性,准确度有限,误诊率较高。其典型表现是在侧位片上,可见椎体后缘有连续的条索状、片状或局灶性异常高密度影(图 29-1)。根据侧位片上骨化灶的形态和范围,Hirabayashi 等将 OPLL 分为四型:①连续型,骨化灶呈条索状,连续附着在多个椎体的后方(节段数≥2);②节段型,骨化灶呈片状,间断性附着在椎体后缘;③局灶型,单个孤立的骨化灶,一般附着在某一椎间盘水平;④混合型,同时具有以上 2 个或 3 个类型的 OPLL。此外,在颈椎侧位片上,K 线可用于评估骨化灶对椎管的侵占程度。K 线为 C2~7 水平椎管中点的虚拟连线。若骨化灶较大导致严重的椎管狭窄,则会出现病灶超过 K 线(即 K 线(一)型);若骨化灶尚局限,椎管侵占少,则病灶不超过 K 线(即 K 线(+)型)。

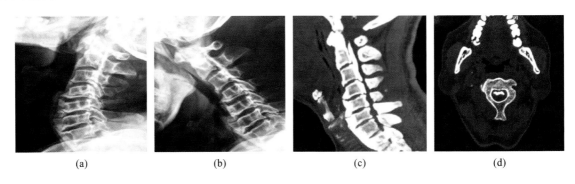

(a)　　　　　(b)　　　　　(c)　　　　　(d)

图 29-1　颈椎 OPLL 典型影像学特征

(a)(b)颈椎侧位 X 线显示 C2~4 水平椎体后方高密度线性影;(c)(d)颈椎 CT 显示 C2~4 水平椎体后方,后纵韧带中高密度骨化影,提示 OPLL

（二）CT 检查

目前 CT 检查是诊断 OPLL 的金标准,其可以精确地发现后纵韧带中高密度的骨化灶,诊断准确率高达 90%,其典型影像见图 29-1。通过横断面、矢状位和三维重建 CT,医生能够更精确地观察骨化灶与椎体、椎管的位置关系,有利于对 OPLL 进行分型并评估骨性椎管狭窄的程度。除根据 K 线和骨化灶形态分类外,另有医生提出最大椎管侵占率的概念,即在矢状位或者横断面上骨化灶边缘到相应椎体后缘的最大距离占同一水平椎管前后径的百分比。该比例大于 30% 即提示患者可能出现脊髓损伤相关症状。

CT 检查对 OPLL 早期诊断具有独特的价值。在 OPLL 早期,后纵韧带会出现病理性肥大合并局灶性微小钙化。通过 CT 检查,医生更容易观察到后纵韧带内低密度或等密度的点状骨化灶(珍珠征)。

此外,CT 检查还可以进一步评估 OPLL 患者中硬膜骨化的程度。在 CT 的骨窗上可以观察到硬膜骨化有两种表现:一种是"单线征",即单一均匀的骨化灶构成;另一种是"双线征",即在高密度的骨化韧带与骨化硬膜囊中间有一层低密度影像,它是尚未完全钙化的增生肥厚的韧带组织。一般认为"双线征"是硬膜骨化的特异性表现,其提示后纵韧带骨化累及硬膜,行前路手术时脑脊液漏的风险较高。

（三）MRI 检查

一般而言,MRI 难以分辨骨化的后纵韧带、硬脊膜及正常的后纵韧带。它对 OPLL 独特的价值是评估脊髓受压程度。特别是 T2WI 上,脊髓受压水肿可以呈高信号。OPLL 患者脊髓信号发生改变(T1 低信号和 T2 高信号),一般提示脊髓严重受损,应积极早期手术治疗。

五、治疗

OPLL 的治疗主要分为保守治疗和手术治疗。胸椎的 OPLL 治疗已在第四章"退变性胸椎管狭窄"中描述,下面主要探讨颈椎 OPLL 的治疗。

（一）颈椎 OPLL 的保守治疗

在 OPLL 中,保守治疗主要有如下适应证:①神经症状较轻,无脊髓损伤(mJOA 评分>15 分或者 Nurick 评分 1~2 级);②全身基础情况较差,难以耐受手术。

目前比较公认的保守治疗包括颈椎牵引、戴颈托、限制颈椎运动、物理治疗、使用非甾体抗炎药以及神经营养药物。其主要目的如下:①通过戴颈托和限制颈椎运动降低骨化灶对脊髓的压迫和继发损伤;②通过颈椎牵引,增大椎间隙和椎间孔,减轻神经根所受的刺激和压迫;③通过非甾体抗炎药以及神经营养药物,减轻神经炎症并修复神经元。

（二）颈椎 OPLL 的手术治疗

保守治疗无效或者存在严重神经根和(或)脊髓损伤症状的 OPLL 患者大多需要行手术治疗。目前手术治疗颈椎 OPLL 的方式包括前路入路、后路入路和前后联合入路,关于 OPLL 手术入路尚未达成共识。以下将分别介绍前路入路、后路入路和前后联合入路的优劣势,以供术者参考。

1. 前路入路　前路入路具有独特优势,其可以从颈前部直接暴露椎体,通过切除椎间盘或椎体直接暴露骨化灶,从而可以直接尽可能切除骨化灶,达到直接减压的效果,是对因治疗。

前路入路治疗 OPLL 主要有如下适应证:①K 线(一)型颈椎 OPLL;②骨化灶在颈椎的椎管侵占率为 60% 以上;③并发颈椎后凸;④骨化灶累及节段较少,1~2 个节段最为适宜。

前路入路治疗 OPLL 主要存在以下问题:①手术难度相对较高,颈前部神经、血管密集,特别容易伤及喉返神经,导致声嘶和吞咽困难。②颈椎前路难以暴露枕骨到 C2 水平,因此不适合高节段的 OPLL。③硬膜撕裂和脑脊液漏的风险较高。一项有关 OPLL 术后并发症的 meta 分析显示,31% 的患者在 OPLL 颈椎前路减压后出现硬膜撕裂,9.4% 的患者出现脑脊液漏,基于此 Yamaura 等提出了骨化灶"漂浮"技术,即将骨化灶头、尾端游离后以高速磨钻细致并轻柔地打薄以达到减压的目的。④椎体全切或次全切后长节段椎笼的放置可导致高的手术翻修率。

　　近年来有学者提出通过前路入路前移椎体来治疗OPLL,其主要通过将椎体和骨化的后纵韧带整体向前移动,从而达到扩大椎管和脊髓减压的目的。相较于后路入路,椎体整体前移能直接减轻脊髓腹侧压力,更符合病因治疗的原则。同时相较于传统的前路入路,一方面其对硬膜和脊髓的干扰少,降低了脑脊液漏和脊髓损伤的风险,另一方面其有椎间融合器和自体椎体的支撑,骨融合速度快,不易沉降,有效降低了二次手术的风险。

　　2. 后路入路　后路入路治疗OPLL通过后正中切口,直接扩大椎管容量,从而达到间接减压的效果(图29-2)。其优势是手术安全、技术难度较低。后路入路无须切除骨化灶,因此硬膜撕裂和脑脊液漏的风险较低,但也正由于骨化灶无法切除,其减压效果不如前路入路。颈椎后路入路技术治疗OPLL有以下两种方法:①椎板单开门或双开门成形术;②椎板切除减压＋融合固定术。后者更适用于存在脊柱失稳、颈椎后凸畸形、椎管狭窄严重的患者。

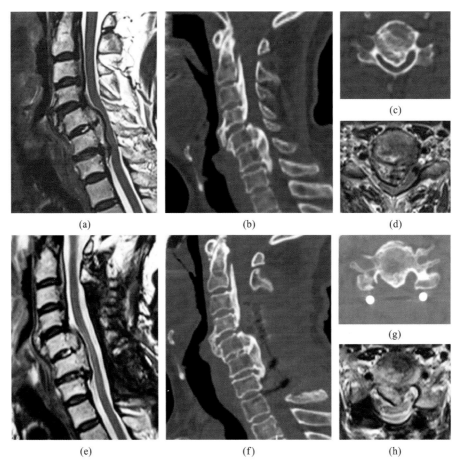

图 29-2　颈椎 OPLL 后路减压手术典型病例

(a)～(d)术前影像学检查显示 C5～6 颈椎节段后纵韧带增厚导致严重的椎管狭窄并脊髓压迫(K 线(一)型);
(a)颈椎矢状位 T2WI;(b)颈椎矢状位 CT 影像;(c)颈椎轴位 CT 影像;(d)颈椎轴位 T2WI。(e)～(h)后路减压内固定术后椎管狭窄明显缓解;(e)颈椎矢状位 T2WI;(f)颈椎矢状位 CT 影像;(g)颈椎轴位 CT 影像;(h)颈椎轴位 T2WI
注:患者,72 岁,女,因双下肢麻木和步态不稳就诊。患者行颈椎后路减压内固定术,术后神经功能损伤较前明显好转,考虑高龄,未进行二期前路手术。

　　后路入路治疗OPLL主要有如下适应证:①K线(＋)型颈椎OPLL;②骨化灶在颈椎的椎管侵占率低于60%;③不并发颈椎后凸;④骨化灶累及节段较多,超过3个节段;⑤OPLL合并黄韧带钙化。

　　后路入路治疗OPLL有发生C5神经根麻痹的风险,其发生率在颈椎椎板切除减压＋融合固定术后约为6%。其治疗以保守治疗为主,大多数患者的临床症状有望在1年内缓解,仅有少数患者需要进行椎间孔扩大成形术。

3. 前后联合入路　大多数 OPLL 患者通过单纯前路入路或后路入路可达到理想的预后。仅有少数患者需要前后联合入路,如脊柱畸形失稳合并长节段后纵韧带骨化灶的患者。

六、总结

OPLL 是导致椎管狭窄和脊髓病变的常见疾病。OPLL 起病隐匿,随病情发展,疾病的中后期会出现一系列神经根和脊髓压迫相关症状。OPLL 早期治疗以保守治疗为主。当保守治疗无效或患者有严重神经根和(或)脊髓损伤症状时,则需要根据骨化的具体情况选择合适入路进行手术减压。

(汪　磊　周迎春)

第二节　黄韧带骨化

一、概述

黄韧带骨化(ossification of ligamentum flavum,OLF)是以黄韧带中异位成骨导致椎管狭窄,并压迫脊髓或神经根产生系列临床症状的疾病。OLF 主要发生在胸椎管内,在东亚人群中的发病率约为4.5%。与 OPLL 类似,其起病较为隐匿,大多数患者在 50 岁左右发病。

二、病理生理和发病机制

黄韧带(ligamentum flavum,LF)位于椎管的后方,参与构成椎管后壁,它起自C2,终于S1,呈节段性分布,连接相邻的上、下位椎板。在组织学上,黄韧带主要由大量的弹性纤维(80%)和少量的胶原纤维(20%)构成。OLF 主要指黄韧带慢性骨化导致相应的椎管狭窄,从而不同程度地压迫脊髓、神经根、脊髓圆锥、马尾等神经组织,引起相应的神经功能异常。

目前 OLF 的病因尚未完全阐明。其可能发病机制包括全身代谢因素和脊柱局部因素。有专家认为,与动脉粥样硬化类似,OLF 也是全身骨化性疾病的一个表现,其主要致病机制包括糖代谢障碍,钙磷代谢失常,降钙素、甲状旁腺激素、性激素等类固醇激素水平异常等。此外,脊柱的局部因素也可促进 OLF 形成。随着年龄的增长,脊柱韧带呈不同程度的退变。在胸椎水平,特别是合并脊柱后凸畸形的患者中,椎板附着处的黄韧带在机械压力和应力的刺激下激活软骨细胞,活化的软骨细胞产生大量的Ⅱ型胶原纤维,此后Ⅱ型胶原纤维转化为Ⅰ型胶原纤维参与骨化。

三、临床表现

OLF 发病较为隐匿,在椎管狭窄不重的情况下患者一般无任何症状。但当疾病继续进展压迫脊髓、神经根等神经结构时,患者会出现不同程度的感觉、运动异常。在疾病的早期,由于黄韧带骨化灶的压迫主要来自椎管的后方,感觉异常往往最先出现,其严重程度及范围与病变的严重程度呈正相关,主要表现为双下肢精细触觉和震动觉丧失。当骨化灶继续进展,外侧皮质脊髓束受损时,则会慢慢出现痉挛性截瘫。然后,压迫进一步累及外侧脊髓丘脑束,导致感觉丧失。当患者就医时,感觉和运动功能障碍导致的步态异常是主要表现,放射性疼痛、痛温觉失常以及大小便功能障碍较为少见。此外,患者相应脊柱节段的局部症状常不明显,仅少数病例可有颈痛或胸、腰部痛,并可伴有活动受限及仰伸时诱发或加重麻木等感觉功能障碍症状。

四、影像学检查和诊断

OLF 的诊断主要根据患者的临床症状和典型的影像学表现。其影像学检查方法主要包括 CT 和 MRI 检查。由于 OLF 常发生在胸椎,胸椎 X 线检查在高节段水平被锁骨干扰,在低节段水平被腹部脏器干扰,通常难以有清晰的影像,诊断价值有限。

(一)CT 检查

CT 检查可以清晰地显示 OLF 椎管内骨化灶的位置、形态分布和椎管侵占的程度,是诊断 OLF 的关键。在轴位片上,典型的黄韧带钙化灶在 CT 上表现为沿着椎板和关节囊的高密度线性影。有学者提出根据 CT 轴位片将 OLF 分型,其中 Sato 分型应用最为广泛,其将 OLF 分为 5 型:①外侧型,骨化灶只存在于黄韧带的关节囊部分;②延伸型,骨化灶延伸至黄韧带椎板间区域;③扩大型,骨化灶突入椎管,但两侧骨化灶在中线未融合;④融合型,两侧骨化灶在中线融合,但在中线处存在裂口;⑤结节型,两侧融合的骨化灶在中线处形成一个结节样占位。其中融合型和结节型常累及多个节段,并容易并发其他韧带的骨化。

(二)MRI 检查

对于 OLF 骨化灶的分辨,一般 T1WI 很难区分较小的骨化灶、硬膜外脂肪、硬膜和脑脊液信号。而在 T2WI 上骨化灶主要呈低信号和等信号,能与周围组织相辨别,特别是在矢状位上能更为全面地了解黄韧带骨化灶累及的节段和分布情况。此外,MRI 检查还可以辅助 OLF 术前评估骨化灶对脊髓的压迫程度,特别是在 T2WI 上,脊髓受压水肿可以表现出高信号。脊髓信号发生改变(T1 低信号和 T2 高信号),一般提示脊髓损伤,需要及早手术。

(三)OLF 和 OPLL

OLF 和 OPLL 均是全身骨化疾病的表现,常常相伴出现。2021 年一项对 2500 余例创伤患者进行的全身 CT 扫描研究显示,胸椎黄韧带钙化合并颈椎后纵韧带钙化的发生率高达 36.7%。OLF 和 OPLL 的共病尚有一种特殊类型,即弥漫性特发性骨肥厚(diffuse idiopathic skeletal hyperostosis,DISH)。DISH 是以脊椎骨前部或前外侧部及其他处韧带的骨附着处骨质过度生长为特征的一种病因不明的骨肌肉组织的退变性疾病,发病率低。其典型的临床特征是脊椎或脊柱外组织的韧带过度钙化和骨化。目前认同的诊断标准如下:①至少 4 个连续的椎骨前部或者前外侧部的韧带钙化,同时伴有或不伴有骨赘;②受累节段没有椎间盘病变并且椎间隙高度保持正常;③虽然存在关节面的退变,但是没有骨性关节强直和骶髂部的硬化和融合。

典型病例如下:患者,男,52 岁。以"腰背痛 1 年"入院。其症状特点是 1 年前无明显诱因出现腰背部(T8~L5 之间)、双侧大腿、小腿麻木,伴腰部(L3/4 水平)正中疼痛及活动时双侧下肢疼痛,无头晕、头痛,无颈部活动受限,双侧上肢活动正常。CT 检查显示前纵韧带平 T2~6、T8~12 及后纵韧带平 C2~5 和 T6~9 水平钙化,骨桥形成;黄韧带多发钙化,以 T1/2~T4/5 及 T6/7~T7/8 水平明显,相应层面骨性椎管明显变窄。胸椎棘上韧带多发钙化。MRI 检查显示 C3~5 和 T6~9 水平椎管明显狭窄,脊髓信号改变(图 29-3)。在本病例中,患者表现出腰背部疼痛、脊柱活动受限以及髋关节活动严重受限,应该着重与强直性脊柱炎进行鉴别。强直性脊柱炎常见于患有骶髂关节炎和压痛的年轻人。随着时间的推移,关节会融合,变得没有症状,而且没有压痛。该患者为老年男性,病程较短,骶髂关节并没有压痛,红细胞沉降率正常,髋关节 X 线片显示病变是骨关节炎表现而非骨性关节强直,腰椎 X 线片显示腰椎只有最小限度的退变性椎间盘疾病,同时有又大又粗的骨赘横跨于椎体之间,以上均可证明强直性脊柱炎的可能性不大。另外,患者的背部痛,伴有明显的躯干及双下肢神经症状,OPLL 和 OLF 表现明显,应进行相应的鉴别。OPLL 和 OLF 是造成脊髓压迫损伤的原因之一,该患者表现出明显的躯干及双下肢神经症状,是由脊柱韧带骨化所致,但患者同时伴脊椎以外部分严重的韧带钙化和骨化。根据以上临床表现,患者诊断倾向于 DISH 伴颈椎管狭窄。

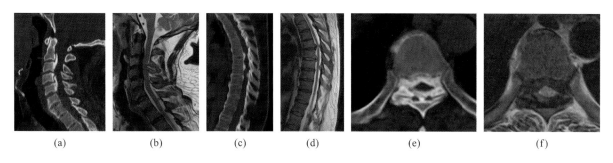

图 29-3 弥漫性特发性骨肥厚典型影像学表现

(a)颈椎矢状位 CT 重建显示 C2～5 颈椎后纵韧带钙化,骨性椎管略狭窄;(b)MRI 显示颈椎椎管狭窄但脊髓信号未见明显改变;(c)(e)胸椎 CT 显示 T6～9 水平椎管骨性狭窄,后纵韧带和黄韧带骨化明显;(d)(f)胸椎 MRI 显示 T6～9 水平胸椎脊髓受压,脊髓信号改变

五、治疗

(一)保守治疗

继发于 OLF 和 OPLL 的脊髓病变主要由骨化灶对脊髓的静态和(或)动态压迫导致。在颈椎水平,脊柱活动度较大,戴颈托可以限制颈部运动,减少骨化灶对脊髓的动态压迫。但在 OLF 好发的低位胸椎和胸腰结合部,脊柱的活动度较小,骨化灶对脊髓的压迫主要来自狭窄的椎管。同时 OLF 的组织学研究显示,大多数 OLF 患者椎间关节存在严重的退变,包括关节间隙缩窄、上下关节突融合等,极大地限制了 OLF 累及节段的活动度,说明胸椎 OLF 对脊髓的损伤主要是静态挤压导致的。因此戴胸腰支具或者胸部绑带对胸椎 OLF 治疗效果有限。

在疾病早期,针对背部和下肢的疼痛、麻木,临床上常单用或者联用非甾体抗炎药、肌松药、维生素 B_{12} 和其他的神经营养药物控制。同时物理治疗(如热疗)和适当的行走锻炼可以增加局部的血液循环,有利于延缓 OLF 的进展。但需要注意的是按摩和拉伸运动有可能加重 OLF 对脊髓的压迫,需要谨慎。

(二)手术治疗

OLF,特别是胸椎 OLF,保守治疗效果不确切,对于临床症状加重的患者,建议早期行后路减压手术。可以参考的手术指征如下:①保守治疗无效,症状加重;②患者就诊时有严重神经症状,包括痉挛性步态、严重的下肢肌力下降、括约肌功能障碍等;③影像学检查提示椎管狭窄并伴有脊髓损伤。

后路减压手术治疗 OLF 的关键是彻底减压。由于对脊髓压迫最严重的部位一般为关节突前方的骨化韧带,因而横向切除的范围应包括椎板、双侧椎间关节内缘 1/2 及骨化的韧带,纵向减压的范围需要到解除椎管狭窄为止。但需要注意的是,胸段脊髓供血较差,如手术节段较多,则轻微的刺激和震荡就会加重脊髓损伤而导致灾难性后果,因此手术减压操作需要特别细致轻柔,同时也并非所有存在骨化迹象的黄韧带都需要切除,术者可以根据患者的实际情况酌情处理以减少损伤。此外,为了降低减压过程中的医源性脊髓损伤风险,建议应用高速磨钻从椎管的侧壁开始磨透椎板及骨化的韧带,分段式切除椎板和骨化韧带。仅使用椎板咬骨钳来切除椎板和骨化韧带非常危险,操作中容易误伤脊髓,需要禁用。为降低脊髓误伤的风险,李方财等提出椎板分解切除术,即咬除棘突后以磨钻磨薄椎板,而后先沿着两侧关节突中线开槽,再于中间开槽进入椎管,接着在直视下用尖刀紧贴骨面向两侧剥离骨化灶,直至黄韧带关节囊部,最后将椎板和骨化灶一起向外侧翻开切除。后路减压手术治疗 OLF 的典型病例见图 29-4 和图 29-5。

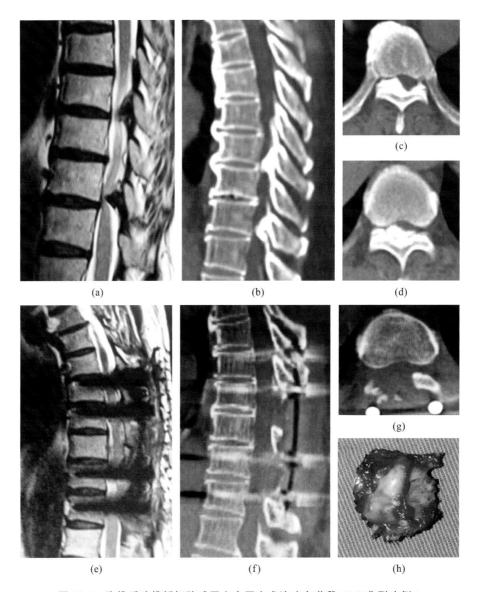

图 29-4　胸椎后路椎板切除减压＋内固定术治疗多节段 OLF 典型病例 1

（a）～（d）术前 MRI（a）和 CT（矢状位重建（b），轴位（c）（d））显示胸椎管后方 2 个节段黄韧带骨化压迫脊髓，椎管严重狭窄；（e）～（g）术后 MRI（e）和 CT（（f）（g））显示减压内固定术后椎管内压迫解除；（h）术中切除的骨化黄韧带

六、总结

OLF 兼具系统性骨化症和脊髓退变性病变的特征，其常伴有脊柱 OPLL。OLF 起病隐匿，首发症状常为感觉异常。OLF 的诊断主要依赖于 CT 和 MRI 检查。在治疗上，OLF 保守治疗往往效果不佳，建议进行详细评估后早期手术治疗。

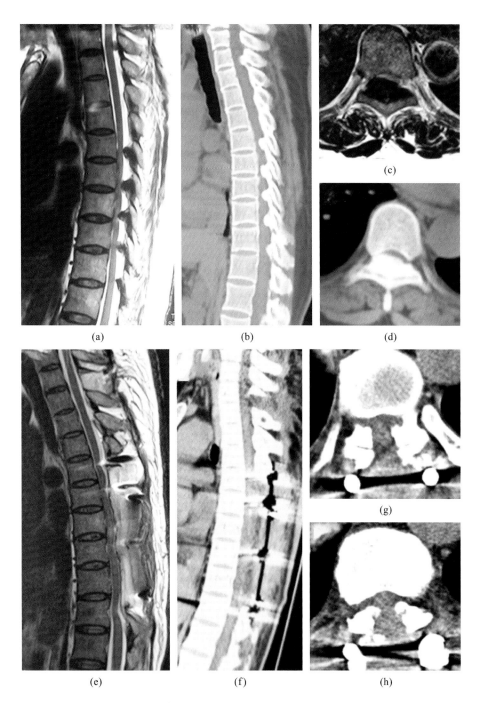

(a)　　　　　　　　(b)　　　　　　　　(d)

(e)　　　　　　　　(f)　　　　　　　　(h)

图 29-5　胸椎后路椎板切除减压＋内固定术治疗多节段 OLF 典型病例 2

（a）～（d）术前 MRI（（a）（c））和 CT（（b）（d））显示胸椎管后方连续 5 个节段黄韧带骨化压迫脊髓，椎管严重狭窄；（e）～（h）术后 MRI（e）和 CT（（f）～（h））显示减压＋内固定术后黄韧带骨化灶切除，椎管内压迫解除

注：患者，女，52 岁，双下肢麻木 1 年半，进行性无力 1 年，右侧肚脐上两横指、左侧腹股沟下感觉减退。右下肢肌力Ⅳ级。

（汪　磊　周迎春）

参 考 文 献

［1］　顾宇彤，贾连顺. 颈椎后纵韧带骨化症发病机制的研究进展［J］. 中国脊柱脊髓杂志，2004，14（1）：
　　　54-57.

［2］　何志敏，陈德玉，陈宇，等. 颈椎后纵韧带骨化症术后骨化进展分析［J］. 中华骨科杂志，2010，30（8）：731-736.

［3］　李方财，陈其昕，徐侃，等. 胸椎黄韧带骨化症的手术方法选择［J］. 中华骨科杂志，2010，30（11）：1024-1029.

［4］　盛伟斌，艾尔肯·沙德尔，欧阳甲，等. 胸椎黄韧带骨化症的诊断及外科治疗［J］. 中华骨科杂志，2001，21（8）：457-462.

［5］　张海波，王义生. 黄韧带骨化症型胸椎管狭窄症的临床特点及手术治疗［J］. 中国矫形外科杂志，2009，17（7）：505-507.

［6］　周方，党耕町. 胸椎黄韧带骨化影像学与病理学对照研究［J］. 中华骨科杂志，2004，24（6）：346-349.

［7］　Abiola R，Rubery P，Mesfin A. Ossification of the posterior longitudinal ligament：etiology，diagnosis，and outcomes of nonoperative and operative management［J］. Global Spine J，2016，6（2）：195-204.

［8］　Ahn D K，Lee S，Moon S H，et al. Ossification of the ligamentum flavum［J］. Asian Spine J，2014，8（1）：89-96.

［9］　Chiba K，Ogawa Y，Ishii K，et al. Long-term results of expansive open-door laminoplasty for cervical myelopathy—average 14-year follow-up study［J］. Spine（Phila Pa 1976），2006，31（26）：2998-3005.

［10］　Feng F，Ruan W，Liu Z，et al. Anterior versus posterior approach for the treatment of cervical compressive myelopathy due to ossification of the posterior longitudinal ligament：a systematic review and meta-analysis［J］. Int J Surg，2016，27：26-33.

［11］　Feng F B，Sun C G，Chen Z Q. Progress on clinical characteristics and identification of location of thoracic ossification of the ligamentum flavum［J］. Orthop Surg，2015，7（2）：87-96.

［12］　Guo Q，Ni B，Yang J，et al. Simultaneous ossification of the posterior longitudinal ligament and ossification of the ligamentum flavum causing upper thoracic myelopathy in DISH：case report and literature review［J］. Eur Spine J，2011，2（Suppl 2）：S195-S201.

［13］　Hirabayashi S. Ossification of the ligamentum flavum［J］. Spine Surg Relat Res，2017，1（4）：158-163.

［14］　Kawaguchi Y，Imagama S，Iwasaki M，et al. Japanese Orthopaedic Association（JOA）clinical practice guidelines on the management of ossification of the spinal ligament，2019［J］. J Orthop Sci，2021，26（1）：1-45.

［15］　Le H V，Wick J B，Van B W，et al. Ossification of the posterior longitudinal ligament：pathophysiology，diagnosis，and management［J］. J Am Acad Orthop Surg，2022，30（17）：820-830.

［16］　Lee N J，Boddapati V，Mathew J，et al. What is the impact of surgical approach in the treatment of degenerative cervical myelopathy in patients with OPLL？ A propensity-score matched，multi-center analysis on inpatient and post-discharge 90-day outcomes［J］. Global Spine J，2023，13（2）：324-333.

［17］　Machino M，Sakai K，Yoshii T，et al. Treatment for the thoracic ossification of the posterior longitudinal ligament and ossification of the ligamentum flavum［J］. J Clin Med，2022，11（16）：4690.

［18］　Ohara Y. Ossification of the ligaments in the cervical spine，including ossification of the anterior longitudinal ligament，ossification of the posterior longitudinal ligament，and ossification of the ligamentum flavum［J］. Neurosurg Clin N Am，2018，29（1）：63-68.

［19］　Sartip K A，Dong T，Ndukwe M，et al. Ossification of the posterior longitudinal ligament：imaging findings in the era of cross-sectional imaging[J]. J Comput Assist Tomogr,2015,39(6):835-841.

［20］ Sun J,Shi J,Xu X,et al. Anterior controllable antidisplacement and fusion surgery for the treatment of multilevel severe ossification of the posterior longitudinal ligament with myelopathy:preliminary clinical results of a novel technique[J]. Eur Spine J,2018,27(6): 1469-1478.

［21］ Wilson J R,Patel A A,Brodt E D,et al. Genetics and heritability of cervical spondylotic myelopathy and ossification of the posterior longitudinal ligament:results of a systematic review [J]. Spine(Phila Pa 1976),2013,38(22 Suppl 1):S123-S146.

第三十章 强直性脊柱炎

一、概述

强直性脊柱炎(ankylosing spondylitis,AS)是一种慢性自身免疫性疾病,其主要累及骶髂关节、脊柱、椎旁组织,是以肌肉附着点部位的炎症为病理特征的血清阴性脊柱关节病。AS属于风湿病,其与类风湿关节炎的主要区别是血清类风湿因子和抗核抗体阴性。AS早期特征性的临床表现是骶髂关节炎,随着病变向脊柱头端进展,晚期脊柱形成典型的"竹节样"改变。我国AS的发病率约为0.3%,由于男性患者症状普遍较重并进展较快,流行病学统计显示该病好发于男性(男女比为(2~4):1),但实际上AS的发病率可能并没有明显的性别差别。AS的发病高峰在17~35岁,10%~20%的患者在16岁以下发病,50岁以上的患者少见。

二、病理生理和发病机制

AS的典型病理改变是附着点部位的非肉芽肿性炎症改变。附着点部位主要包括肌肉、肌腱、韧带、关节囊附着于骨质的部位。脊柱中附着点处持续的炎症病变将导致椎间盘和韧带钙化,脊柱椎体骨质疏松,继而产生椎体变形和椎体间韧带的骨赘形成,即"竹节样"脊柱。

AS的病因尚未完全阐明。目前的观点认为遗传和环境因素均在AS的发病中起着至关重要的作用。已经证实AS与人类白细胞抗原(human leukocyte antigen,HLA)B27呈强关联,并具有家族聚集性。我国健康人群中HLA-B27阳性率低于10%,而在AS患者中HLA-B27阳性率高达90%。此外,在AS患者中肺炎克雷伯杆菌感染率明显高于健康人群,并且AS患者血清中抗肺炎克雷伯杆菌抗体水平明显增高,因此推测环境中或者感染的微生物与AS易感者自身组织可能具有共同或相似的抗原,诱发异常免疫应答,从而促进AS的发病。

三、临床表现

AS发病较为隐匿,典型的起病症状为炎性腰背痛。在发病早期,AS患者逐渐出现腰背部或骶髂部非放射性疼痛和(或)僵硬,疼痛呈间断性,可一侧或两侧发作,晨起或久坐后起立时腰背部疼痛和(或)僵硬明显,活动后减轻。部分AS患者有臀部疼痛、肿胀的表现,提示骶髂大关节受累。患者的Patrick试验(即下肢"4"字试验)多呈阳性,侧卧位压迫骨盆疼痛。2009年国际脊柱关节炎评估协会(ASAS)炎性背痛专家组推荐炎性背痛的诊断标准如下:①发病年龄<40岁;②起病隐匿;③活动后症状好转;④休息时症状加重;⑤夜间痛,起床后好转。符合以上5项中的4项即可诊断AS炎性背痛。

继发于脊柱病变时,AS患者常表现出多种神经症状。①马尾综合征:典型症状是腰骶部疼痛、运动及感觉功能障碍、大小便功能障碍、性功能障碍等。②椎体压缩骨折:由椎体严重骨质疏松导致,多见于下胸段和上腰段椎体。③旋转半脱位:典型AS患者全脊柱仅有寰枕关节和寰枢关节可以活动,其失稳的发生率较高。④脊髓损伤:AS患者脊柱呈僵直的长杆状合并严重的骨质疏松,在外伤的情况下极易出现骨折并压迫脊髓,骨折高发于下颈椎。

外周关节受累和附着点炎是AS常见的脊柱外肌肉骨骼症状。前者主要表现为下肢非对称性关节肿痛以及活动受限。后者是AS典型的病理改变,在脊柱外主要表现为肌腱附着点部位的疼痛、僵硬以及压痛,多见于跟腱、足部筋膜、髌骨、肩部、肋软骨连接处、胸锁关节等部位。此外,其他的AS关节外症状还包括前葡萄膜炎、银屑病、炎症性肠病等。

四、实验室检查、影像学检查和诊断

(一)实验室检查

单纯的实验室检查无法确诊 AS。典型的患者在急性期容易出现炎症指标水平的上升(包括红细胞沉降率、C 反应蛋白等),血清类风湿因子和抗核抗体阴性。但需要注意的是,类风湿因子阳性时无法排除 AS 的诊断。

此外,在我国 AS 患者中 HLA-B27 阳性率高达 90%,但其诊断特异性较差。HLA-B27 阳性无法确诊 AS,其阴性也无法排除 AS 的诊断。

(二)影像学检查

骶髂关节和脊柱 X 线表现的改变对 AS 具有确诊意义。骶髂关节炎是 AS 早期影像学表现之一,在骨盆前后位和骶髂关节斜位片上可见。典型的病变为对称性骨质疏松继发骨质硬化(图 30-1)。在 X 线片上骶髂关节炎的病变程度一般分为 5 级:0 级,正常;Ⅰ级,可疑异常;Ⅱ级,轻度异常,关节局限性侵蚀、硬化,但关节间隙无明显改变;Ⅲ级,明显异常,伴有以下 1 项或 1 项以上改变(侵蚀、硬化、关节间隙增宽或狭窄,或部分强直);Ⅳ级,严重异常,关节完全骨性强直。在脊柱 X 线检查中,早期表现有椎体骨质疏松和方形变,椎旁韧带钙化,局部节段椎体前缘和侧缘处形成骨桥连接上、下椎体。在 AS 晚期,脊柱广泛而严重的对称性骨桥形成合并椎体骨质疏松,最后演变为典型的"竹节样"改变(图 30-1)。此外,AS 患者常多发间断性的椎体压缩骨折,全脊柱正侧位 X 线片对 AS 的评估更有意义。高分辨率 CT 能够更清晰地显示骶髂关节和脊柱的骨质结构化病变,对 X 线检查可疑 AS 的诊断更有意义,有利于疾病的早期辨别。

脊柱全景和骶髂关节 MRI 扫描对 AS 的诊断具有辅助作用。脊柱 MRI 扫描的典型表现为 Andersson 病损和椎间盘的信号异常。前者为终板前后部韧带插入处的 MRI 信号异常。后者指椎间盘间隙假性关节形成所致的椎间盘侵蚀样改变(T1WI 和 T2WI 呈高信号并伴有强化)。骶髂关节 MRI 扫描通过特定的序列可显示炎症的急性改变和继发的结构改变。

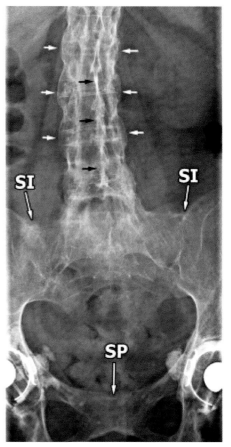

图 30-1　AS 典型的影像学特征

注:在腰椎的前后位 X 线片中,双侧骶髂关节(SI)和耻骨联合(SP)硬化并融合;"竹节样"脊柱,白色箭头指示腰椎侧方相邻椎体间对称性骨桥形成,黑色箭头指示棘上和棘间韧带骨化。

(三)诊断标准

AS 的诊断目前多依据 1984 年修订的纽约标准(表 30-1)。确诊 AS:满足影像学标准和 1 项或 1 项以上临床标准。疑诊 AS:满足影像学标准但不满足临床标准或者具备 3 项临床标准但不符合影像学标准。

表 30-1　1984 年修订的 AS 纽约标准

项　目	诊 断 标 准
临床标准	腰背疼痛 3 个月以上,活动后缓解,休息后不缓解
	腰椎矢状面(前后)和冠状面(侧屈)活动受限
	胸廓扩张度降低,较同年龄同性别的正常者活动受限
影像学标准	单侧骶髂关节炎Ⅲ~Ⅳ级或双侧骶髂关节炎Ⅱ~Ⅳ级

随着对 AS 认识的深入,1984 年修订的纽约标准存在局限性,不利于疾病的早期诊断。因此 ASAS 于 2009 年制订了中轴型脊柱关节炎(spondyloarthritis,SpA)的分类诊断标准,为 AS 的早期诊断和治疗提供了更充分的依据(表 30-2)。

表 30-2　ASAS 2009 年中轴型脊柱关节炎的诊断标准

项　　目	诊 断 标 准
基本条件	腰背疼痛 3 个月以上并且发病年龄<45 岁
影像学条件	骶髂关节炎的影像学表现:①MRI 表现:关节急性炎症反应,高度提示与 SpA 相关的关节炎;②X 线表现:见表 30-1
SpA 特征表现	①炎性腰背痛;②关节炎;③附着点炎(跟腱);④眼葡萄膜炎;⑤指/趾炎;⑥银屑病;⑦克罗恩病/溃疡性结肠炎;⑧对非甾体抗炎药治疗反应好;⑨SpA 家族史;⑩HLA-B27 阳性;⑪CRP 明显升高
确诊标准	满足基本条件和影像学条件,以及 1 项及 1 项以上 SpA 特征表现; 满足基本条件,HLA-B27 阳性,满足 2 项及 2 项以上的 SpA 特征表现

五、治疗

(一)治疗目标及原则

AS 治疗目标:①缓解症状和体征:消除或减轻症状,如背痛、关节痛、晨僵和疲劳。②改善运动功能:最大限度地恢复患者的身体、心理和社会功能,提高生活质量。③预防和矫正关节损伤以及畸形:减缓大关节骨质破坏以及硬化过程,晚期关节强直等通过关节置换等手术方式矫正。④防止脊柱疾病的并发症、矫正脊柱畸形:减缓脊柱的破坏过程,避免骨性强直和脊柱畸形的形成,防止脊柱骨折,晚期脊柱畸形者通过手术矫正。

AS 治疗原则:早期以药物控制为主,晚期脊柱或髋、膝等大关节发生强直或严重畸形时以外科手术治疗为主。

(二)非手术治疗

AS 的非药物治疗主要如下:①对患者及家属的教育,心理和社会辅导;②功能锻炼,通过规律的身体锻炼保持关节的活动度,维持和改善运动功能;③良好生活习惯的养成,包括丰富多样的饮食,摄入含钙、维生素以及其他营养元素的膳食;④关节和软组织局部的物理治疗;⑤功能性体位,在日常生活中保持最大功能位姿势,避免脊柱和关节畸形。

AS 的药物治疗主要包括以下四类:①非甾体抗炎药(nonsteroidal anti-inflammatory drugs,NSAIDs):可迅速改善 AS 患者的关节疼痛和晨僵,抑制关节病损炎症急性期反应,减少活动受限,是 AS 症状控制的一线用药。②生物类改善病情抗风湿药(disease-modifying antirheumatic drugs,DMARDs):目前可选择的药物包括肿瘤坏死因子-α 抑制剂和白介素-17 抑制剂,主要适用于 NSAIDs 治疗效果不佳、病情进展的患者。③传统合成的 DMARDs:包括甲氨蝶呤、来氟米特、柳氮磺吡啶等,传统合成的 DMARDs 对 AS 治疗效果不确切,不建议常规使用,但对于无法通过 NSAIDs 和生物类 DMARDs 控制症状的患者可以尝试。④糖皮质激素:一般不建议口服或静脉全身应用糖皮质激素治疗 AS,其无法阻止 AS 的进展且并发症较多,但对于 SpA 相关疾病可考虑使用。

(三)AS 的手术治疗

AS 手术指征:①出现明显功能障碍的脊柱后凸畸形患者;②急性脊柱骨折的 AS 患者;③髋、膝关节强直、疼痛以及活动受限并伴有关节结构性破坏的患者;④充分的药物治疗无法缓解病情,脊柱和关节损伤和畸变进行性加重的患者。

AS 手术时机:病情允许的情况下选择稳定期行手术治疗,有利于避免植入物的松动、感染等并发症。脊柱与关节的手术顺序,原则上优先选择畸形最重且对功能影响最大的部位,并酌情考虑手术体位的摆放和后期功能锻炼。

AS 手术方案的选择：

（1）对于急性脊柱骨折的患者，可考虑脊柱内固定术。如并发脊髓或神经根受压或损伤导致神经功能缺失，则可考虑椎板减压切除。但需要注意的是，AS 患者的脊柱往往后凸固定，在手术体位上难以配合。同时由于其椎体骨质疏松，颈椎前路椎弓板骨钉固定欠佳，会增加手术的难度和并发症的风险，因此建议后路行侧块和椎弓根螺钉的固定。

（2）对于胸腰椎后凸畸形的患者，可考虑脊柱截骨术，常用的脊柱截骨术有 Smith-Peterson 附件楔形截骨术、多节段椎弓楔形截骨术、经椎间孔楔形截骨术。需要注意的是，由于脊柱强直、椎管狭窄、畸形处脊髓往往相对固定，难以避让，而截骨时应力相对集中，矫形手术中容易出现脊髓和神经根损伤。因此，在矫形过程中建议行实时的神经电生理监测，同时应密切观察术野内的脊髓和神经根情况。

（3）对髋、膝关节强直、疼痛并有明显的结构破坏者，可以考虑关节置换术，此手术不在本书讨论范围内，遂不继续深入讨论。

六、总结

AS 主要累及骶髂关节、脊柱、椎旁组织，是以肌肉附着点部位的炎症为病理特征的血清阴性脊柱关节病。其典型的影像学特征是骶髂关节炎和脊柱"竹节样"改变。其治疗原则是早期以药物控制为主，晚期脊柱或髋、膝等大关节发生损伤或严重畸形时以外科手术治疗为主。

（汪　磊　周迎春）

参 考 文 献

[1] 黄烽，朱剑，王玉华，等.强直性脊柱炎诊疗规范[J].中华内科杂志，2022，61(8):893-900.
[2] 邱勇，朱泽章，吕锦瑜，等.强直性脊柱炎胸腰椎后凸畸形两种截骨矫形术式的疗效比较[J].中华骨科杂志，2002，22(12):719-722.
[3] 沈彬，裴福兴，邱贵兴.强直性脊柱炎的诊断与治疗骨科专家共识[J].中华骨科杂志，2012，32(9):895-898.
[4] 张娣，栾继昕，侯楠，等.强直性脊柱炎广泛型 Andersson 损害 1 例[J].中华全科医师杂志，2022，21(6):575-577.
[5] Chen B,Li J,He C,et al. Role of HLA-B27 in the pathogenesis of ankylosing spondylitis(Review)[J]. Mol Med Rep,2017,15(4):1943-1951.
[6] Kubiak E N,Moskovich R,Errico T J,et al. Orthopaedic management of ankylosing spondylitis[J]. J Am Acad Orthop Surg,2005,13(4):267-278.
[7] McVeigh C M,Cairns A P. Diagnosis and management of ankylosing spondylitis[J]. BMJ,2006,333(7568):581-585.
[8] Murphy S N,Nguyen B A,Singh R,et al. A brief human history of ankylosing spondylitis: a scoping review of pathogenesis,diagnosis,and treatment[J]. Surg Neurol Int,2022,13:297.
[9] Zhang S,Peng L,Li Q,et al. Spectrum of spondyloarthritis among Chinese populations[J]. Curr Rheumatol Rep,2022,24(8):247-258.

第八篇

脊柱脊髓感染性疾病

第三十一章　硬脊膜下脓肿

一、概述

硬脊膜下脓肿临床少见,1927 年由 Sittig 首次报道,发病率不详。人们对其病理生理学诊断、治疗及预后等方面的了解还很少,仅停留在个案报告层面。综合目前所报道的病例,相较而言,女性有好发倾向;发病年龄从 9 个月至 77 岁,约 50％的患者于 50～70 岁间发病;脊柱各节段中,胸腰椎好发,颈椎少发。

二、病理生理学

硬脊膜下脓肿临床上较颅内硬膜下脓肿及硬脊膜外脓肿少见,人们对这一现象提出了几种理论假设试图予以解释。多数学者认为椎管内独特的解剖特点导致硬脊膜下脓肿较少发生,由于脊椎内无气窦结构存在,但存在实际的硬膜外间隙,而在颅脑部位则为一潜在空间,这一间隙可起到过滤作用从而保护硬脊膜下空间,这也是硬脊膜外脓肿较硬脊膜下脓肿好发的原因。其他学者则认为是血流动力学的原因导致这一现象:脊椎与大脑内血流方向不同,脊椎内血液为向心流动,而在大脑内血液则是离心流动,这是硬脊膜外脓肿较硬脊膜下脓肿好发的另一个重要原因。

硬脊膜下脓肿的感染来源可分为四种(表 31-1)。硬脊膜下脓肿最常见的原因为其他部位感染灶的血源性传播;原发感染可以来自全身各个部位的感染灶,但最常见的仍然是周围软组织感染的波及。此外,周围感染灶可直接侵犯硬膜下间隙,如脊柱感染直接播散导致硬脊膜下脓肿形成。

表 31-1　硬脊膜下脓肿常见的感染来源

分　类	具体原因
血源性	常见于长期使用周围或中心静脉导管置管,静脉毒品注射等
周围软组织感染	如疖、痈及蜂窝织炎、局部压疮等
医源性	腰椎穿刺,局部麻醉剂注射,椎间盘造影操作等
其他原因	其他部位的感染包括呼吸系统感染、感染性心内膜炎、泌尿系统感染及妇产科感染等

硬脊膜下脓肿的致病菌通常可以大致反映其原发感染部位。最常见的细菌为金黄色葡萄球菌。其他病例致病菌种类不一,包括其他种类的葡萄球菌、链球菌、大肠杆菌、铜绿假单胞菌、肺炎链球菌及大消化球菌。

三、临床表现

1973 年 Fraser 等描述了硬脊膜下脓肿的典型临床表现,即硬脊膜下脓肿三联征,三联征包括发热、颈或背部疼痛、脊髓或马尾压迫症状。随后,多位学者的回顾性研究印证了硬脊膜下脓肿发生后典型的三联征表现,并进一步提出硬脊膜下脓肿的特征表现为不伴有脊柱压痛,这一特征有助于临床医生对更常见的硬脊膜外脓肿予以鉴别;但是,他们发现临床出现脊柱压痛并不能排除硬脊膜下脓肿的诊断。

Bartels 等基于之前学者的研究,结合自己的研究发现,将硬脊膜下脓肿按照临床进程分为三期:1期,包括发热,伴或不伴脊柱疼痛;2 期,在 1 期的基础上,出现感觉、运动或者括约肌功能障碍;3 期,表现为病变部位以下感觉、运动功能完全丧失。疾病在每一期的进展速度不一,难以预测。

四、实验室检查

对于临床、影像学检查支持硬脊膜下脓肿诊断的患者，通过完整的实验室检查评估患者病情是必要的。血中白细胞计数常呈轻度至中度升高，红细胞沉降率及C反应蛋白水平可能会升高。

临床上获取各种标本行病原学培养是实验室检查的重要组成部分。由于腰椎穿刺有使感染向更深部扩散的风险，不建议常规行腰椎穿刺进行脑脊液的培养。脑脊液标本常呈现脑脊膜周病变（而非脑脊膜炎），包括淋巴细胞计数及蛋白质水平的中度升高，葡萄糖浓度正常或降低，而脑脊液培养通常呈阴性。

五、影像学检查

X线平片早期可呈阴性，有时可见脊椎骨髓炎和椎间隙变窄。椎管碘水造影可见硬脊膜下占位征象，椎管部分或完全阻塞。CT平扫可见硬脊膜下间隙增宽，脓肿密度略高于脑脊液，局部脊髓受压，合并脊髓内脓肿时，可见脊髓增粗，形态不规则，脊髓内密度不均，脊髓软化、出血，甚至空洞形成；增强扫描可见病变区不均匀强化，邻近硬脊膜及蛛网膜可见线状强化。

MRI无创，且对脊髓、椎体、椎间盘、病变累及范围及压迫程度的观察效果较好，成为目前硬脊膜下脓肿病情评估最为重要的检查。MRI T1WI可见椎管内结构紊乱，蛛网膜下腔内充满脓肿组织，呈低信号，病灶边缘不规则、脊髓受压移位。增强后扫描横断面上可见脓肿与脊髓似有分界。硬脊膜下脓肿可并发蛛网膜炎，引起蛛网膜下腔粘连、阻塞，甚至形成蛛网膜囊肿（典型病例见图31-1）。并发脊髓内脓肿时，MRI可见病变区正常脊髓灰、白质分界消失，脊髓增粗，形态不规则，脊髓内信号不均，可见脊髓软化、出血，甚至空洞形成。硬脊膜下脓肿有时可与硬脊膜外脓肿合并存在，同时可见硬脊膜外脓肿的MRI征象。

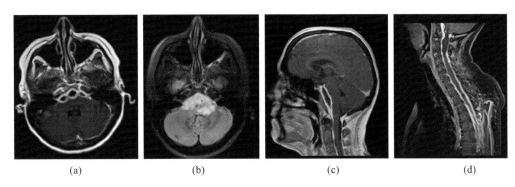

图31-1　颅脑和颈椎增强MRI显示颅内和颈髓水平硬脊膜下脓肿并脑干和颈髓脓肿
(a)颅脑轴位MRI T1WI显示在斜坡后方分叶状、环形强化的硬脊膜下脓肿；(b)颅脑轴位MRI FLAIR像显示邻近区脑干明显水肿；(c)颅脑矢状位MRI T1增强像显示斜坡后方巨大硬脊膜下脓肿压迫脑干；(d)颈椎矢状位MRI T1增强像显示硬脊膜下脓肿累及整个颈椎管并压迫脊髓

六、治疗及预后

硬脊膜下脓肿的主要治疗手段为对脓肿所累及区域进行手术减压、冲洗及引流，同时予以敏感抗生素治疗。手术中，显露范围宜大，充分暴露脓肿，如果受累区域脊髓受压肿胀明显，可行椎板切除术。在彻底清除感染组织后，反复冲洗术野，大部分学者认为应一期缝合硬膜，同时对蛛网膜应尽量予以保留。有部分学者主张术后在手术区域多管置入持续冲洗引流，但该方法尚未被采纳为常规治疗手段。我们认为，可行腰大池置管持续引流，结合鞘内注射控制可能的复发感染。

准确的病原学依据是取得良好治疗效果的关键。病原学培养应在术中使用抗生素冲洗前完成，术后根据经验选用广谱抗生素抗感染，经验性治疗必须覆盖革兰阳性菌、革兰阴性菌；待培养结果出来后选择敏感抗生素。有部分学者建议围手术期加用糖皮质激素以预防血栓性静脉炎的进展，但此方法未被广泛接受。

　　硬脊膜下脓肿患者的预后与治疗手段直接相关。尽管部分病例经过保守治疗顺利恢复,但接受手术、冲洗及引流的患者总体预后仍远优于接受保守治疗的患者。目前推荐的治疗方法为外科手术联合抗生素治疗。

(雷德强)

参 考 文 献

[1] Bartels R H,de Jong T R,Grotenhuis J A. Spinal subdural abscess. Case report[J]. J Neurosurg,1992,76(2):307-311.

[2] Chen C Y,Lin K L,Wang H S,et al. Dermoid cyst with dermal sinus tract complicated with spinal subdural abscess[J]. Pediatr Neurol,1999,20(2):157-160.

[3] Kracutler M J,Bozzay J D,Walker M P,et al. Spinal subdural abscess following epidural steroid injection[J]. J Neurosurg Spine,2015,22(1):90-93.

[4] Levy M L, Wieder B H, Schneider J, et al. Subdural empyema of the cervical spine: clinicopathological correlates and magnetic resonance imaging. Report of three cases[J]. J Neurosurg,1993,79(6):929-935.

[5] Marciano R D,Buster W,Karas C,et al. Isolated spinal subdural empyema:a case report & review of the literature[J]. Open J Modern Neurosurg,2017,7(3):112-119.

[6] Mortazavi M M,Quadri S A,Suriya S S,et al. Rare concurrent retroclival and pan-spinal subdural empyema:review of literature with an uncommon illustrative case[J]. World Neurosurg,2018,110:326-335.

[7] Sathi S,Schwartz M,Cortez S,et al. Spinal subdural abscess:successful treatment with limited drainage and antibiotics in a patient with AIDS[J]. Surg Neurol,1994,42(5):424-427.

[8] Schneider P,Givens T G. Spinal subdural abscess in a pediatric patient:a case report and review of the literature[J]. Pediatr Emerg Care,1998,14(1):22-23.

[9] Sorar M,Er U,Seçkin H,et al. Spinal subdural abscess:a rare cause of low back pain[J]. J Clin Neurosci,2008,15:292-294.

[10] Takeuchi T,Shigenobu K. Spinal subdural abscess following food intoxication:a case report[J]. Spine Surg Relat Res,2019,3(1):86-90.

第三十二章　硬脊膜外脓肿

一、概述

硬脊膜外脓肿是指脊柱细菌感染导致的硬膜外脓液聚集或者感染的肉芽组织；好发于成人，小于12岁的儿童罕见；男女患病率相近，年住院患者的发病率为(0.2~1.2)/10000。

二、病理生理学

硬膜外间隙填充有脂肪和疏松蜂窝组织，其间有大量的静脉穿行；间隙大小和形状取决于所处的脊髓节段。在腹侧，从C1到S2硬脊膜与椎管紧密相贴，硬膜外间隙有限。在背侧，颈椎骨和硬膜之间几乎没有脂肪填充，只在脊神经发出处的背侧存在硬膜外间隙，从C7开始，硬膜外间隙沿着胸椎逐渐加深，在T4~T8达到近0.75 cm，后逐渐变小直至L2，L2以下硬膜外间隙最大；S2以下，硬膜外间隙包绕着硬膜的所有方向。硬膜外间隙通过椎间孔和椎旁、腹膜后、后纵隔间隙交通，故胸腰椎大部分硬脊膜外脓肿位于后方。

现有研究表明，硬脊膜外脓肿胸椎受累最多见，占51%；腰椎占35%，颈椎占14%。脓肿又以硬脊膜后方多见，达79%；前方占21%，多来源于腰椎受累或继发于椎体骨髓脓肿。因为硬膜外间隙没有解剖学分界，感染可以在椎管内上下弥漫，累及3~4个节段。

硬脊膜外脓肿神经损伤的致病机制包括两个方面：硬脊膜外脓液或肉芽组织的直接压迫，及脊髓内循环障碍。原发神经功能障碍主要与直接压迫有关；只有严重压迫时才会出现脊髓血管闭塞，导致内循环障碍。有学者对典型的感染病程进行了描述：感染病灶化脓前是红肿、质脆、没有脓液的硬脊膜外脂肪团块；2周内可以发现显而易见的脓液和不同形状的红色肉芽组织，在脓液上、下硬脊膜外脂肪可能呈反应性或者坏死性表现；病程更长时，硬膜上常见肉芽组织，伴有脓液珠附着；病程超过150天后，可以发现灰白色的肉芽组织和成熟的纤维组织。但不是所有的病例都遵循上述病程进展，也有早期发现肉芽组织的患者和晚期没有发现肉芽组织的患者；硬膜下感染扩散不常见；如果出现脊髓受累，可见血管血栓形成、炎症反应，脊髓软化和白质的液化以及空泡形成。

60%的硬脊膜外脓肿可以明确原发感染灶，多来源于远隔部位感染的血行传播，尤以皮肤和软组织感染较多；也可能来源于邻近椎体骨髓炎或者椎间隙感染，或者来源于医源性感染。硬脊膜外脓肿感染的危险因素包括糖尿病、HIV感染、静脉毒品滥用、背部外伤史和怀孕。

硬脊膜外脓肿感染的病原体以金黄色葡萄球菌最多见，占73%；其他常见病原体依次是其他种类的葡萄球菌、需氧链球菌、肠杆菌属（主要是大肠杆菌）、假单胞菌属、混合细菌、真菌。有研究报道，革兰阴性菌的感染率在上升。

三、临床表现

硬脊膜外脓肿临床表现多样，诊断较困难，临床误诊率高，常常延误治疗。常见的症状是脊柱痛、神经功能障碍和发热、寒战，局部压痛和感觉异常相对少见。急性起病患者比慢性患者的症状更加典型；急性患者会出现发热、背痛和脊柱压痛，而在慢性患者中可能不会出现，可能与病原体毒力、宿主反应以及确诊前接受的治疗有关。如果不治疗，疾病通常呈现四期过程，患者最初表现为脊柱疼痛，随后是神经根性疼痛伴无力，最后为麻痹；各期的转换非常多样，无力或麻痹可能持续数月，也可能无征兆地在短期内发生，疼痛与病变部位相关，胸椎多于腰、颈椎。部分硬脊膜外脓肿患者有颈强直，使其与脑膜炎难以鉴别；如果脓肿穿破硬脊膜将导致硬脊膜下脓肿或脑膜炎，使诊断更加困难。

四、实验室检查

硬脊膜外脓肿患者全身症状多样，多数患者首次诊断未能确诊。确诊必须明确病原体，脓液培养阳性率约为 90%，血培养阳性率约为 60%，脑脊液培养阳性率约为 17%。C 反应蛋白是一个感染敏感指标，对硬脊膜外脓肿患者非手术治疗的临床研究表明，抗菌治疗使 C 反应蛋白水平在 5～10 天下降，平均25.5 天后恢复正常。硬脊膜外脓肿患者脓液中白细胞计数和红细胞沉降率通常会升高；对近千例患者的 meta 研究发现，红细胞沉降率平均升高至 77 mm/h，白细胞计数平均为 15700/μL。慢性病程患者通常全身症状较少，白细胞计数也正常。病原学的基因检测有助于明确诊断和指导治疗。

五、影像学检查

早期 X 线平片常表现正常，若合并椎体骨髓炎或椎间隙感染且病程足够长，可见脊椎骨髓炎和椎间隙变窄。放射性核素扫描对诊断有帮助但特异性不高。过去，脊髓造影是诊断硬脊膜外脓肿的金标准；其可见硬脊膜外占位征象，椎管部分或完全阻塞，如有多个节段受累，则可同时行上、下行造影显示阻塞。

CT 扫描可见当硬脊膜外脓肿代替了相应硬脊膜外脂肪后，硬脊膜囊与硬膜外间隙的对比度减低，硬脊膜外密度增高，正常血管、神经结构变模糊。亚急性或慢性脓肿内可见到密度更高的肉芽组织，邻近骨质可有轻度增生或不规则破坏，有时可见硬脊膜囊及神经根鞘增厚，同时可见硬脊膜囊不规则变形、密度不均匀增高，脊髓局限性受压、移位。

MRI 已经被证明非常有效，是首选的影像学检查方法。它无创、安全，可以明确脊髓受压的程度和脓肿在各个方向的范围，还可以诊断椎体骨髓炎和椎间隙感染。感染区域 T2WI 信号增强，而脑脊液在T2WI 也呈高信号，使硬脊膜外脓肿的对比度不高，可能产生假阴性结果，特别是在脓肿早期。当脑膜炎和硬脊膜外脓肿并存时也能出现假阴性，因为感染的脑脊液和脓肿在信号改变上可能难以区分。MRI增强扫描显著增高了诊断敏感性，脓液 T1WI 信号会增强，而脑脊液表现为低信号。

MRI 可清楚地显示不同节段的硬脊膜外脓肿情况（典型病例见图 32-1）。高颈段硬脊膜外脓肿易向枕骨大孔及椎体周围蔓延，替代硬脊膜外脂肪组织；矢状位 T1WI 上，可见齿状突周围及其上方的间隙内充满感染性蜂窝组织；当脓肿形成时，脓肿的中央多呈低信号，T2WI 上脓肿聚集区呈高信号；张力较高时，可见脓肿呈凸面压向脊髓及相应蛛网膜下腔。胸段硬脊膜外脓肿，由于胸段硬膜外间隙较大，脓肿易于扩散，多见于脊髓背外侧，硬脊膜外脓肿可压迫硬脊膜外静脉使之破裂、出血，表现为硬脊膜外带状高信号影，椎管内结构受压；脓肿进一步发展，可环绕硬脊膜囊分布，横断面上表现为等信号的脊髓周围环绕含有脑脊液的低信号蛛网膜下腔，其外围包绕高于脑脊液信号的脓肿，T2WI 上脓肿区呈高信号，形态不规则，范围广泛，常为多个节段同时受累。腰段硬脊膜外脓肿，信号改变与胸段相仿，多呈梭形，位于背外侧，易向椎旁软组织蔓延，形成腰大肌脓肿及髂窝脓肿等，T1WI 上可见局限性低信号团块影，T2WI 上呈高信号，增强扫描呈环形或结节状强化。脓肿有 3 种强化形式：①弥漫性均匀或不均匀强化，约占70%，提示蜂窝织炎期；②厚壁或薄壁环形强化，提示脓肿形成期，约占 30%；③两种强化形式同时存在。

六、治疗及预后

硬脊膜外脓肿的治疗目标是清除感染，保留或恢复神经功能，缓解疼痛，维持脊柱稳定性。硬脊膜外脓肿伴有神经功能障碍是神经内、外科急症；20 世纪早期治疗硬脊膜外脓肿的方法是立即椎板切除减压；后来学者提出手术辅助化疗可改善治疗效果；更多的学者发现，手术结合抗生素治疗可大大提高治疗效果，降低致死率、致残率。

1. 非手术治疗 随着 MRI 的普及和对疾病认识的加深，越来越多的患者可以在疾病早期获得诊断。有文献报道，没有神经功能损害的患者非手术治疗效果良好。以下情况建议行非手术治疗：不适宜手术；脓肿累及较长节段的椎管；没有明显的神经功能障碍；完全瘫痪超过 3 天。硬脊膜外脓肿患者不伴

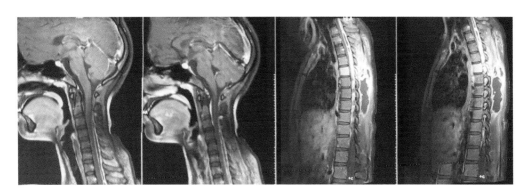

图 32-1　颈胸椎增强 MRI 显示 C3～T9 椎体水平硬脊膜外脓肿合并椎旁脓肿

注：颈胸髓明显受压，部分椎体受感染侵犯，椎旁软组织受侵蚀、破坏形成巨大脓腔。

神经功能损害症状时，需要住院治疗密切观察。非手术治疗的关键是明确病原体，常可以通过血培养实现；如果感染发生在椎间隙或椎体，可以行经皮穿刺和引流。明确病原体后，立即进行敏感抗生素治疗，连续监测体征和 C 反应蛋白。体温和 C 反应蛋白水平应该在 48 h 内呈下降趋势，大多数患者疼痛明显改善，升高的白细胞计数将下降，5～10 天 C 反应蛋白水平会降到接近正常。根据培养和药敏试验结果确定抗生素方案，大多数患者抗生素应用最少 4 周，最多 12 周，合并椎体骨髓炎时至少治疗 6 周。如果患者神经功能和体温都正常，可以进行院外治疗，定期随访体征和进行实验室检查。

非手术治疗失败的独立预测因素包括年龄＞65 岁、肥胖、耐甲氧西林金黄色葡萄球菌感染及存在神经功能损害。非手术治疗需要严密的观察，必要时应采用更积极的干预措施。颈椎硬脊膜外脓肿患者应避免非手术治疗，其治疗失败率达 75％，运动功能评分极低；建议所有患者应早期进行减压手术，从而最大限度地改善运动功能。

2. 手术治疗　进行非手术治疗时需密切关注病情变化，经规范的非手术治疗后，若患者出现下列情况应考虑手术治疗：保守治疗反应差；发生全身感染（败血症）；出现神经功能损害的症状或体征。一旦出现神经功能损害症状，必须及时手术治疗，如果损害出现后 24 h 内施行手术，70％左右的患者可以获得良好效果；如果 24 h 后再施行，成功率只有 10％。

手术减压和清创适用于非手术治疗无效或神经功能恶化的患者。术前需要准确判断脓肿和椎体骨髓炎的部位；手术入路取决于脓肿位置，因为脓肿多位于后方，通常施行椎板切除减压术，保留关节突关节，以维持脊柱稳定。术中超声可以明确脓肿位置和辨别邻近脊髓。如果硬脊膜外脓肿合并椎体骨髓炎，最好经前方或后侧方显露，采取前后联合入路手术，以便对骨髓炎和硬脊膜外脓肿同时进行处理；对有椎体腹侧（前方）骨髓炎者行骨质切除，因为减压影响脊柱稳定性可引起迟发性脊柱畸形和骨塌陷，需要使用内固定融合。如果患者有未控制的并发症，可以先行手术减压和清创，分期再行重建手术。

伤口可以放置引流管闭合，术后持续冲洗引流数日；若伤口闭合后出现大量化脓，要打开伤口治疗，直到出现肉芽组织。如果是开放伤口，需要等到白细胞计数、红细胞沉降率和体温降至正常，伤口出现新鲜的肉芽组织后再延迟闭合。

对儿童患者不主张行广泛的椎板切除，易导致畸形，可行椎板和黄韧带整体移除并在引流后重新还纳的椎板成形术，或者通过椎板开窗、移除黄韧带，植入橡胶管进行探查冲洗。该技术尤其适用于累及多节段的广泛性硬脊膜外脓肿或体质脆弱的患者，但是如果发现肉芽组织压迫脊髓，椎板切除术更合适。

3. 预后　硬脊膜外脓肿如果不治疗，将迅速进展，最终患者出现麻痹甚至死亡。在未使用抗生素的患者中，平均死亡率约为 60％；而在使用抗生素的患者中，完全缓解者占 38％，遗留功能障碍者占 29％，麻痹者占 21％，死亡者占 12％。手术治疗的患者中 78％完全缓解或遗留微弱症状。只要合理治疗，急性和慢性病程患者的预后相似。

神经功能的改善与神经受损的持续时间密切相关。大多数患者如果麻痹 36 h 以下，神经功能会完全恢复；完全麻痹 48 h 以上的患者几乎不能完全恢复。完全性感觉功能丧失的患者或发病 12 h 内出现急性进行性完全截瘫的患者往往预后不佳。因此,建议一旦出现神经功能损害症状,应早期手术干预。

（雷德强）

参 考 文 献

［1］ Curry W T Jr,Hoh B L,Amin-Hanjani S,et al. Spinal epidural abscess:clinical presentation, management,and outcome[J]. Surg Neurol,2005,63(4):364-371.

［2］ Darouiche R O. Spinal epidural abscess[J]. N Engl J Med,2006,355(19):2012-2020.

［3］ Dokponou Y C H,Laaguli J,Mandour C,et al. Surgical management of spontaneous spinal epidural abscess:case report and review of the literature[J]. Interdisciplin Neurosurg,2022, 28:101465.

［4］ Kim C W,Garfin S R. The management of cervical and thoracic epidural abscess in the neurologically asymptomatic patient[J]. Semin Spine Surg,2004,16(3):188-194.

［5］ Onyima C,Chinn M,Chin M. Epidural abscess after lumbar medial branch blocks in a patient on disease-modifying anti-rheumatic drug and corticosteroid[J]. Reg Anesth Pain Med,2021,46(10): 923-925.

［6］ Pomponio M K,Khan I S,Evans L T,et al. Association between interhospital transfer and increased in-hospital mortality in patients with spinal epidural abscesses[J]. Spine J,2022,22(6): 921-926.

［7］ Savage K,Holtom P D,Zalavras C G. Spinal epidural abscess:early clinical outcome in patients treated medically[J]. Clin Orthop Relat Res,2005,439:56-60.

［8］ Schultz K D Jr,Comey C H,Haid RW Jr. Technical note. Pyogenic spinal epidural abscess:a minimally invasive technique for multisegmental decompression[J]. J Spinal Disord,2001,14(16): 546-549.

［9］ Sendi P,Bregenzer T,Zimmerli W. Spinal epidural abscess in clinical practice[J]. QJM,2008,101 (1):1-12.

［10］ Siddiq F,Chowfin A,Tight R,et al. Medical vs surgical management of spinal epidural abscess [J]. Arch Intern Med,2004,164(22):2409-2412.

［11］ Wang L P,Hauerberg J,Schmidt J F. Long-term outcome after neurosurgically treated spinal epidural abscess following epidural analgesia[J]. Acta Anaesthesiol Scand,2001,45(2):233-239.

第三十三章　脊柱结核

一、概述

脊柱结核是最常见的骨关节结核,由于脊柱的血液供应多为终末分支,同时椎体间又无血液循环,当血液中的结核分枝杆菌被运输至椎体后多能隐藏在此处,当人体免疫力下降后,隐藏在椎体的结核分枝杆菌就会繁殖,侵犯周围正常组织,从而导致脊柱结核的发生。脊柱结核占骨关节结核的50%左右,以20～30岁的年轻人居多。研究表明,脊柱结核在负重大、活动多、易遭受慢性劳损的部位容易发生,故腰椎结核在脊柱结核中最多见,第二为胸椎结核,第三为胸腰段交界区结核,颈椎结核和骶椎结核少见。

二、临床表现和分型

(一)临床表现

脊柱结核属于慢性感染性疾病,一般发病缓慢,隐匿而渐进,开始时症状较少且轻微,很容易被忽略,尤其是在儿童中。脊柱结核的全身症状与原发性结核有很多相似之处,常伴有午后发热、脉搏增快、食欲差、盗汗、性情急躁、精神萎靡不振、不爱活动、易哭或夜啼等,成人一般全身反应较轻,儿童较为明显。脊柱结核的局部症状最早表现为腰背部的僵硬。因为病变范围肌肉收缩,处于紧张状态,脊柱活动范围缩小,相应脊柱节段出现僵硬等阳性体征并同时出现局部疼痛。脊柱结核特征性的临床表现还包括:①腰背部姿势异常和活动受限。结核病变累及腰椎时,患者为了避免和减少疼痛,站立或行走时会保持腰部僵直,以及保护腰部的动作,以减轻身体重量及活动对受累椎体的压力。②拾物试验阳性。③寒性脓肿。由于脊柱结核的脓肿多发生于椎旁的软组织和肌肉内,没有类似于皮肤和软组织的红、肿、热等急症表现,故称为"寒性脓肿"或"冷脓肿"。这种寒性脓肿并不是所有脊柱结核患者均会发生,其多见于腰椎,常沿着腰大肌走行,形成腰大肌脓肿,还可形成流注脓肿到达髂窝、骶前及腹股沟区等。④合并截瘫。脊柱结核导致的截瘫都是由于椎体骨质遭到破坏,死骨和寒性脓肿进入椎管压迫脊髓造成的。

(二)GATA分型

2008年Oguz等提出了脊柱结核新的分类方法,即GATA分型。他们对76例确诊脊柱结核的患者进行研究,提出了7项标准:①脓肿形成;②椎间盘受损;③椎体破坏;④脊柱稳定性;⑤后凸畸形;⑥矢状面指数;⑦神经功能损害。依照上述标准,他们将脊柱结核分成4种类型,并指出每种类型的治疗方式:①ⅠA型,该型病变局限在椎体,合并1个椎间盘病变,但未出现椎体塌陷、脓肿形成,无神经症状、无后凸畸形,且椎体稳定。对于该型应行细针活检和药物治疗。②ⅠB型,该型症状有脓肿形成,1～2个椎间盘显著受损,无其他症状,椎体稳定。对于该型一般采取脓肿引流联合结核病灶清除术治疗。③Ⅱ型,该型表现为椎体塌陷并且呈病理性骨折,1～2个椎间盘破坏、脓肿形成,存在后凸畸形,但脊柱生理稳定性正常,且矢状面指数在20°以内,有或无神经功能受损。该型需进行前路病灶清除加植骨融合处理,对伴有明显神经功能受损的患者需加椎管减压处理,在术后需要制动8周。④Ⅲ型,病变椎体受损严重,且1～2个椎间盘受损严重、脓肿形成,后凸畸形,椎体稳定性差,矢状面指数超过20°,有或无神经功能受损。该型以外科治疗为主,需行畸形矫正处理。

三、诊断

(一)实验室检查

红细胞沉降率增快、C反应蛋白水平增高是结核病活动期的表现,红细胞沉降率的变化可以反映结核病变的活动程度。但这两个指标并非诊断结核的特异性标准,因为自身免疫性疾病、恶性肿瘤及无菌性炎症都会导致红细胞沉降率增快和C反应蛋白水平增高。PPD皮肤试验用来检测是否感染过结核,由于有证据表明在不同情况下和不同人群中结核菌素反应是有差异的,因此对阳性反应标准的定义就存在问题。另外,PPD皮肤试验结果还与机体的免疫力有关,免疫力低下时,可能出现假阴性结果。血清抗结核抗体检测结果阳性只能表明血液中存在抗结核分枝杆菌抗体,不能表示患有结核病。此外,血清抗结核抗体检测在结核病的诊断中阳性率并不高。结核分枝杆菌培养是确诊结核的方法,但其阳性率低、培养周期长,限制了其在临床上的应用。近年来发展起来的结核分枝杆菌抗原特异性γ干扰素释放试验(T-SPOT. TB),已被多个国家应用于结核分枝杆菌早期感染的诊断,并且有良好的临床应用价值。有学者报道,T-SPOT. TB检测盒检测脊柱结核的阳性率和特异性分别为86.7%和87.2%,但是其检测过程复杂,对实验室条件及实验员的要求比较高,并且价格昂贵。T-SPOT. TB可以检测活动性结核和潜伏期结核的感染,但无法区分两者的不同。这些因素可能会限制T-SPOT. TB在临床上的应用。

(二)影像学检查

1. X线检查　X线检查因具有简便、快速、费用低的优点,是目前筛查脊柱结核最常用的方法。它能反映脊柱的大体观,整体显示出脊柱有无畸形、病椎的形态、椎间隙有无狭窄。然而在脊柱结核发病的头3个月,X线平片无法显示出明显的阳性征象,所以对于脊柱结核的早期诊断,X线检查效果较差。

2. CT检查　CT较X线更具优越性,不仅能发现椎体、椎间盘和附件的改变,发现骨质细微的破坏,还能发现脊柱周围软组织的改变。CT检查可清楚显示更下、更多且隐蔽的病灶,对椎旁脓肿、死骨、钙化、椎管受累情况的显示要优于X线。脊柱结核的CT表现最多见死骨形成,可见死骨呈砂粒状、碎片状,边缘锐利,部分椎体破坏区周边有骨质硬化,累及椎体附件。典型表现为病椎呈楔形、囊状改变,呈不规则或隧道样密度减低区,边缘可有一定程度的硬化。脊柱后凸畸形的发生率高,融椎、死骨、"大囊小口"征是典型椎体骨质破坏的特征性表现。椎旁寒性脓肿范围广泛,通常大于病椎长度,椎旁寒性脓肿及肌脓肿内存在点状、小条状钙化是结核脓肿的重要特征。

3. MRI检查　MRI图像上椎体信号的改变呈多样性,正常的骨髓组织影像消失,在T1WI上以混杂信号为主,少数可表现为均匀的低信号,极少数呈等信号;T2WI上多表现为混杂高信号。随着结核病变的发展,结核分枝杆菌突破终板的限制,感染椎间盘,受累椎间盘的正常代谢遭到破坏,进而脱水退变,椎间盘体积减小,引起椎间隙狭窄或寒性脓肿形成,呈明显长T1长T2信号,这是脊柱结核的重要表现之一(图33-1)。

(三)病理诊断

病理学检查是脊柱结核诊断的重要方法,根据脊柱结核病理学表现的不同进行如下分型:①干酪状坏死型:该型临床较为常见,病灶表现为干酪状坏死,病变常累及骨周围组织,在坏死液化后椎旁出现结核脓肿,破溃后形成结核性窦道。②增生型:该型临床发病率低,主要特点是结核性肉芽组织出现,无显著干酪状坏死或死骨,病变节段被结缔组织包裹。此型病变无进展期,可较长时期无症状。

四、治疗方式

(一)药物治疗

"早期、联合用药,全程规律用药和适宜剂量"的结核病用药原则,同样也适用于脊柱结核。如果早诊断、早治疗,则大多数脊柱结核患者可以通过保守治疗获得比较满意的结果,所以药物治疗是治愈脊柱结核的关键。目前临床上应用的抗结核药物有很多,化学合成品和抗生素各占半壁江山,其中主要的一线

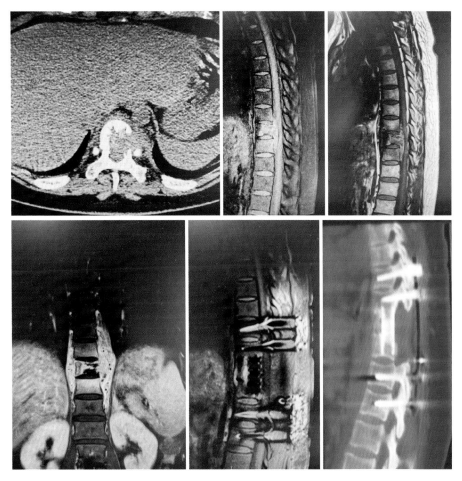

图 33-1　脊柱结核的典型影像学表现

注:CT 见骨质破坏,呈"大囊小口"征;MRI 显示正常的骨髓组织影像消失,椎间盘受累,引起椎间隙狭窄或寒
性脓肿形成。后路手术彻底清除死骨和脓肿,反复冲洗后以钛笼和椎弓根螺钉恢复脊柱的稳定性。

药物有利福平、异烟肼、利福喷丁、乙胺丁醇、吡嗪酰胺、链霉素;二线药物有对氨基水杨酸、卡那霉素、氟
喹诺酮类等。药物治疗一定要遵循早期、规律、全程、联合、适量的原则,忌讳经常换药,否则很容易产生
耐药性。

　　然而,单纯抗结核药物治疗对伴有脊柱不稳、进行性神经损伤,以及药物过敏的患者是不适用的。而
且抗结核药物治疗周期一般是 9～18 个月甚至更长。这对社会以及患者来说都是一种挑战。由于脊柱
结核部位特殊、病残率高、病情复杂,对患者生活质量影响较大,手术已经成为治疗脊柱结核的重要手段,
尤其对于全身中毒症状持续加重、神经症状持续进展、后凸畸形等患者,应该尽早行手术治疗,彻底清除
病灶,从而重建脊柱稳定性。脊柱结核手术治疗的目标如下:①彻底清除结核病灶、死骨及脓肿;②解除
病灶对脊髓或神经根的压迫;③矫正脊柱的后凸畸形,重建脊柱的稳定性。

　　(二)手术治疗

　　手术治疗的适应证包括进行性神经功能缺损、脊柱不稳定伴持续性疼痛、严重的后凸畸形,以及保守
治疗效果差或病程较长者。手术方式从早期的单纯脓肿引流、结核病灶清除,到后期发展为彻底的病灶
清除、植骨融合内固定术。在治疗理念中脊柱结核病灶清除后脊柱序列的恢复和稳定性重建也在脊柱结
核的治疗中起到决定性作用。

　　1. 前路手术　近年来,前路手术在清除病灶与重建椎体高度方面更具有优势已成为大多数学者的
共识。脊柱结核前路手术的术区显露充分、术者视野及操作空间开阔,更有利于实现彻底病灶清除。张
强等认为,相邻多椎体结核采用单纯前路手术治疗不仅可实现彻底清除病灶,对于合并脊柱后凸畸形的

患者还可有效矫正后凸畸形,临床治疗效果满意。但有学者认为,前路手术在涉及 2 个或多个节段时,不能有效纠正后凸畸形,发生迟发性进行性塌陷的风险较高,部分病变严重者还可能出现后凸畸形。从生物力学上讲,前路内固定只能在一定程度上支撑椎体,其矫正后凸畸形的能力仍十分有限。手术适应证为脊柱结核病灶造成脊髓前方受压;椎体前部破坏明显,需植骨以恢复椎体高度;病变椎体不超过 3 个。缺点:解剖复杂,血管和内脏器官损伤的发生率高,前路的内固定系统常暴露于病灶中,易导致病灶复发和不愈合。虽然前路手术损伤较后路手术小,但是对伴有后凸畸形的患者矫形效果差,且两柱固定的稳定性较差。

2. 后路手术　近年来随着椎弓根螺钉技术的普及以及外科手术方法的不断革新,脊柱后路手术已成为脊柱外科的一大主流技术(图 33-1)。有文献证实,脊柱后路内固定手术较前路内固定手术应用于脊柱结核的外科治疗在短期内具有矫正的后凸角度大、固定牢靠等优点。Tang 等通过对脊柱结核的三种手术方式进行多中心回顾性分析发现,与单纯前路手术、前后联合入路手术相比,单纯后路手术具有手术时间短、对病灶周围组织损伤小、术中出血量少等优点。不少学者有如下观点:①采用后路手术行病灶清除时,彻底清除椎体前方病灶较为困难。所以采用单纯后路手术治疗多节段脊柱结核时,宁可多切除一部分病椎,甚至牺牲一部分正常椎体,也要保证病灶清除彻底。②单纯后路手术可有效地矫正后凸畸形,极大程度地保证脊柱的生理功能,实现脊柱稳定性重建。③对于多节段脊柱结核,后路手术对椎体前方的病灶清除力度仍然有限。④对于跳跃性多节段脊柱结核,可根据病变实际情况,在重建脊柱稳定性的同时采用分节段固定,尽量保证脊柱生理功能。后路手术也有其不足:①术区视野不如前路手术视野开阔、直观;②大块植骨操作难度增大,易损伤脊髓。

3. 前后联合入路手术　前后联合入路手术治疗脊柱结核,既能彻底清除病灶,又可降低植骨融合导致植骨块塌陷的发生风险,极大程度地矫正后凸畸形,同时在前路松解的基础上加压固定可以使病灶局部稳定,加快了骨性融合速度,畸形矫正效果理想。前后联合入路手术治疗脊柱结核的适应证如下:①受累椎体为 3 个以上;②病灶位于脊柱前中柱,后凸畸形明显;③行前路病灶清除内固定术后无法维持脊柱稳定性。前后联合入路手术虽兼具前路手术和后路手术的优势,但由于其创伤相对较大,且对手术技术有较高要求,不提倡作为常规术式。临床医生应严格把握手术适应证,对老年患者和健康情况较差的患者应谨慎选用该术式。若不能耐受长时间手术,可分期进行手术。

4. 脊柱结核微创治疗　脊柱结核微创治疗是脊柱传统手术治疗的补充,微创手术的应用也越来越广泛。目前,治疗脊柱结核的主流微创术式包括 CT 引导下经皮穿刺介入技术、经皮椎弓根螺钉技术、通道下小切口技术、胸腔镜辅助技术、椎间孔镜技术、经皮穿刺椎体成形术等。这些手术方式也展现了其特有的优点,使得脊柱结核的外科治疗水平有了显著提高。近来,微创手术已经可以用于融合手术。近几年,我国在不断探究将此项技术用于脊柱结核的治疗上,其中包括腰椎结核的微创治疗。同样,国外的医学研究人员也在进行着脊柱结核微创治疗的探索与创新。Karn 等介绍了一种新的微创系统,并用其来治疗胸腰段脊柱结核,此种方法具备更广的手术视野,是一种安全且有效的微创治疗方法。微创手术治疗脊柱结核是一种有效的手术方式,值得广泛推广,但是其临床应用仍有许多问题需要解决,如微创手术的具体适应证、禁忌证,以及并发症的防治;同时,微创手术的具体方式选择、远期治疗效果的观察等,这些都需要临床工作者进一步去探索和验证。

五、预后

脊柱结核患者由于长期营养不良、局部脓肿、病灶侵袭等问题,相对于一般脊柱手术的患者,术后感染的发生率会更高。脊柱结核患者一旦出现手术部位感染,不仅切口难以愈合,使病程迁延,更可能引起结核病灶的扩散。有学者根据实验室数据和临床资料分析后发现,血清蛋白浓度<30 g/L、红细胞沉降率$\geqslant20$ mm/h、BMI<18.5 kg/m^2、患有糖尿病、峰值血糖浓度$\geqslant11.1$ mmol/L、手术时间$\geqslant300$ 分钟、术中输血、局部未使用链霉素、合并寒性脓肿是脊柱结核术后手术部位感染的危险因素。

除此之外,脊柱结核术后复发率在逐年上升,主要有如下原因:①术前没有进行有效的抗结核药物治疗,通常需要治疗 2~4 周,在红细胞沉降率及 C 反应蛋白水平明显下降后才能行手术治疗。②手术时机选择不当,结核病灶处于活跃期,全身中毒症状严重,手术无法有效清除病灶。③由于术野的限制或术者水平的差异导致病灶清除不彻底,脓肿及死骨残留。④术后没有进行有效的抗结核药物治疗,或药物治疗剂量不够、停药过早。抗结核药物治疗应贯穿整个治疗过程,这是手术成功的基础。手术对病灶的清除只是相对的,残留的或其他部位的结核分枝杆菌仍需要药物治疗来清除。如术后未行有效的抗结核药物治疗,无法达到清除结核分枝杆菌的目的,则会导致结核复发。⑤耐药性结核分枝杆菌增多。一些耐药性结核分枝杆菌的出现使得术后常规的药物治疗无法达到预期的效果,可根据耐药性试验,更换二线药物或适当延长服药时间。⑥一些局部或全身因素,如免疫力下降等均容易导致结核的复发。

（王　旋）

参 考 文 献

[1]　鲍玉成,王勇,张文龙.脊柱结核治疗进展[J].吉林医学,2013,34(4):714-716.

[2]　樊大钊,柳忠兴,李金龙,等.多节段脊柱结核的手术治疗进展[J].中国医刊,2013,48(7):20-22.

[3]　管波清,吴启秋,林羽.儿童胸椎结核的临床及影像学特点[J].中国脊柱脊髓杂志,2008,18(8):571-578.

[4]　李勇,蔡林.脊柱结核外科内固定治疗的进展[J].生物骨科材料与临床研究,2012,9(3):24-26.

[5]　许南,杨鑫,任莉荣,等.脊柱结核分型的研究进展[J].实用骨科杂志,2021,27(6):545-549.

[6]　杨璐,段浩,李云轩,等.脊柱结核术后手术部位感染的相关危险因素分析[J].中国脊柱脊髓杂志,2020,30(11):964-969.

[7]　张会军,朱昌生.脊柱结核微创治疗的研究进展[J].医学综述,2013,19(1):110-113.

[8]　张强,洪标辉,李小海,等.一期前路植骨融合内固定治疗相邻多椎体结核[J].中华骨科杂志,2006,26(3):179-182.

[9]　张西峰.微创手术能否成为活动期脊柱结核治疗的主要手段?[J].中国脊柱脊髓杂志,2006,16(12):891-892.

[10]　Karn N K,Rao B S,Prabhakar M M. Minimal invasive anterior decompression in tuberculosis of thoracolumbar junction of the spine-experience with SynFrame[J]. JNMA J Nepal Med Assoc,2009,48(175):262-264.

[11]　Lu D,Chen C,Yu S. Diagnosis of tuberculous meningitis using a combination of peripheral blood T-SPOT. TB and cerebrospinal fluid interferon-γ detection methods[J]. Lab Med,2016,47(1):6-12.

[12]　Oguz E,Sehirlioglu A,Altinmakas M,et al. A new classification and guide for surgical treatment of spinal tuberculosis[J]. Int Orthop,2008,32(1):127-133.

[13]　Tang Y,Wu W J,Yang S,et al. Surgical treatment of thoracolumbar spinal tuberculosis—a multicentre,retrospective,case-control study[J]. J Orthop Surg Res,2019,14(1):233.

[14]　Viezens L,Schaefer C,Helmers R,et al. Spontaneous pyogenic spondylodiscitis in the thoracic or lumbar spine:a retrospective cohort study comparing the safety and efficacy of minimally invasive and open surgery over a nine-year period[J]. World Neurosurg,2017,102:18-27.

[15]　Yuan K,Zhong Z M,Zhang Q,et al. Evaluation of an enzyme-linked immunospot assay for the immunodiagnosis of atypical spinal tuberculosis (atypical clinical presentation/atypical radiographic presentation) in China[J]. Braz J Infect Dis,2013,17(5):529-537.

第三十四章 椎管内寄生虫感染

椎管内寄生虫感染较为罕见,不同的区域可能容易发生不同的寄生虫感染,文献中报道与临床相对常见的椎管内寄生虫主要有血吸虫、囊虫和包虫。

一、椎管内血吸虫感染

脊髓血吸虫病的发病率较低,但是不少学者认为,脊髓血吸虫病并不罕见,实际上是一种未被报道的疾病。所有报道的脊髓血吸虫病患者都可能由感染引起,在世界范围内,曼氏血吸虫感染是脊髓血吸虫病最常见的病因,占 80% 左右。

(一)发病机制与临床表现

血吸虫病是一种由血吸虫属寄生吸虫引起的血管内疾病。急性脊髓病被认为是血吸虫病常见的神经系统并发症。非创伤性脊髓损伤患者中,有一半被认为是血吸虫感染所致。在曼氏血吸虫病流行地区,神经血吸虫病应列入急性儿童截瘫的鉴别诊断中。我国是日本血吸虫的流行区域,血吸虫成虫寄生在肝脏门静脉内,并产出大量的虫卵。然而它们也可以游走到脊髓内产卵,在脊髓内产卵率为 0.3%~13%。当腹内压升高(如排便或咳嗽)时,血吸虫卵可通过连接髂深静脉和下腔静脉的无瓣膜 Batson 静脉丛到达脊髓静脉,这也是脊髓血吸虫病好发于腰骶部的主要原因。除此之外,成虫通过软脑膜静脉的异位迁移也是导致脊髓存在大量血吸虫卵的主要原因。从既往感染的流行病学调查中发现,脊髓血吸虫病好发于男性患者,可能与社会成长背景有关,因为男性比女性在青少年时期接触受污染水源的机会更多(野外游泳)。

血吸虫感染引起的急性脊髓炎不会像其他部位血吸虫感染那样导致全身症状,脊髓血吸虫病的临床表现主要是急性或亚急性脊髓综合征,其有独特的临床特点,年轻男性表现为腰椎疼痛,通常是神经根性疼痛,随后迅速发展为下肢无力,并伴有自主神经功能障碍,特别是膀胱功能障碍多见,这主要与累及马尾神经根有关。部分患者在腰痛后 3 周开始出现截瘫及尿潴留。归纳起来,主要表现有病变节段相对低,多在腰骶部,病程呈急性或亚急性进展,马尾受损的神经功能障碍。

(二)病理特点

椎管内血吸虫感染,肿块组织肉眼可见呈灰褐色,HE 染色表现为多发性血吸虫肉芽肿性炎。肉芽肿中间可见带有折射外壳的血吸虫卵,被成纤维细胞、嗜酸性粒细胞、淋巴细胞和巨噬细胞所包围。灰质和白质均受到影响。肉芽肿多位于血管旁。在所有病例中均可见反应性星形胶质组织和纤维化区域。所有病例的硬脊膜周围及神经根均可见浸润。所有病例均可检出血吸虫卵。脊髓血吸虫病在早期无明显临床症状,这个时期虫卵刚刚沉积在脊髓一端,到后期机体出现明显炎症反应,可并发出血和坏死,导致急性脊髓炎并出现脊髓横断综合征。大多数病例处于中间期,即炎症细胞包裹虫卵形成肉芽肿导致不同程度的组织损伤。这种病理变化不仅适用于不同的患者,也适用于同一患者在疾病的不同发展阶段。一般而言,病理检出最多见的类型是肉芽肿型,坏死和出血性脊髓炎型很少被证实。

(三)实验室检查

粪便中检出虫卵可以诊断感染血吸虫,但是检出率较低,即便每日多次粪便检查或多日多次粪便检查,从粪便中检出曼氏血吸虫卵的阳性率仅有 40%。在血吸虫感染的活动期,直肠活检具有较高的敏感性。然而粪便中检出虫卵或血清学抗体筛查阳性也只能证明可能罹患有血吸虫病,不能直接诊断为脊髓血吸虫病。而且在血吸虫流行的地区,血清学诊断受限于与其他抗原的交叉反应(由于感染后抗体会长期存在,难以区分是主动感染还是既往感染)。血常规中嗜酸性粒细胞增多有助于诊断,但不是所有病例都会出现,特异性不高。脑脊液一般表现为轻/中度非特异性炎症,总蛋白浓度和细胞数量增加。大多数细胞是单核细胞,而嗜酸性粒细胞比例低于50%。由于脑脊液中不可能检出虫卵,并且葡萄糖含量正常,目前正在评估新的检测脑脊液中抗血吸虫抗体的方法。

（四）影像学诊断

绝大多数脊髓血吸虫病发生于低位胸髓和圆锥部,虽可累及颈髓和上段胸髓,但非常少见,受累范围为2~4个椎体高度。MRI可见病变节段脊髓肿胀、膨大或脊髓圆锥弥漫性增粗,与正常脊髓逐渐移行而无明确分界,髓内病灶及周围水肿区T1WI呈等或稍低信号、T2WI呈不均匀高信号,信号强度低于脑脊液,边界不清或弥漫分布于远端脊髓,病变附近可有小的继发性空洞,有时MRI仅显示脊髓信号异常而不伴有任何直径改变。注入造影剂后髓内病灶明显强化,多发、微小的结节样或小斑片状强化是常见的MRI征象,大小从直径3mm到长轴20mm不等,多位于脊髓腹侧与外周,散在分布或聚集成簇,与脑血吸虫肉芽肿强化类似。病理基础为不同时期单发或多发的富血供的虫卵性肉芽肿结节,急性期呈泥沙样、斑点状或小斑片状强化,慢性期呈边界较清楚的砂粒状或小结节状强化,融合的髓内肉芽肿病变呈串珠状或条片样强化,这种多发、零散分布或密集成堆的小结节状、小斑片状或泥沙样强化灶伴周围大片低密度水肿区是中枢神经系统血吸虫病的特征性影像学表现。肉芽肿中心可形成局灶性坏死或栓塞性脓肿,MRI显示不完整的囊样环形强化灶,多见于初次感染或年轻患者。

（五）治疗

早期运用糖皮质激素及吡喹酮能改善临床症状,促进恢复。如果临床疗效不佳且占位效应明显,则考虑手术切除后再辅助药物治疗。术中均可见病变远端脊髓和圆锥的扩张,肿块一般呈灰白色,形状不规则,呈结节状,伴或不伴有分叶,与脊髓粘连紧密,血供不丰富,在切除肿块的过程中会有沙砾感。由于胸段椎管相对狭小,胸髓活动度小,整块切除难度较大,且对脊髓损伤较重,建议分块切除,可以尝试用CUSA进行减瘤操作。大部分肿块与周围脊髓组织之间存在良好的分离界面,如果肿块位于脊髓圆锥,可以找到正常边界后行完整切除。几乎所有的病例硬脊膜都会出现不规则增厚,50%的患者还会合并马尾神经根不规则结节状增生。术中超声检查有助于辨别髓内病灶的位置及是否切除干净,此外,运动诱发电位和体感诱发电位监测至关重要,任何变化均提示需要重新评估手术方式和切除程度。

二、椎管内囊虫感染

脊柱囊虫病是由猪带绦虫的幼虫囊尾蚴(囊虫)寄生于中枢神经系统引起的疾病,是我国中枢神经系统寄生虫病中较常见的一种,累及脑膜、大脑皮质,亦可见于脑室、脑白质,偶见于椎管内,导致严重的神经系统损害,临床症状多样。有的患者终身残疾,甚至死亡。

（一）发病机制及临床表现

囊尾蚴引起脑病变的机制主要如下:囊尾蚴对周围脑组织的压迫和破坏;囊尾蚴作为异种蛋白引起脑组织变态反应与炎症;囊尾蚴阻塞脑脊液循环通路引起脑积水和颅内压增高。当病变接近运动中枢时可引起失神、幻视、癫痫发作,弥漫性脑实质受累则可导致颅内压增高或器质性精神病,严重时导致脑实质广泛破坏和皮质萎缩,进而导致痴呆。囊尾蚴也可由脉络膜丛进入脑室系统,常引起脑脊液循环阻塞与脑积水。晚期可导致脑萎缩、颅内压增高、脑疝等严重后果。寄生于蛛网膜下腔、脑底池时常伴有继发性增生性蛛网膜炎,脑膜增厚粘连,严重者可导致脑脊液吸收障碍,产生交通性脑积水。脊髓中的囊尾蚴可引起压迫症状,导致感觉和运动功能障碍。囊尾蚴侵入椎管压迫脊髓,产生脊髓受压征。临床表现为截瘫、感觉功能障碍、大小便潴留等。

（二）病理特点

囊尾蚴通过血流进入椎管脊髓实质,大多寄生于灰质与白质交界处,当虫体存活时周围脑组织仅见少量成纤维细胞和胶质细胞,炎症反应较少,虫体死亡后则周围的炎症反应较剧烈,有明显的神经元、粒细胞、淋巴细胞与浆细胞浸润,继之有不同程度的纤维增生。但是亦有部分病例术中发现囊尾蚴仅仅位于椎管内蛛网膜下腔。

(三)实验室检查

多数患者血常规中白细胞计数正常,少数可在 $10\times10^9/L$ 以上,嗜酸性粒细胞比例可高达 15%～50%。粪便检查发现绦虫卵可作为间接诊断证据。脑脊液检查时椎管内囊虫感染患者中脑脊液的改变取决于囊尾蚴寄生的部位、数量、生活状态和机体对囊尾蚴的反应。约 40% 的椎管内囊虫感染患者颅内压高于正常,多为慢性过程,大多数颅内压在 $200\sim350\ mmH_2O$ 之间,第三、第四脑室颅内压可很高,个别达 $560\ mmH_2O$。当椎管内囊尾蚴阻塞脑脊液循环通路时,颅内压可急剧上升,随有发生脑疝的可能;脑脊液常无色透明,也可呈乳白色或轻度黄色,系反应性脑膜炎所致,当细胞数量显著增多时,脑脊液可变混浊;当囊尾蚴量少且位于椎管内实质内时,脑脊液细胞数量可以正常,在囊尾蚴退变死亡期升高明显,在囊尾蚴共存期可有轻度增高,到静止期粒细胞计数增高现象消失。约 3/4 的椎管内囊虫感染患者脑脊液中嗜酸性粒细胞增多,多数学者认为脑脊液中嗜酸性粒细胞增多为椎管内囊虫感染的特殊征象,并认为嗜酸性粒细胞计数在 $20\times10^6/L$ 以上有诊断价值;蛋白定量正常或轻度增高,糖、氯化物含量正常。

(四)影像学检查

MRI 对椎管内囊虫感染的诊断率较高,依据病程及病理变化,通常将 MRI 表现分为以下四期:①活动期:椎管内囊虫感染急性期表现,T1WI 椎管内囊肿呈圆形低信号,囊内或囊壁可见头节呈点状或逗点状高信号;T2WI 囊肿呈圆形高信号,头节呈点状低信号。②退变死亡期:椎管内实质内走向死亡的囊尾蚴引起局灶性水肿,T1WI 水肿区呈低信号,内有高信号环、高信号结节;T2WI 水肿区呈高信号,内有低信号环、低信号结节。③非活动期:椎管内囊尾蚴死亡后钙化,MRI 分辨力差,可能呈低信号或无信号。④混合期:上述三期均可见到。

(五)治疗

由于椎管内囊虫感染表现与椎管内肿瘤类似,因此相当一部分病例是手术探查后明确诊断的(图34-1)。如果术前能够明确诊断,可以采用药物治疗,但由于囊尾蚴死亡会引起剧烈的炎症反应,因此驱虫治疗时必须严密监护,治疗过程中常规使用皮质激素以及甘露醇脱水治疗。目前运用较广的驱虫药为吡喹酮和阿苯达唑。若手术探查高度怀疑囊虫病,应以保全神经功能的同时达到减压目的为主,术后规范使用抗寄生虫药物。

三、椎管内包虫感染

脊柱包虫病根据致病幼虫分为两型,即脊柱囊性棘球蚴病和脊柱泡状棘球蚴病,其致病幼虫分别为细粒棘球绦虫和多房棘球绦虫。临床上,脊柱包虫病多以细粒棘球绦虫感染为主。包虫病发生部位以肝、肺居多,骨包虫病仅占人体包虫病的 0.5%～4.0%,60% 以上的骨包虫病发生在脊柱。棘球绦虫卵在肠道内孵化后所形成的六钩蚴进入体循环到达骨骼,并寄生于骨骼形成骨包虫。脊柱包虫病可发生于脊柱的任何节段,以胸椎最为多见,其次为腰椎和骶椎,颈椎最少。

(一)发病机制及临床表现

包虫病也称棘球蚴病,是人类感染了棘球绦虫属的幼虫所致的慢性寄生虫病,在牧区比较多见。囊性单房型细粒棘球绦虫和小泡多房棘球绦虫均可引起人类感染,以细粒棘球绦虫多见。棘球绦虫在骨组织内的发育始于松质骨,沿骨小梁间隙向阻力小的方向生长,通过局部骨质侵蚀、吸收,使位于松质骨内的囊肿逐渐扩大和延伸,其生长方式决定了其呈囊性和多房性的影像学特点。囊肿继续生长可侵及椎弓根和椎板,甚至引起病理性骨折,或侵入周围软组织形成继发性椎旁、椎管内包虫囊肿。骨包虫大多通过门椎静脉系统到达脊柱椎体的松质骨中。由于骨包虫病的包囊外围无纤维包膜,故容易造成邻近组织的侵袭。

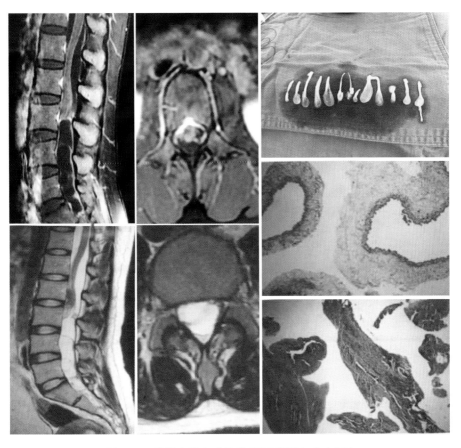

图 34-1　椎管内囊虫感染的 MRI 表现与术中探查

注：腰椎 MRI 显示 L2～3 椎间盘水平椎管前侧条状不均匀强化，脊髓圆锥终止于 L3 水平；L3～S1 椎体水平椎管内多发囊性灶。术中发现多个囊尾蚴病灶，病理报告提示囊虫病，并可见破碎的壁样增生的纤维组织伴肉芽组织形成和点灶状坏死、钙化。

（二）病理特点

脊柱包虫病呈多囊状膨胀性进行性骨破坏，无骨膜增生。其首先表现为受累骨呈虫蛀样不规则的吸收，骨质稀疏，继而出现囊状透光区，如葡萄状。病变沿髓腔及骨质的薄弱处浸润，形成大小不等的多房性包囊，其外围没有纤维性包膜，内层也没有典型的生发层。初期，病变既不穿破皮质也无骨膜反应；个别病例穿破皮质而形成骨旁性病灶，这种病灶可由外向内侵蚀骨皮质，但骨膜反应很少。包囊外围没有纤维包膜，内面也没有胚叶层，为骨包虫病的特征。囊肿在骨内连续蔓延，故病变区内看不到残余正常骨组织。骨病变可直接传播至邻近骨骼。晚期病变还可穿破骨骼至周围软组织内。

（三）实验室检查

包虫病属慢性寄生虫病，感染后可引起外周血嗜酸性粒细胞的异常增多，但在骨包虫病中尚未见相关文献报道。免疫血清学检查已广泛应用于包虫病的诊断和鉴别诊断。机体感染棘球绦虫后，体内可产生特异性免疫反应及相应抗体，免疫反应的强弱取决于棘球绦虫的活力、棘球绦虫囊壁的完整性及棘球绦虫感染的组织和器官等。由于骨包虫病的包囊没有外囊，且易向骨外侵蚀，棘球绦虫组织与机体接触较多，体内的免疫反应较强。目前，应用于包虫病的血清学检查主要有两种，即抗体检查法和抗原检查法。特异性抗体检查法包括皮内试验（Casoni 试验）、间接血凝试验、对流免疫电泳、酶联免疫吸附试验等。其中皮内试验、间接血凝试验和对流免疫电泳被称为包虫三项。该检查简便易行，便于推广，具有较高的敏感性，但假阳性率较高。酶联免疫吸附试验在肝包虫病中的敏感性和特异性分别达 $80\%\sim100\%$ 和 $88\%\sim96\%$。

（四）影像学检查

脊柱包虫病的典型X线表现为圆形或卵圆形溶骨性改变,常呈多发性,边缘锐利并伴有硬化;非典型改变可呈肿瘤样或感染样,有广泛的溶骨区,边界模糊或清晰。CT表现为多发、大小不等的囊状低密度骨质缺损,密度不均,囊内含液体成分,簇集呈"葡萄串样",骨皮质变薄、断裂或缺损。多数先累及椎体,后可侵入椎弓根、椎板、棘突、横突及肋骨头,呈膨胀性、囊性改变,可见椎间孔扩大,向四周可侵入椎旁软组织和椎管内或仅侵及椎旁形成假性椎旁脓肿。MRI表现主要为囊性或多囊性肿物,其信号强度与脑脊液相似,T1WI呈圆形、多房性低信号;T2WI呈中高信号,周边可见连续、光滑、锐利的线状低信号影,簇集呈"葡萄串样";发生感染后,T1WI和T2WI信号均增强。

（五）治疗

对于椎管内包虫感染,由于棘球绦虫死亡会引起剧烈的炎症反应,因此行驱虫治疗时必须严密监护,治疗过程中常规使用皮质激素以及甘露醇脱水治疗。目前运用较广的驱虫药为吡喹酮和阿苯达唑。

脊柱包虫病只有在需要进行脊髓减压和椎间固定时才选择手术,手术关键是彻底清除病灶,完整切除子囊,防止囊液外溢、病情扩散,术中可使用过氧化氢溶液、苯酚、20%高渗盐水浸泡冲洗囊腔,手术前后使用阿苯达唑是脊柱包虫病的标准治疗,国外文献报道多推荐口服阿苯达唑疗程为12个月。2005年发表在Spine上的一篇回顾性研究共纳入了20例接受手术治疗的脊柱包虫病患者,12例术后出现复发,可认为脊柱包虫病术后复发率很高,难以达到根治性切除。因此,仍需进一步研究以提高治愈率、降低复发率。

（王　旋）

参 考 文 献

[1] 董江宁,施增儒,吴寒梅,等.脑血吸虫肉芽肿CT和MRI表现与分型探讨[J].中华放射学杂志,2004,38(2):144-148.
[2] 蒋宇钢,张明铭.脊髓内日本血吸虫病四例并文献复习[J].中华神经外科杂志,2008,24(10):744-746.
[3] 刘含秋,陈远军.脑血吸虫病的MRI诊断[J].中华放射学杂志,2002,36(9):821-823.
[4] 罗昭阳.脊髓血吸虫病的MRI表现[J].中国临床医学影像杂志,2010,21(10):716-719.
[5] 徐安健,谷俊朝.脑囊尾蚴病的病理改变及分期[J].国际医学寄生虫病杂志,2010,37(6):371-374.
[6] 赵光辉,张改平,宁长申,等.脑囊虫病抗体检测方法研究进展[J].中国预防兽医学报,2007,29(9):738-742.
[7] Adeel A A. Spinal cord schistosomiasis[J]. Sudan J Paediatr,2015,15(2):23-28.
[8] Carod Artal F J,Vargas A P,Horan T A,et al. *Schistosoma mansoni* myelopathy:clinical and pathologic findings[J]. Neurology,2004,63(2):388-391.
[9] Carod-Artal F J. Neurological complications of *Schistosoma* infection[J]. Trans R Soc Trop Med Hyg,2008,102(2):107-116.
[10] Doenhoff M J,Pica-Mattoccia L. Praziquantel for the treatment of schistosomiasis:its use for control in areas with endemic disease and prospects for drug resistance[J]. Expert Rev Anti Infect Ther,2006,4(2):199-210.
[11] Ferrari T C,Moreira P R R,Cunha A S. Spinal cord schistosomiasis:a prospective study of 63 cases emphasizing clinical and therapeutic aspects[J]. J Clin Neurosci,2004,11(3):246-253.
[12] Ferrari T C. Involvement of central nervous system in the schistosomiasis[J]. Mem Inst Oswaldo Cruz,2004,99(5 Suppl 1):59-62.
[13] Ferrari T C. A laboratory test for the diagnosis of neuroschistosomiasis[J]. Neurol Res,2010,32

(3):252-262.

[14] Koul R,Alexander P,Scrimgeour E,et al. *Schistosoma mansoni* myeloradiculopathy in an 8-year-old Omani boy[J]. J Trop Pediatr,2002,48(3):183-186.

[15] Leite C C,Souza A F,Valente M,et al. Clinics in diagnostic imaging(52). Spinal cord schistosomiasis[J]. Singapore Med J,2000,41(8):417-419.

[16] Nascimento-Carvalho C M,Moreno-Carvalho O A. Clinical and cerebrospinal fluid findings in patients less than 20 years old with a presumptive diagnosis of neuroschistosomiasis[J]. J Trop Pediatr,2004,50(2):98-100.

[17] Nascimento-Carvalho C M,Moreno-Carvalho O A. Neuroschistosomiasis due to *Schistosoma mansoni*:a review of pathogenesis,clinical syndromes and diagnostic approaches[J]. Rev Inst Med Trop Sao Paulo,2005,47(4):179-184.

[18] Pamir M N,Ozduman K,Elmaci I. Spinal hydatid disease[J]. Spinal Cord,2002,40(4):153-160.

[19] Peregrino A J,Puglia P M,Bacheschi L A,et al. Diagnosis of schistosomiasis of the spinal cord:contribution of magnetic resonance imaging and electroneuromyography[J]. Arq Neuropsiquiatr,2002,60(3-A):597-602.

[20] Rasamoelisoa J M,Tovone X G,Rakotovao E,et al. Bilharzian meningomyeloradiculopathy in children[J]. Arch Inst Pasteur Madagascar,2000,66(1-2):36-38.

[21] Saleem S,Belal A I,El-Ghandour N M. Spinal cord schistosomiasis:MR imaging appearance with surgical and pathologic correlation[J]. AJNR Am J Neuroradiol,2005,26(7):1646-1654.

[22] Santos E C,Campos G B,Diniz, A C,et al. Clinical profile and criteria for the diagnosis of schistosomal myeloradiculopathy[J]. Arq Neuropsiquiat,2001,59(3-B):772-777.

[23] Utzinger J,Xiao S H,Tanner M,et al. Artemisinins for schistosomiasis and beyond[J]. Curr Opin Investig Drugs,2007,8(2):105-116.

[24] Xiao S H. Development of antischistosomal drugs in China,with particular consideration to praziquantel and the artemesinins[J]. Acta Trop,2005,96(2-3):153-167.